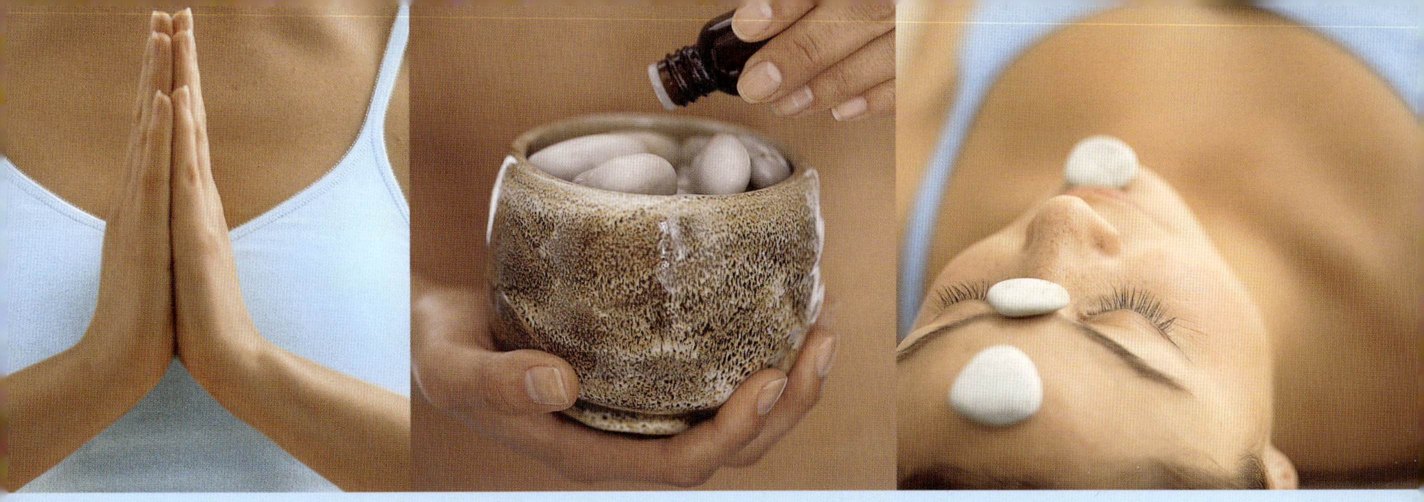

The Body Shop

Wellness Handbuch

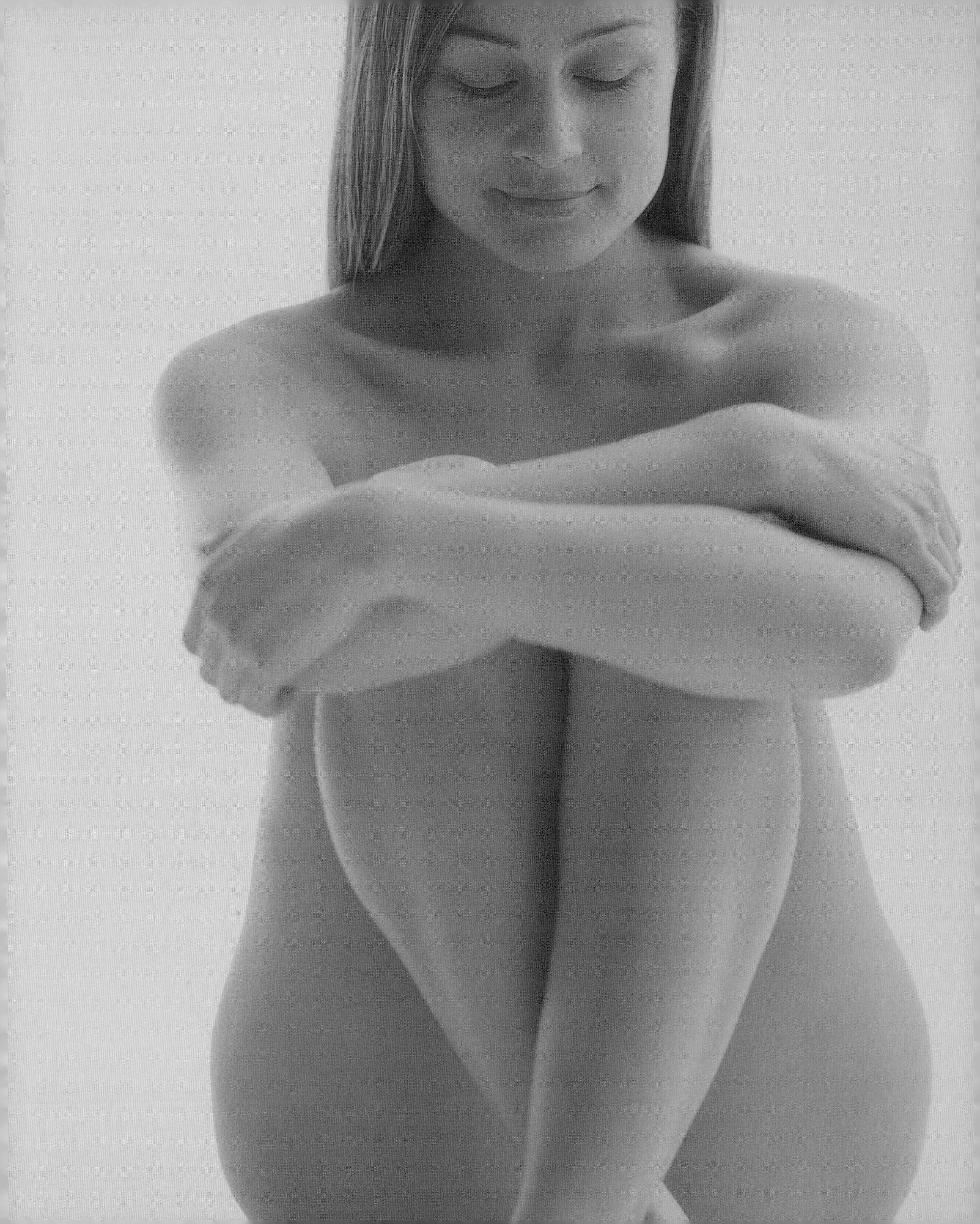

The Body Shop
Wellness Handbuch

Text: Mona Behan,
Susan Elisabeth Davis
Fotos: John Robbins
Vorwort: Justine Roddick

BELLAVISTA

Wichtige Hinweise

Dieses Buch ist kein medizinischer Ratgeber! Beachten Sie unbedingt die Grenzen der Selbstbehandlung. Die Anleitungen dürfen auf keinen Fall zu medizinischen Diagnosen oder medizinischen Behandlungen herangezogen werden; sie ersetzen nicht den ärztlichen Rat! Nehmen Sie im Zweifelsfall stets die Hilfe und den Rat von Fachleuten in Anspruch. Suchen Sie bei Gesundheitsstörungen – ganz gleich welcher Art – unbedingt Ihren Hausarzt oder einen anderen qualifizierten Angehörigen der Heilberufe auf! The Body Shop, Autoren, Verlag und dessen Beauftragten übernehmen keinerlei Haftung für Schäden irgendeiner Art, die sich direkt oder indirekt aus dem Gebrauch der in diesem Buch vorgestellten Anwendungen oder Übungen ergeben. Während der Schwangerschaft oder einer medizinischen Behandlung fragen Sie unbedingt Ihren Arzt, bevor Sie Übungen oder irgendeine Anwendung (z. B. Yoga oder Aromatherapie) ausführen!

2. Auflage 2005

www.bellavista-verlag.de

Titel der Originalausgabe: Body Care Manual

Übersetzung: Renate Weinberger, Dr. Gabriele Lehari
Redaktion und Satz: Redaktionsbüro Weinberger

Druck und Bindung: Bright Arts, Hong Kong
Gedruckt in China

ISBN 3-8336-0122-1

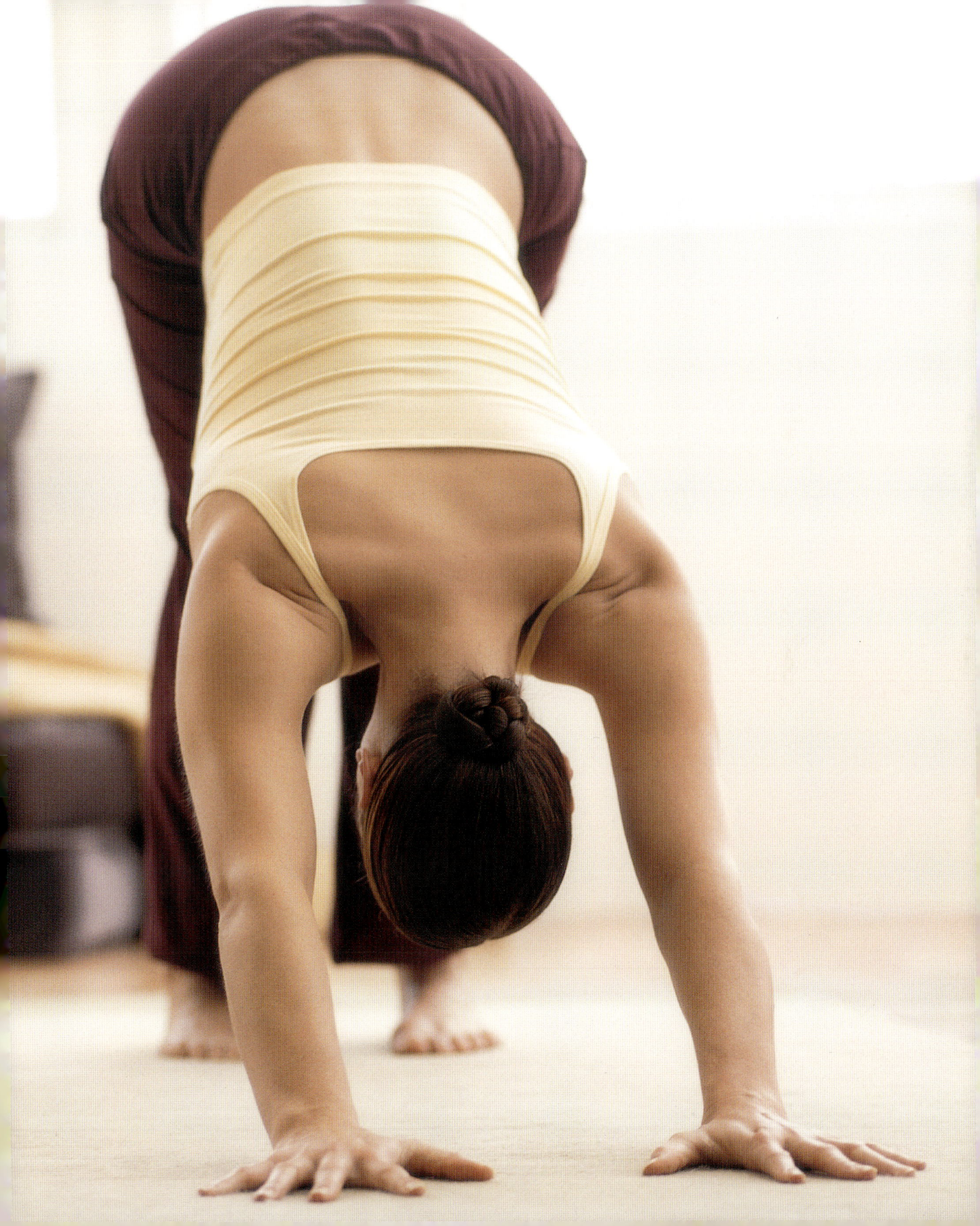

Inhalt

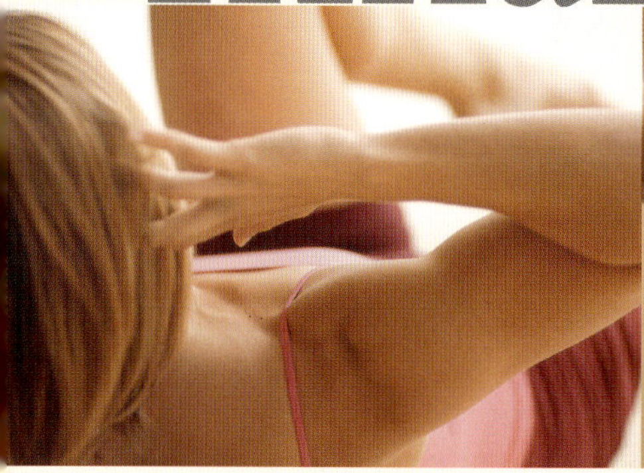
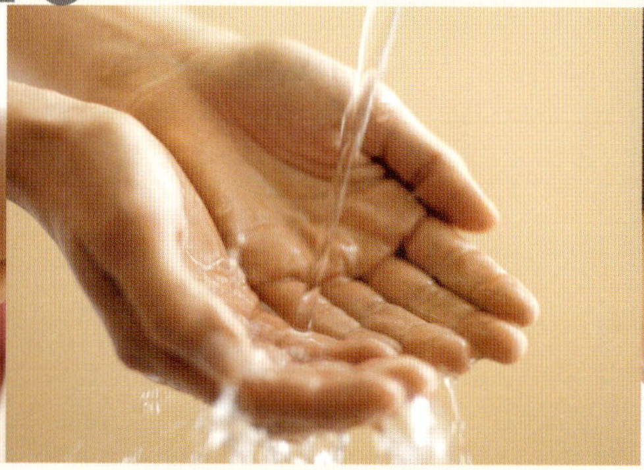
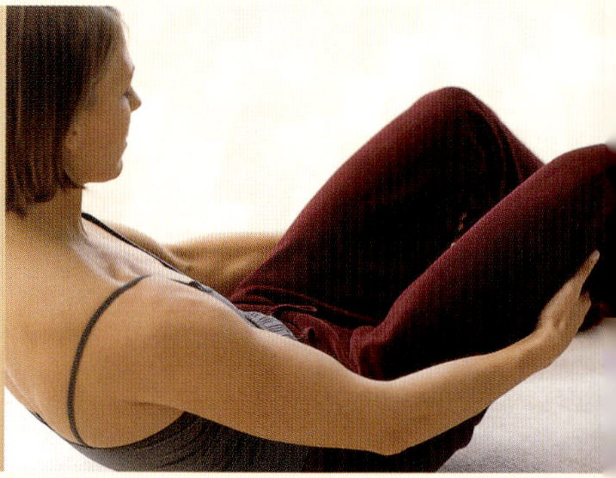

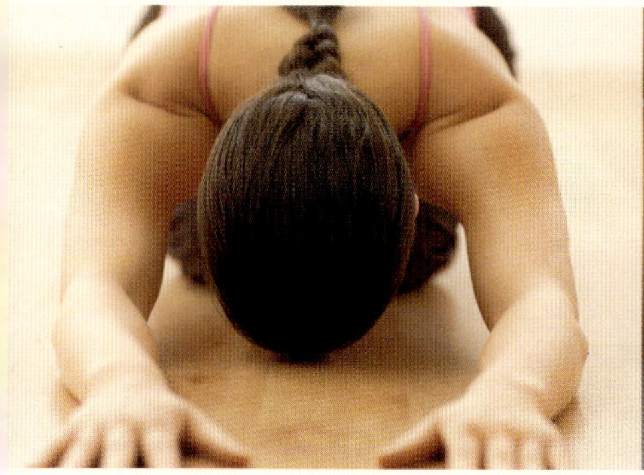
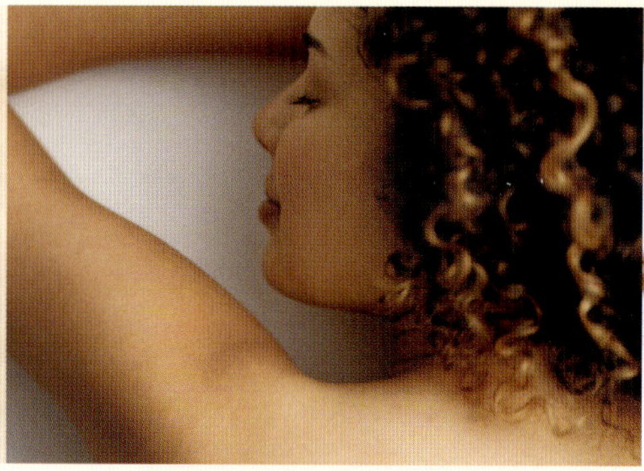
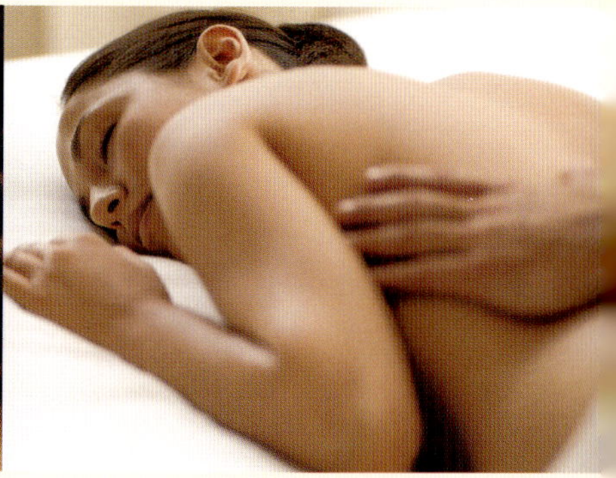

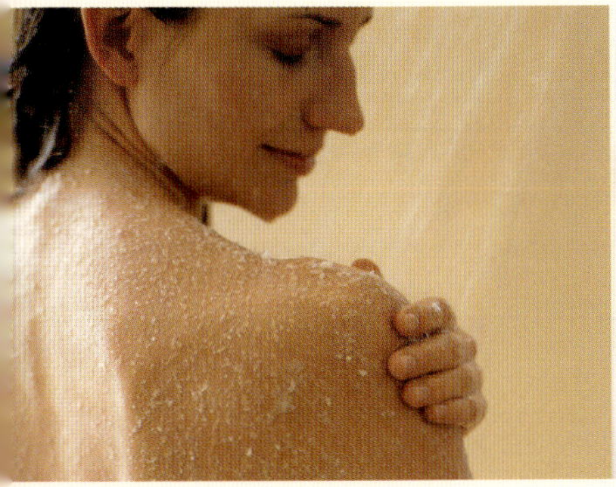
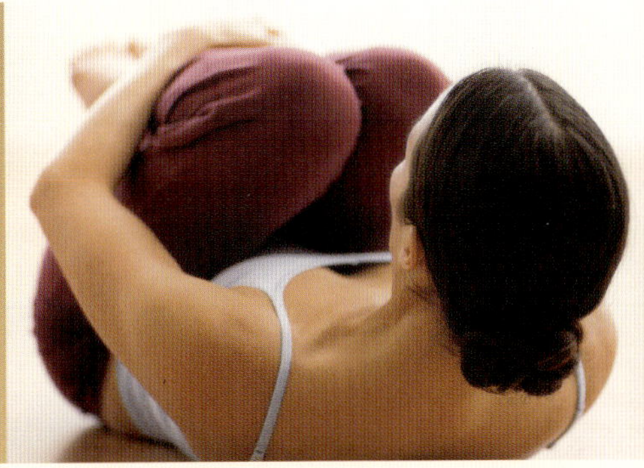
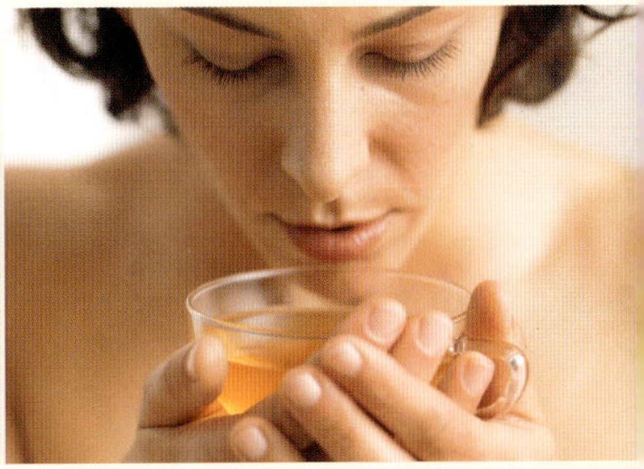

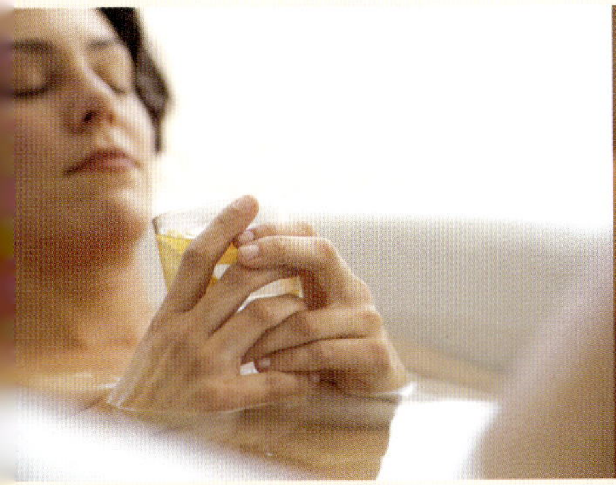
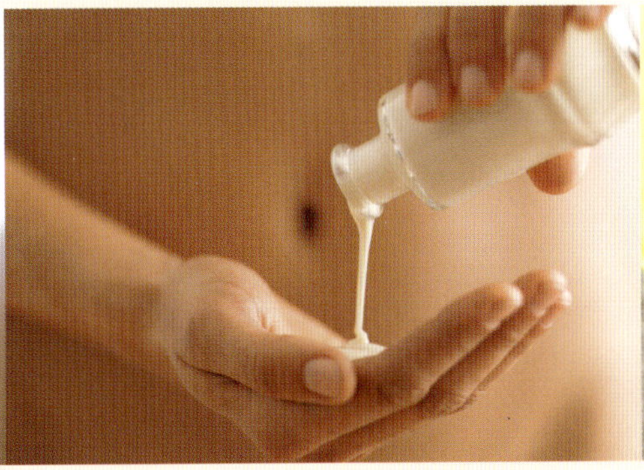
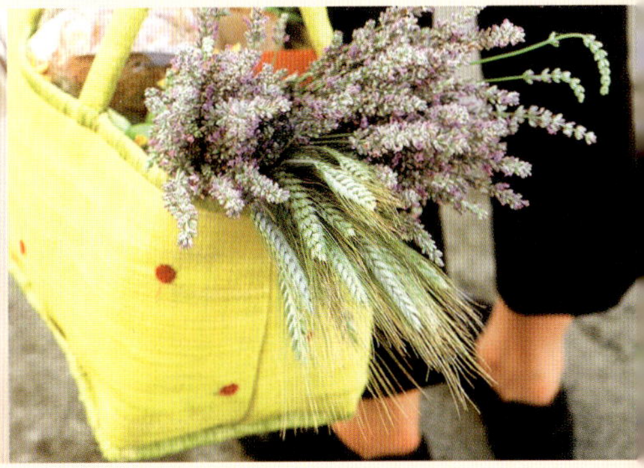

Tipps und Anleitungen

Haut- und Haarpflege, Spa

Aromatherapie

Massage

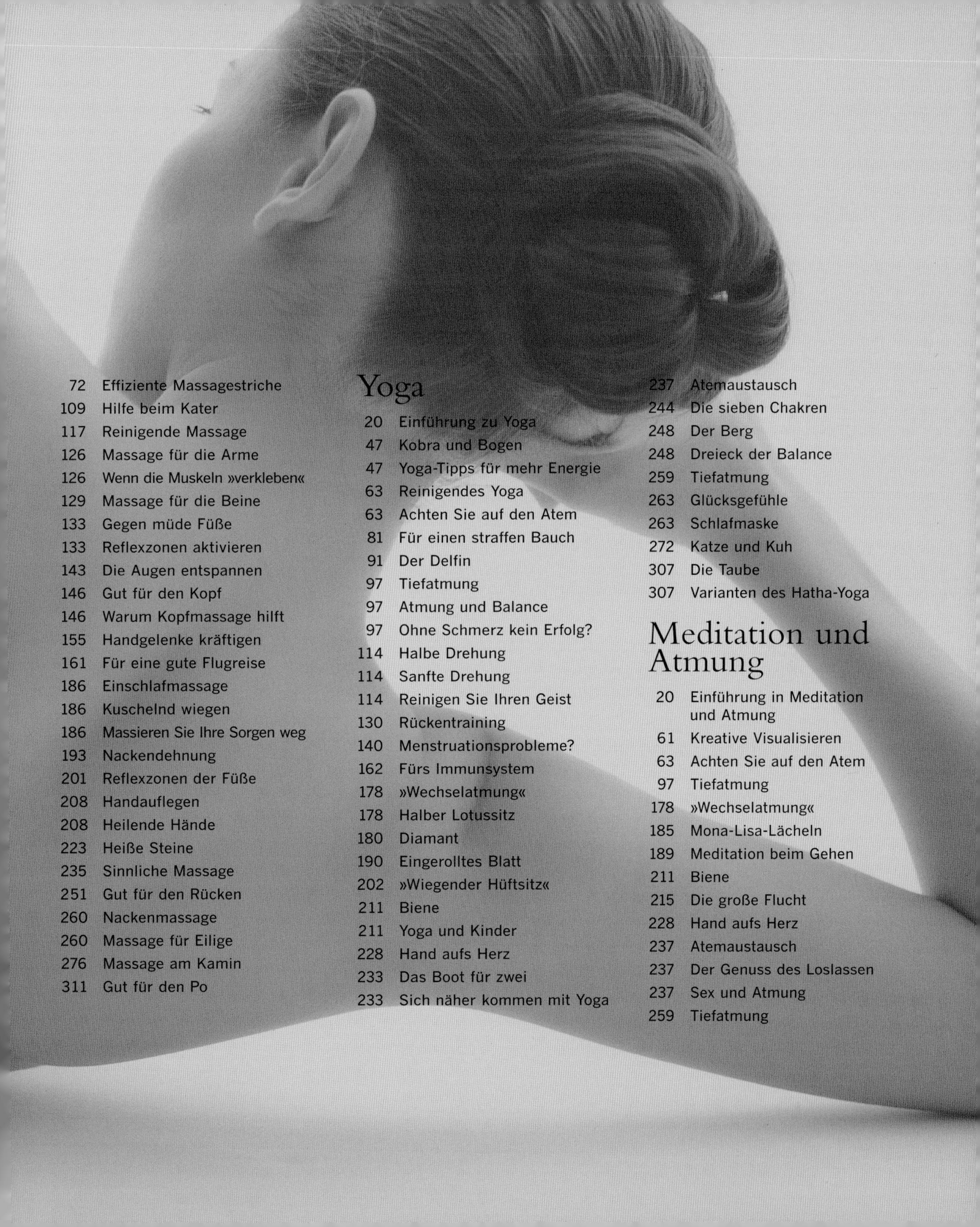

Yoga

Meditation und Atmung

Tipps und Anleitungen

Pilates

Tai Chi

Rundum fit

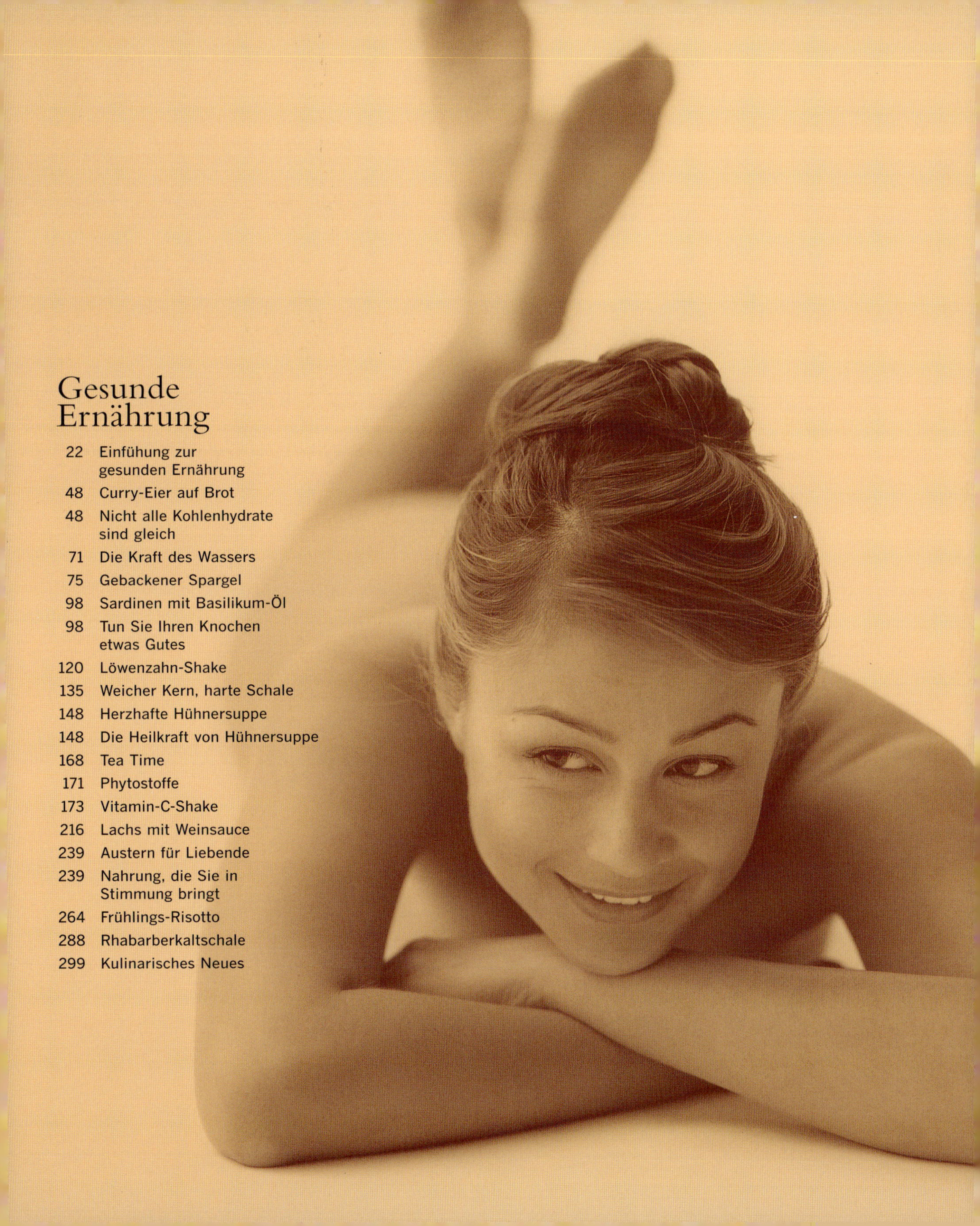

Gesunde Ernährung

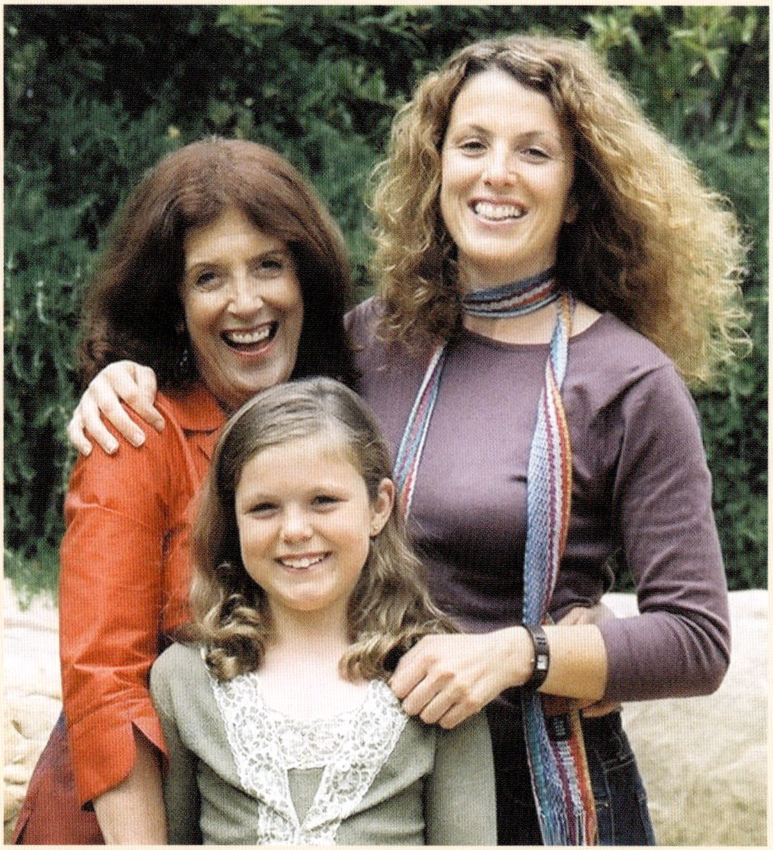

Photo by Rhonda J. Kist

Dame Anita Roddick, Maiya Roddick-Fuller und Justine Roddick (von links nach rechts)

Vorwort

Als meine Eltern, Anita und Gordon Roddick, vor etwa 30 Jahren The Body Shop gründeten, hatten sie ein ganz besonderes Unternehmen im Sinn. Weit entfernt davon, Frauen einem Modediktat oder Schönheitsideal zu unterwerfen, schufen sie ein Unternehmen, das alle Frauen – ganz gleich welchen Alters, welchen Typs oder welcher Nationalität – anspricht. Variantenreiche Inspiration und Kenntnisse fanden sie in den traditionellen Kulturen rund um die Welt, wobei sie den Schwerpunkt auf natürliche Substanzen legten. Mit dem ermutigenden Motto »Liebe deinen Körper« machten sie es sich zur Aufgabe, Frauen auf einen eigenen Weg zur persönlichen Schönheit zu geleiten.

Meine Eltern gingen bei ihrem Konzept davon aus, dass Schönheit auch sehr viel mit Gesundheit, einem lebendigen Geist und einem gesunden Selbstbewusstsein zu tun hat. So gehört das Sich-rundum-Wohlfühlen untrennbar zur Philosophie von The Body Shop. Die nächste Generation, meine Schwester und ich, halten diesen Intentionen die Treue – ich versuche, sie an meine Tochter weiterzugeben.

Das ganzheitliche Denken spiegelt sich in diesem Buch wider. Es vereint die unterschiedlichsten Aktivitäten, die einerseits ein breites Spektrum bieten, andererseits ein harmonisches Ganzes bilden. Ich hoffe dieses Buch inspiriert Sie mit seinen praktischen Anleitungen für sich mehr zu tun – mehr für Ihre Gesundheit, mehr für Ihre Seele, mehr für Ihre Lebensqualität.

Justine Roddick

Wohlfühlen

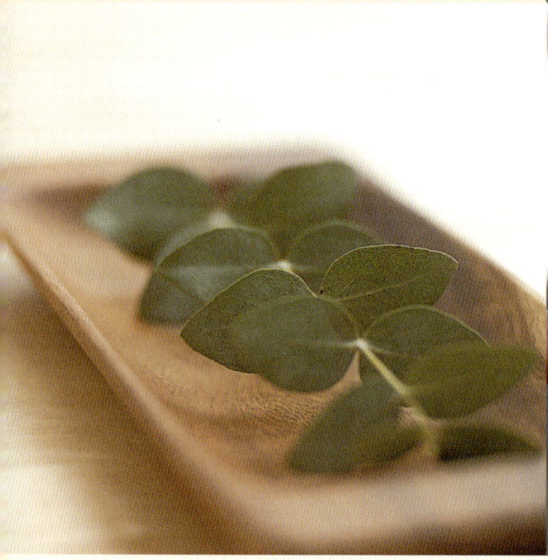
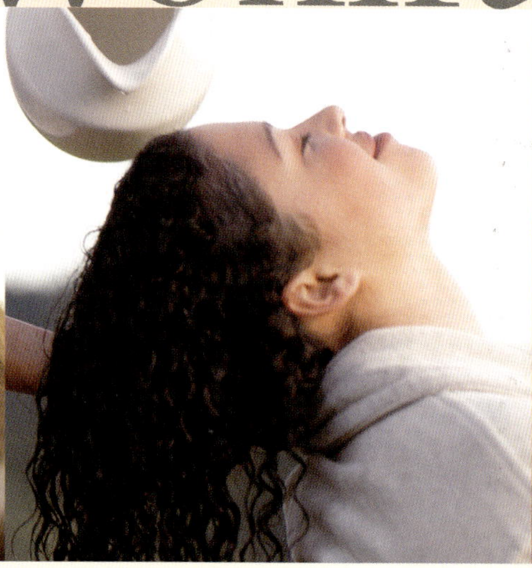
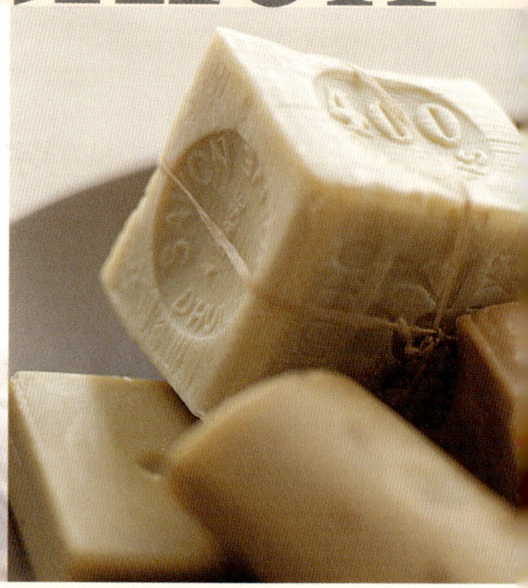

Dieses Wort ist ein Versprechen. Es verspricht ein besseres Leben – nicht im materialistischen Sinn –, sondern im Hinblick auf mehr innere Zufriedenheit, stabile Gesundheit, mentale Stärke und Lebensfreude.

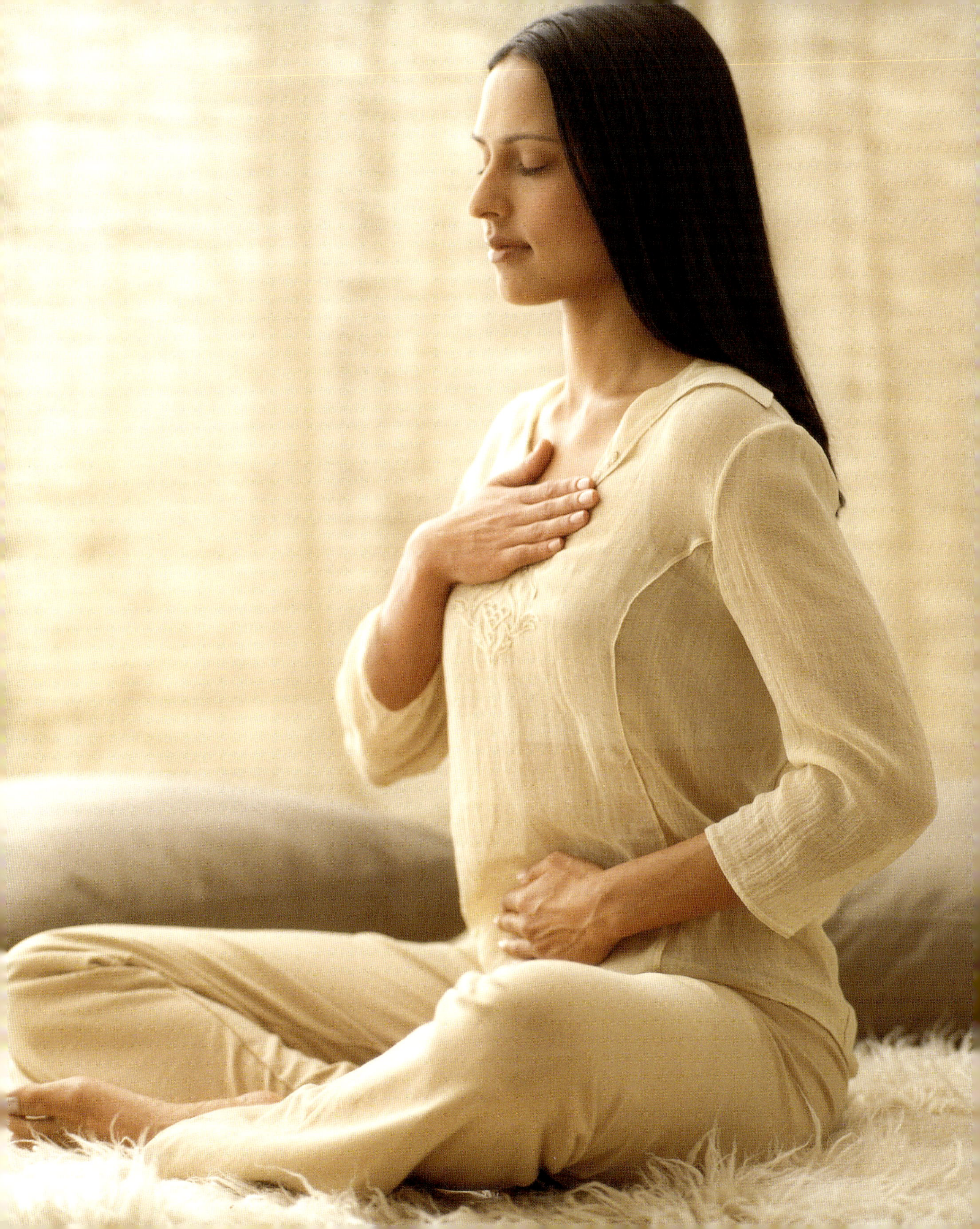

Die meisten Frauen, die von Wohlfühlen als Ideal sprechen, beziehen das auf die anderen – auf ihre Kinder, ihren Partner, ihre Freunde und Verwandten. An ein Sich-Wohlfühlen scheinen sie niemals zu denken. Aber irgendwann müssen Frauen auch einmal an sich denken, um ihre eigenen Batterien aufzuladen. Dafür ist dieses Buch gedacht. Auf den folgenden Seiten finden Sie hunderte leicht nachvollziehbarer Ratschläge, wie Sie Ihre Gesundheit, Ihr Aussehen und Ihr gesamtes Auftreten verbessern. Die Vorschläge stammen aus ganz unterschiedlichen Bereichen, von Aromatherapie über Yoga, Massage und Ernährung bis hin zu Maßnahmen, die Ihnen neue Energie schenken, ihren Körper stärken und für eine wohltuende Entspannung sorgen. Ausgangspunkt dabei ist ein ganzheitliches Denken, das in dem folgenden Wohlfühl-Programm die Bedürfnisse von Körper, Geist und Seele auf harmonische und zugleich höchst wirksame Weise einschließt.

Dieses Wohlfühl-Programm gibt Ihnen Einblick in allgemein bekannte Techniken, aber auch in traditionelle Methoden der fernöstlichen Medizin und Wissenschaften. Diese Mischung bietet Ihnen solch unterschiedliche Anregungen, dass Sie garantiert das Passende für sich finden, auch wenn Ihnen auf den ersten Blick nicht alles nahe steht. Dieses Buch ist ohnehin nicht zur umfassenden Information über die einzelnen Bereiche gedacht, sondern möchte Sie – neben den sofort nachvollziehbaren Anleitungen – neugierig machen und Sie animieren, sich mit den einzelnen Themen näher zu befassen.

Schnuppern Sie nun ein wenig in die Themen hinein:

Haut, Haare, Spa

Die Welt der Schönheit war lange ausschließlich die Domäne von Frauen, in der über sehr lange Zeit wundervolle Ratschläge (und manchmal gar nicht so gute) von Mutter zu Tochter, von Freundin zu Freundin und von der Kosmetikerin zu ihrer Kundin weitergereicht wurden. In unserer Zeit verschließen sich die männlichen Wesen dieser Welt nicht mehr gegen Begriffe wie gutes Aussehen und Gepflegtsein. Von daher gesehen eignet sich dieses Buch auch für jeden Mann. Vielleicht ist dies sogar eine ideale Entwicklung, denn Gemeinsamkeit macht stark – und vielleicht auch mehr Freude, die vielfältigen Möglichkeiten »in Sachen Schönheit« zu nutzen.

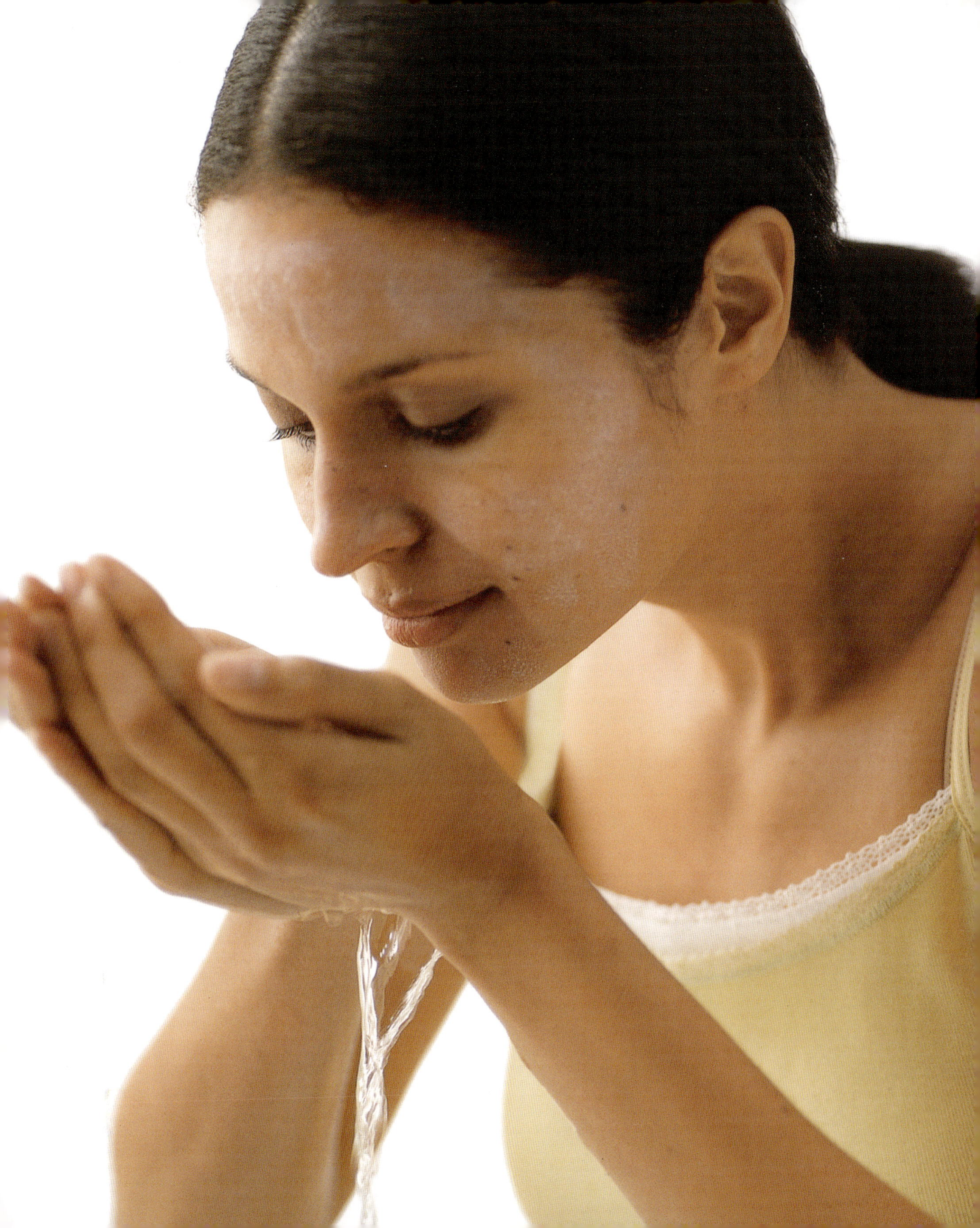

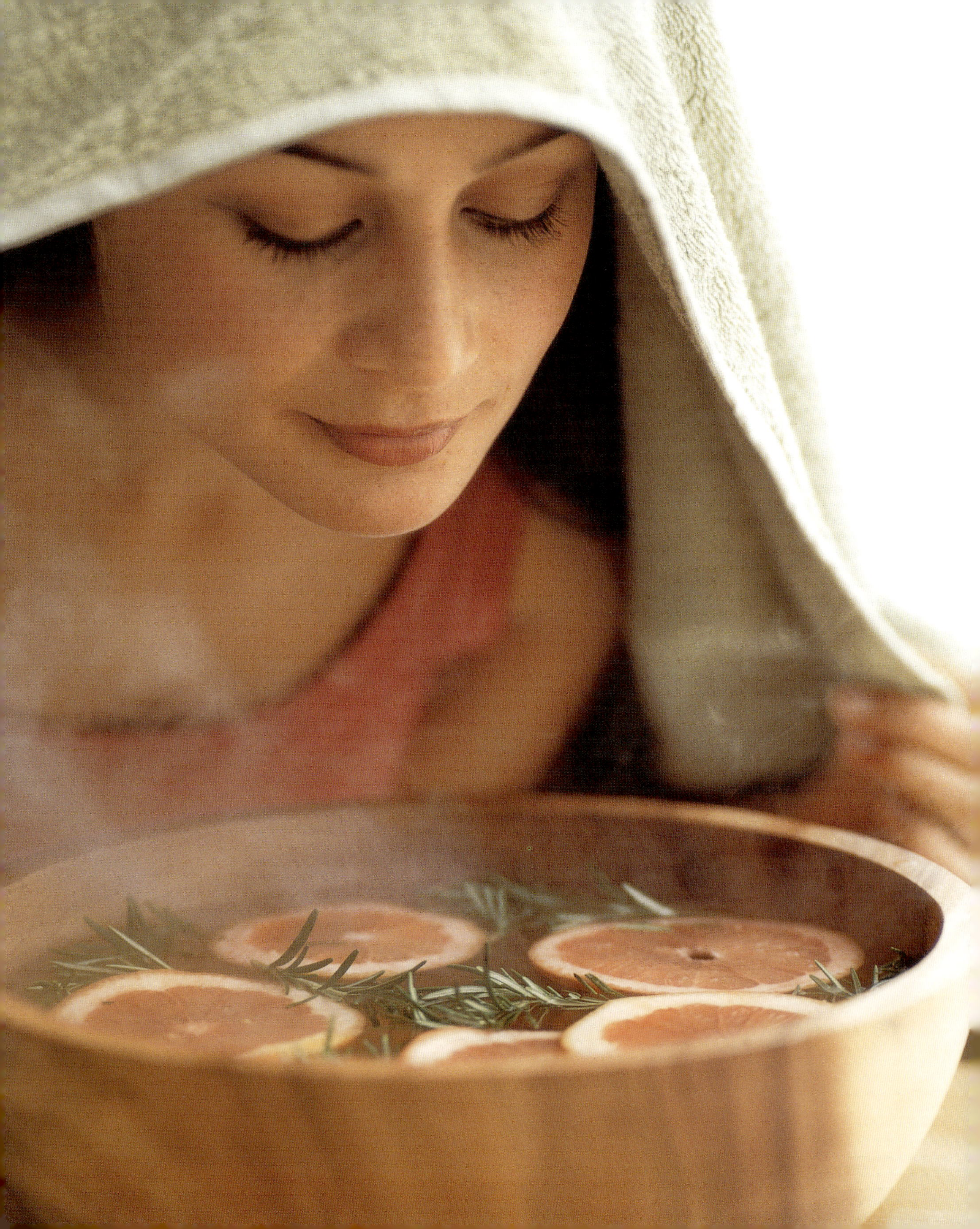

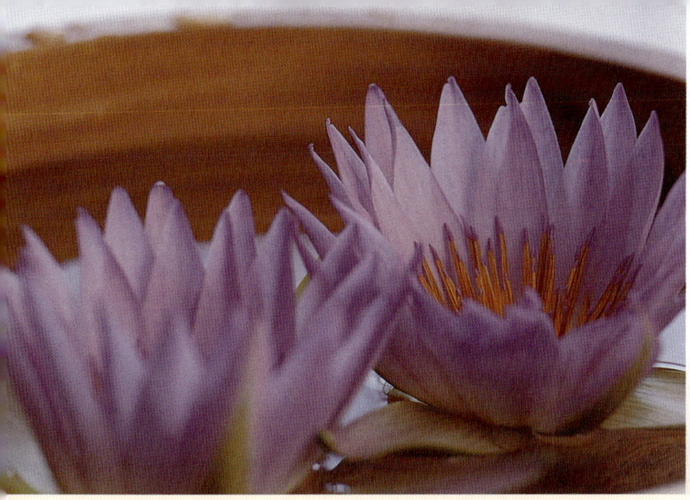

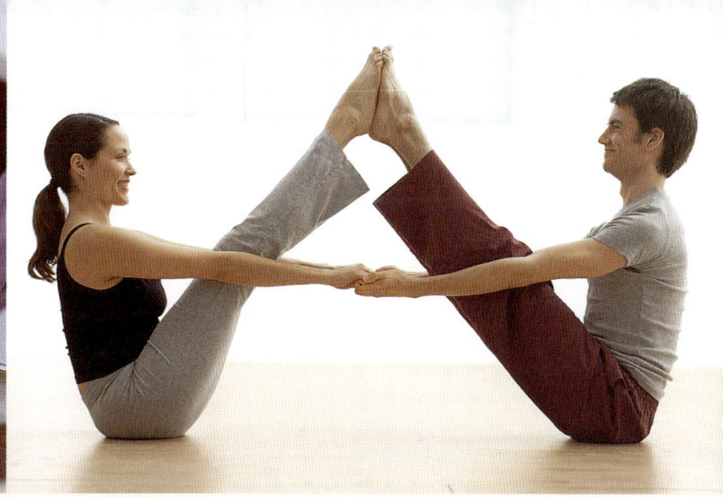

Aromatherapie

Ätherische Öle sind die Extrakte von Pflanzenbestandteilen und bestehen aus mikroskopisch kleinen Öltröpfchen, die in den Öldrüsen des Pflanzengewebes gebildet werden und einen pflanzenspezifischen Duft haben. Verwendung finden ähterische Öle bereits seit 6000 Jahren, in denen man sie auf die unterschiedlichste Weise zur Förderung der körperlichen, geistigen und seelischen Gesundheit einsetzt. Während im Fernen Osten diese Öle seit jeher feste Bestandteile der regionalen traditionellen Medizin waren, wird ihr Wert im Westen erst seit wenigen Jahrzehnten geschätzt. Man verwendet sie in Massageöl, Bodylotions, Badezusätzen oder Duftlampen. In der Welt der Naturmedizin gelten sie als wirksame Mittel zur Vorbeugung und Behandlung vieler Gesundheitsstörungen, dazu gehören Stresssyndrome, Depressionen, Kopfschmerzen, Nervosität, Menstruations- und Haarprobleme. Neben ihrem wundervollen Duft, der viele Menschen seelisch aufbaut, sind sie anerkannte »Gesundheitshelfer«.

Massage

In unserer heutigen hektischen egozentrischen Welt wird ein essenzielles Bedürfnis des Menschen häufig vergessen: Menschen brauchen körperliche Berührung, und Berührungen können heilen. Dieser Erkenntnis wird seit tausenden von Jahren in unzähligen Kulturen in Form von Massagen Rechnung getragen. Als Unterstützung für Körper, Geist und Seele sind die in manchen Kulturen ritualisierten Berührungen keineswegs Folklore, sondern Ausdruck eines inneren Einklangs. Selbst wer in Berührungen die spirituelle Ebene nicht schätzt, kommt nicht umhin zuzugeben, dass sie helfen, Stress abzubauen, das Immunsystem zu stärken und Schmerzen zu lindern. Die in diesem Buch vorgestellten Massagen werden es Ihnen beweisen.

Yoga, Meditation und Atmung

Im Sanskrit, der alten Sprache der Brahmanen, heißt Yoga Einheit, worunter man die Einheit von Körper, Geist und Seele versteht. Der Ursprung des Yoga liegt rund 5000 Jahre zurück und die Yogapraxis hat sich im Westen insofern verändert, als viele Menschen darin nicht einen Heilsweg, sondern eher einen wundervollen Weg zu innerer Zufriedenheit (seelischer Gesundheit) und mehr Energie (körperlicher Gesundheit) sehen. Im Mittelpunkt von Yoga stehen die Asanas (Stellungen), die Pranayama (Atemübungen) und die Meditation. Alles ist darauf ausgerichtet, Gesundheit, Kraft und Beweglichkeit zu fördern und uns selbst auf den Weg des inneren Friedens zu bringen. Von den unterschiedlichen Yoga-Formen wird im Westen überwiegend das Hatha-Yoga praktiziert, das Anregung und Entspannung der Körperkräfte anstrebt. Es umfasst auch Atemübungen, die für sich genommen durchgeführt werden können, aber in erster Linie für die korrekte Ausführung der Yoga-Stellungen und generell zur Meditation gedacht sind.

Pilates

Das Pilates-Training, meist kurzerhand Pilates genannt, ist ein Körpertrainingsprogramm, das von dem deutschen Tänzer und Boxer Joseph Pilates in den 1920er Jahren entwickelt wurde. Zielsetzung dabei ist die Verbesserung der Körperhaltung, die Förderung der körperlichen Beweglichkeit und die Stärkung der Muskeln, insbesondere die von Bauch, Rücken und Gesäß. Das Programm verzichtet dabei auf Krafttraining und dennoch führt es zu einem schönen, aufrechten Körper.

Tai Chi

Tai Chi ist eine aus China stammende Form des Kampfsportes – des Schattenboxens. Seit Jahrtausenden wird es gleichermaßen als Kampf-, Heil- und Meditationstechnik praktiziert. Das chinesische »tai« bedeutet groß und »chi« Energie. Und darum geht es in allen Übungen: um die Stärkung und Förderung des Energieflusses (auch Lebensstrom genannt) im Körper. Die Übungen des Tai Chi sollen alle hochkonzentriert (meditativ), sehr langsam und fließend ausgeführt werden.

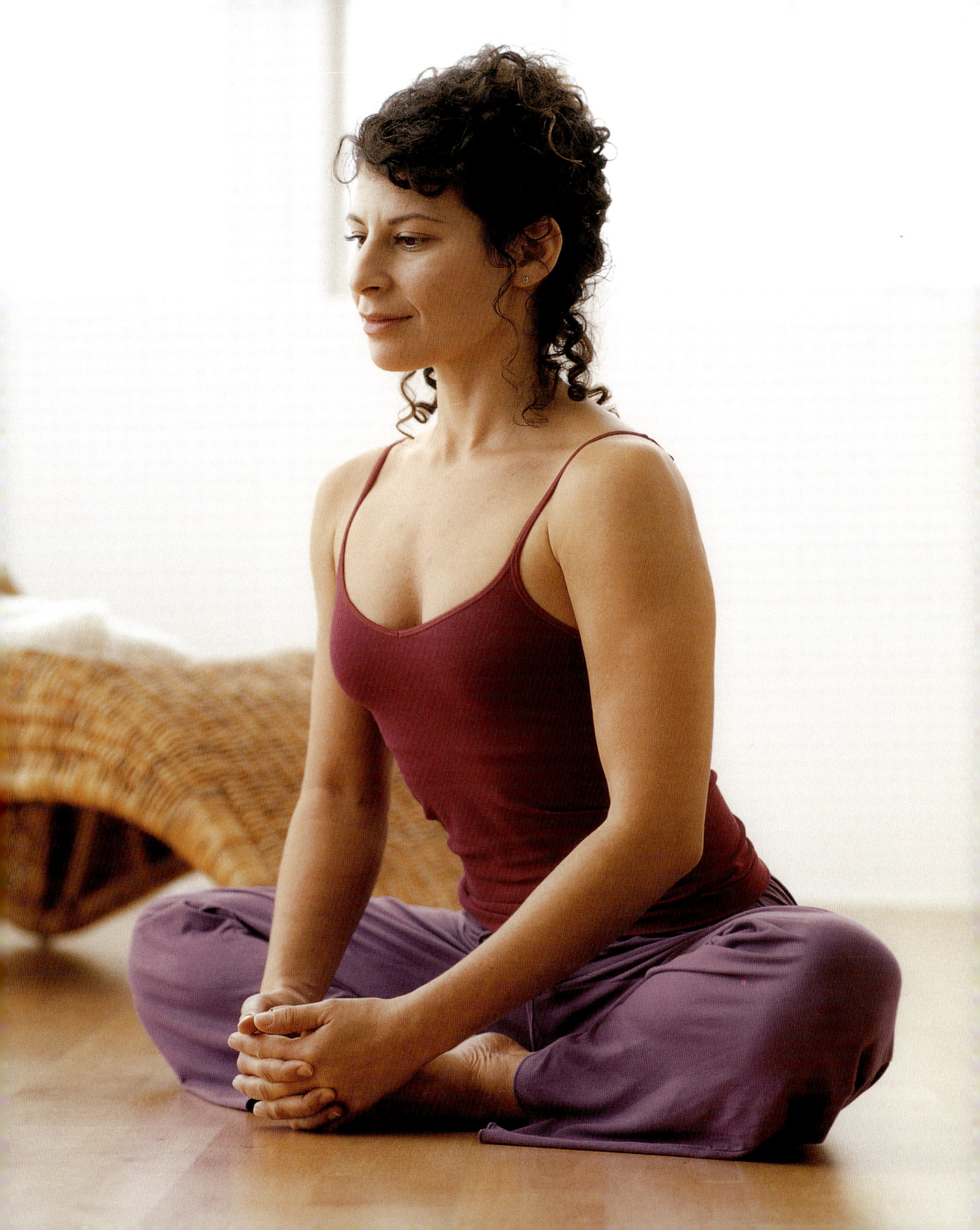

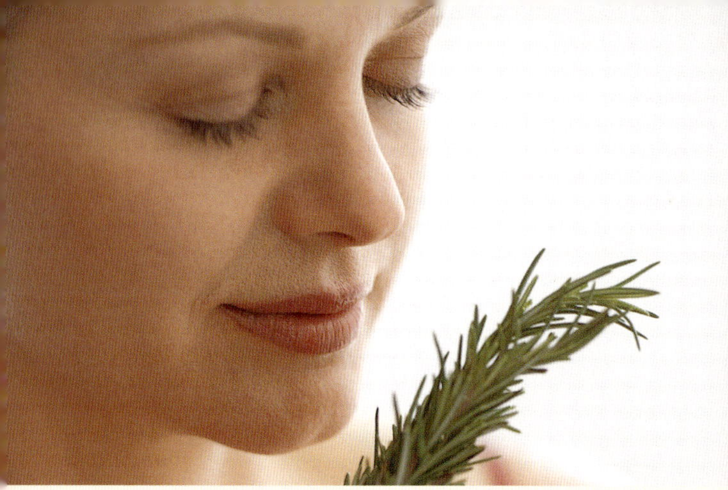

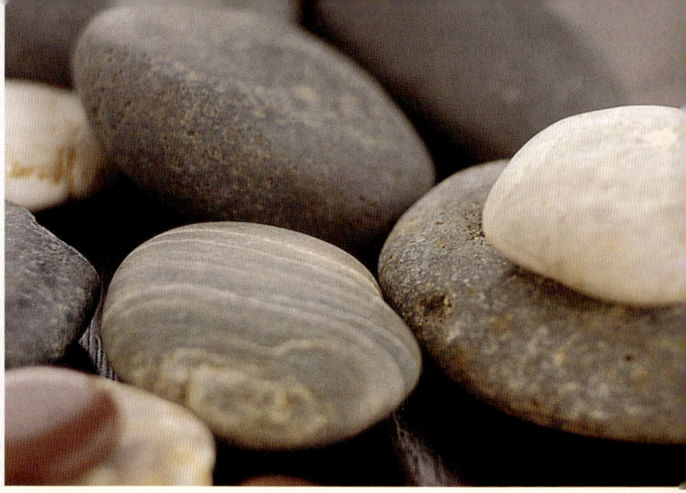

Rundum fit

Ein Körper voller Kraft und Energie ist für Sie die beste Grundlage, um zufrieden, glücklich und voller Freude durchs Leben zu marschieren. Menschen, die körperlich fit sind, sind leistungsfähiger und haben mehr Energie. Körperliche Fitness reduziert das Risiko für viele Krankheiten, verhindert Übergewicht, Stürze und Verletzungen. In diesem Buch finden Sie viele unterschiedliche Übungen, die Ihnen helfen sich rundum fit zu halten.

Gesunde Ernährung

Die meisten Frauen in aller Welt haben heute eine größere Auswahl an gesunder Nahrung und mehr Informationen über eine gesunde Ernährungsweise als jemals zuvor. Dennoch gab es noch niemals so viele Übergewichtige wie in unserer modernen Zeit, wobei selbst die Kinder nicht davon verschont bleiben. Die Schuld dafür wird bei den ungesunden Nahrungsmitteln, ungeesunden Ernährungsgewohnheiten, ja sogar bei den überschlanken Mädchen der Mode- und Medienwelt gesucht. Es ist müßig darüber zu philosophieren, warum sich so viele Menschen entgegen besserem Wissen falsch ernähren. Doch jene Frauen, die den Begriff Wohlfühlen mit dem Wörtchen sich versehen (s. S. 16), erkennen, wie einfach und genussvoll es letztlich ist, eine Nahrung zu sich zu nehmen, die den Körper stärkt, ihm eine wundervolle Energie verleiht und im wahrsten Sinne des Wortes Leib und Seele zusammenhält. Wie gut gesunde Gerichte schmecken, können Sie an der kleinen Rezeptauswahl in diesem Buch ausprobieren. Die richtige Ernährung ist das optimale Gegenstück, oder besser gesagt Power-Partner, der körperlichen Aktivitäten. Mit diesem Gespann kann Ihnen eigentlich nur Gutes passieren.

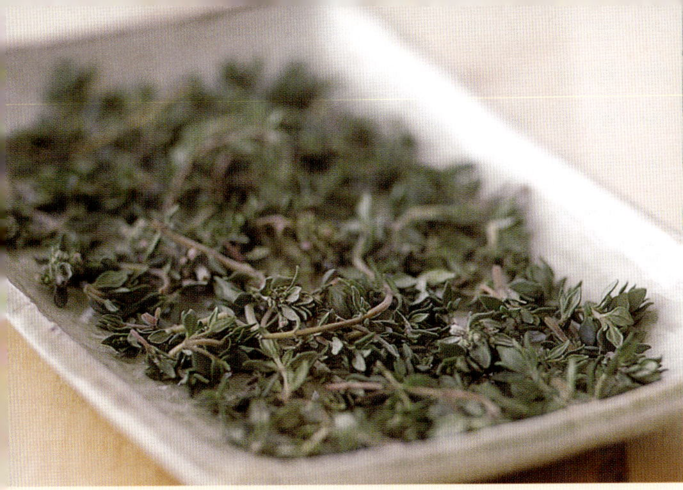

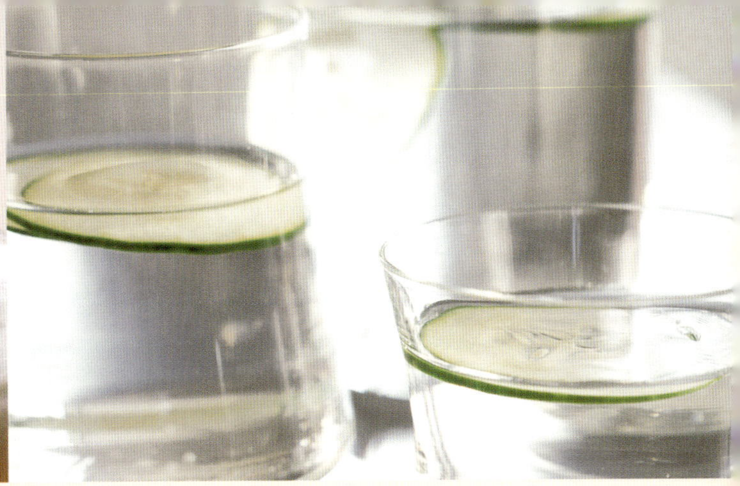

Wichtige Hinweise

Einige der Aktivitäten, die in diesem Buch beschrieben sind, bergen Gefahren in sich, wenn sie nicht korrekt ausgeführt werden. Dies bezieht sich insbesondere auf die körperlichen Übungen. Lesen Sie deshalb die Anleitungen aufmerksam durch und achten Sie auf die Bilder. Brechen Sie eine Übung sofort ab, wenn Sie sich unwohl dabei fühlen oder gar Schmerzen empfinden. Die Yogastellungen sehen so leicht aus, sind es aber nicht. Um jegliches Risiko auszuschließen, ist es ratsam, einen professionell geführten Yogakurs zu belegen, wenn man diese Trainingsform ernsthaft in sein tägliches Bewegungsprogramm aufnehmen möchte. Dies trifft auch für Tai Chi und Pilates zu. Personen, die in irgendeiner Form seelisch oder körperlich beeinträchtigt sind, Medikamente nehmen oder in irgendeiner Weise medizinisch oder naturheilkundlich behandelt werden, sollten immer mit ihrem Arzt bzw. Therapeuten sprechen, bevor sie mit dem Training beginnen. Dass während der Schwangerschaft besondere Vorsicht angesagt ist, wird Ihnen Ihr Gynäkologe, der die Vorsorgeuntersuchungen vornimmt, mit Sicherheit ans Herz legen. Was immer Sie tun, scheuen Sie sich nicht, einen Fachmann zu Rate zu ziehen!

ERLÄUTERUNGEN DER SYMBOLE

Daten & Fakten	Geschichte & Kultur	Schönheit & Hautpflege	Wissenschaft & Medizin	Gesundheit & Wellness

Energie!

Energie auftanken, auffrischen, erneuern – das braucht jeder von Zeit zu Zeit. Sei es, um morgens besser in Schwung zu kommen, das lästige Mittagstief zu überwinden oder um generell körperliche und seelische Batterien wieder aufzuladen.

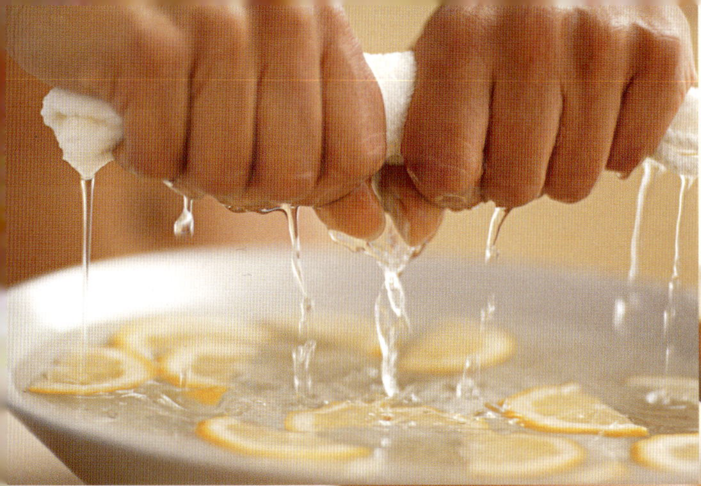
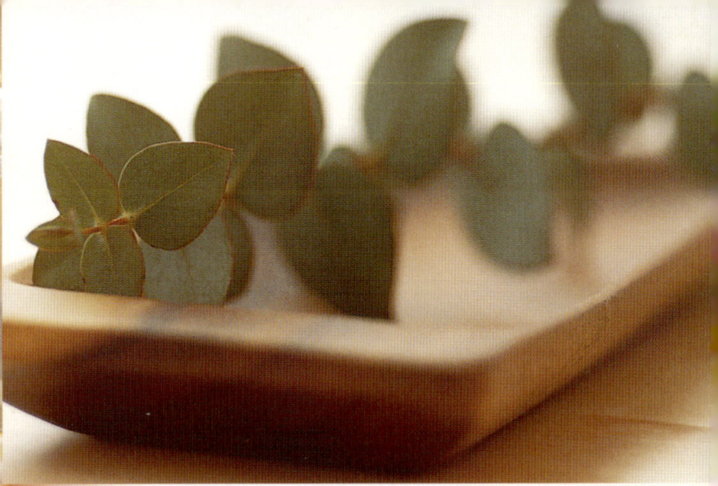
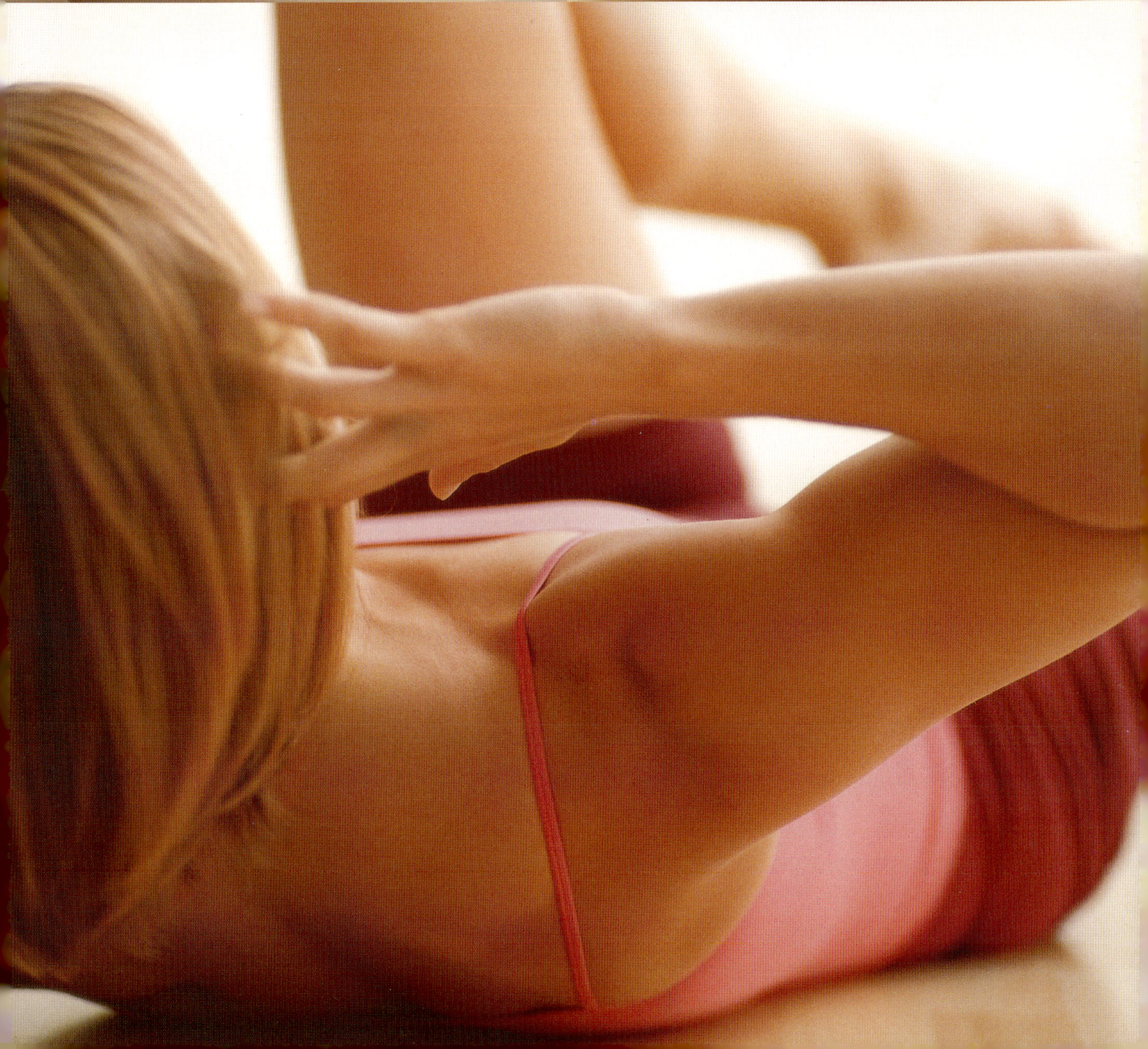

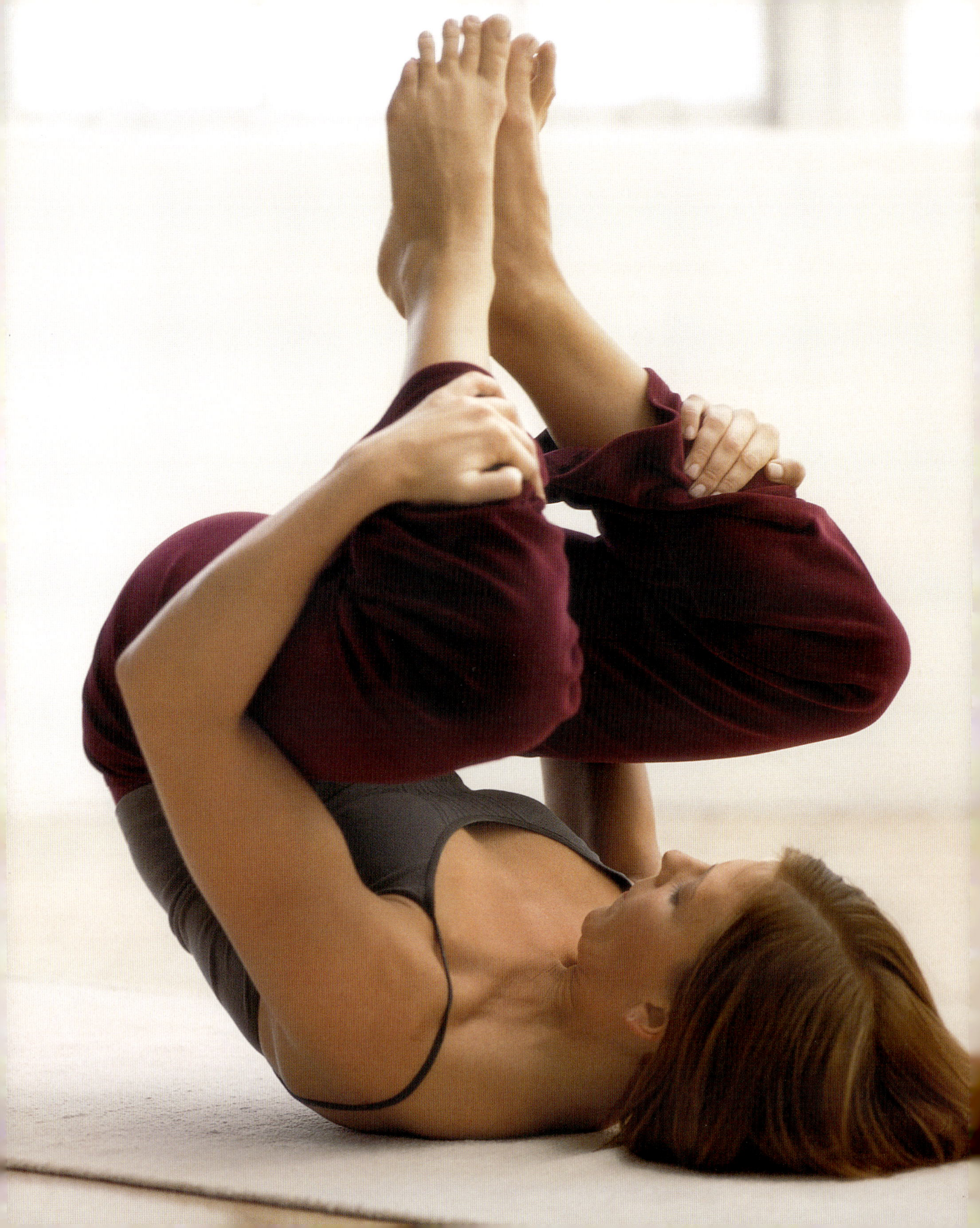

Energie!

Bei all den unzähligen kleinen und großen Pflichten, die wir Tag für Tag erledigen müssen, ist es kein Wunder, wenn uns mal die Puste ausgeht. Meist regenerieren wir uns schnell wieder. Doch bei immer mehr Menschen zeigen sich die Symptome des Chronischen Müdigkeitssyndroms (CFS/Chronic fatigue syndrome), zu denen Energiemangel, ständige Müdigkeit und Konzentrationsstörungen gehören. Unsere Lebensweise, die meist geprägt ist durch ungesunde Ernährung, wenig Schlaf, ständige Überarbeitung und andauernden Stress, saugt unsere Energie auf wie Dracula das Blut seiner Opfer. Aus dem Gefängnis unseres Alltages kann uns niemand befreien, nur wir selber. Diesen Spruch haben Sie gewiss schon oft gehört – leider ist er die blanke Wahrheit. Sie können sich nur in die bessere Richtung bewegen, wenn Sie Ihre Pflichten zu Hause, im Beruf und in Ihrem sozialen Umfeld kritisch überdenken. Ihre Ernährung unter die Lupe nehmen, für ausreichend Schlaf und für körperliche und seelische Entspannung sorgen – und lernen, im richtigen Moment »nein« zu sagen. Machen Sie den ersten Schritt und lassen Sie sich von den nachfolgenden – ganz unterschiedlichen – »Energiequellen« helfen, Kraft zu tanken, um zu ändern, was Sie bei kritischer Überlegung ändern sollten – Ihrer Gesundheit und Ihrer Lebensfreude zuliebe!

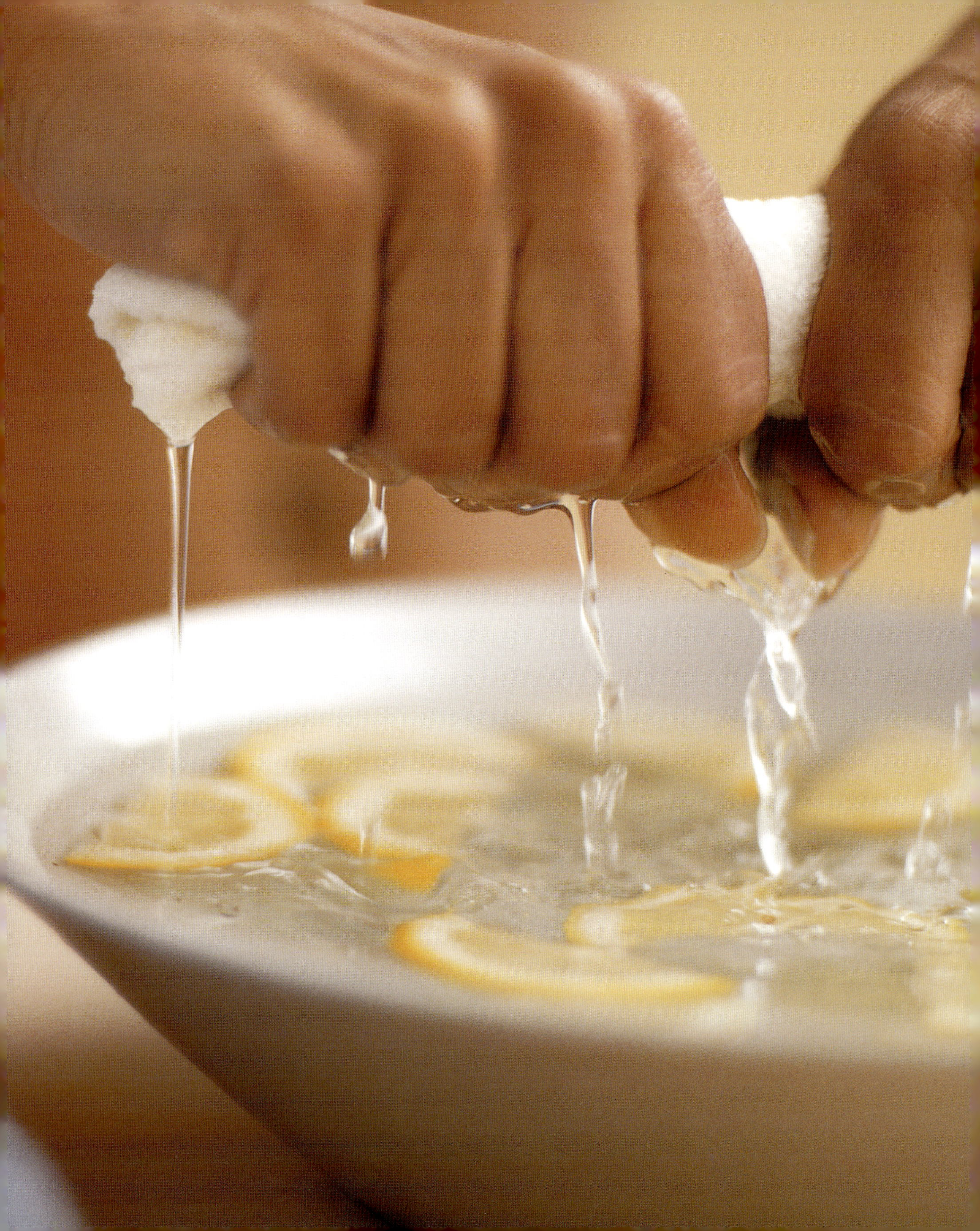

Fit durch Zitrone

Zitronenöl mit seinem frischen, stärkenden Duft gilt als eines der wirksamsten ätherischen Öle, um den Geist anzuregen und die Konzentration zu steigern.

Beginnen Sie Ihren Tag mit einer erfrischender Zitronenlotion oder machen Sie sich damit vor einem Einkaufsbummel fit: Mischen Sie in einer kleinen Schüssel warmes Wasser, ein paar Tropfen Zitronenöl und einige Zitronenscheiben (siehe Rezept rechts). Legen Sie einen Waschlappen in die Schüssel, damit er sich gut vollsaugt. Nach zwei Minuten fangen Sie mit dem Lappen die auf der Wasseroberfläche treibenden Öltröpfchen ein, dann wringen Sie ihn aus. Legen Sie den Lappen in Reichweite Ihrer Dusche.

Stellen Sie sich unter die warme Dusche (das Wasser darf nicht zu heiß sein, sonst macht es Sie müde und belebt Sie nicht). Seifen Sie sich mit Zitronenseife ein und spülen Sie diese sorgfältig ab. Nun falten Sie den Waschlappen zu einem festen Quadrat und reiben Ihren Körper damit ab. Beginnen Sie an den Füssen und reiben Sie immer in Herzrichtung Ihren ganzen Körper ab. Das bringt den Kreislauf in Schwung. Trocknen Sie sich ab und verstärken Sie das Gefühl, der Frische, indem Sie eine zitrusparfümierte Körpercreme auftragen.

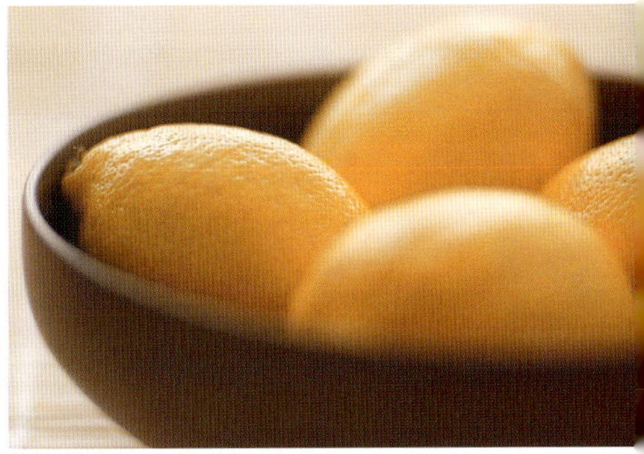

Zitronenlotion

5 Tropfen ätherisches Zitronenöl
6 Scheiben frische Zitrone
Schüssel mit warmem Wasser
Waschlappen
Seife mit Zitrus parfümiert
Körpercreme mit Zitrusduft

EINE LANGE FRUCHTIGE GESCHICHTE

Die ersten Zitronen wurden vermutlich im Industal zwischen den Flüssen Indus und Ghaggra Hakra um 2500 v. Chr. zur Zeit der legendären Induskultur gezüchtet. Seither sind diese Früchte – anfangs dank arabischer Händler – in alle Welt gelangt. Sie waren es wert, in der uralten chinesischen Literatur und in den Schauspielen des griechischen Dramatikers Aristophanes (445–385 v. Chr.) Erwähnung zu finden. Die antiken Römer glaubten, dass Zitronen ein Gegenmittel für die stärksten Gifte seien. Zur Zeit Ludwig XIV. bissen die französischen Adelsdamen in Zitronen, um ihren Lippen einen rosigen Farbton zu verleihen. Im 19. Jahrhundert versuchte man, auf den langen Seereisen, mit Zitronen Skorbut zu verhindern, wobei häufig eine große Portion Rum den sauren Saft versüßte.

Zitronen für Haut und Gesundheit
Zitronen enthalten viel Vitamin C, das zu den wirksamsten Antioxidantien zählt, dazu stattliche Portionen Zitrussäure sowie Vitamin A und B_1. Diese Bestandteile helfen, tote Hautzellen loszuwerden, den Blutkreislauf anzuregen, überaktive Fettdrüsen im Zaum zu halten, Falten zu glätten und den Teint zu beleben. Und zur Not kann man mit Zitronensaft auch noch ein schönes Blond in helles Haar zaubern.

Tai Chi: Eröffnung

Die Übung fördert den Fluss der Energie durch den Körper. Sie wird zu Beginn einer Tai-Chi-Stunde ausgeführt, man kann sie auch alleine zum Kraftauftanken nutzen.

Der Nutzen der Langsamkeit
Tai-Chi-Übungen sehen einfach aus und scheinen mit ihrem gemächlichen Tempo weit entfernt davon zu sein, Energie zu verleihen. Aber obwohl man die leichten, fließenden Bewegungen so langsam ausführt, bringen sie doch Ihr Herz auf Touren, lockern Ihre Glieder, beschäftigen Ihren Geist und bringen Ihren ganzen Körper in Fahrt. Außerdem hilft Tai Chi als eine Form von »bewegter« Meditation äußerst wirksam, den Stress, einen der mächtigsten Kraftverzehrer, abzubauen.

1 Beginnen Sie mit geschlossenen Augen, geradem Rücken und geschlossenen Füßen, alle Gedanken und Sorgen aus Ihrem Kopf zu verbannen. Konzentrieren Sie sich darauf, in Ihrem Körper Chi (Lebensenergie) zu sammeln (s. S. 244). Atmen Sie ruhig und tief. Beruhigen Sie ein paar Minuten lang Ihren Geist und denken Sie nur daran, Ihre schlafende Energie zu wecken.

2 Öffnen Sie die Augen und stellen Sie Ihren linken Fuß zur Seite, sodass sie hüftbreit stehen. Lassen Sie die Arme locker herabhängen. Stellen Sie sich vor, dass Sie sich fest mit der Erde verbinden.

3 Heben Sie nun die Arme in einer fließenden Bewegung bis auf Schulterhöhe. Die Ellenbogen sind nur ganz leicht gebeugt, die Handflächen und die Finger zeigen nach unten. Achten Sie während der ganzen Übung darauf, dass Ihre Schultern entspannt und nicht hochgezogen sind. Spannen Sie die Gesäßmuskeln leicht an, damit sie nicht ins Hohlkreuz gehen oder den Po nach hinten strecken.

4 Jetzt gehen Sie leicht in die Hocke. Achten Sie dabei darauf, dass Ihre Knie leicht und locker gebeugt sind und Ihre Zehen – nach vorne gerichtet – mit den Knien in einer Linie übereinander stehen. Sobald Sie beginnen, in die Hocke zu gehen, lassen Sie die Ellenbogen leicht sinken und führen Ihre Hände aus dem Handgelenk heraus nach oben, bis die Handflächen nach vorne zeigen. Richten Sie sich wieder auf, wobei Sie die Arme wieder strecken (mit ganz leicht gebeugten Ellenbogen) und die Hände wieder sinken lassen. Wiederholen Sie diese langsam fließenden Aufwärts- und Abwärtsbewegungen 8-mal. Während Sie die Übung ausführen, richten Sie Ihr ganzes Denken auf die Erhaltung einer guten geistigen und körperlichen Form: Im Tai Chi geht es darum, den Körper entspannt, die Gelenke weich und den Geist hochkonzentriert zu halten.

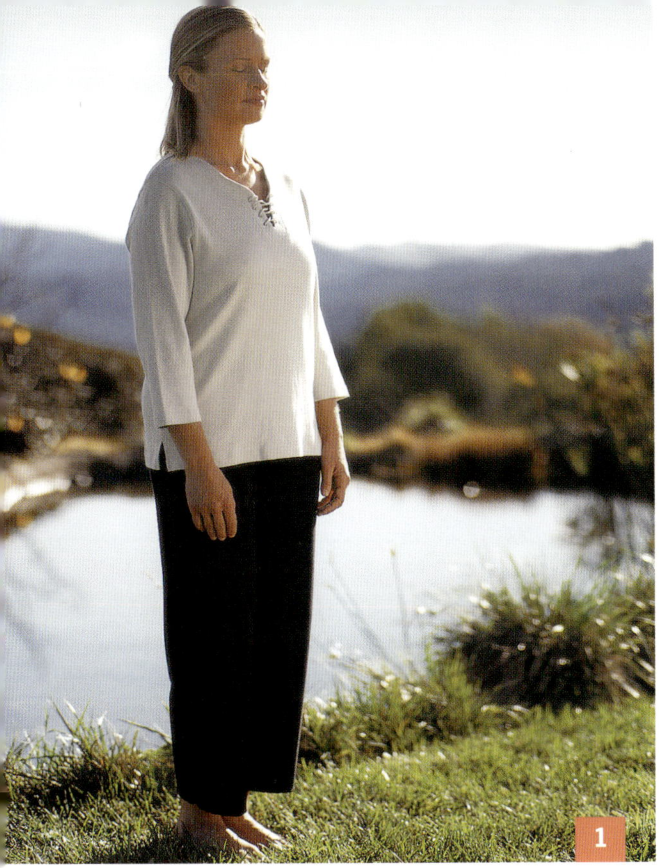
1

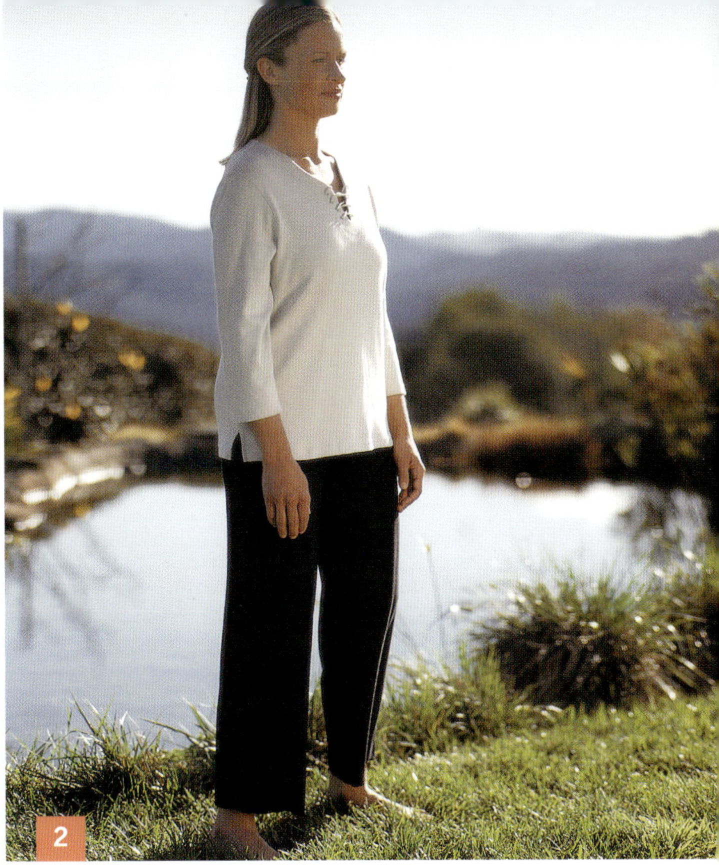
2

3

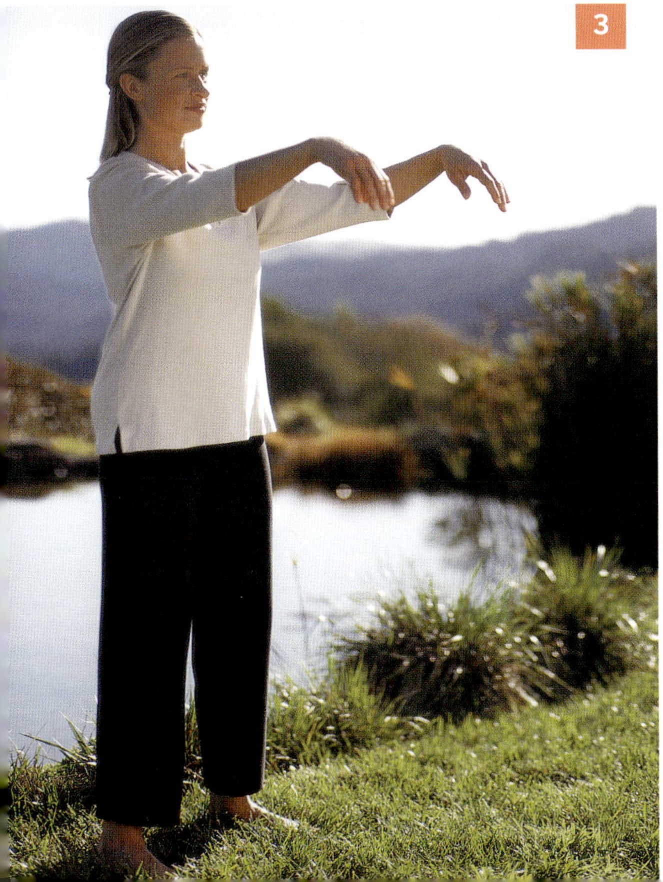

4

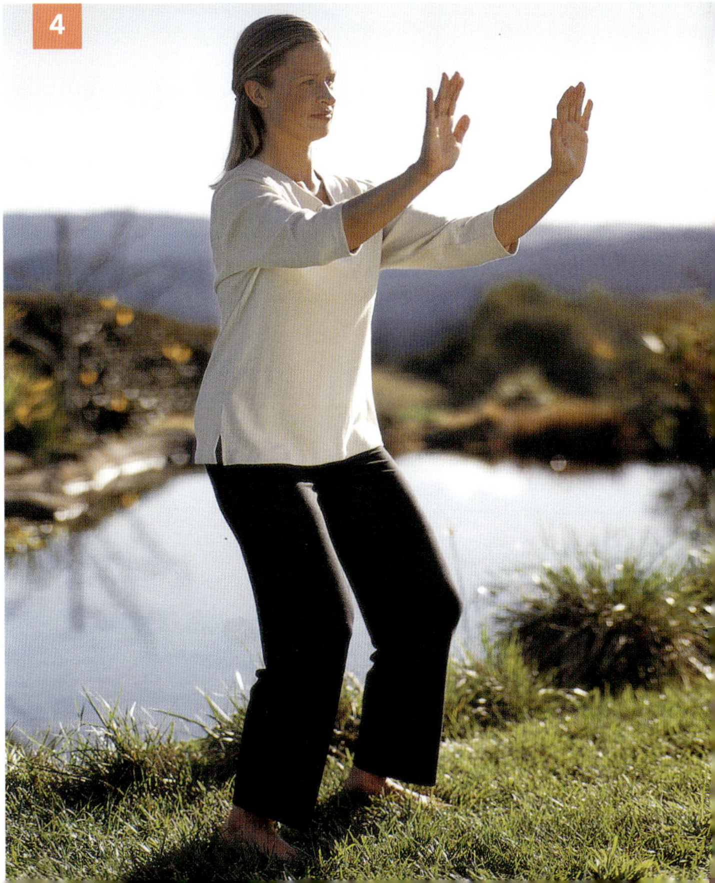

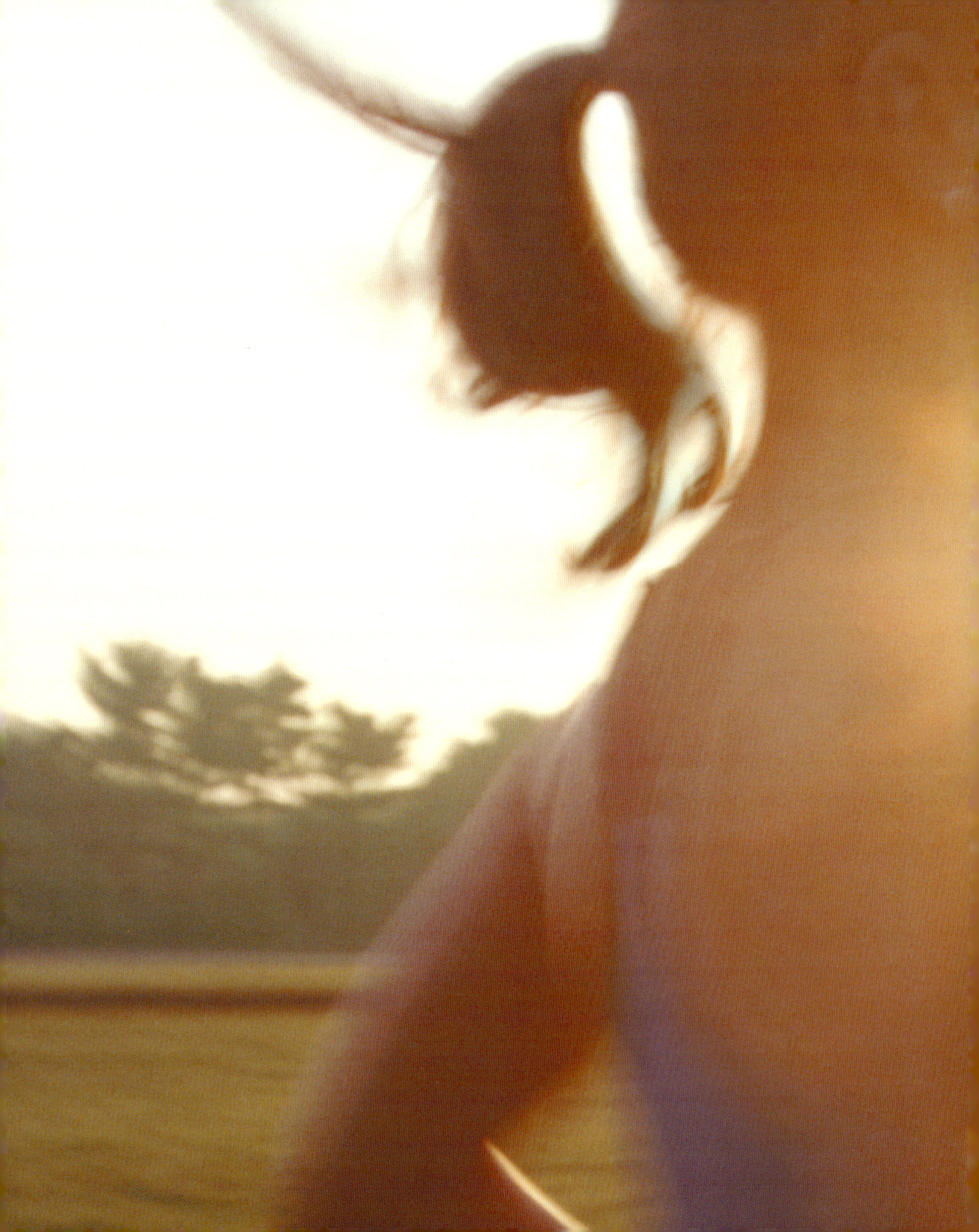

Ja, fast alle Fitnesscenter sind bestens ausgestattet – mit den modernsten Geräten, an denen Sie Kraft und Ausdauer trainieren können. Vielleicht haben Sie zu Hause einen Stepper oder sogar ein Superstandfahrrad, auf dem Sie jeden Morgen strampeln und die Zeitung dabei lesen. Vielleicht stehen Sie täglich vor Ihrem Fernsehapparat und ziehen anhand eines Videofilms ein strammes Gymnastikprogramm durch. All das ist gut, sehr gut, aber ...

An die frische Luft!

... Sie müssen sich auch an der frischen Luft bewegen. Ihr Körper muss Sauerstoff tanken! An Möglichkeiten fehlt es nicht. Suchen Sie etwas aus, was Ihnen wirklich Spaß macht, z. B. Inlineskaten, Mountainbike fahren, Walking oder Joggen. Oder verlegen Sie Ihre Tai-Chi-Übungen in eine ruhige Ecke eines Parks. Oder überlegen Sie, was Sie schon immer tun wollten. Kajak fahren? Ski laufen? Reiten? Golf spielen? Egal, was es ist, bewegen Sie sich rund ums Jahr sportlich an der frischen Luft. Und nehmen Sie schlechtes Wetter bitte nicht als Ausrede, um im stillen Kämmerlein vor sich hin zu trainieren. Bei kühler Witterung verbraucht Ihr Körper bis zu fünf Prozent mehr Kalorien, was möglicherweise Ihrer schlanken Linie zugute kommt. Wenn Sie zu den Stubenhockern gehören: Raffen Sie sich auf! Sportliche Aktivitäten im Freien erfrischen nicht nur Ihren Körper, sondern auch Ihren Geist und Ihre Seele.

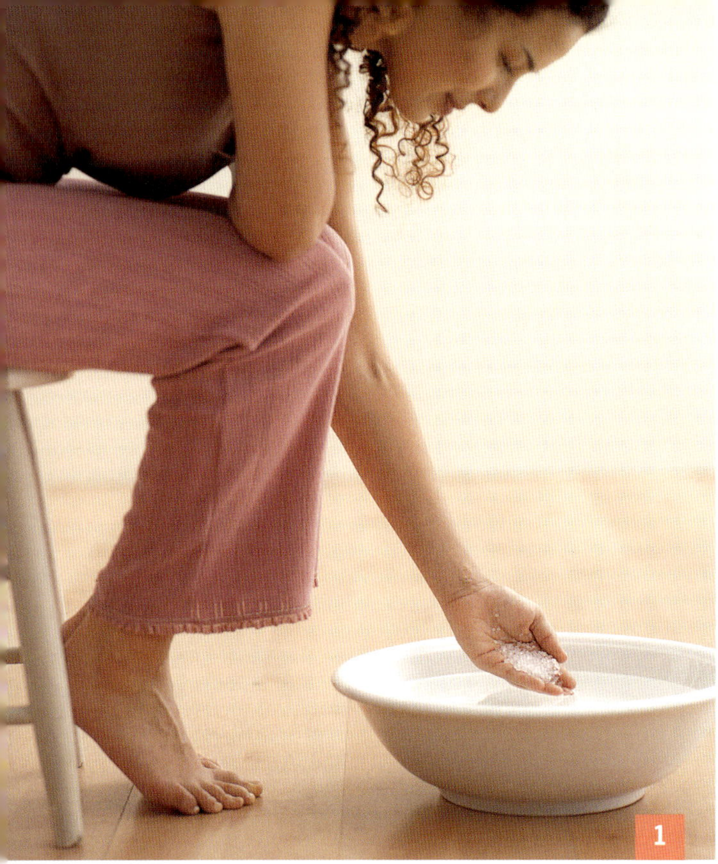
1

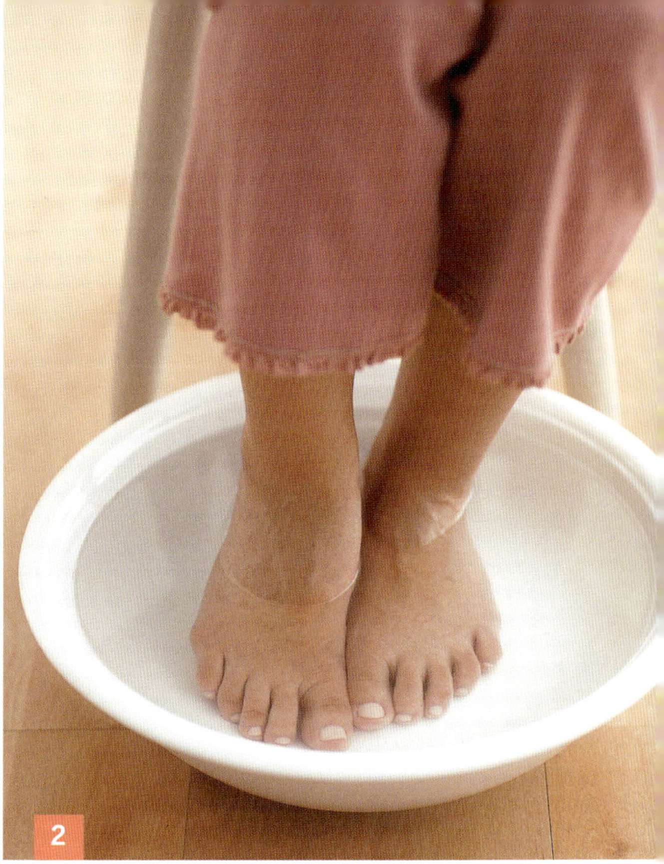
2

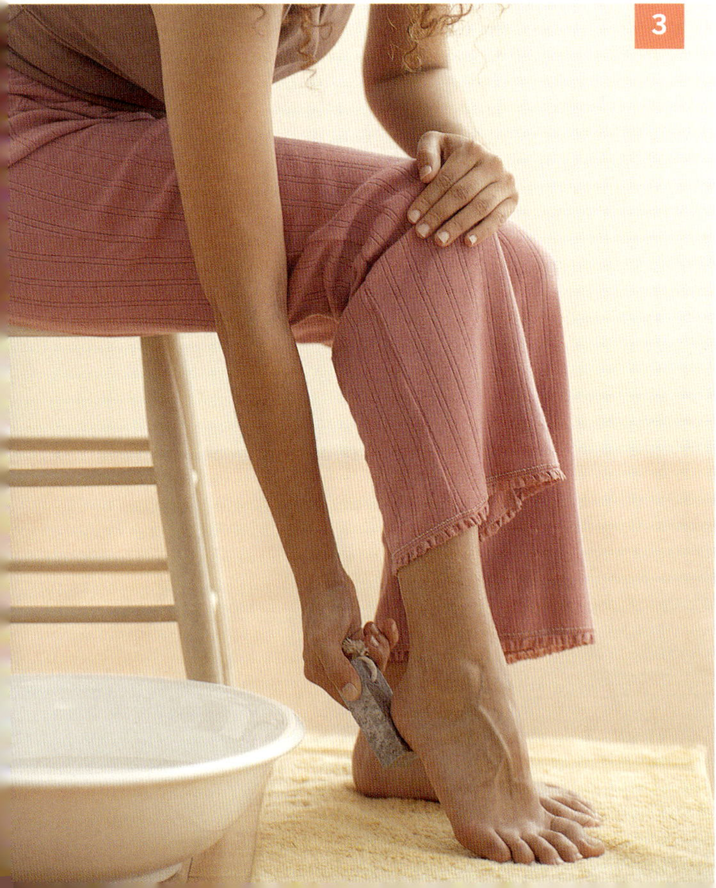
3

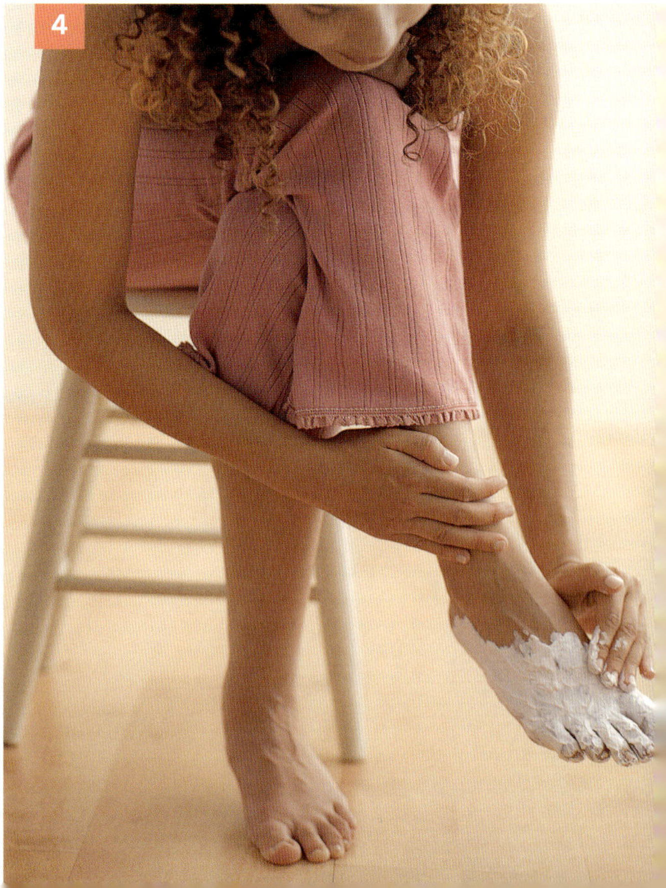
4

Pfefferminzfußbad

Durch die Kraft eines der vielseitigsten, erfrischendsten aromatischen Öle ist dieses Fußbad eine sichere Methode, Ihren Schritten neuen Schwung zu verleihen.

1 Füllen Sie eine große Schüssel mit warmem Wasser. Es sollte nicht über die Fußknöchel reichen. Fügen Sie einen gehäuften Esslöffel Pfefferminzöl-Badesalz hinzu.

2 Baden Sie Ihre Füsse mindestens 10 Minuten, damit die Haut weich und frisch wird. Außer der ungeheuer wohltuenden Wirkung bereitet das Fußbad den nächsten Schritt vor und vereinfacht ihn: das Entfernen der Hornhaut.

3 Nachdem Sie Ihre Füße sorgfältig abgetrocknet haben, glätten Sie mit einem Bimsstein alle rauen Stellen auf den Fersen. Reiben Sie dabei immer von der Ferse zur Fußsohle hin. So lange reiben, bis sich die Haut weicher anfühlt. Wenn nötig, auch die Ballen abreiben.

4 Legen Sie zum Abschluss am besten noch eine feuchtigkeitsspendende, kräftigende Fußmaske auf. Dazu die Maske in einer dicken Schicht auf dem gesamten Fuß verteilen (die Zehenzwischenräume nicht vergessen). Lassen Sie die Maske etwa 15 Minuten einziehen. Anschließend spülen Sie Ihre Füße gründlich mit warmem Wasser ab.

SO WEIT DIE FÜSSE TRAGEN

Haben Sie schon bemerkt, dass Ihre Körperkraft den Rückwärtsgang einlegt, sobald Ihre Füsse müde werden? Darüber muss man sich nicht wundern, wenn Sie bedenken, was wir von unseren armen Füßen verlangen. Diese komplizierten Strukturen, die aus 26 Knochen, 30 fein abgestimmten Muskeln und 114 Ligamenten (Bändern) bestehen, strapazieren wir täglich mit durchschnittlich 10 000 Schritten – mit jedem Schritt sind diese relativ kleinen Konstruktionen etwa dem Dreifachen unseres Gewichts ausgesetzt. Viele Menschen beachten sie erst, wenn sie schmerzen, sich Schwielen oder Hühneraugen einstellen. Ihre Füße und Sie haben Besseres verdient, denn Fußpflege bringt Energie!

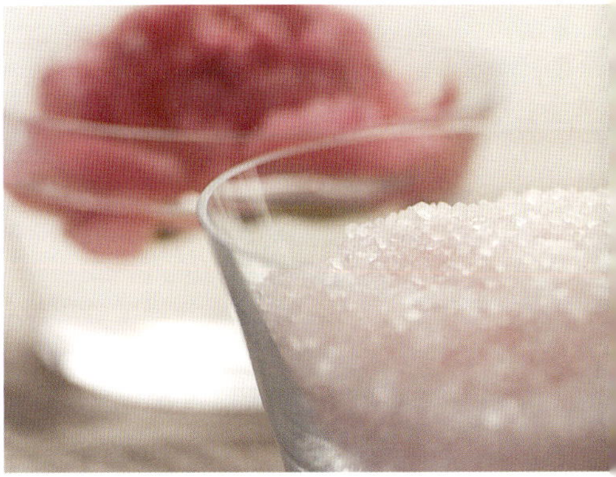

Die Kraft der Pfefferminze

Die Pfefferminze ist ein wahres Allround-Heilmittel. Von Kopfschmerzen über Magenverstimmungen bis hin zum Schnupfen lindert diese beliebte Heilpflanze unzählige Beschwerden. Auch als Anregungsmittel für Körper, Geist und Seele wird sie hoch geschätzt. Ihr aktiver Hauptbestandteil ist Menthol. Wenn diese ölige Substanz auf die Haut aufgetragen wird, produziert sie zuerst ein kühlendes Empfinden. Darauf reagiert der Körper, indem er einen erhöhten Blutstrom zu dieser Stelle schickt, was dann ein höchst angenehmes Wärmegefühl erzeugt.

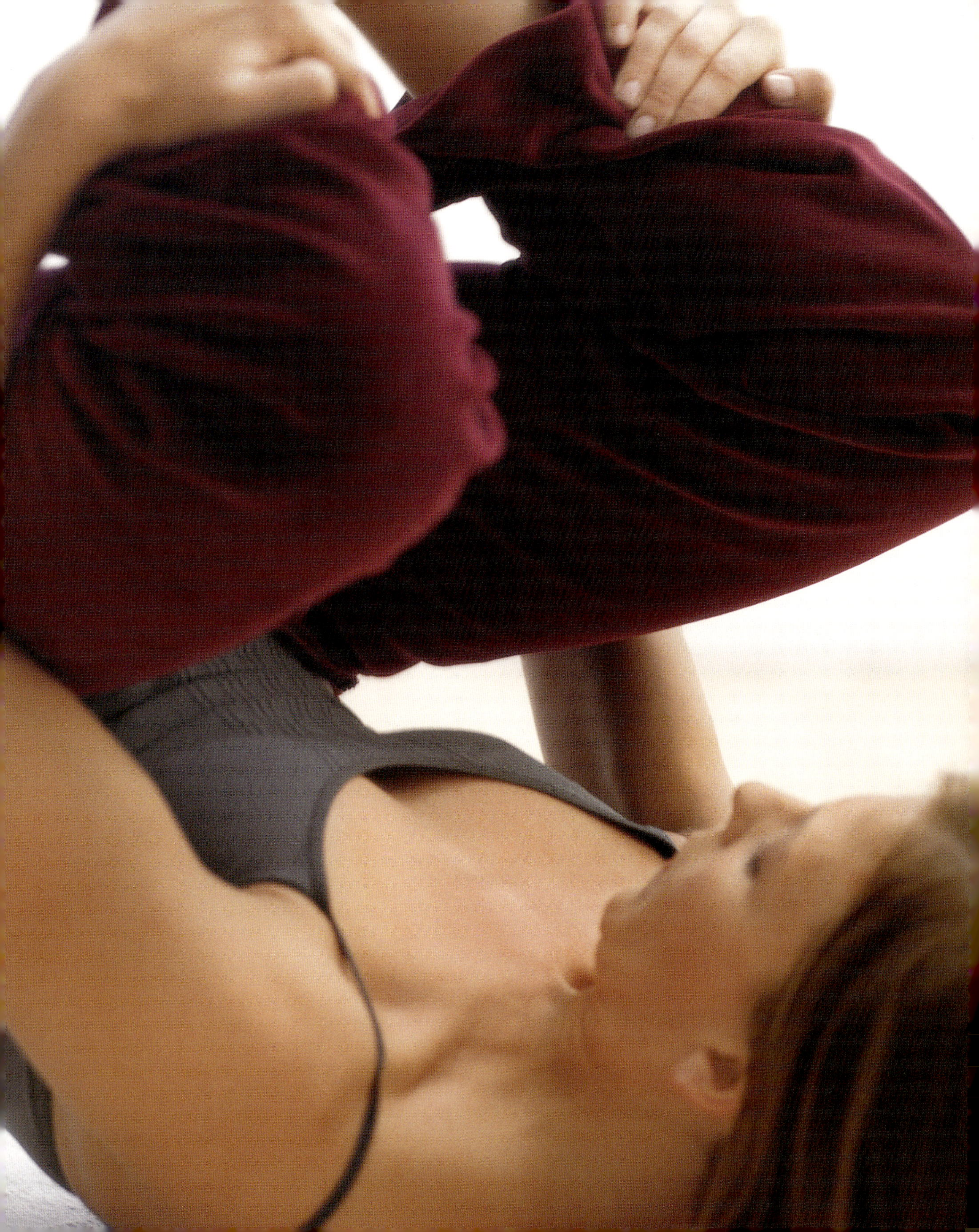

Kraftspender

Beginnen Sie Ihren Tag mit einem Pilates-Training, um Ihren Kopf freizumachen und Ihren Körper zu lockern. So werden Sie gesammelt, flexibel und fit startklar sein.

Gewiss kann ein Kaffee und ein Schokoladencroissant Ihnen einen Schuss Morgenenergie liefern. Aber Koffein und Zucker machen Sie bereits nach kurzer Zeit erst nervös und dann müde, außerdem sind sie nicht das Beste für Ihren Körper. Machen Sie lieber ein kleines Pilates-Training! Dieses Trainingssystem umfasst langsame, gezielte Übungen, die den Körper strecken, seine Beweglichkeit erhöhen, die Muskeln stärken und den Verstand schärfen. Schon mit einer Übung können Sie mehr und vor allem beständigere Energie tanken als mit einer ganzen Kanne Kaffee. Der Urheber dieser Übungen, der Deutsche Joseph Pilates, war von der Wichtigkeit geistiger und körperlicher Hochform zutiefst überzeugt.

Die Vorteile eines morgendlichen Trainings (s. S. 38) liegen auf der Hand: starke, elastische Muskeln, die weder schmerzen noch steif sind, liefern natürlich mehr Energie. Und mit einem ruhigen Kopf (der nicht durch Stress gerüttelt wird) lässt sich viel klarer denken.

ENERGIE DURCH KÖRPERTRAINING

Studien beweisen, dass Körpertraining Erschöpfung lindert und jede Menge Energie bringt. In einer US-Studie, an der Studentinnen teilnahmen, kamen die Forscher zu folgendem Ergebnis: »Täglich 10 Minuten Training auf einem Standfahrrad ergeben eine gravierende Abnahme von Erschöpfungserscheinungen und Konzentrationsstörungen sowie eine deutliche Verbesserung des Energiepegels.« Dass die Teilnehmerinnen mit so wenig Aufwand solch gute Ergebnisse erzielten, ist für Frauen, die ein anstrengendes, Zeit raubendes Training scheuen, eine besonders gute Nachricht. Der Fitnessforscher James Annesi, der auch die psychologischen Auswirkungen des Körpertrainings studiert hat, sagt: »Kleine Ziele zu erreichen, kann Ihrer Energie und Ihrem Selbstvertrauen großen Auftrieb geben und Sie motiviert halten.«

Schritt-für-Schritt-Übung ►

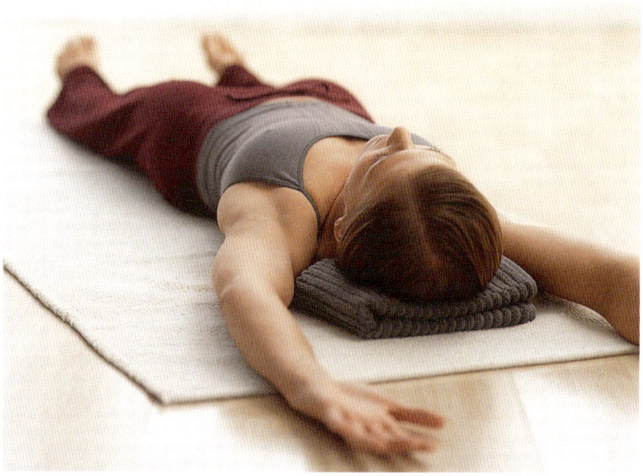

1 Legen Sie sich auf eine Matte. Stützen Sie Ihren Kopf mit einem zusammengefalteten Handtuch. Strecken Sie sich lang aus. Die Beine sind hüftbreit gespreizt; die Arme liegen mit den Handflächen nach oben und leicht gespreizten Fingern lang ausgestreckt über Ihrem Kopf. Versuchen Sie, Ihre Wirbelsäule so lang wie möglich zu strecken, ohne den Po anzuheben oder ins Hohlkreuz zu gehen.

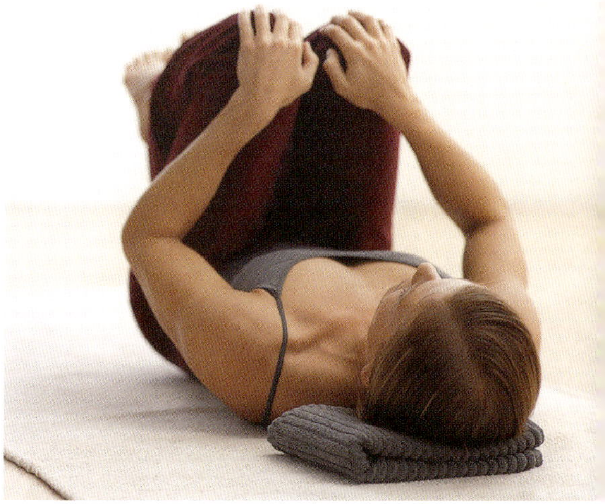

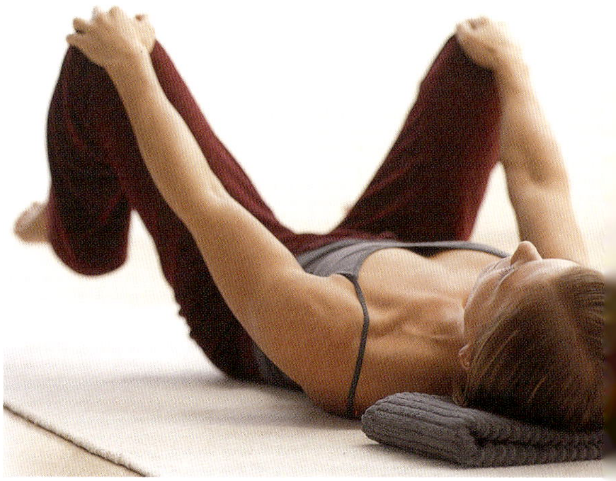

2 Die Beine anziehen, sodass die Ober- und Unterschenkel ungefähr im rechten Winkel stehen. Legen Sie Ihre Hände auf die Knie.

3 Die Hände leicht gegen die Knie pressen und die angewinkelten Beine spreizen, vom Körper wegführen und wieder in Postion 2 zurückziehen, 8-mal wiederholen, dann 8-mal mit geschlossenen Beinen nach vorne und mit geöffneten zurück. Die Hüften dabei nicht verschieben, die Füße nicht aufsetzen.

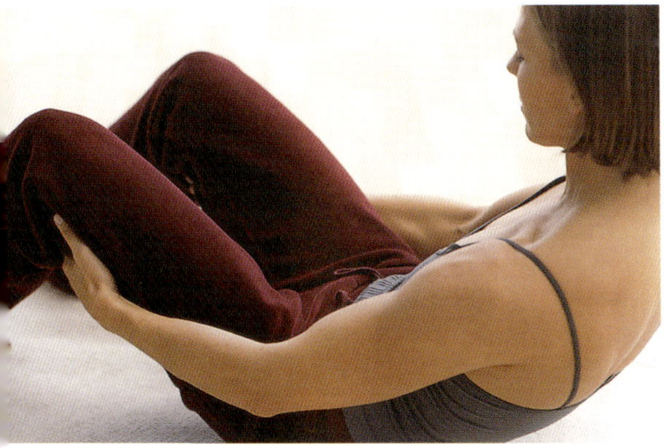

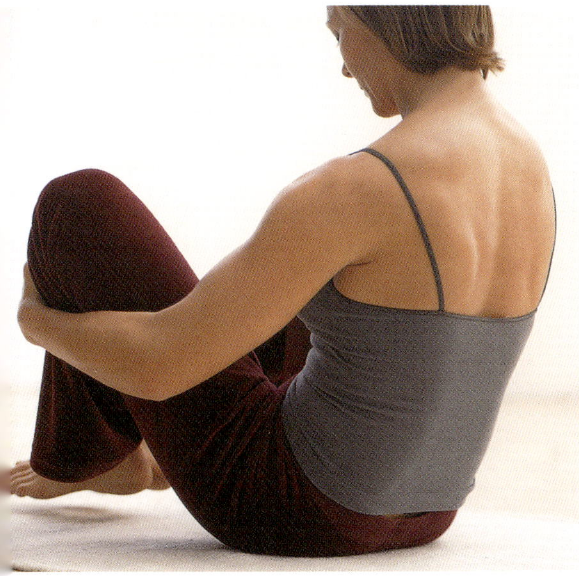

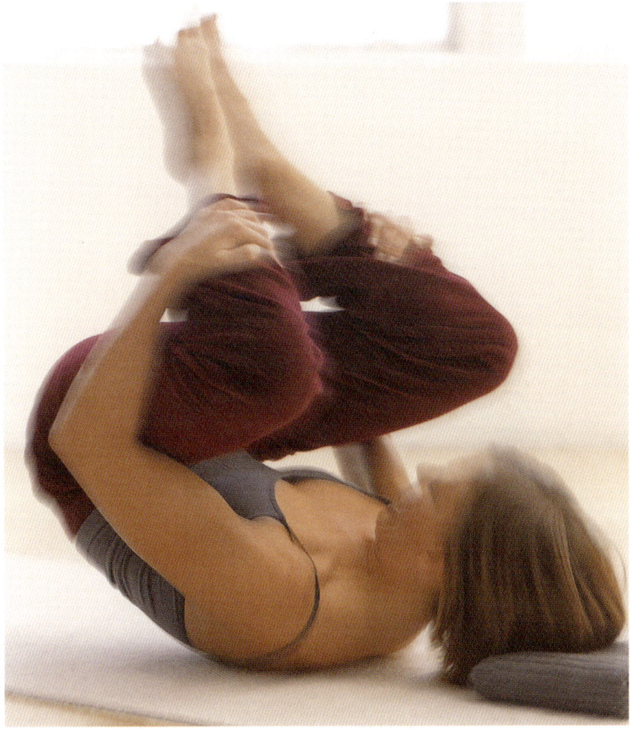

4 Legen Sie Ihre Hände in Ihre Kniekehlen. Nun rollen Sie Ihre Wirbelsäule sehr langsam nach hinten ab – Wirbel für Wirbel (wie ein Kettenrad) –, bis sie flach auf dem Boden liegt. Wieder aufrichten. 8-mal wiederholen.

5 Zum Abschluss den Oberkörper aufrollen, die Unterschenkel umfassen und in dieser Position ausbalancieren. Sie können dabei die Füße auf den Boden setzen.

6 Spannen Sie Ihre Bauch- und Gesäßmuskeln fest an. Öffnen Sie die angewinkelten Beine und umfassen Sie Ihre Unterschenkel fest mit den Händen. Die Ellenbogen weisen nach außen; das Kinn ist leicht gesenkt. Rollen Sie in dieser Position nach hinten und wieder zurück. Nicht auf den Nacken rollen! Die Kraft zum Rollen muss aus den Muskeln kommen, also nicht mit Schwung »schaukeln«. Die Schultern nicht hochziehen. Einatmen, wenn Sie nach hinten rollen, ausatmen, wenn Sie wieder aufwärts rollen. 8-mal wiederholen.

Belebende Massage

Kraftvolle Massagestriche bringen Kreislauf und Muskeln in Schwung. Diese Massage eignet sich als Start in ein Körpertraining oder zum Beleben nach einem harten Tag.

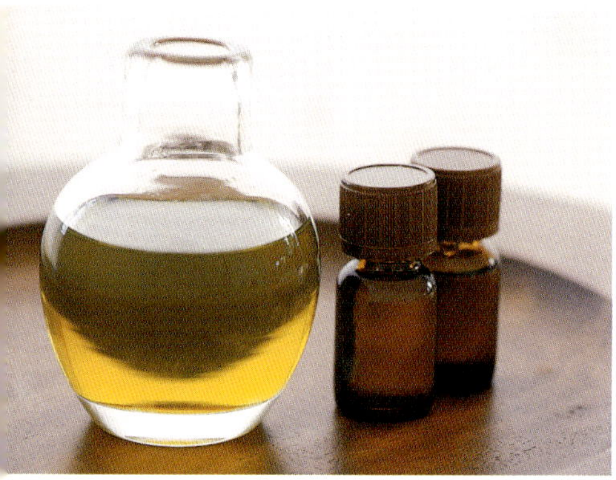

Massageöl für mehr Energie

60 ml Trägeröl (z. B. Traubenkern-, Jojoba- oder Mandelöl)
16 Tropfen Geraniumöl
7 Tropfen Rosmarinöl
2 Tropfen Pfefferminzöl

Kurz, aber wirksam
Diese Art der Massage wird häufig zum Aufwärmen vor einem Körpertraining durchgeführt. Sie dauert nur wenige Minuten, bringt aber den Kreislauf in Schwung und wärmt die Muskeln etwas an, sodass sie auf die Belastung vorbereitet sind. Die recht kräftigen Massagegriffe haben insgesamt eine gute belebende Wirkung.

Bitten Sie Ihren Partner oder eine Freundin, diese belebende Massage auszuführen. Sie ist ideal, wenn man unter starkem Stress steht. Legen Sie sich am besten für Schritt 1 und 4 auf den Bauch und für Schritt 2 und 3 auf den Rücken. Die folgende Massageanleitung richtet sich an den »Masseur« bzw. die »Masseuse«:

1 Wärmen Sie etwas Massageöl (Rezept siehe links) zwischen Ihren Handflächen an und verteilen Sie es in einer dünnen Schicht auf dem Rücken und den Körperseiten. Schieben Sie nun Ihre flachen Hände von der Taille ausgehend neben der Wirbelsäule bis zu den Schultern. Führen Sie Ihre Hände über die Schulter entlang der Körperseiten bis zur Taille zurück. Üben Sie bei der Aufwärtsbewegung etwas mehr Druck aus als bei der Abwärtsbewegung.

2 Geben Sie nun etwas Massageöl auf ein Bein und streichen Sie mehrmals – immer abwechselnd mit der linken und rechten Hand – vom Knöchel ausgehend über das Schienbein (Handhaltung: siehe Foto rechts) bis zum Knie. Üben Sie leichten Druck aus. Streichen Sie stets nur zum Herzen hin! Steigern Sie das Tempo und den Druck der Streichbewegungen für zwei Minuten. Massieren Sie das andere Bein auf die gleiche Weise.

3 Jetzt nehmen Sie sich die Arme vor, auf die Sie ebenfalls Massageöl auftragen. Streichen Sie mehrmals – stets vom Handgelenk ausgehend – mit sanftem Druck über den Unterarm bis in die Armbeuge.

4 Zum Schluss kommen die Schultern dran. Massieren Sie kleine Muskelpartien zwischen Daumen und Fingerspitzen, indem Sie den Druck verstärken und lockern. Größere »Muskelpäckchen« bearbeiten Sie so, als ob Sie einen Teig kneten. Üben Sie bei allen Schritten stets nur so viel Druck aus, wie es der Massierten angenehm ist!

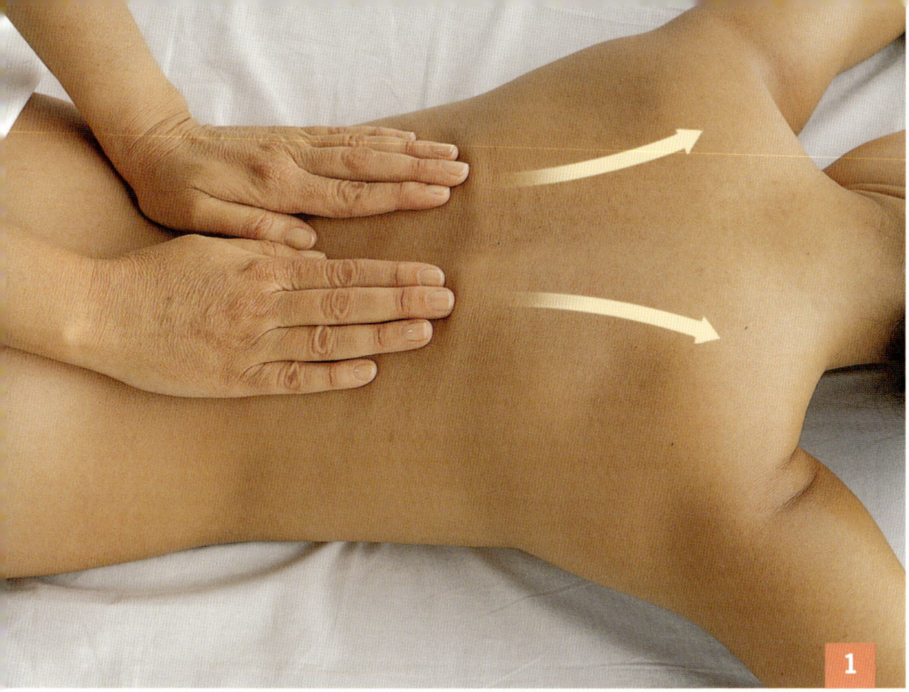
1

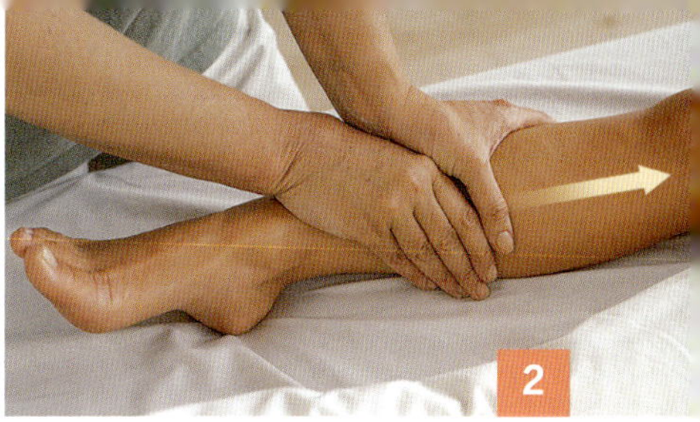
2

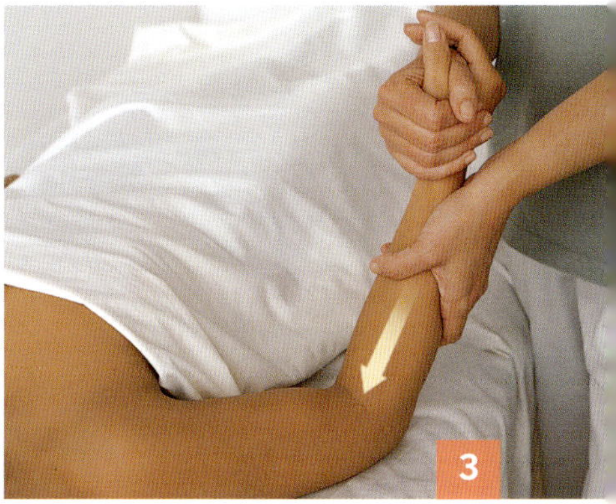
3

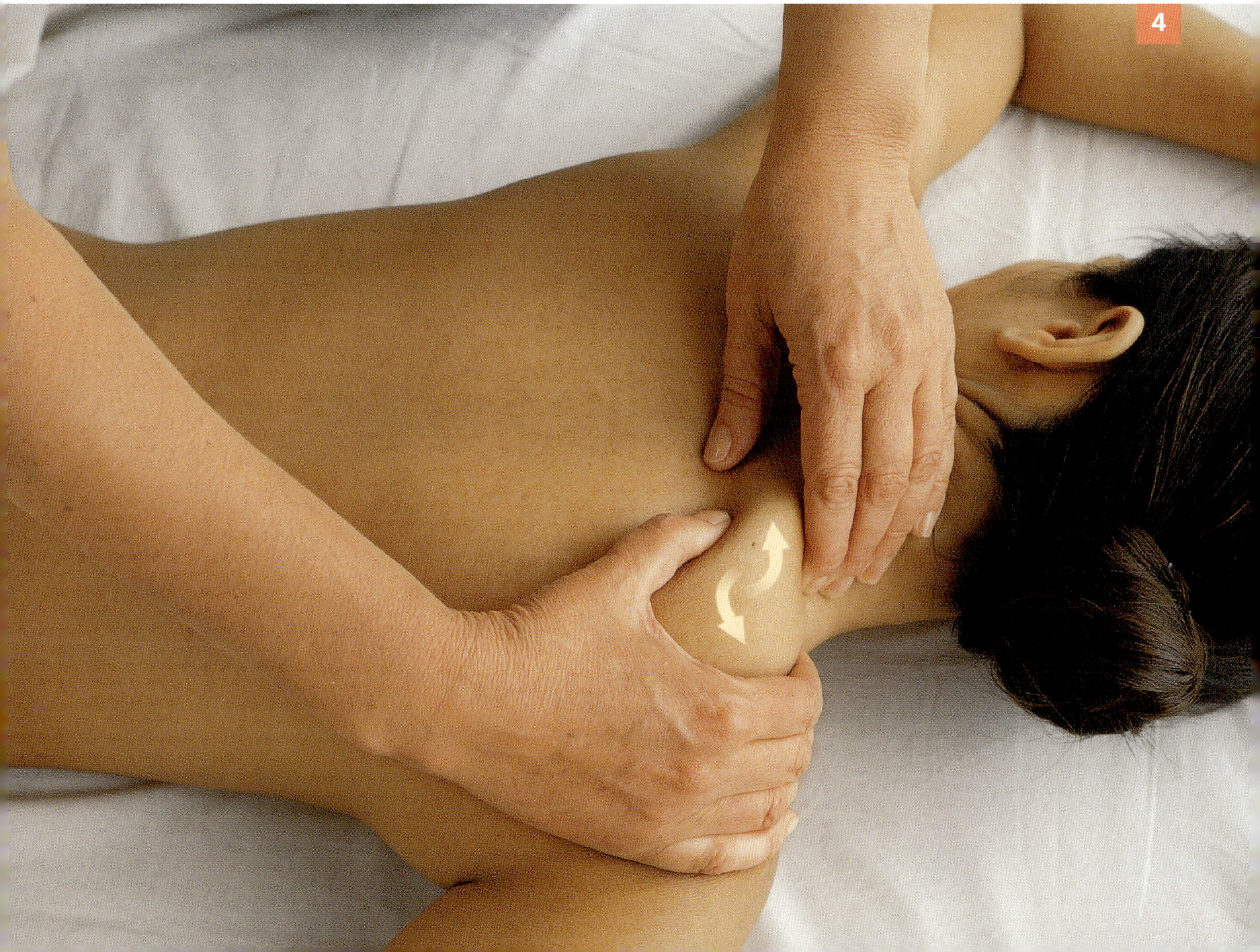
4

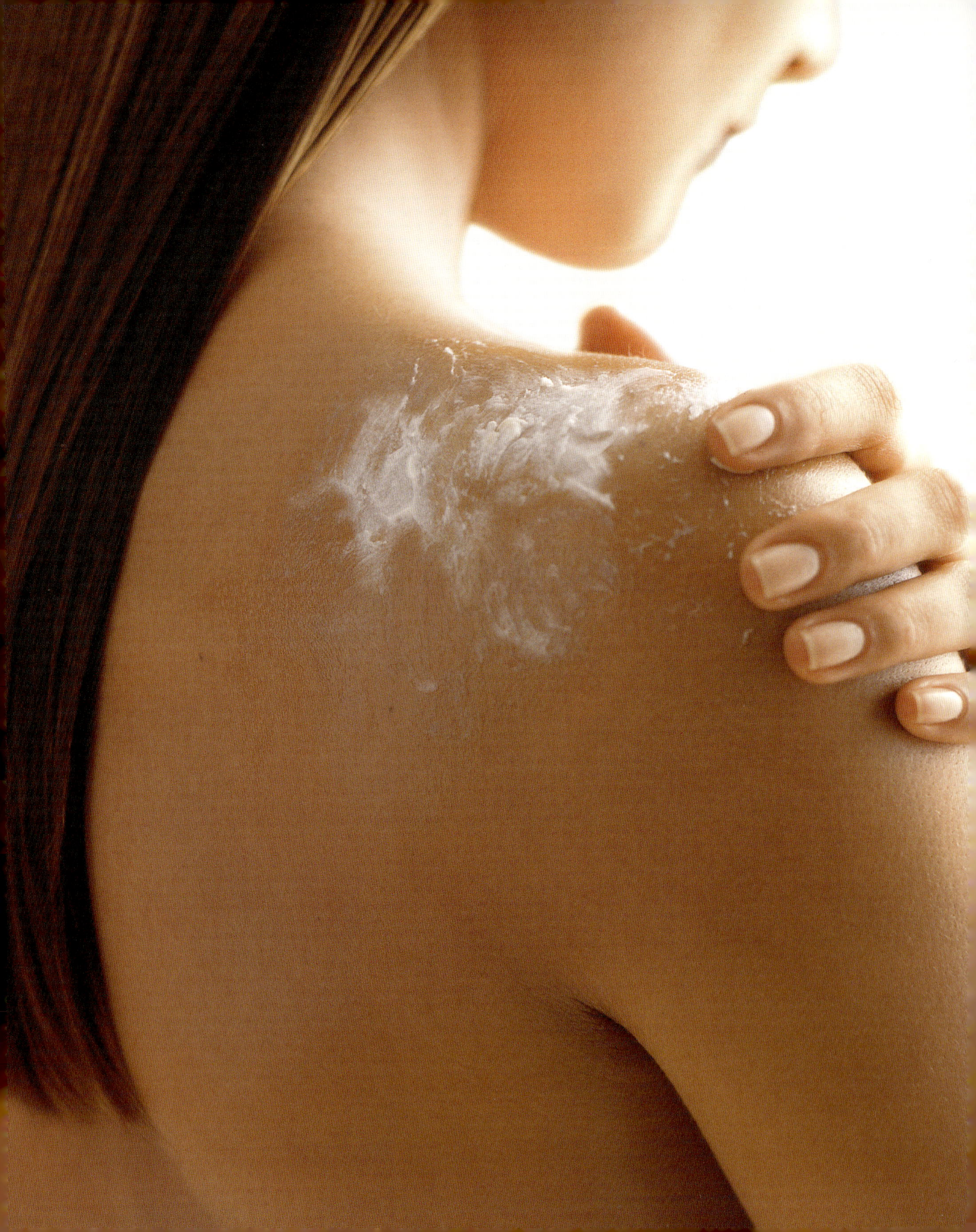

Eukalyptus-Bodylotion

Nehmen Sie sich nach dem Duschen die Zeit, um Ihren ganzen Körper mit einer feuchtigkeitsspendenden Lotion einzureiben, z. B. mit erfrischender Eukalyptus-Lotion.

Duschen Sie sich mit warmem Wasser und trocknen Sie sich nicht vollkommen ab. Von der leicht feuchten, »dampfenden« Haut wird die Feuchtigskeitslotion besser aufgenommen. Beginnen Sie mit dem Eincremen an den Schultern und tragen Sie die Lotion Partie für Partie großzügig auf. An besonders trockenen Körperstellen lassen Sie die Lotion kurz einziehen und tragen nochmals etwas von der Lotion auf. Massieren Sie die Lotion gründlich ein.

Der Duft der Lotion kann großen Einfluss auf Ihre Stimmung und Ihre körperliche Verfassung haben. Fühlen Sie sich beispielsweise schlapp, kann Eukalyptus Sie wieder auf Touren bringen. Sein intensives Aroma weckt Ihren Geist, seine Inhaltsstoffe wirken belebend und sogar deodorierend. Falls Ihnen der Duft von Eukalyptusöl nicht gefällt, versuchen Sie ein anderes ätherisches Öl mit ähnlicher Wirkung, z. B. Rosmarin-, Zypressen-, Bay- oder Basilikumöl. Zitronen- und Orangenöl eignen sich ebenfalls, nur muss man bei diesen Ölen daran denken, dass Sie die Lichtempfindlichkeit der Haut erhöhen.

Sie können eine fertige, mit ätherischem Öl angereicherte Bodylotion verwenden oder selber eine Creme herstellen (siehe Rezept rechts). Letzteres dürfte sogar einfacher ein, da Sie als Grundlage ein unparfümiertes, feuchtigkeitssspendendes Produkt nehmen können, das genau auf Ihren Hauttyp abgestimmt ist. Die Auswahl ist ja sehr groß. Für sehr trockene Haut eignet sich eine gehaltvolle Creme besser als eine leichte Lotion, die für normale Haut ausreicht. Bei sehr fettiger Haut sollten Sie darauf achten, dass das Produkt keine Poren verstopfende komedogene Stoffe enthält.

In guten Parfümerien bekommen Sie – wie in Body Shops – kleine Proben der Pflegemittel. So können Sie in Ruhe zu Hause ausprobieren, mit welchem Produkt Ihre Haut sich rundum wohl fühlt.

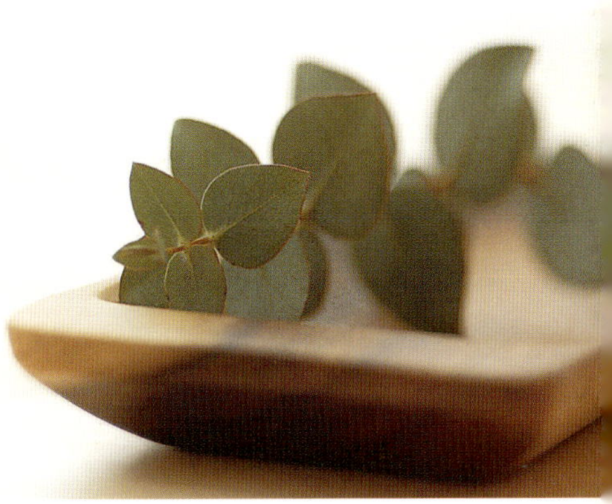

Belebende Bodylotion

60 ml unparfümierte Lotion/Creme

10 Tropfen Eukalyptusöl

7 Tropfen Rosmarinöl

5 Tropfen Kiefernöl

3 Tropfen Zitronengrasöl

Heilender Duft

In Australien und Neuseeland gehört Eukalyptusöl seit Jahrhunderten zu den bewährten Naturheilmitteln. Man verwendet das Öl bei Schnupfen zum Inhalieren, um die Atmung zu erleichtern, zum Gurgeln bei Halsschmerzen, zum Desinfizieren, zur Linderung von Muskelschmerzen und (stark verdünnt) als Mittel gegen unreine Haut.

Reflexzonen der Hand

In der Reflexzonentherapie geht man davon aus, dass sich an einigen Körperstellen bestimmte Energiezentren befinden, deren Stimulation sich günstig auswirkt.

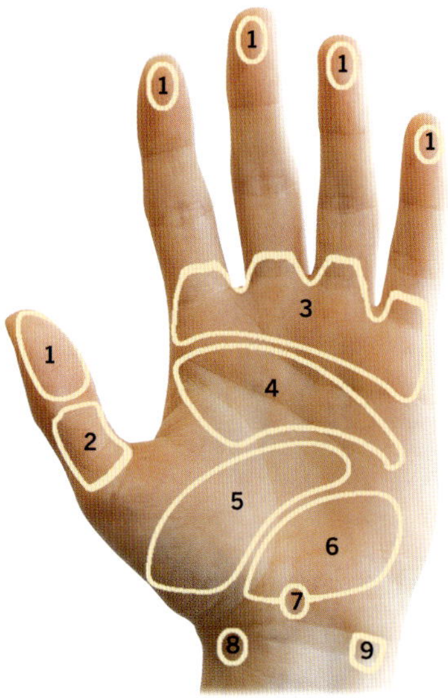

Die Reflexpunkte der linken Hand
Zu den wichtigsten Reflexpunkten auf der linken Handfläche zählen:

1 Nasenneben- und Stirnhöhlen, Kopf und Gehirn
2 Hals und Kehle
3 Augen und Ohren
4 Lungen, Brust, Rücken und Herz
5 Magen und Bauchspeicheldrüse
6 Darm
7 Blase
8 Uterus (Gebärmutter)
9 Eierstöcke

In der Reflexzonentherapie sind bestimmte Punkte und Zonen der Körperoberfläche bzw. des Bindegewebes einzelnen inneren Organen oder den Gelenken zugeordnet. Werden diese äußeren Bereiche z. B. durch Fingerdruck stimuliert, wirkt sich dies günstig auf den zugeordneten Bereich aus. Die Verbindung zwischen äußerem Druckpunkt und dem inneren – oft weit entfernten – Körperbereich läuft über sensorische Nervenfasern oder »Energieleitungen«. In der Praxis am häufigsten ausgeübt werden die Hand- und Fußreflexzonenmassage. Dafür benötig man die »Landkarten des Körpers« die zeigen, an welcher Stelle der Hand oder des Fußes sich die Organe bzw. Gelenke befinden (siehe Foto links; Fußreflexzonenmassage s. S. 201).

1 Um Ihre inneren Organe »aufzuwecken«, drücken Sie morgens den Daumen Ihrer rechten Hand tief in die Handflächenmitte der linken Hand. Bewegen Sie dann den Daumen in kleinen Kreisen von der Handwurzel bis zu den Fingerwurzeln. Achten Sie darauf, dass Sie jedes Fleckchen Ihrer Handfläche bearbeiten. Andauernder, fester Druck auf eine bestimmte Stelle ist dafür gedacht, Schmerzen zu beseitigen. Das Pressen und wieder Loslassen hilft, den Punkt zu stimulieren. Haben Sie Beschwerden, die Sie direkt einem Punkt oder einer Zone zuordnen können (z. B. bei Darmbeschwerden ist es der Punkt 6 auf der Hand; siehe Foto links), führen Sie an dieser Stelle die Druckmassage 30 Sekunden lang aus.

2 Um die Energie in den Reflexzonen für die Nasennebenhöhlen, den Kopf, das Gehirn, den Hals und die Kehle anzuregen, massieren Sie mit festen, kreisenden Bewegungen Ihre Fingerspitzen und die Daumeninnenseite. Diese Massage an beiden Händen ausführen.

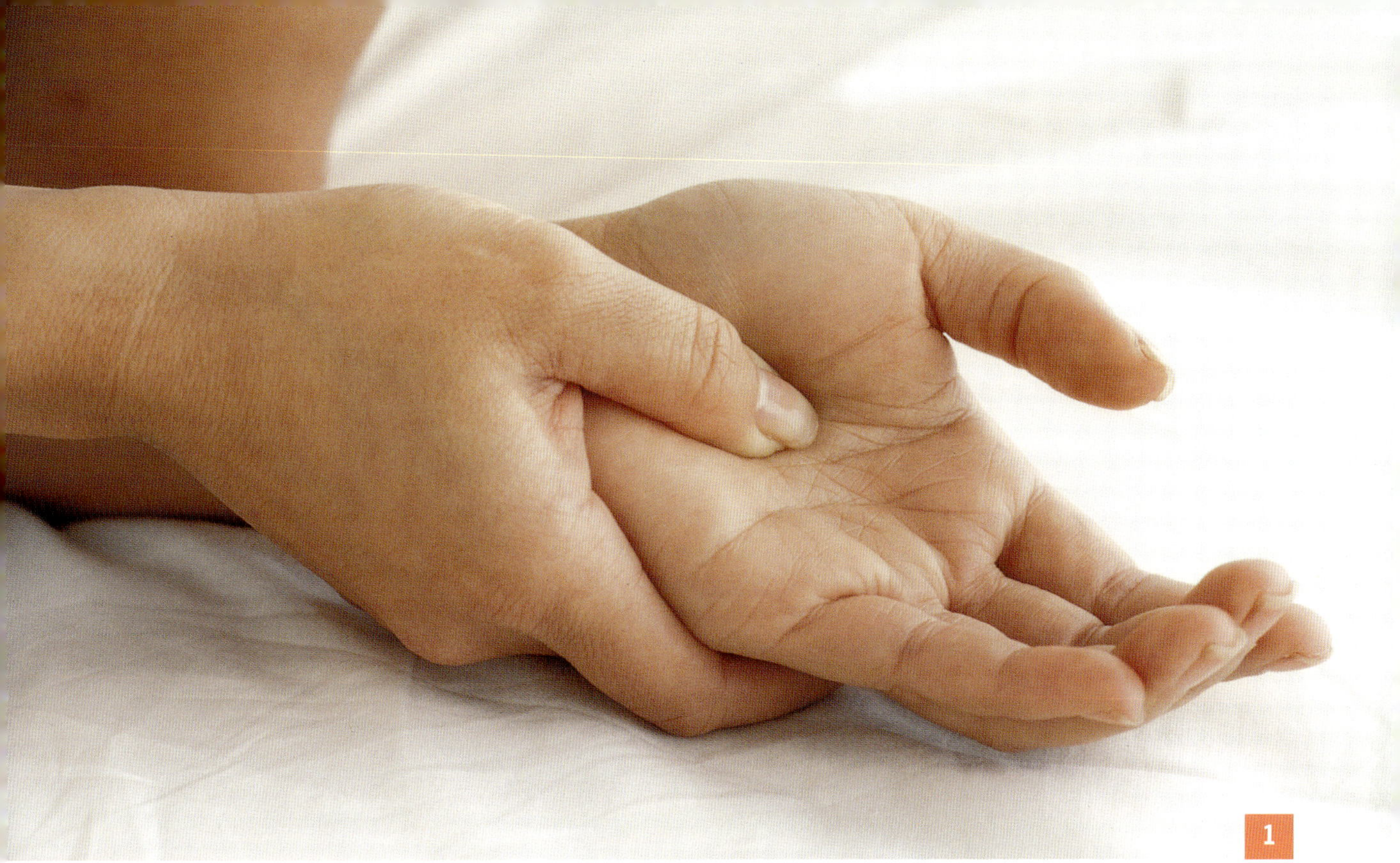
1

2
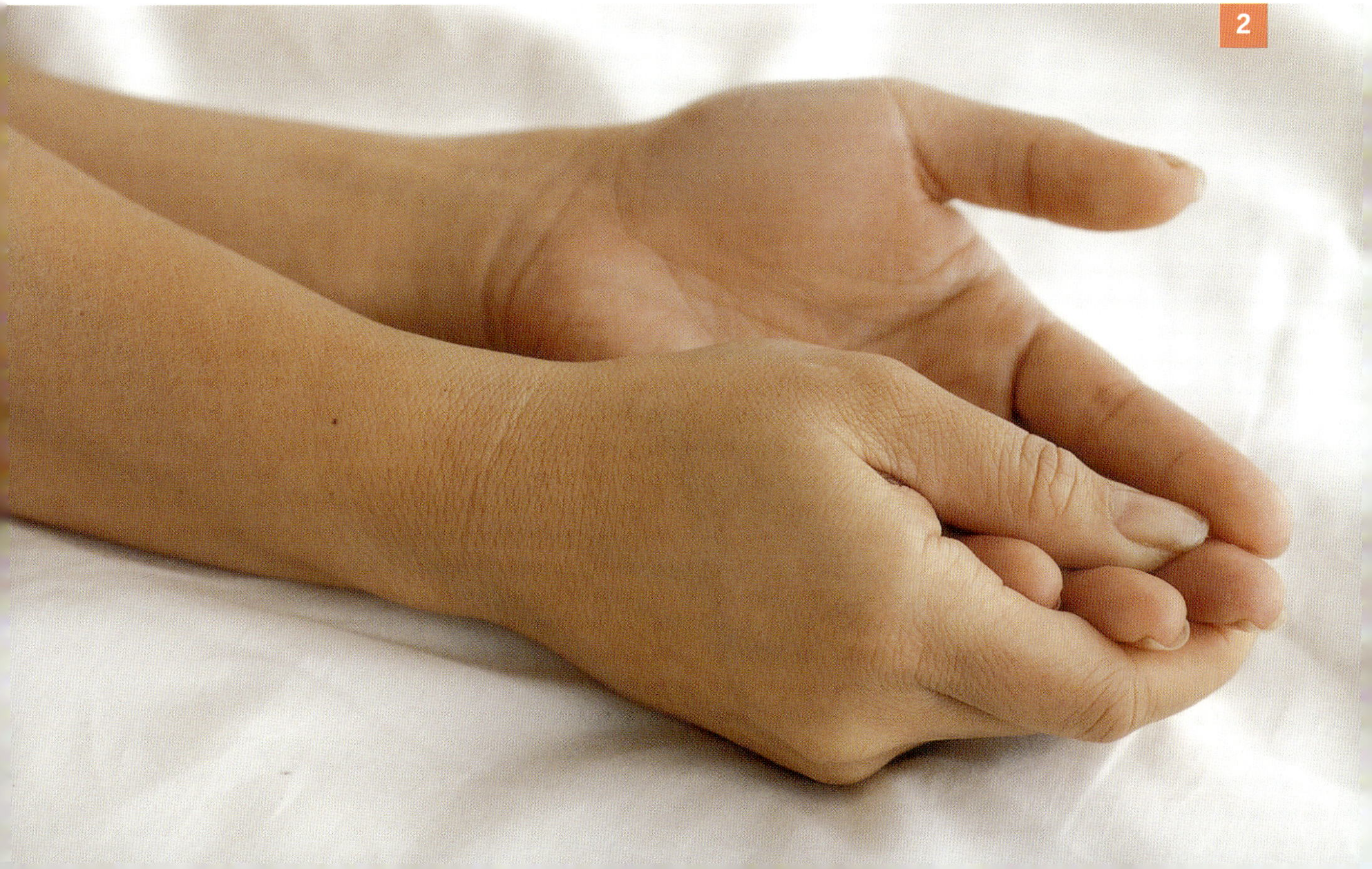

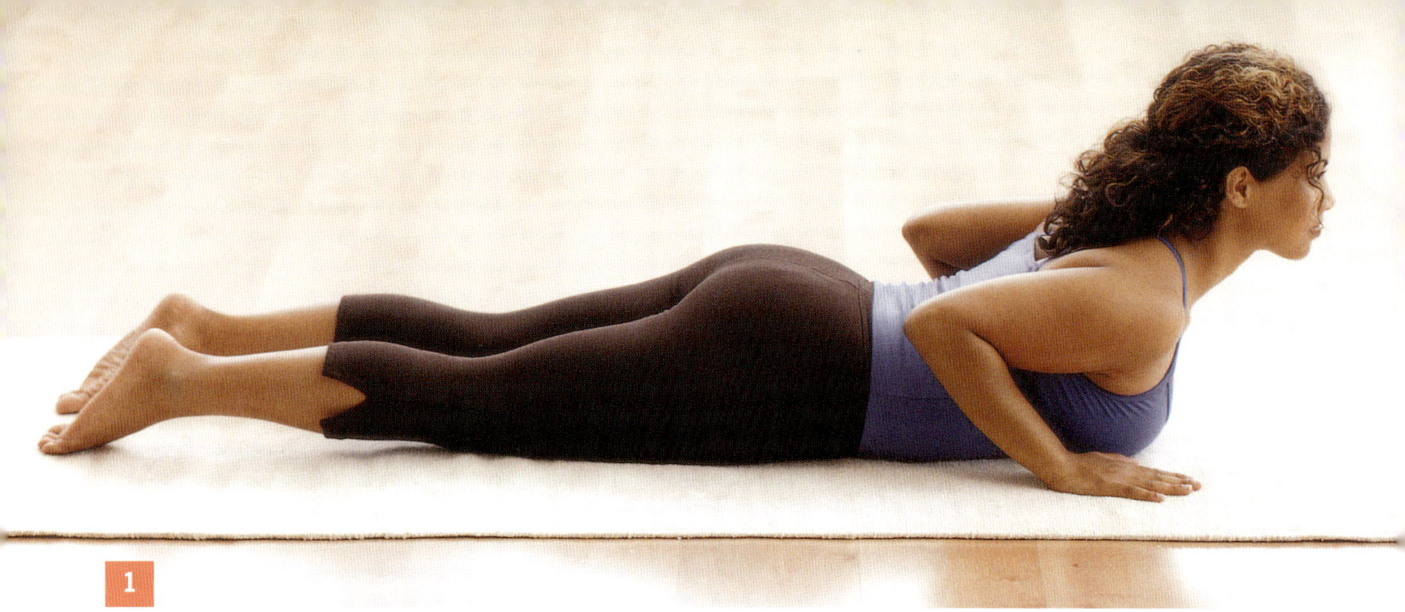

1

2

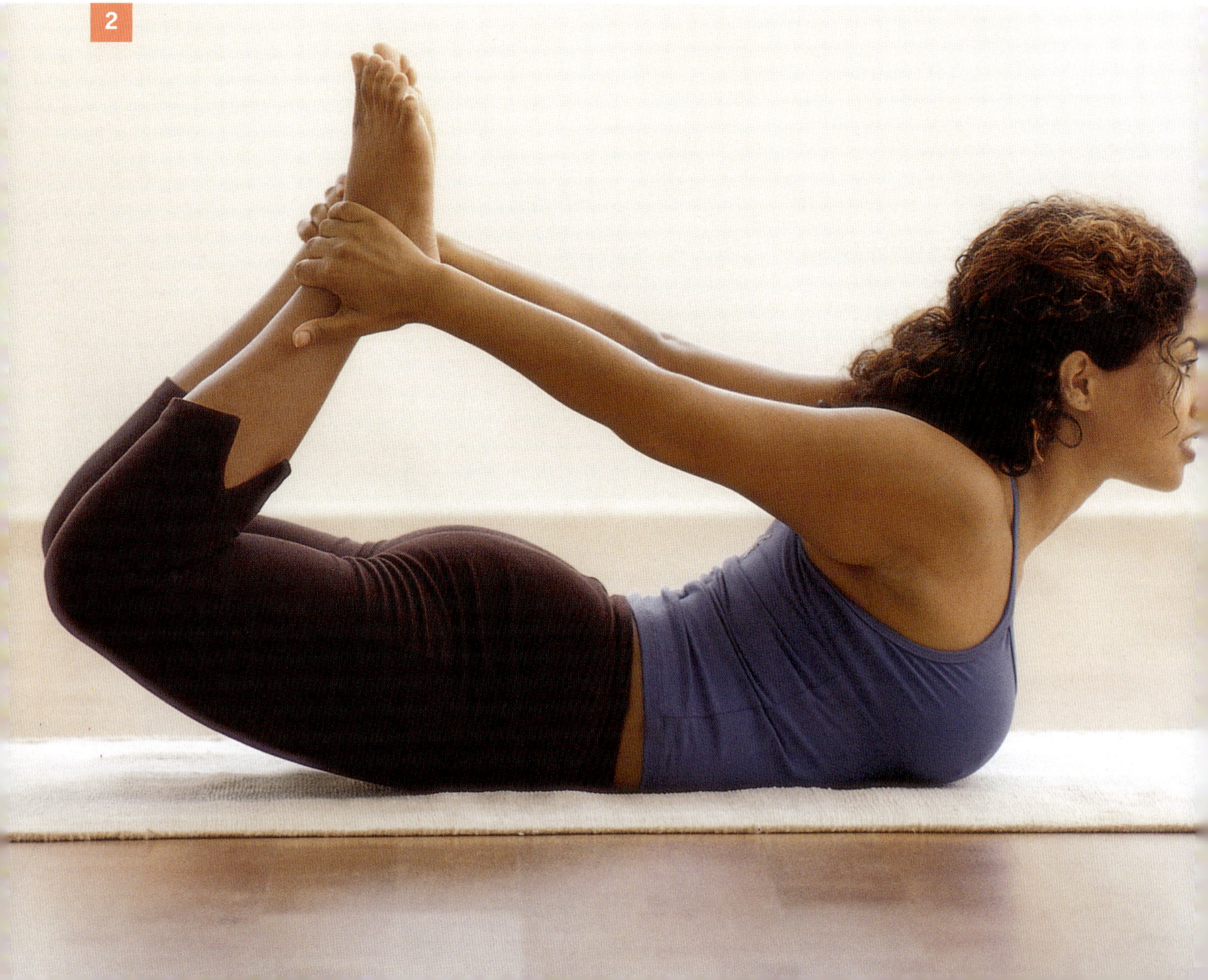

Kobra und Bogen

Rückenstärkende Yoga-Stellungen wirken sich günstig auf Ihre körperliche Kraft und geistige Energie aus und verhelfen Ihnen zu einer wohltuenden tiefen Atmung.

1 Für die Kobra-Stellung legen Sie sich auf den Bauch. Spreizen Sie Ihre Beine hüftbreit und strecken Sie Ihre Zehen lang aus. Während Ihre Stirn auf dem Boden ruht, legen Sie Ihre Hände direkt unter den Schultern flach auf den Boden. Atmen Sie ein und schieben Sie Ihr Kinn nach vorne, wobei Sie dann Kopf, Hals und Brust heben, ohne dass Sie Druck auf Ihre Handflächen ausüben. Ziehen Sie dabei die Schulterblätter an. Bleiben Sie zehn Atemzüge lang in dieser Position. Danach gehen Sie langsam wieder in die Ausgangsstellung.

2 Für den Bogen legen Sie sich lang gestreckt auf den Bauch. Winkeln Sie die Beine an und umfassen Sie mit den Händen fest Ihre Knöchel. Wenn es für Sie bequemer ist, umfassen Sie Ihre Füße. Ihre Fersen sollten sich über Ihrem Gesäß befinden. Atmen Sie tief ein und heben Sie, Kopf, Hals, Brust und Oberschenkel, indem Sie Ihre Fersen vom Po wegdrücken. Bleiben Sie für vier oder sechs Atemzüge in dieser Position. Danach strecken Sie sich wieder lang aus. Seien Sie vorsichtig bei dieser Übung! Es kommt nicht darauf an, wie hoch Sie Beine oder Brust heben. Bei Schmerzen sofort aufhören!

Zusammenarbeit der Muskeln
Die Rückenmuskeln stabilisieren die Wirbelsäule, sodass Sie in der Lage sind, aufrecht zu stehen und Ihren Körper zu strecken. Sie unterstützen die Muskulatur der Brust sowie die der Arme und arbeiten eng mit den Bauchmuskeln zusammen. Diese beiden wichtigen großen Muskelgruppen arbeiten jedoch nur dann reibungslos Hand in Hand, wenn sie gleichermaßen gut funktionieren, deshalb ist es sinnvoll, beide Muskelpartien durch regelmäßige Übungen zu stärken (s. links und S. 81).

YOGA-TIPPS FÜR MEHR ENERGIE

Damit man morgens voller Energie den Tag beginnen kann, raten ayurvedische Yogis, verschiedene Yoga-Praktiken zu nutzen. Diese umfassen den Zeitpunkt des Aufstehens, morgendliche Pflegemaßnahmen und sogar die Art des Frühstücks. Das Sanskritwort *ayur* bedeutet »langes Leben«, *veda* »Wissen«. *Ayurveda* steht für die aus Indien stammende Wissenschaft, die eine ganzheitliche Lebensweise vertritt und anstrebt, dass der Mensch mit seinen eigenen Lebenskräften genauso wie mit seiner Umwelt in Einklang steht.

AYURVEDISCHER WACHMACHER

- 20 Minuten vor Sonnenaufgang aufstehen.
- 7-mal kaltes Wasser ins Gesicht spritzen.
- Ein Glas lauwarmes Wasser, in dem eine Zitronenscheibe schwimmt, trinken.
- Mit einem Zungenreiniger die Zunge von hinten nach vorne reinigen.
- An die Zähne klopfen, um *nadis* (die Kanäle, durch die Lebensenergie fließt, zu stimulieren.

Curry-Eier auf Brot

Dieses einfache, leckere Gericht vereint die komplexen Kohlenhydrate des vollen Korns mit den wertvollen Proteinen der Eier. Das ist eine Kombination, die Kraft gibt!

Zutaten

6 hart gekochte Eier
80 ml fettarme Mayonnaise
1 Esslöffel Dijon-Senf
½ Teelöffel Currypulver
½ Teelöffel grüne Jalapeñosauce
Salz und Pfeffer aus der Mühle
2 Esslöffel frische Schnittlauchröllchen
4 Scheiben Vollkornbrot

- Für 4 Portionen
- Vorbereitung: 10 Minuten
- Kochzeit (für die Eier): 10–15 Minuten

Bei all den vielen Diätbüchern, die eine Reduzierung der Kohlenhydrate empfehlen, kann man leicht vergessen, dass Kohlenhydrate der wichtigste Energielieferant für unseren Körper sind, allerdings nicht alle, wie man heute weiß. Manche haben einen höheren Wert für unsere Ernährung, andere sollte man daraus verbannen (siehe unten). In diesem Rezept vereinen sich »gute« Kohlenhydrate mit den wertvollen Proteinen der Hühnereier.

1 Die Eier schälen, in kleine Stücke schneiden und in eine mittelgroße Schüssel geben.

2 In einer kleinen Schüssel Mayonnaise, Senf, Currypulver und Jalapeñosauce zusammen mit dem Schnittlauch mischen und über die Eier gießen. Mit Salz und Pfeffer würzen.

3 Die Eimischung mit Brot servieren (oder als Belag darauf geben).

Nährwerte pro Person

Durch das Brot aus vollem Korn liefert dieses Gericht viel Energie.

Kalorien	220
Kilojoules	940
Eiweiß	12 g
Kohlenhydrate	19 g
Fett gesamt	10 g
Gesättigte Fette	2,5 g
Cholesterin	320 mg
Natrium	530 mg
Ballaststoffe	2 g

NICHT ALLE KOHLENHYDRATE SIND GLEICH

Sogar die Diätbücher, die empfehlen, die Zufuhr von Kohlenhydraten zu reduzieren oder ganz auf sie zu verzichten, unterscheiden zwischen »guten« und »schlechten« Kohlenhydraten. Zu den »schlechten« zählen, Zucker und stärkehaltige Nahrungsmittel wie Kartoffeln, Pasta und Backwaren, die aus weißem Mehl hergestellt werden, wie z. B. Weißbrot. Als »schlecht« bezeichnet man sie, weil sie im Körper sehr schnell in Zucker umgebaut werden, was dann zu einem Energieabfall führt. Weitaus mehr nützliche Nährstoffe liefern die »guten« – komplexen – Kohlenhydrate, die in Obst und Gemüse sowie in Vollkorngetreide oder Nüssen enthalten sind. Diese Kohlenhydrate baut unser Körper viel langsamer ab (was unsere Energie fördert), außerdem enthalten sie jede Menge lebenswichtiger Vitamine und anderer Antioxidantien, dazu Spurenelemente sowie die wichtigen Mineral- und Ballaststoffe.

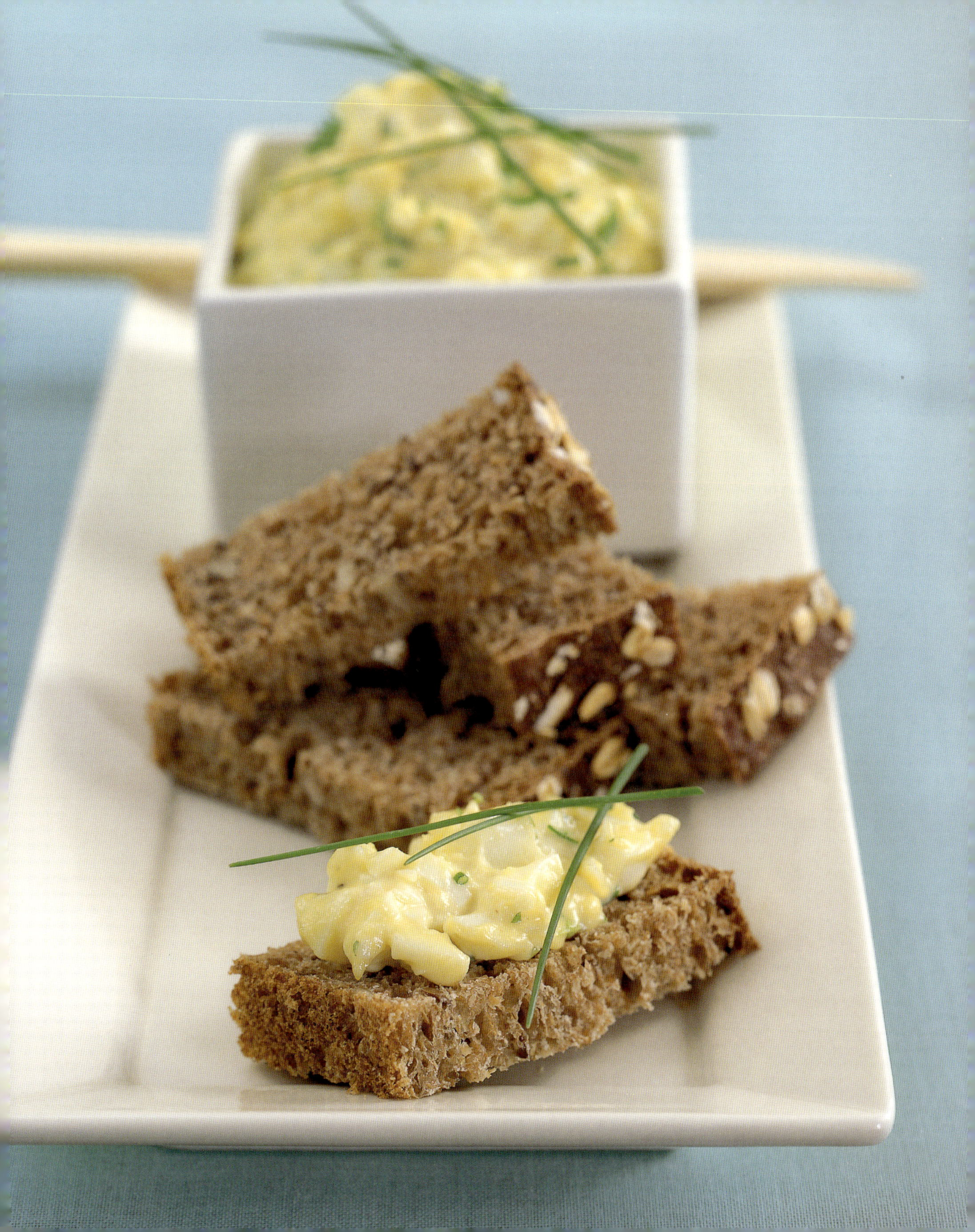

Reinigen

Das Reinigen von Gesicht und Körper bringt weit mehr als ein gepflegtes Aussehen und ist mehr als ein notwendiger Akt der Hygiene. Denn sich bewusst um den eigenen Körper zu kümmern, kann sogar unserem Geist und unserer Seele Flügel verleihen.

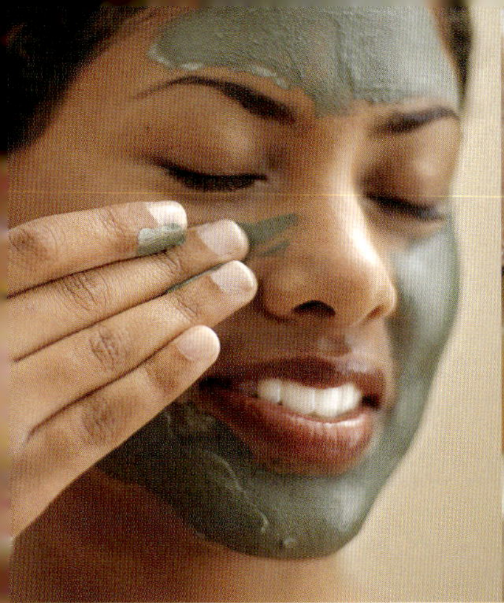
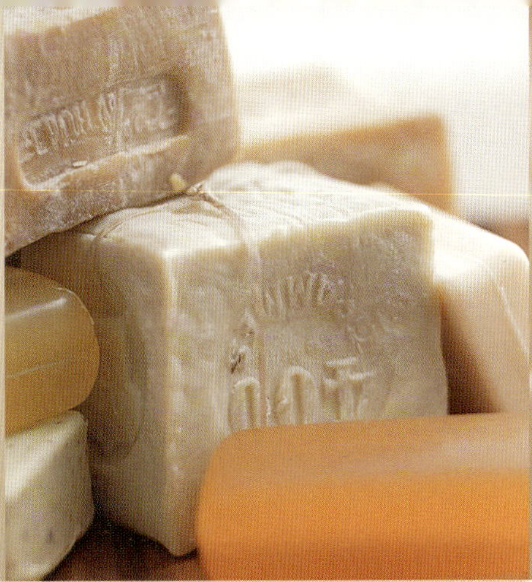
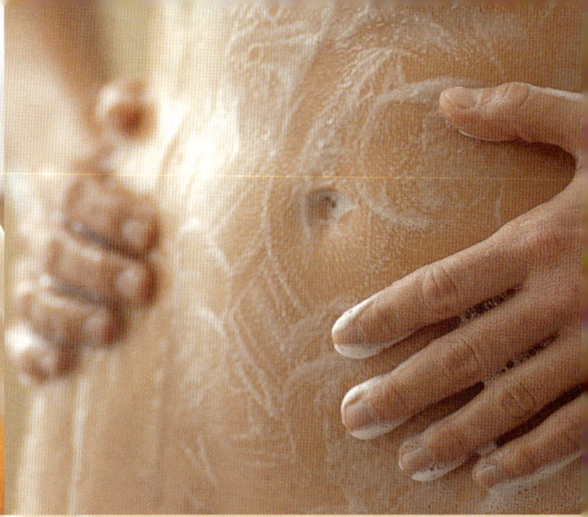
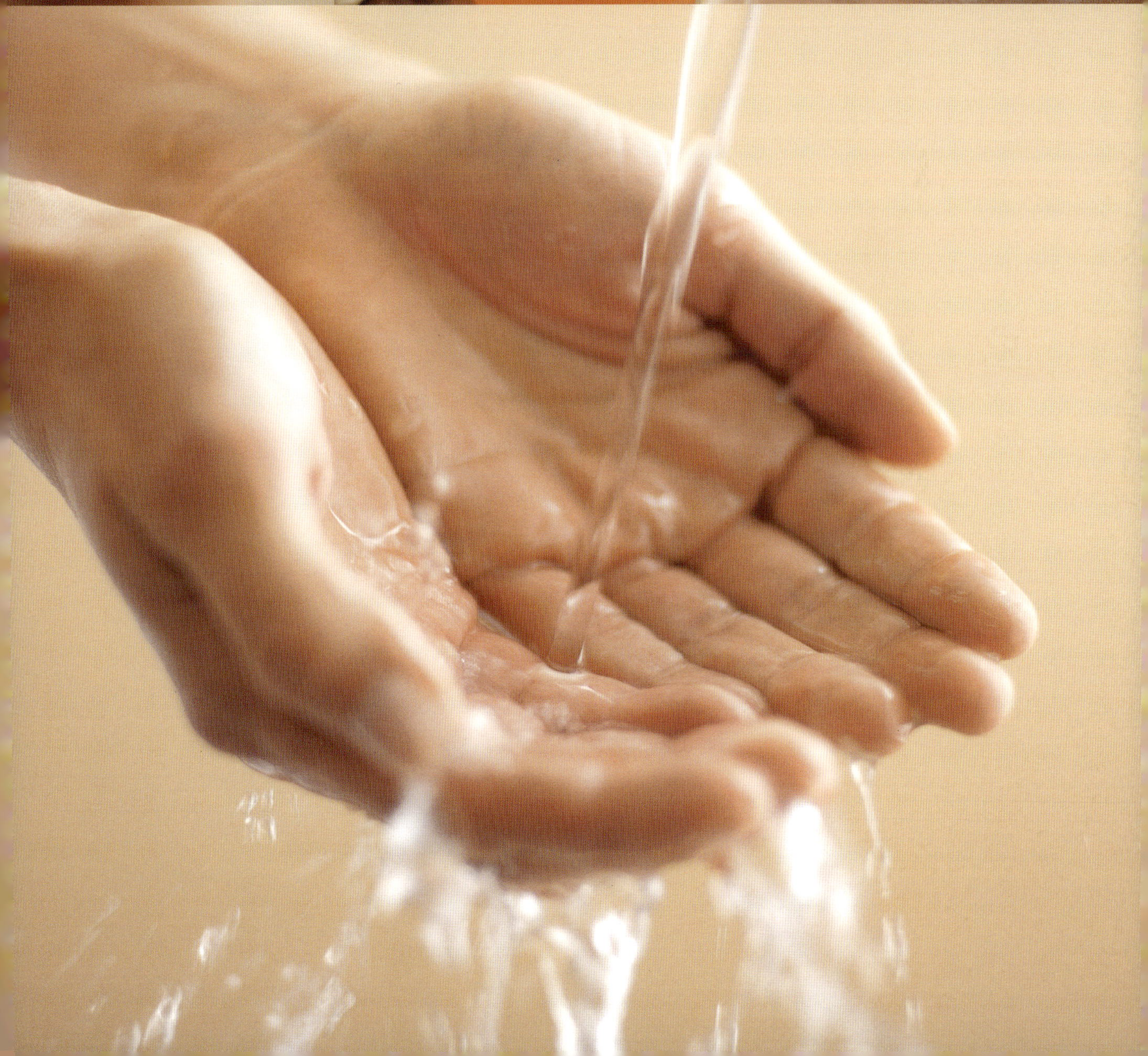

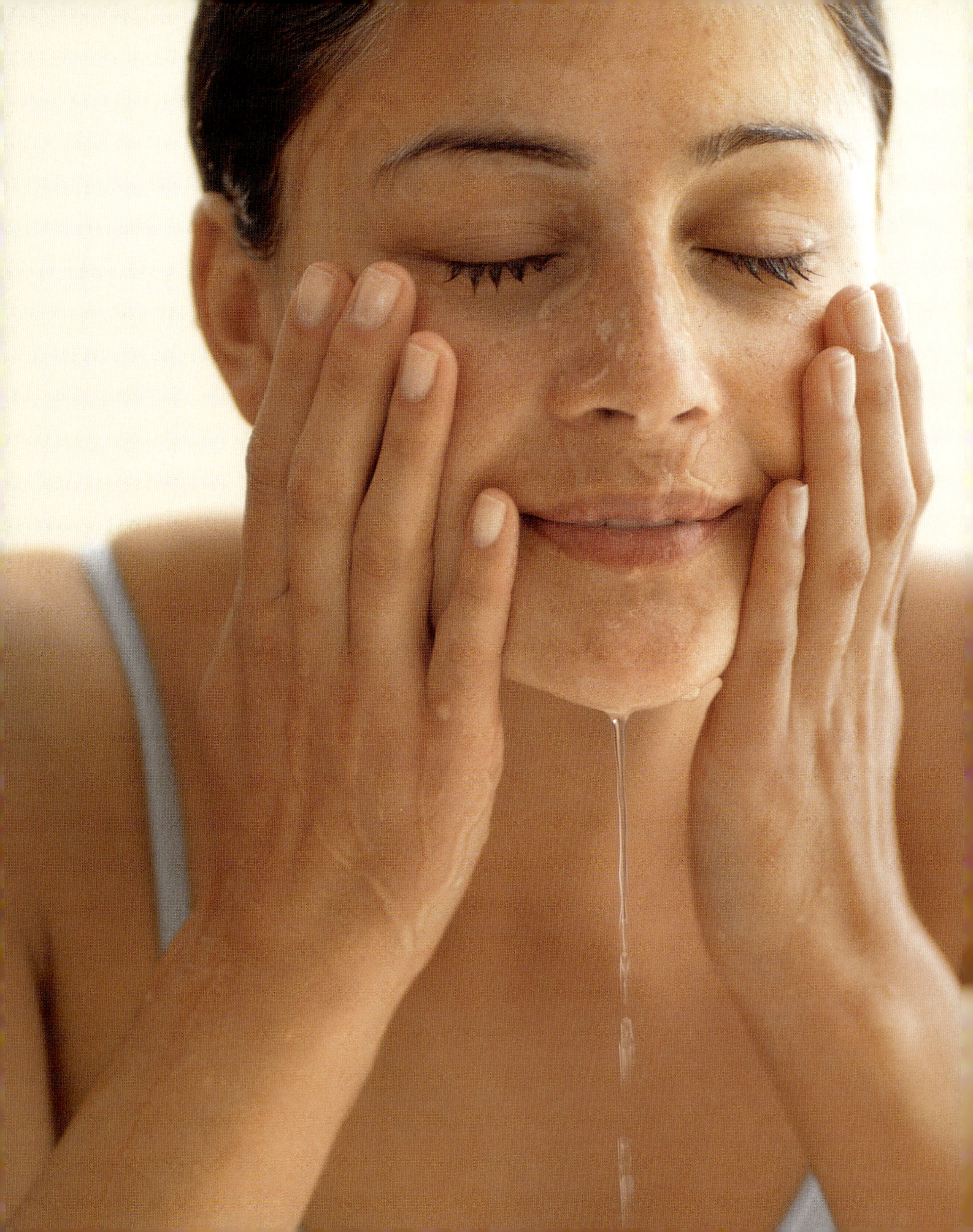

Reinigen

Im Folgenden finden Sie Tipps für die Gesichts- und Körperpflege, die Ihnen zum Teil sicherlich bekannt sind. Aber daneben bekommen Sie viele Anregungen, an die Sie vielleicht noch nicht gedacht haben. Denn erstens lassen sich unsere täglichen »Reinigungsrituale« optimieren und zweitens geht es in diesem Kapitel um weit mehr als bloße Hygienemaßnahmen.

Wir verwenden den Begriff »reinigen« (oder »klären«) auch im übertragenen Sinn. Er schließt auch das Reinigen unseres Inneren ein, das Vertreiben von Sorgen, das Klären dieses wirren Geflechts an belastenden, Kräfte zehrenden Gedanken. Aber es geht auch dabei nicht nur um eine Dimension: das Reinigen im spirituellen Sinn. Ein kritischer Blick auf unsere Ernährungsweise oder auf unsere womöglich sehr schmalspurigen sportlichen Aktivitäten kann ein erster Schritt sein, um unseren Körper innerlich und natürlich auch äußerlich in einen wesentlich besseren Zustand zu versetzen. Betrachten Sie diese Ratschläge wie die Anleitungen zu einem Frühjahrsputz, bei dem Sie sich um lange vernachlässigte Ecken kümmern und erstaunliche Erfolge erzielen – mehr körperliches Wohlbefinden, einen wacheren Geist und eine ausgeglichenere Seele.

Die Hauttypen

Ausschlaggebend für die wirkungsvolle Hautpflege ist die Beschaffenheit Ihrer Haut. Ist sie normal, trocken oder fett? Dies ist wichtig für die Auswahl der Produkte.

Die Haut verändert sich
Überprüfen Sie immer wieder mal Ihre Haut. Es gibt viele Faktoren, durch die sie sich verändern kann, z. B. Ernährungsumstellungen, Wetter, Schwankungen im Hormonspiegel oder die Einnahme von Medikamenten. Passen Sie Ihre Hautpflege den Veränderungen gemäß an!

Spezialisten für die Hautpflege beurteilen die Gesichtshaut nach ihrem Fettgehalt und richten ihre Empfehlungen für die Pflege dementsprechend aus. Man unterscheidet vier Hauttypen:

Trockener Haut mangelt es an Fett, sie ist spröde, rau, schuppig, rissig und neigt zu Entzündungen und frühzeitiger Faltenbildung.

Fettige Haut entsteht durch eine erhöhte Fettproduktion der Haut. Wenige Stunden nach der Reinigung tauchen glänzende Stellen auf. Die Haut erscheint dick und großporig und neigt zur Bildung von Pickeln und Mitessern. Falten treten in der Regel nicht vorzeitig auf.

Normale Haut hält alle natürlichen Prozesse im Gleichgewicht, sei es das Regulieren der schützenden Fettschicht, der Feuchtigkeitsausgleich oder das Abstoßen von abgestorbenen Hautzellen. Nach dem Reinigen spannt sie nicht. Sie ist gut durchblutet und die Poren sind fein bis mittelgroß. Mischhaut zeigt sich durch die Probleme in der T-Zone, d. h., Stirn, Nase und Kinn sind fettig, während die Augenpartie, die Wangen und der Hals extrem trocken sein können.

REAKTION DER HAUT AUF DIE SONNE	TYP
Sonnenbrand, ohne braun zu werden	I
Sonnenbrand, danach leichte Bräunung	II
Sonnenbrand, dann weitere Bräunung	III
Kaum Sonnenbrand, bräunt gut	IV
Sehr selten Sonnenbrand, bräunt gut	V
Ohne Sonnenbrand, bräunt intensiv	VI

LICHTSCHUTZFAKTOREN

Dermatologen beurteilen die Haut nach ihrer Lichtempfindlichkeit, daher ist auf Sonnenschutzmitteln der Lichtschutzfaktor angegeben, an dem man die Dauer des Aufenthalts in der Sonne, bevor die Haut rot wird, grob berechnen kann (Faustregel: 20 Minuten mal Lichtschutzfaktor ergibt Aufenthaltsdauer in Minuten). Doch Vorsicht: Man muss das Mittel sehr dick auftragen (1 mm/1 qcm)! Daher empfehlen viele Experten, von vornherein ein Mittel mit hohem Lichtschutzfaktor (20 bis 30) zu verwenden, wenn die Haut auch nur im Geringsten zur Rötung oder gar zu Sonnenbrand neigt.

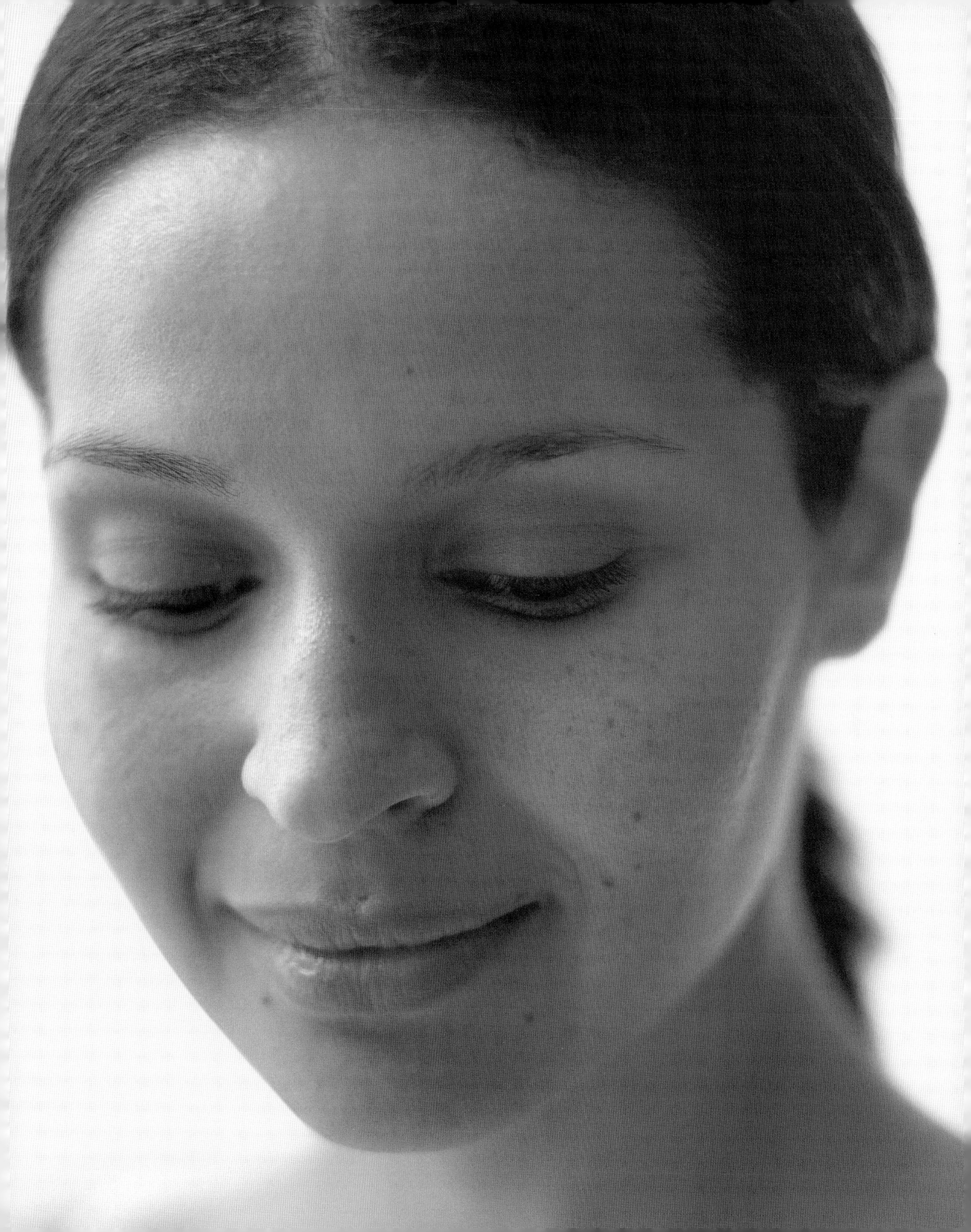

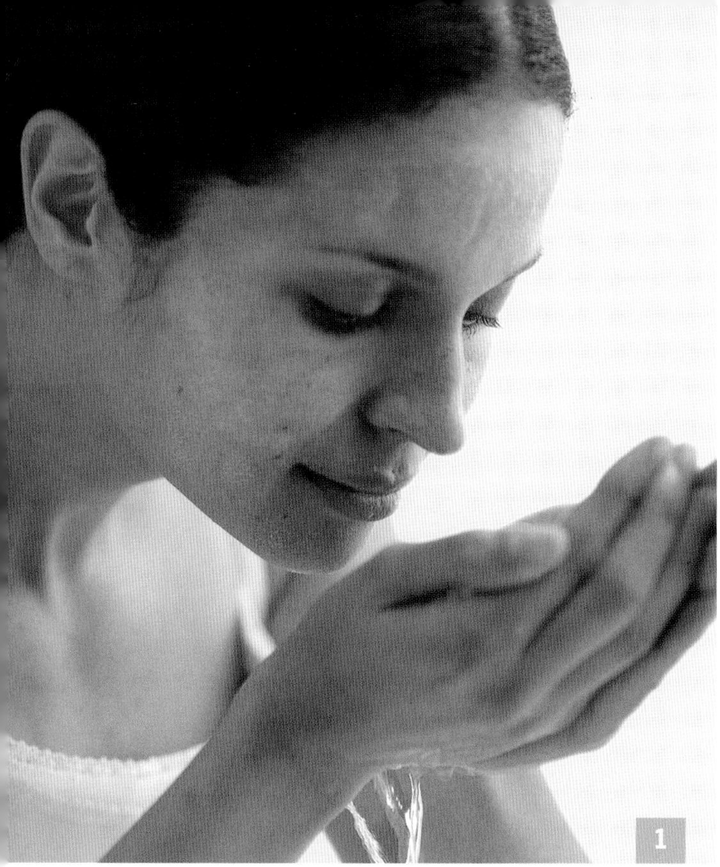
1

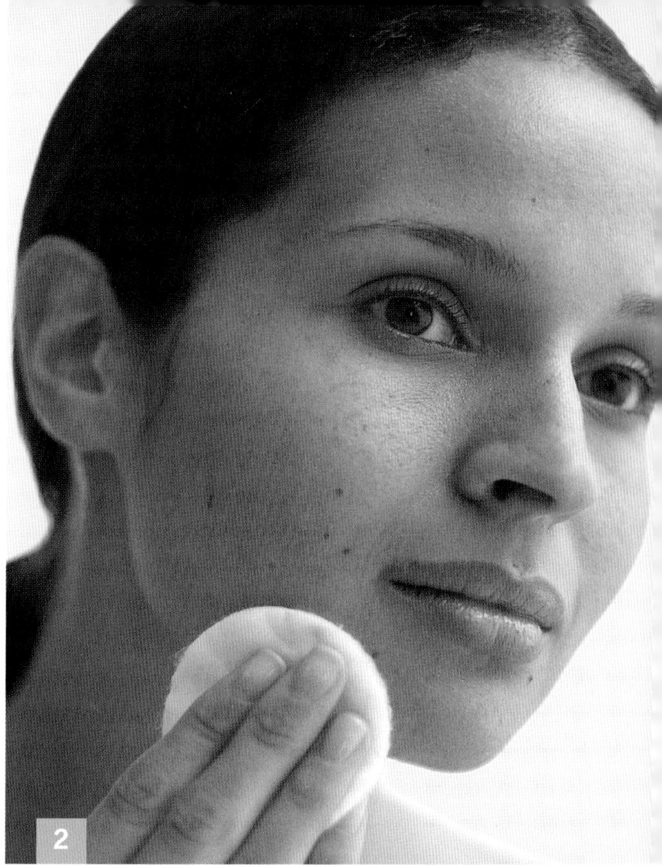
2

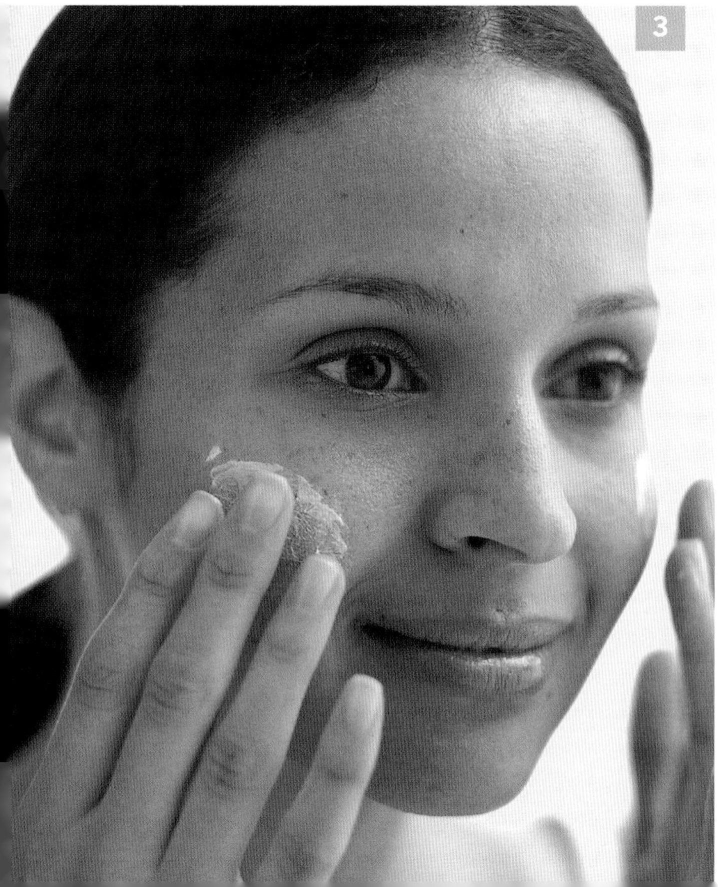
3

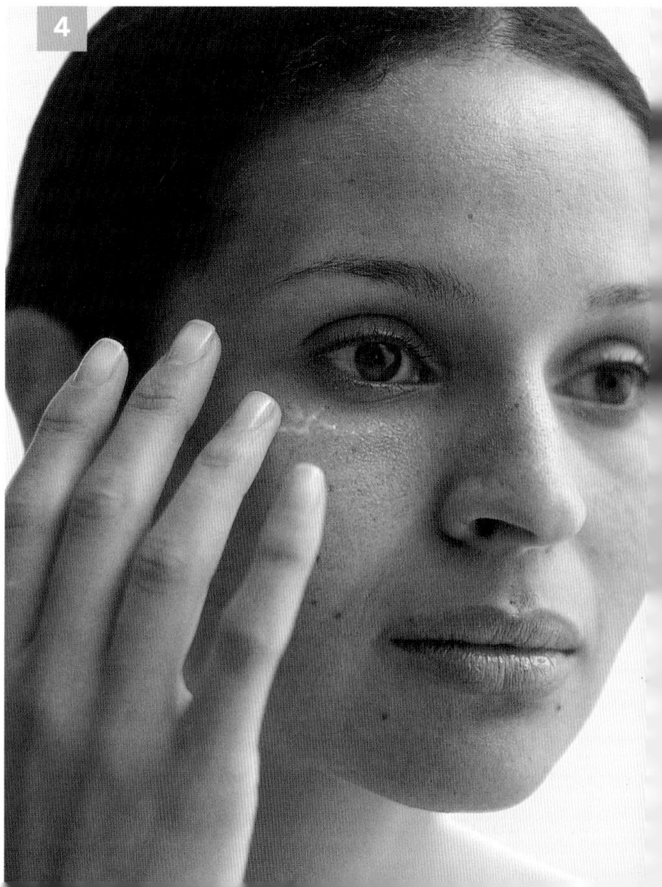
4

Basics: Gesichtspflege

In vier Schritten sorgen Sie jeden Tag dafür, dass Ihre Gesichtshaut mit allem versorgt wird, was sie braucht und was ihr gutes Aussehen verleiht.

1 Reinigen Sie Ihr Gesicht zweimal am Tag gründlich (auf jeden Fall aber am Abend) mit einem auf Ihren Hauttyp abgestimmten Mittel. Beim Auftragen die Augenpartie aussparen! Für trockene Haut empfiehlt sich eine Reinigungsmilch oder -creme, die man aufträgt und nur mit einem Papiertuch abwischt. Fühlt sich Ihre Haut glitschig an, sollten Sie das Mittel mit lauwarmem Wasser abwaschen. Für fettige Haut nimmt man erfrischenden Reinigungsschaum oder ein Gel. Normale Haut verträgt fast alles – von der Reinigungsmilch bis zur Seife, wobei Sie ausprobieren sollten, was Ihrer Haut am besten bekommt. Spannt Ihre Haut nach dem Reinigen oder fühlt sie sich trocken an, sollten Sie auf ein milderes Mittel umsteigen. Da man bei Mischhaut die fettigen Partien berücksichtigen muss, verwendet man am besten Schaum oder Gel.

2 Klären (tonisieren) erfolgt mit einer Lotion oder einem Gesichtswasser, die man auf ein Wattepad gibt und damit das Gesicht abreibt. Diese Mittel revitalisieren die Haut, verbessern ihre Struktur und entfernen die letzten Partikel von Make-up oder Cremes. Erfrischende Lotions tun fettiger Haut gut, feuchtigkeitsspendende empfehlen sich für trockene Haut. Bei normaler oder Mischhaut können Sie frei wählen.

3 Pflegen bedeutet, die Haut mit Feuchtigkeit und Nährstoffen zu versorgen, nachdem man sie von allen Schmutzpartikeln und abgestorbenen Hautzellen befreit hat. Für fettige Haut empfiehlt sich ein fettfreies Produkt, trockene Haut braucht eine sehr milde, aber reichhaltige Creme. Bei Mischhaut sollten Sie beide Produkte verwenden – fettfrei für die T-Zone (Stirn, Nase, Kinn), reichhaltig für die trockenen Bereiche.

4 Die Augenpartie bedarf einer besonderen Pflege, da hier die Haut äußerst empfindlich ist und zur Faltenbildung neigt. Für das Entfernen des Augen-Make-ups gibt es spezielle Mittel auf Ölbasis. Praktisch und bequem sind die ölgetränkten Pads. Eine pflegende reichhaltige Augencreme oder ein entsprechendes Gel sollten Sie morgens und abends auftragen. Nehmen Sie dazu Ihren »sensibelsten Finger«, den Ringfinger, mit dem Sie Creme oder Gel unter den Augen sanft von innen nach außen tupfend einmassieren.

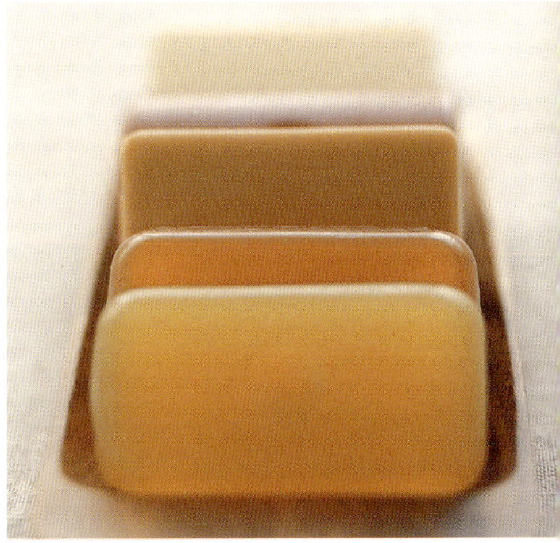

Wie Seife funktioniert

Seife beweist, dass Wasser und Öl sich doch mischen können. Sie enthält einen Emulgator, dessen molekulare Struktur, dafür sorgt, dass sich die löslichen und (an sich) unlöslichen Bestandteile miteinander verknüpfen. Beim Einseifen bindet der Emulgator das Fett (und den Schmutz), sodass Sie alles problemlos abspülen können. Falls Ihre Haut auf eine Seife ungünstig reagiert, kann dies an einem zu starken Emulgator liegen. Probieren Sie dann eine mildere Seife aus!

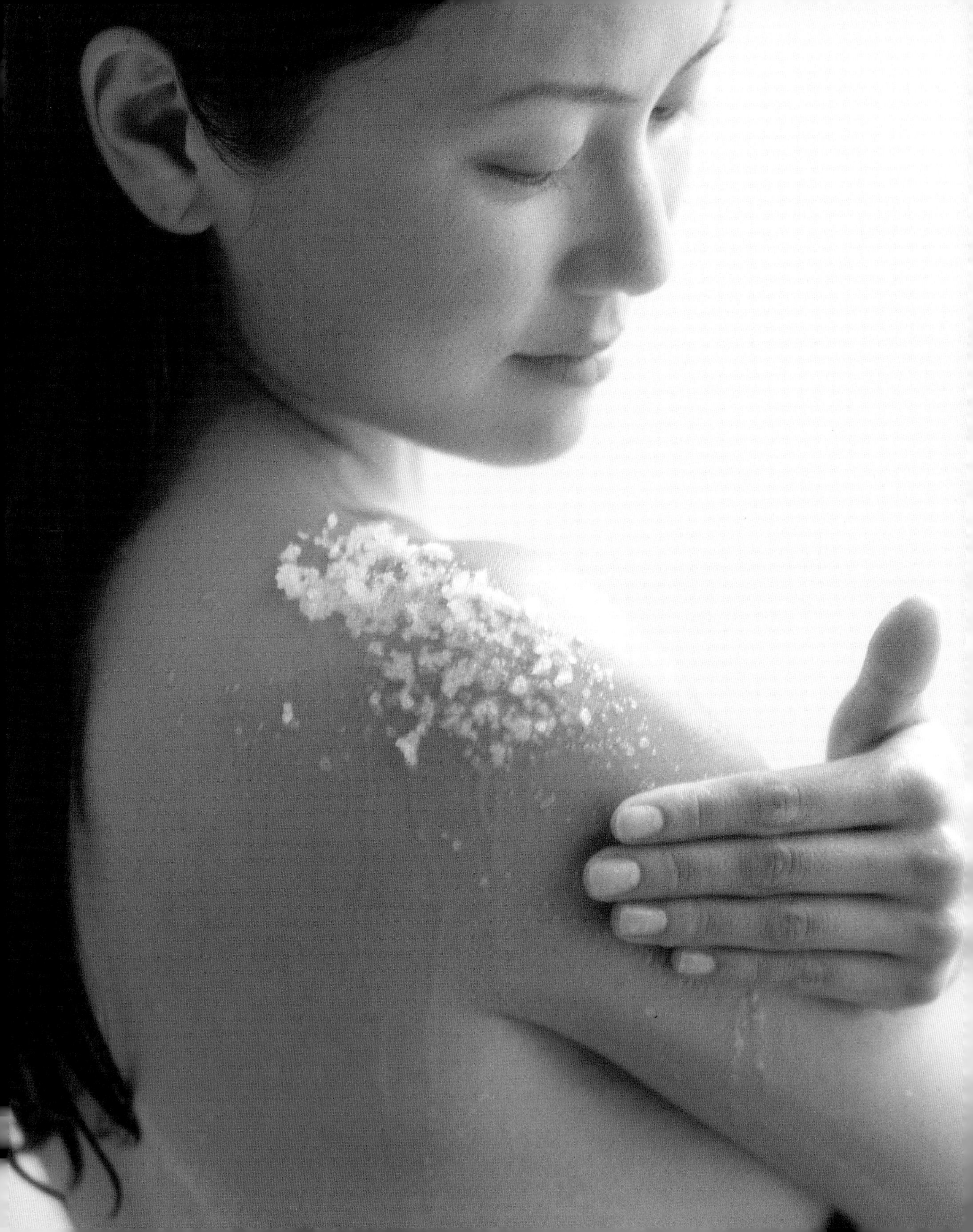

Körperpeeling

Gesichtspeeling gehört für die meisten Frauen zur Pflegeroutine, das Körperpeeling jedoch wird oft vernachlässigt, obwohl die Körperhaut danach förmlich strahlt.

Seifen Sie sich beim Duschen mit einer geringen Menge Ihres Reinigungsgels ein. Verwenden Sie dazu einen Sisal-Waschlappen oder -Handschuh oder einen Luffa-Schwamm. Arbeiten Sie das Gel gründlich von Kopf bis Fuß ein, wobei Sie die Bewegungen immer zum Herzen hin ausführen, um den Fluss der Lymphe anzuregen. Dies ist eine sehr sanfte Methode des Peelings.

Mit einem körnigen Peelingmittel (siehe Rezept rechts) können Sie den Effekt noch verstärken. Duschen Sie ganz normal und spülen Sie Seife oder Duschgel gründlich ab. Geben Sie zwei Esslöffel des Peelingmittels auf Ihre Hand und reiben Sie es in kleinen kreisenden Bewegungen auf die Haut. Beginnen Sie mit dem Peeling an den Füßen und Beinen und gehen Sie zu den Armen über. Dann folgen Po, Bauch, Rücken (soweit Sie in erreichen können) und Brust. Achten Sie auf besonders trockene Hautstellen, die sich oft an Fersen und Ellenbogen bilden. An Körperstellen, wo die Haut empfindlicher ist, wie am Bauch, reiben Sie bitte nur sehr sanft. Zum Schluss spülen Sie das Mittel sehr gründlich ab.

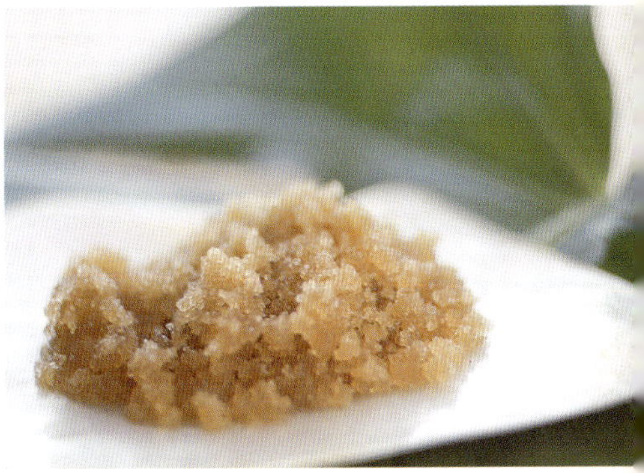

Süßes Körperpeeling

1 Esslöffel Rohzucker
1 Esslöffel brauner Zucker
1 Esslöffel feiner Haushaltszucker
4 Esslöffel Honig
2 Teelöffel Zitronensaft
1 Teelöffel fein zerkleinerter Ingwer
½ Teelöffel Zimt

STRAHLENDE HAUT

Die Epidermis (die Oberfläche der Haut) stößt täglich 500 Millionen toter Zellen ab. Dies lässt die Haut trocken und stumpf oder gar schuppig erscheinen. Ein Peeling hilft, die Haut von diesen toten Zellen zu befreien und bringt eine neue Schicht rosig strahlender Haut zum Vorschein. Es regt außerdem den Kreislauf an, entfernt eingewachsene Haare genauso wie Schmutz und überflüssiges Fett. Auf älterer Haut lösen sich die toten Zellen schwerer, sodass ein Peeling für ältere Frauen besonders sinnvoll ist.

Des Guten zu viel

Bei trockener oder sehr empfindlicher Haut sollten Sie kein Körperpeeling durchführen und weder Sisalhandschuh noch Luffa-Schwamm benutzen. Dies alles kann Ihre Haut reizen. Peelen Sie auch niemals sonnenverbrannte oder verletzte Haut. Auf jeden Fall sollten Sie nach einem Peeling Ihre Haut gründlich eincremen.

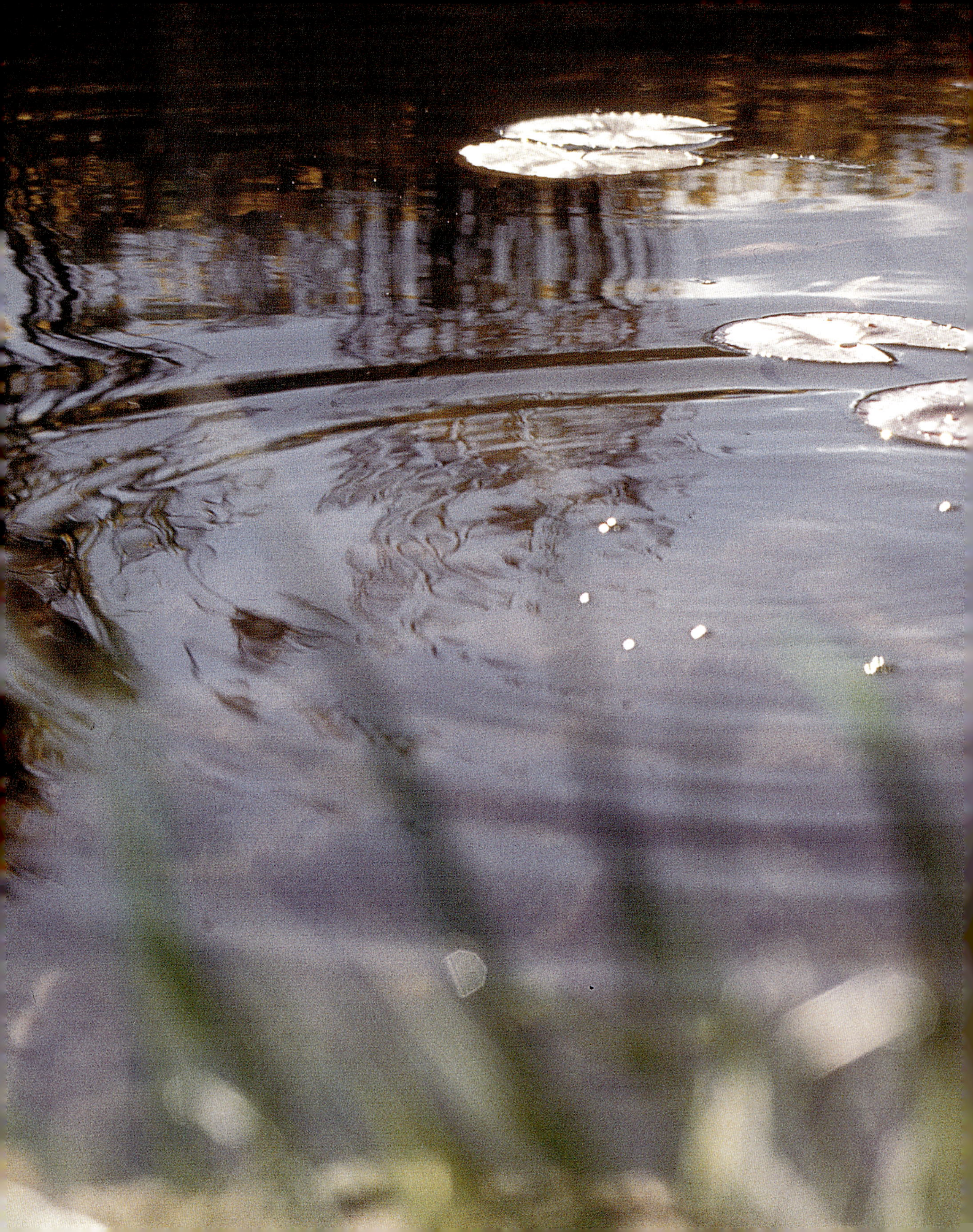

Visualisierung ist Bestandteil der Meditation und erfordert einige Übung. Es gibt aber auch eine ganz einfache Form, die Ihnen helfen kann, Ihren Geist zu klären und Ihre Probleme besser zu lösen. Suchen Sie sich dafür einen ruhigen Platz möglichst in der freien Natur und setzen Sie sich in einer meditativen Position auf den Boden. Ideal dafür ist der halbe Lotussitz (s. S. 178). Legen Sie Ihre Hände entspannt auf die Oberschenkel und halten Sie Ihre Wirbelsäule gerade, Ihre Schultern entspannt und das Kinn hoch, es darf nicht auf die Brust sinken. Dann schließen Sie die Augen und atmen ein paarmal tief durch. Versuchen Sie beim Einatmen Ihre Lungen so weit wie möglich zu füllen und sie beim Ausatmen weitgehend zu leeren.

Kreativ visualisieren

Nachdem sich Ihre Atmung in rhythmische Züge eingependelt hat, stellen Sie sich einen kleinen See mit klarem Wasser in einer malerischen Umgebung vor. Dazu einen strahlend blauen Himmel, dessen weiße Wölkchen sich im klaren Wasser widerspiegeln. Ein Kiesel fällt ins Wasser. Stellen Sie sich vor, wie er auf den Boden sinkt, tiefer, immer tiefer. Versetzen Sie sich an die Stelle des Kiesels und sehen vom Seeboden zum Himmel. Die Wolken sind Ihre Gedanken, auf denen Ihre Sorgen und Probleme davonschweben. Genießen Sie es, aus der Stille und der inneren Ruhe Kraft zu schöpfen, die Ihnen hilft, Ihre Probleme zu lösen.

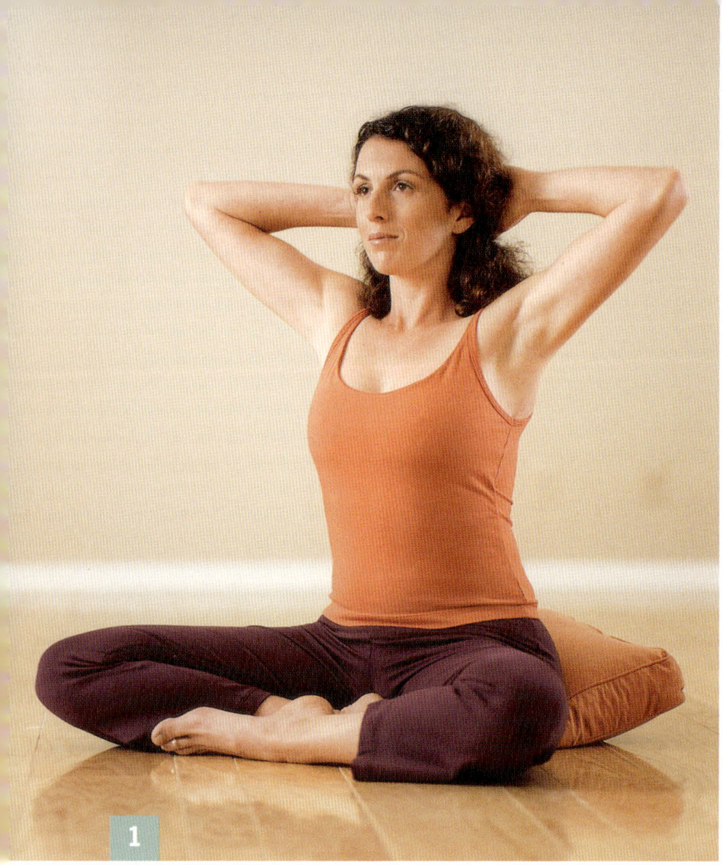

1

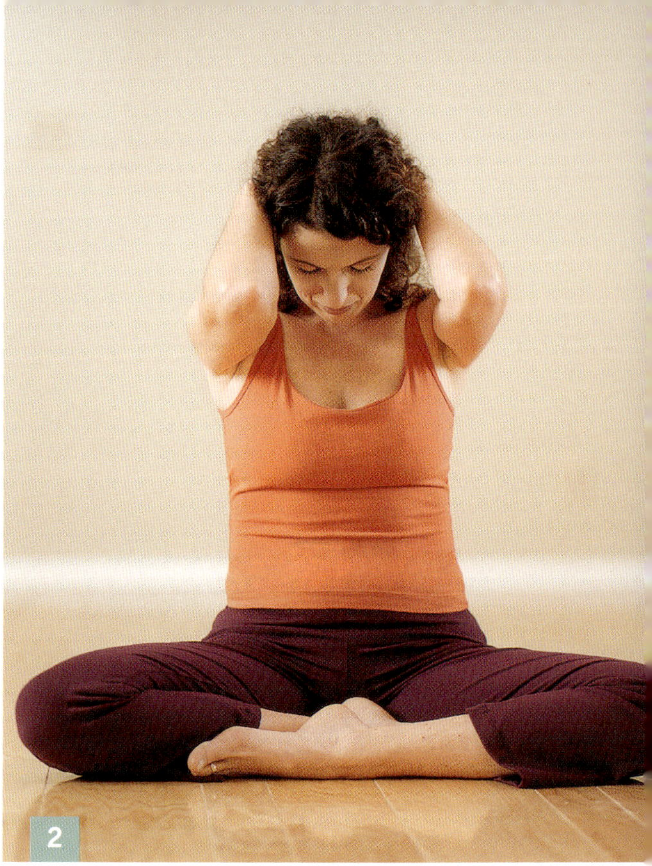

2

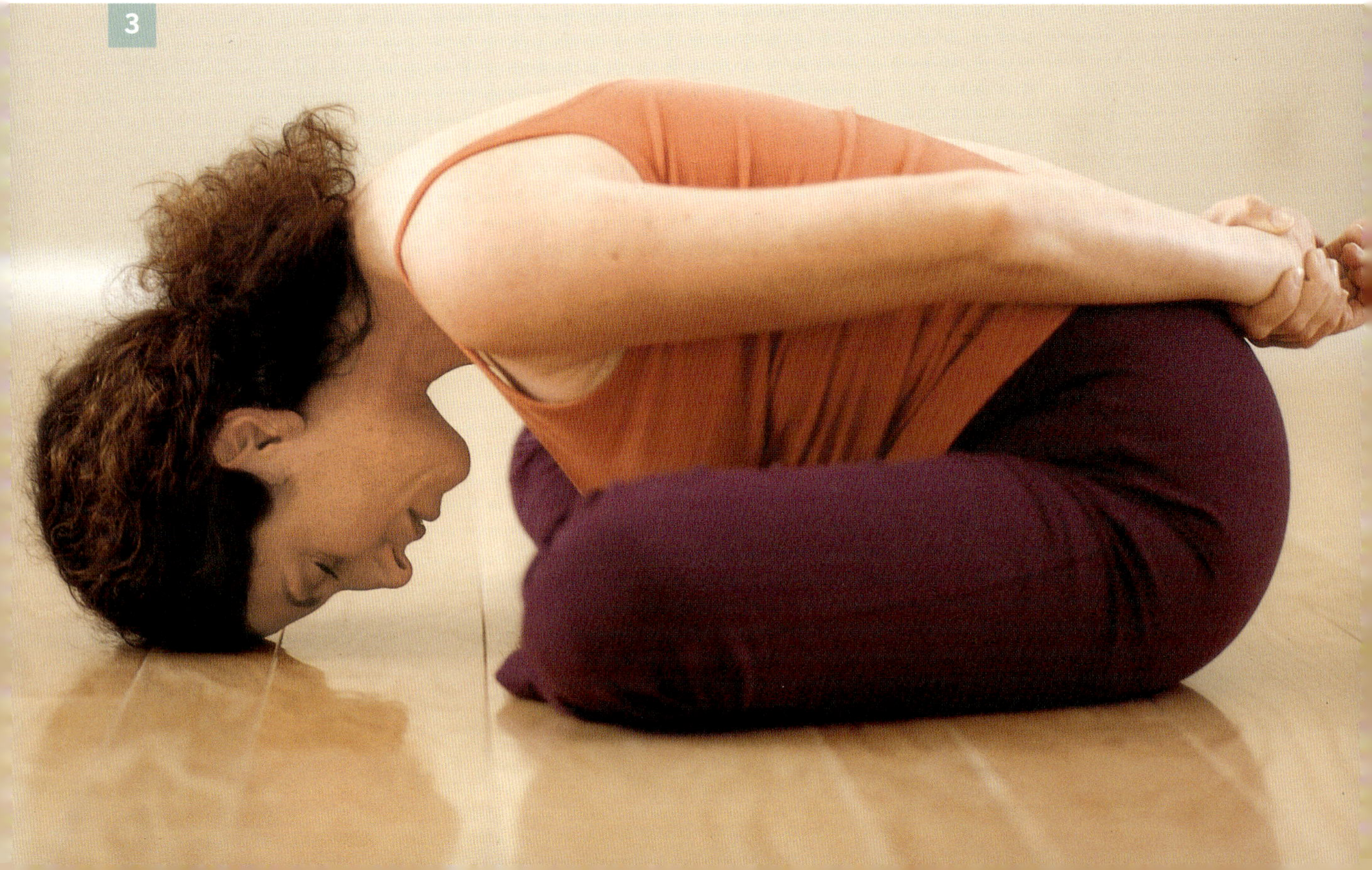

3

Reinigendes Yoga

Diese zwei Yoga-Übungen gelten im übertragenen Sinn als reinigend, weil Sie Hals-, Schulter- und Rückenmuskeln entspannen und so helfen, Ihr Zentrum zu finden.

1 Für die erste Übung setzen Sie sich im halben Lotussitz auf den Boden. Strecken Sie Ihre Wirbelsäule und legen Ihre Hände hinter Ihren Kopf. Atmen Sie ein und pressen Sie dabei Ihre Ellenbogen nach hinten. Üben Sie dabei möglichst wenig Druck auf Ihren Kopf aus und öffnen Sie Ihre Schultern weit.

2 Beim Ausatmen führen Sie Ihre Arme nach vorne und senken Ihr Kinn. Atmen Sie ein, während Sie nun Ihren Kopf wieder heben und die Ellenbogen nach hinten drücken. Wiederholen Sie fünf Atemzüge lang Schritt 1 und 2.

3 Für die zweite Übung bleiben die Beine verschränkt. Führen Sie Ihre Hände hinter den Rücken und umfassen mit der einen Hand das Handgelenk der anderen. Richten Sie sich hoch auf, bevor Sie sich beim Ausatmen von der Hüfte aus langsam nach vorne neigen, bis Ihre Stirn den Boden berührt. Halten Sie die Hände dabei entspannt. Bleiben Sie 30 bis 60 Sekunden lang in dieser Position und richten Sie sich, tief einatmend, langsam wieder auf.

Achten Sie auf den Atem

Der Koordination von Atmung und Bewegung sollten Sie besondere Aufmerksamkeit schenken. Im Yoga ist das Einatmen in der Regel mit Bewegungen verbunden, die Brust- und Bauchmuskulatur dehnen. Das Ausatmen steht in Verbindung mit Bewegungen, bei denen man den Bauch anspannt. Versuchen Sie, wenn Sie eine Position halten, durch die Nase zu atmen und und niemals den Atem anzuhalten. Dies kann Ihren Körper zu sehr belasten.

URSACHE FÜR NACKENSCHMERZEN

Der Hals trägt unseren Kopf, der immerhin bei Erwachsenen neun Pfund wiegt, oder oft noch mehr. Er gehört zu den Körperpartien, die am meisten in Anspruch genommen werden, aber weitaus weniger geschützt sind als der Rest der Wirbelsäule. Solange wir die richtige Körperhaltung einnehmen, bei der der Hals lang ist, also in einer (der natürlichen) Linie mit der Wirbelsäule steht, funktioniert unser Hals perfekt. Eine schlechte Körperhaltung, wie wir Sie stundenlang am Bildschirm einnehmen, strapaziert die Halsmuskulatur dermaßen und übt einen enormen Druck auf die Halswirbelsäule aus, sodass uns häufig heftige Nackenschmerzen plagen.

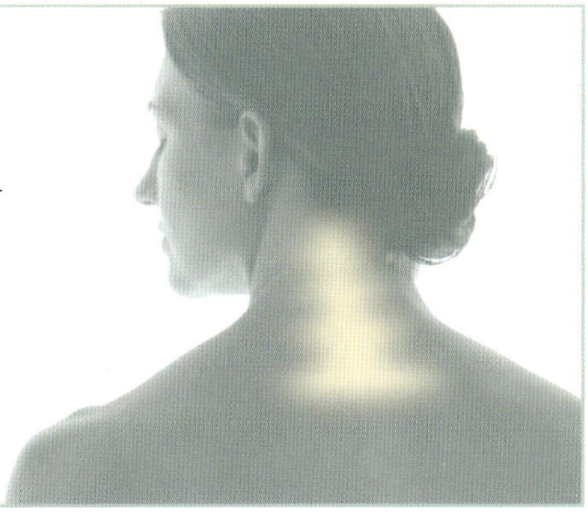

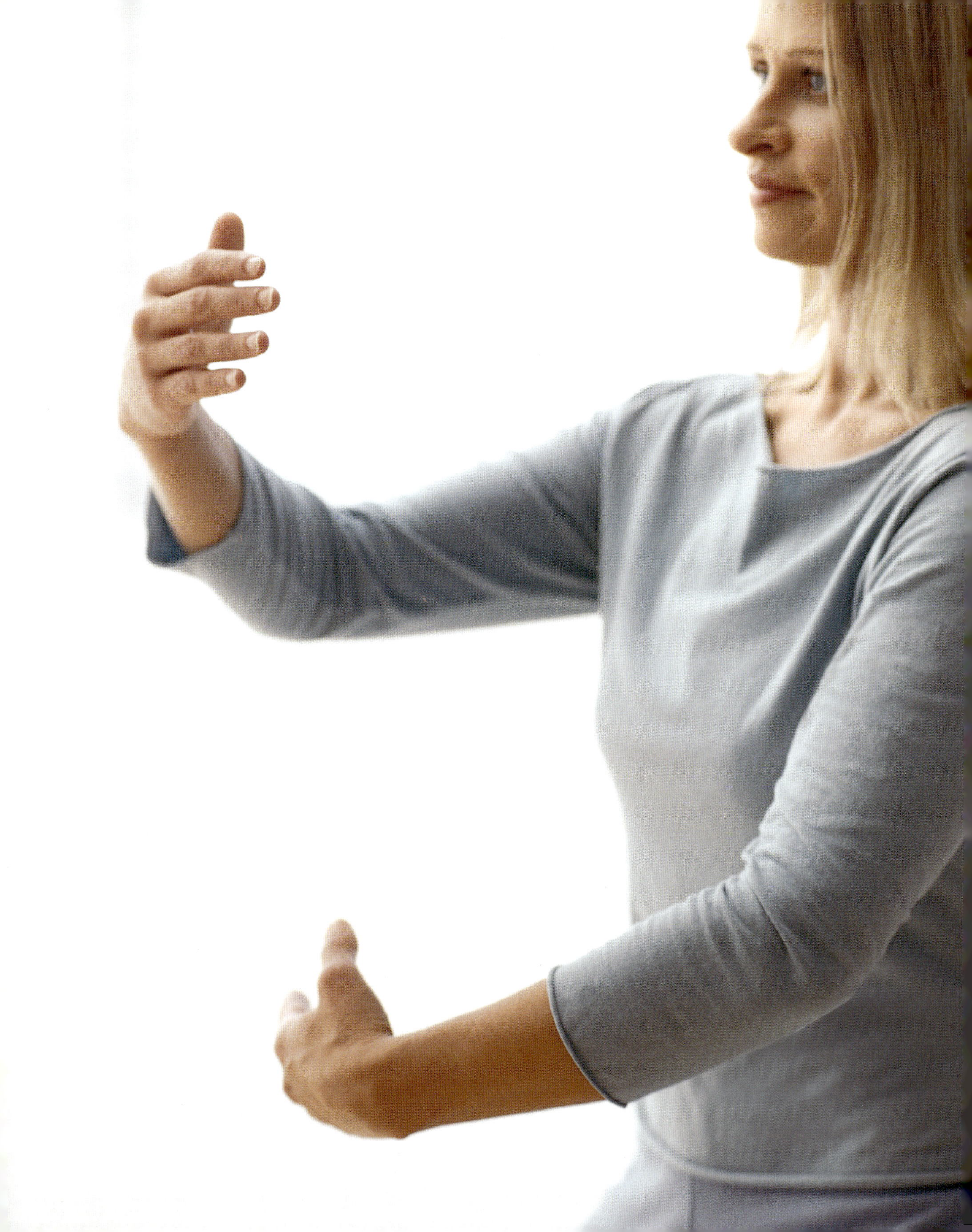

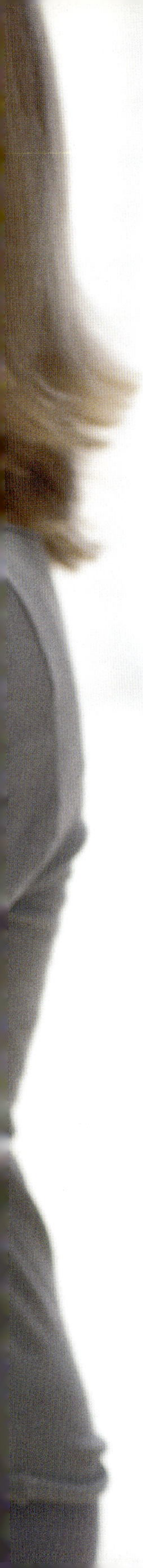

Wolkenhände

Die kreisenden Bewegungen bei dieser Tai-Chi-Übung sollen helfen, die Körperorgane, insbesondere das Verdauungssystem, zu reinigen und zu stabilisieren.

Im Tai Chi glaubt man, dass diese uralte Form den Körper und den Geist auf unterschiedliche Weise reinigt. Die langsamen Bewegungsabfolgen halten das Chi (Lebensenergie) des Körpers im Fluss und im Gleichgewicht. Und dies kann helfen, Krankheiten vorzubeugen, Heilungsprozesse zu fördern und selber in Einklang mit anderen Menschen und der Natur zu bleiben. Die hohe Konzentration, die man braucht, um die Bewegungen bewusst zu erleben, klären den Geist und halten Störungen von außen fern. Dies schafft Klarheit ein Gefühl des inneren Friedens.

Die Bewegungsfolge auf den nächsten Seiten zeigt, wie Sie aus der Grundposition verschiedene elegante Kreisbewegungen entwickeln. Sinnbild für diese Bewegungen sind die Wolken. Sie sind darauf ausgerichtet, den Oberkörper mit dem Unterkörper innerlich zu verbinden, Spannungen zu lösen und damit das Verdauungssystem, insbesondere den Magen, in Harmonie, d. h. in eine für den Körper besonders zuträgliche Verfassung zu bringen.

DER REINIGENDE EFFEKT VON TAI CHI

Die Anhänger des Tai Chi gehen davon aus, dass die Tai-Chi-Übungen direkten Einfluss auf bestimmte Organe haben. Die körperliche Bewegung spricht sowohl die Organe an als auch die Meridiane, die ihnen zugeordnet sind. Die Bewegungen der »Wolkenhände« massieren die Verdauungsorgane und fördern so sowohl den Verdauungsprozess als auch die damit verbundene Reinigung (Abtransport der Abfallstoffe). Neben dieser körperlichen Wirkung hilft der meditative Teil, den Geist von Belastungen und Spannungen zu befreien. Dies wiederum reduziert die Menge der Magensäure. Daher wird in Asien Tai Chi häufig bei der Behandlung von Magengeschwüren eingesetzt.

Schritt-für-Schritt-Übung ►

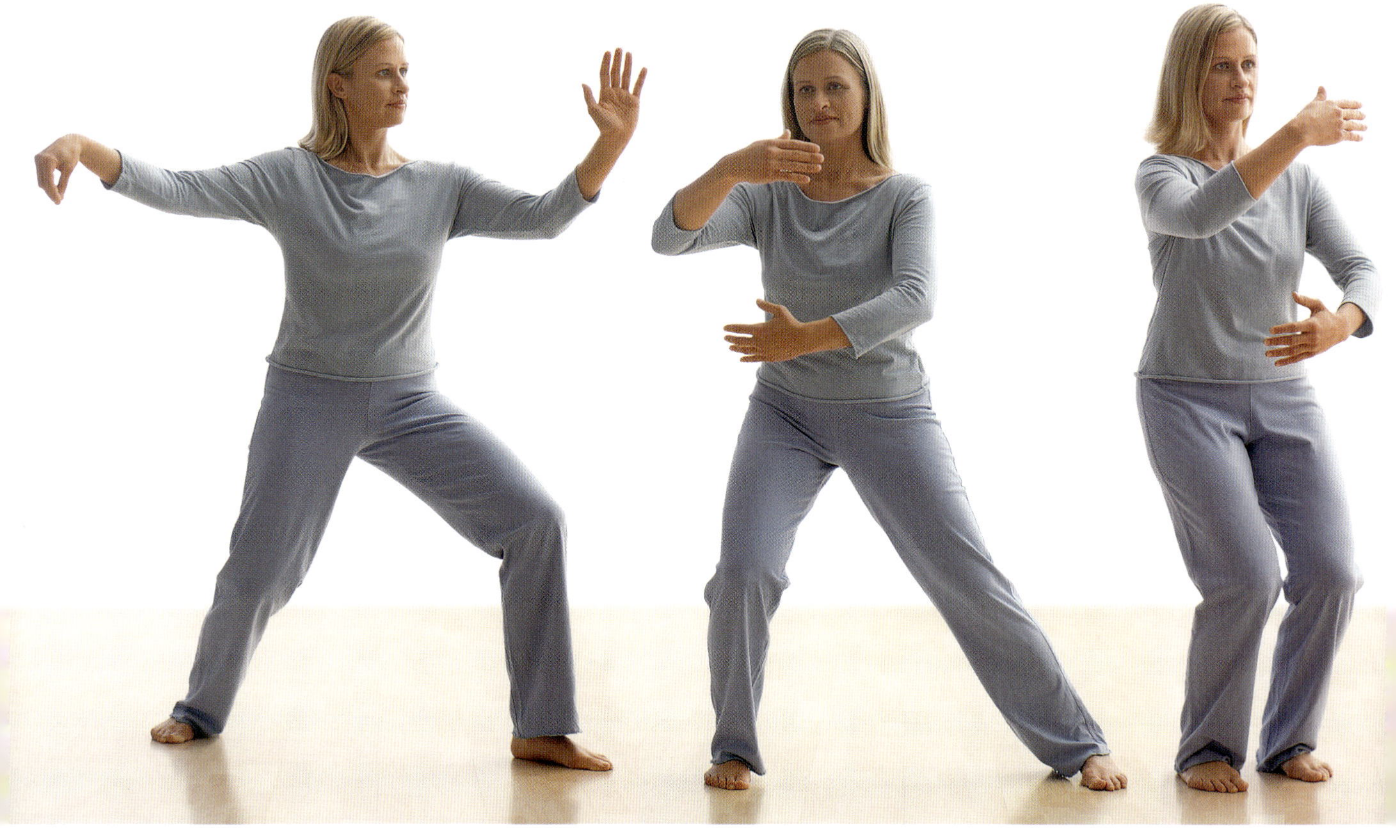

1 Stellen Sie sich in die Ausgangsposition: In Schrittstellung ist das linke Bein gebeugt vorn und das rechte fast gerade hinten. Beide Füße sind leicht nach außen gedreht. Heben Sie die Arme bis knapp unter Schulterhöhe. Der linke Arm ist leicht gebeugt und die Handfläche zeigt nach vorne. Der rechte nach hinten gestreckte Arm ist nur leicht gebeugt und die geschlossenen Finger zeigen nach unten. Die Schultern sind entspannt.

2 Verlagern Sie Ihr Gewicht auf Ihr rechtes Bein, wobei Sie den Fuß nach vorne drehen. Während dieser Bewegung führen Sie die Hände vor Ihren Körper, sodass der rechte Arm etwa Schulterhöhe erreicht und der linke auf Nabelhöhe abgesenkt wird. Ihre beiden Handflächen zeigen nach innen. Die Ellenbogen sind gerundet.

3 Stellen Sie nun den linken Fuß hüftbreit neben den rechten, wobei beide Knie leicht gebeugt sind. Diese leichte Beugung des Knies ist typisch für alle Tai-Chi-Übungen, weil so die Bänder der Gelenke entspannt bleiben.

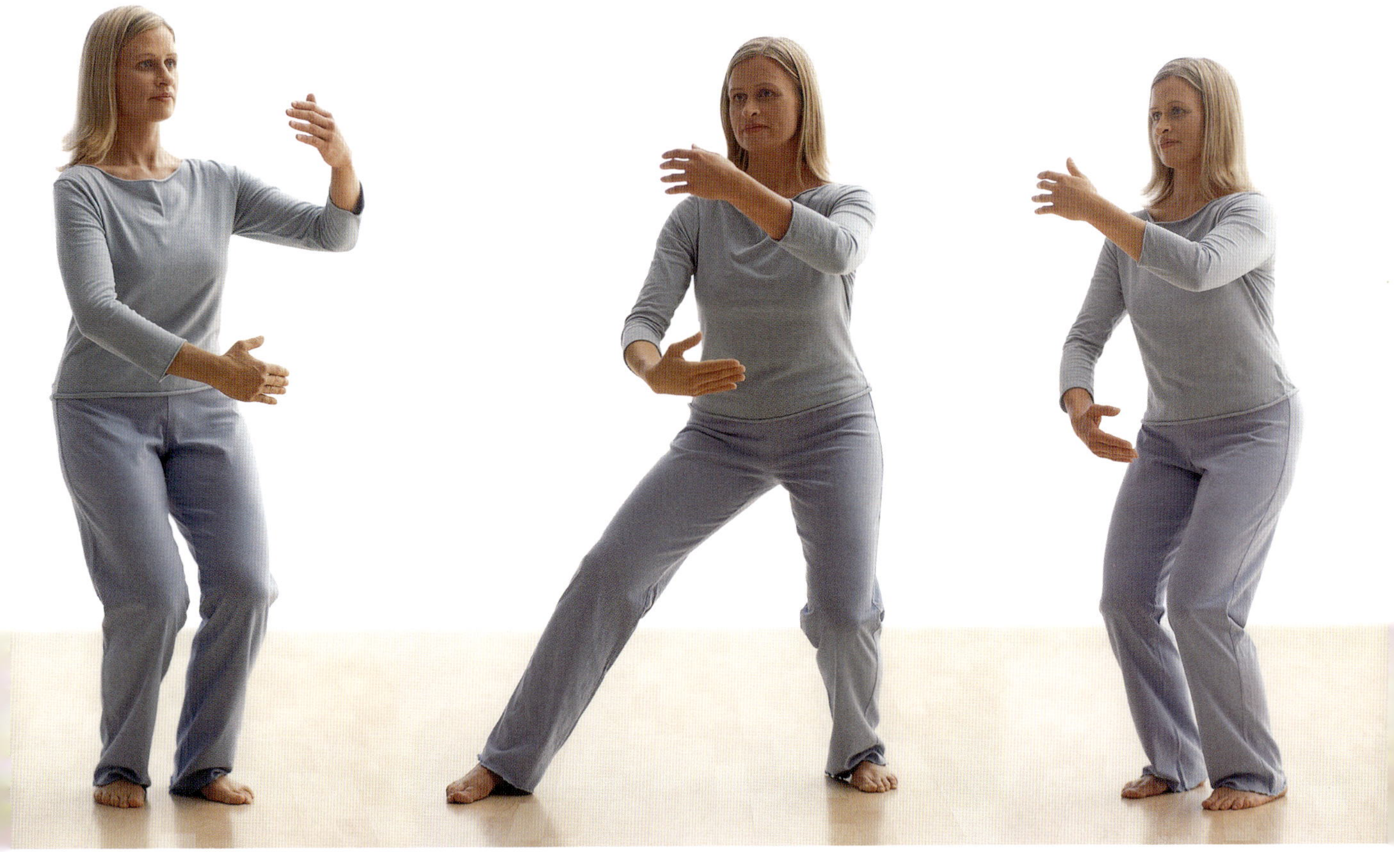

4 Drehen Sie sich aus der Taille nach rechts. In einer fließenden Bewegung wechseln Sie die Handstellung: Ihre rechte Hand geht nach unten, während Sie die linke heben. Ihre Handflächen zeigen dabei stets nach innen und Ihre Arme bleiben gerundet, als ob Sie ein Fass halten würden.

5 Im Zug der Bewegung nach rechts strecken Sie Ihr rechtes Bein zur Seite, wobei Sie das Knie leicht gebeugt halten. Ihr Gewicht liegt auf Ihrem linken Bein. In der Tai-Chi-Sprache heißt es, das rechte (nicht belastete) Bein soll sich leer anfühlen, während das linke (das Gewicht tragende) Bein sich voll fühlt. Achten Sie darauf, dass Ihre Schultern entspannt und nie hochgezogen sind.

6 Stellen Sie den rechten Fuß hüftbreit neben den linken. Achten Sie darauf, dass die Knie weich gebeugt sind. Ihre linke Hand befindet sich oben, die rechte unten. Nun können Sie in die Ausgangsposition (siehe Schritt 1) zurückkehren und die Bewegungsabfolge 4-mal wiederholen.

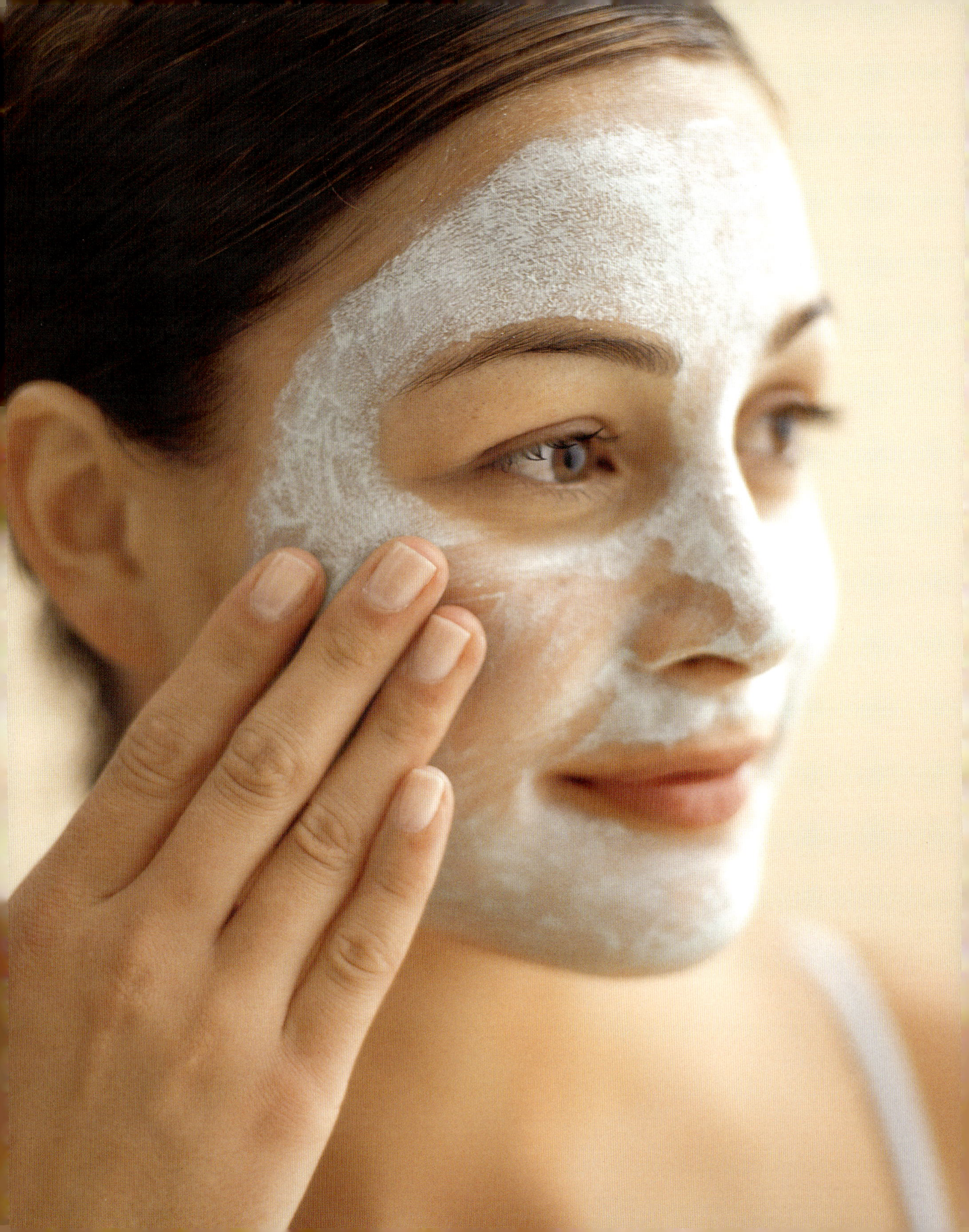

Teebaumöl-Maske

Falls Sie eine fettige oder unreine Haut haben, sollten Sie regelmäßig eine Maske aus Teebaumöl auflegen. Damit können Sie das »Fett« in Schach halten.

Bei fettiger Haut produzieren Ihre Fettdrüsen übermäßig viel Fettstoffe. Die glänzende Schicht, die dabei auf Ihrer Haut entsteht, begeistert Sie gewiss nicht. Außerdem kann das Fett Ihre Poren verstopfen und eine unreine Haut mit Mitessern hervorrufen. Teebaumöl eignet sich ausgezeichnet dafür, hier Abhilfe zu schaffen, da es nicht nur reinigend, sondern auch antibakteriell wirkt. Damit kann es zugleich Hautinfektionen vorbeugen. (Es ist auch hilfreich bei Erkältungen und Sonnenbrand.)

Für die Teebaumöl-Maske waschen Sie Ihr Gesicht gründlich und tragen, wenn Sie mögen, eine selbst hergestellte Mischung auf (siehe Rezept rechts). Aber im Handel gibt es auch eine reiche Auswahl an Teebaumöl-Masken. Verteilen Sie die Maske in einer dünnen Schicht auf ihrem Gesicht, wobei Sie die Lippen und Augenpartie aussparen. Lassen Sie die wohltuenden Stoffe 10 Minuten einwirken und spülen Sie die Maske mithilfe eines Waschlappens gründlich ab.

Vergessen Sie nicht, dass auch fettige Haut ausreichend Feuchtigkeit braucht. Ideal ist es, wenn Sie ein feuchtigkeitsspendendes Gel, das Teebaumöl enthält, nach der Maske auftragen.

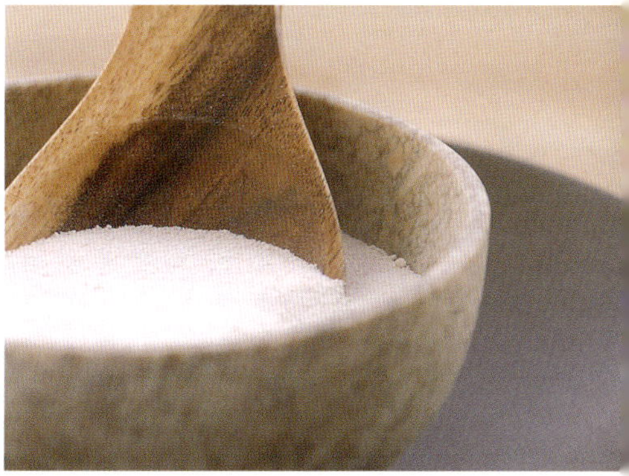

Tief reinigende Maske

- 1½ Teelöffel Kaolin (Porzellanerde)
- 1 Esslöffel Hafermehl
- 3 bis 4 Esslöffel Orangensaft
- 1 Esslöffel fein zerkleinerte Minzeblätter
- 1 Teelöffel Natives Olivenöl extra
- 5 bis 8 Tropfen Teebaumöl

KAMPF DEN MITESSERN

Übermäßige Fettproduktion der Haut, vor allem in der T-Zone (Stirn, Nase und Kinn) verursacht sehr häufig Mitesser. Allerdings spielen auch andere Faktoren wie Veranlagung, Ernährung und Stress dabei eine Rolle. Viele Produkte, die den Mitessern den Kampf ansagen, trocknen die Haut jedoch zu stark aus, verursachen Reizungen und regen letztlich die Fettproduktion noch mehr an. Bei sehr unreiner Haut sollten Sie einen Hautarzt konsultieren, der Ihnen sicher besser helfen kann als irgendwelche obskuren Mittel.

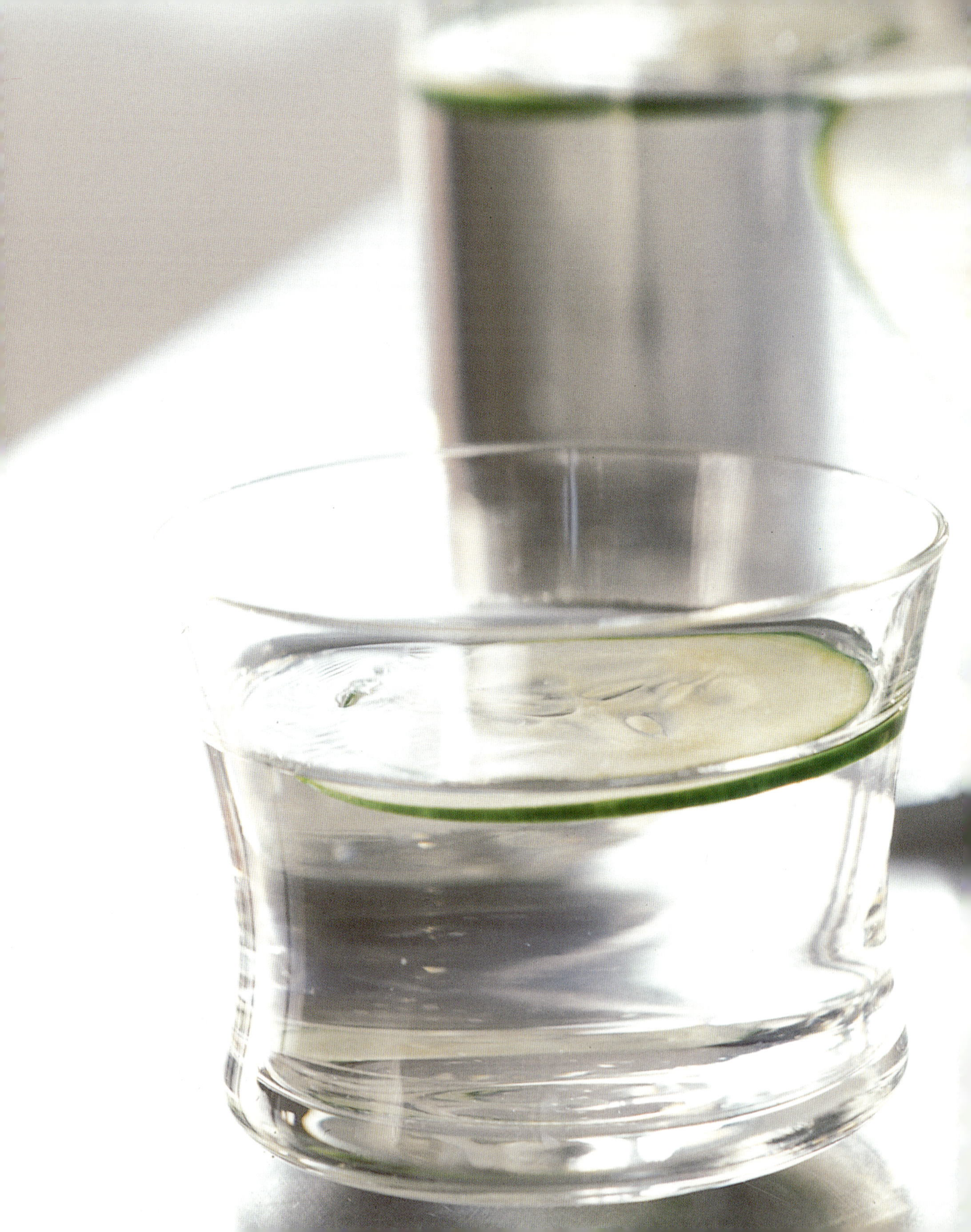

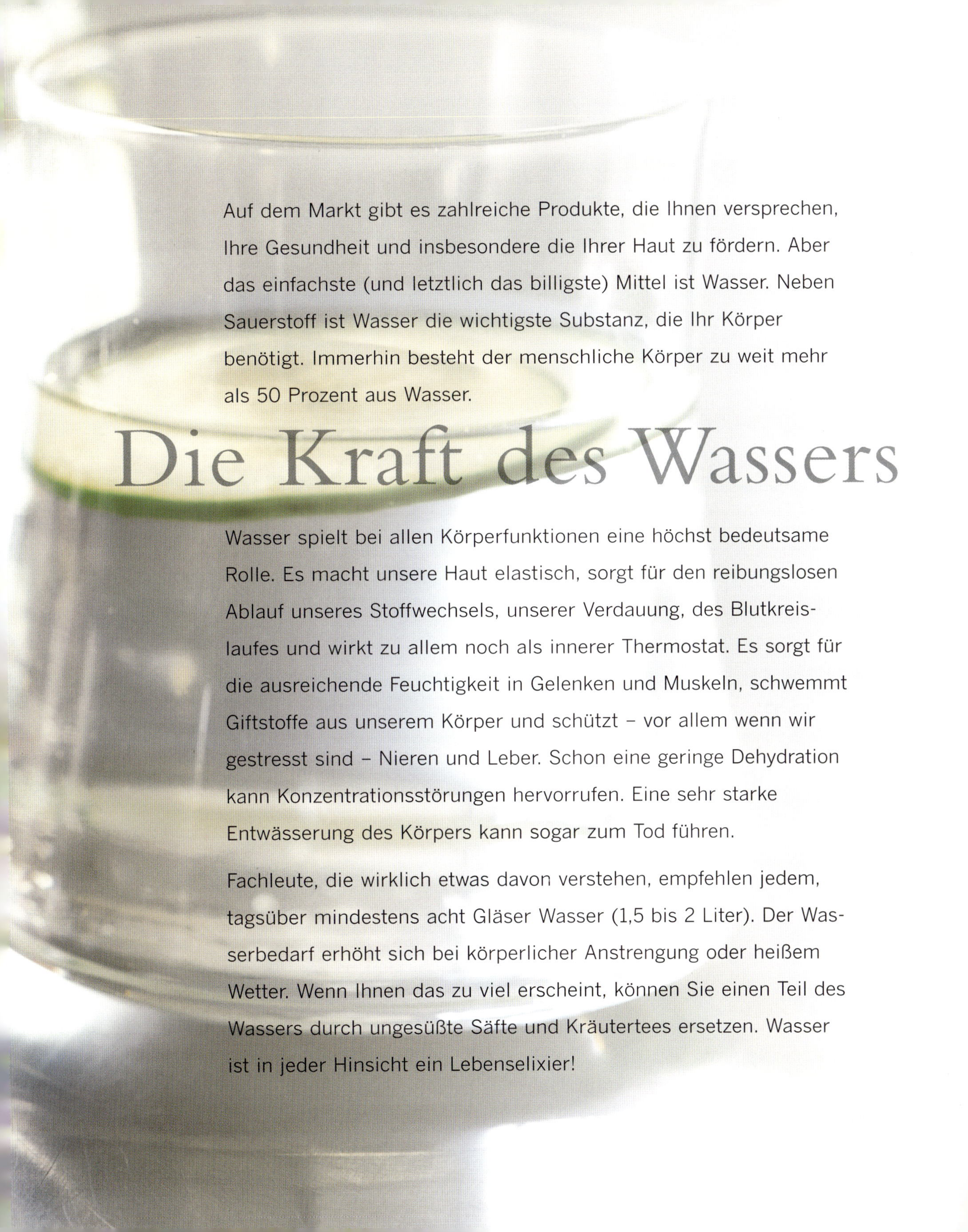

Auf dem Markt gibt es zahlreiche Produkte, die Ihnen versprechen, Ihre Gesundheit und insbesondere die Ihrer Haut zu fördern. Aber das einfachste (und letztlich das billigste) Mittel ist Wasser. Neben Sauerstoff ist Wasser die wichtigste Substanz, die Ihr Körper benötigt. Immerhin besteht der menschliche Körper zu weit mehr als 50 Prozent aus Wasser.

Die Kraft des Wassers

Wasser spielt bei allen Körperfunktionen eine höchst bedeutsame Rolle. Es macht unsere Haut elastisch, sorgt für den reibungslosen Ablauf unseres Stoffwechsels, unserer Verdauung, des Blutkreislaufes und wirkt zu allem noch als innerer Thermostat. Es sorgt für die ausreichende Feuchtigkeit in Gelenken und Muskeln, schwemmt Giftstoffe aus unserem Körper und schützt – vor allem wenn wir gestresst sind – Nieren und Leber. Schon eine geringe Dehydration kann Konzentrationsstörungen hervorrufen. Eine sehr starke Entwässerung des Körpers kann sogar zum Tod führen.

Fachleute, die wirklich etwas davon verstehen, empfehlen jedem, tagsüber mindestens acht Gläser Wasser (1,5 bis 2 Liter). Der Wasserbedarf erhöht sich bei körperlicher Anstrengung oder heißem Wetter. Wenn Ihnen das zu viel erscheint, können Sie einen Teil des Wassers durch ungesüßte Säfte und Kräutertees ersetzen. Wasser ist in jeder Hinsicht ein Lebenselixier!

Stirnmassage

Nach der Gesichtsreinigung sollten Sie sich eine Stirnmassage gönnen. Sie bringt die Lymphe in Schwung und entspannt Ihre Gesichtsmuskulatur.

Effiziente Massagestriche
Das Massieren der Stirn kann Ihnen zusätzliche Energie bringen, indem Sie Ihre ganze Stirn sanft massieren. Schließen Sie dafür Ihre Augen, bedecken Ihre Stirn mit einer Hand und fahren Sie in leichten Strichen von Ihren Augenbrauen bis zum Scheitel hinauf. Wiederholen Sie die Bewegung mit der anderen Hand. Führen Sie diese wohltuenden Massagestriche mit abwechselnden Händen 12-mal aus.

Die Stirnmassage sorgt nicht nur für Entspannung, sondern kann Ihr ganzes Aussehen verbessern. Sie regt den Blutkreislauf an, was Ihrer Gesichtshaut einen strahlenden Schimmer verleiht, und entspannt die Stirnmuskeln, die »in Falten gelegt« Sie grimmig aussehen lassen.

1 Setzen Sie sich bequem hin, schließen Sie die Augen und legen beide Mittelfinger zwischen die Augenbrauen.

2 Führen Sie die Finger mit einem verhältnismäßig festen Druck langsam entlang der Augenbrauen bis zur Schläfe. Kehren Sie in die Ausgangsposition zurück.

3 Führen Sie nun die Finger unterhalb der Augenbrauen, achten Sie dabei darauf, dass Sie auf den Knochen der Augenhöhle und nicht auf Ihre Augen drücken.

4 Zum Schluss gleiten Sie nochmals oberhalb der Augenbrauen bis zur Schläfe und dann bis zum Haaransatz hoch. Streichen Sie dann mit leichtem Druck immer wieder vom Haaransatz zu den Schläfen. Wiederholen Sie 3-mal die Schritte 1 bis 4.

WIE ENTSTEHEN FALTEN?

Die Bewegung der Gesichtsmuskeln »verknittert« mit der Zeit Ihre Haut, vor allem das zunehmende Alter, das mit dem Verlust von Kollagen und der Verringerung der Fettproduktion verbunden ist, verwandelt die in jungen Jahren unsichtbaren Fältchen in echte Falten. Intensive Sonnenbäder, Rauchen und so manche ungesunde Lebensweise, wie falsche Ernährung, verstärken das Übel. Zur Vorbeugung können Sie jedoch sehr viel selber tun: der richtige Sonnenschutz, feuchtigkeitsspendende Hautpflege und eine gesunde Ernährung mit vielen Antioxidantien helfen genau wie Massagen, »den Faltenwurf« zu verzögern.

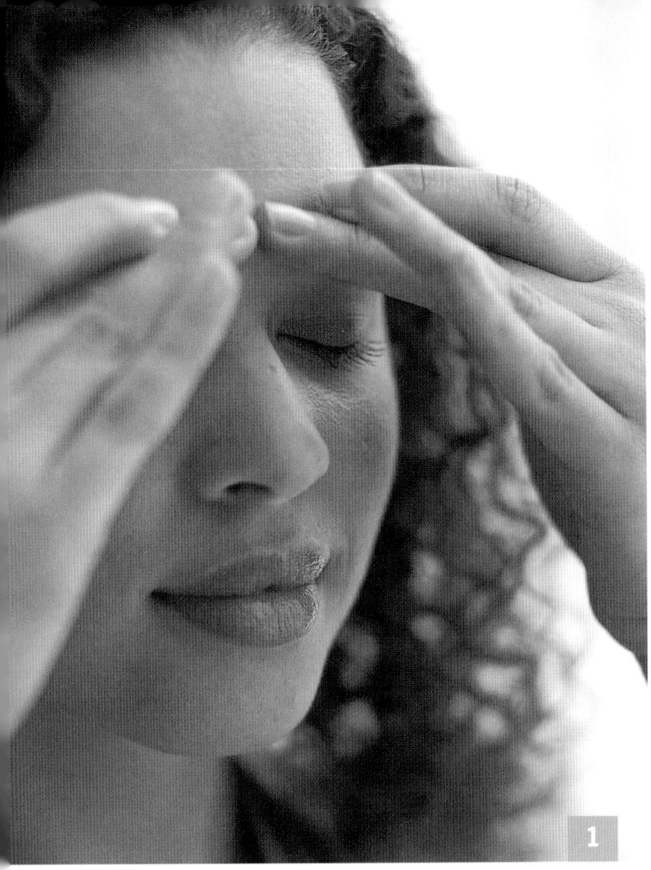

1

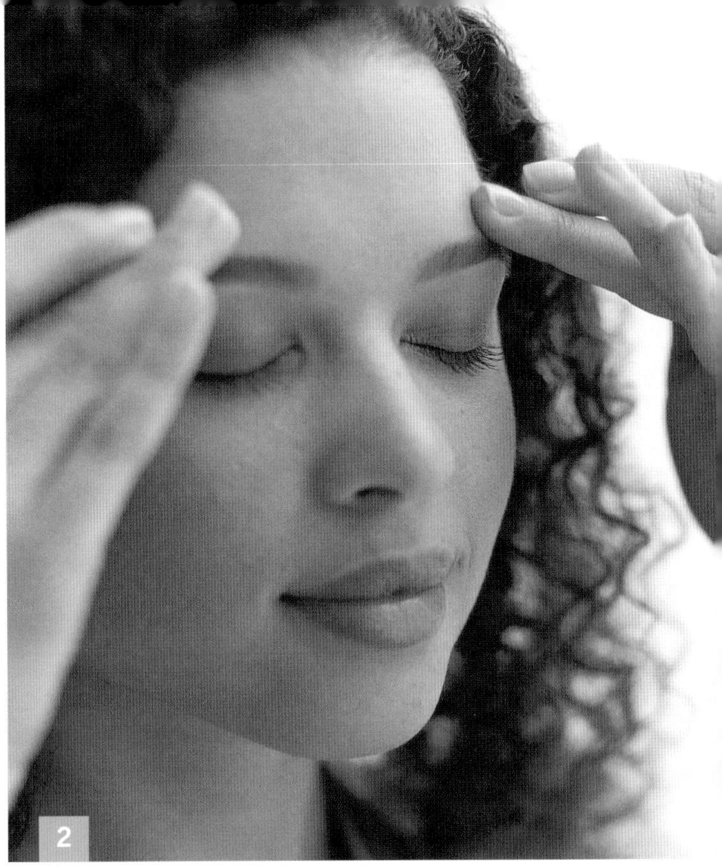

2

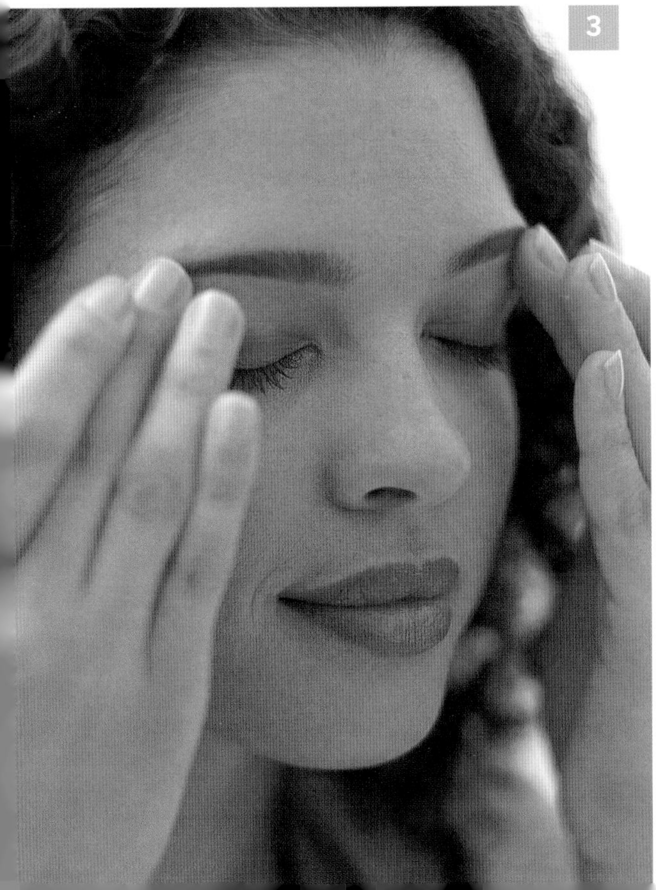

3

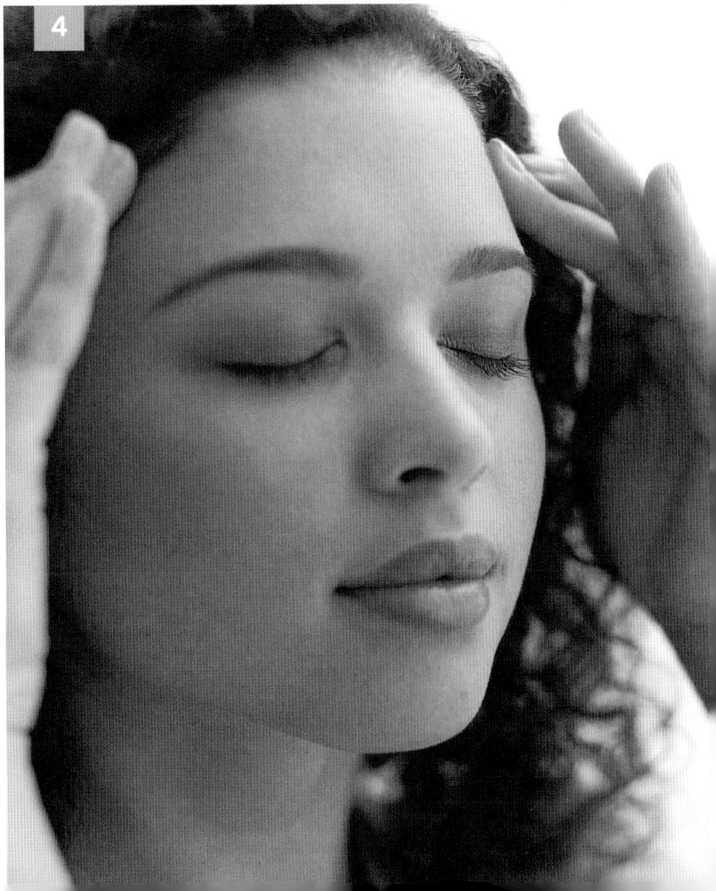

4

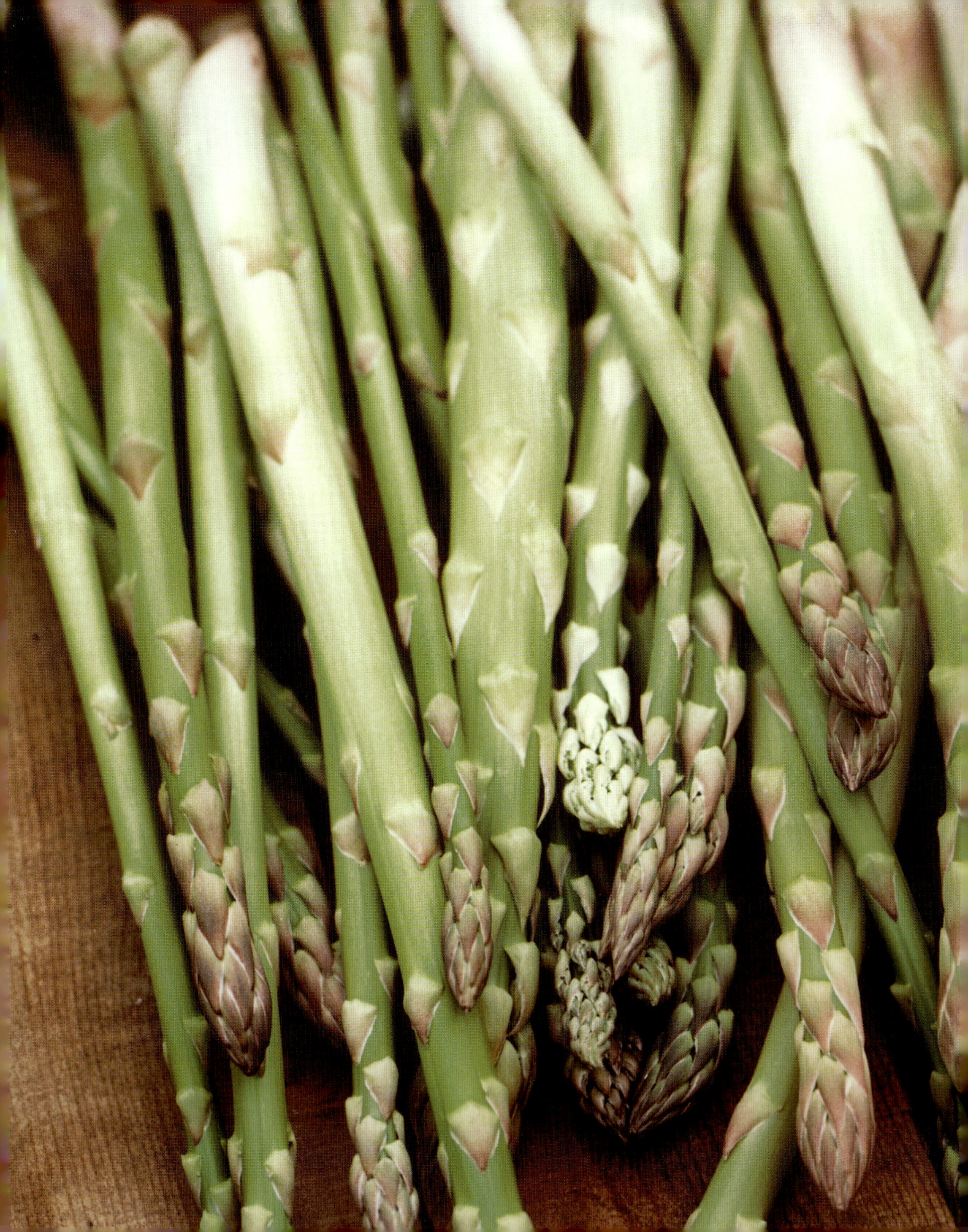

Gebackener Spargel

Zu den beliebtesten Gemüsesorten des Frühlings zählt der Spargel. Sein hoher gesundheitlicher Wert verhilft Ihnen zu einer kleinen Reinigungskur.

Sowohl durch seinen Geschmack als auch durch seine gesundheitsfördernden Eigenschaften hat der Spargel sich in fast allen Küchen der Welt einen festen Platz erobert. In Italien verleiht er dem Risotto einen köstlichen Biss, in Russland bereichert er mit Zwiebeln und Dill gedünstet die Suppen und in der chinesischen Küche paart man ihn mit Sojasauce. In der traditionellen Medizin gilt der Spargel als Heilmittel für Zahnschmerzen, als Vorbeugung gegen Haarausfall und als hochwirksames Entwässerungsmittel, das den Körper bei seinen natürlichen Entgiftungsprozessen unterstützt.

Frischer Spargel lässt sich auf vielerlei Arten zubereiten, z. B. gedünstet mit etwas Salz und Pfeffer bestreut und mit ein paar Tropfen Öl beträufelt. Man kann die Stangen wunderbar in Schinken einwickeln und sie dann mit einer sahnigen Zitronensauce servieren. Mit dem intensiven Geschmack, den der Balsamico-Essig und die Zitronenschale beisteuern, ist das nachfolgende Rezept genauso gut für ein Familienessen geeignet wie als Schlemmerei in einem edlen Menü.

1 Den Backofen auf 180 °C vorheizen. Eine ofenfeste Form mit Aluminiumfolie auslegen und diese mit dem Öl bestreichen.

2 Die Spargel hineingeben und in dem Öl wenden. Mit Salz und Pfeffer würzen.

3 Den Spargel 20 bis 25 Minuten im Ofen backen, dabei 2- bis 3-mal wenden. Die Spargel sind gar, wenn sie sich leicht mit einer Gabel anstechen lassen.

4 Die Spargel auf einer Servierplatte anrichten, mit Balsamico-Essig beträufeln und kurz darin wenden. Mit Zitronenschale bestreuen und sofort servieren.

Zutaten

2 Teelöffel Natives Olivenöl extra
500 g dicke Spargelstangen, geschält und in 2-cm-Stücke geschnitten
Salz und Pfeffer aus der Mühle
2 Teelöffel Balsamico-Essig
Fein geriebene Zitronenschale

- Für 4 Portionen
- Vorbereitung: 10 Minuten
- Kochzeit: 20 bis 25 Minuten

Nährwerte pro Person
Säure- und Kaliumgehalt gibt Spargel eine entwässernde Wirkung.

Kalorien	40
Kilojoules	170
Eiweiß	3 g
Kohlenhydrate	3 g
Fett gesamt	2,5 g
Gesättigte Fette	0,5 g
Cholesterin	0 mg
Natrium	2 mg
Ballaststoffe	1 g

Kräftigen

Vor noch nicht allzu langer Zeit prägten zierliche, zarte, schwache Frauen das gängige »Bild der Frau«. Heutzutage jedoch ist Stärke in jeder Hinsicht angesagt. Viele Frauen wissen einen kraftvollen Körper, einen scharfen Verstand und einen starken, wendigen Geist hoch zu schätzen.

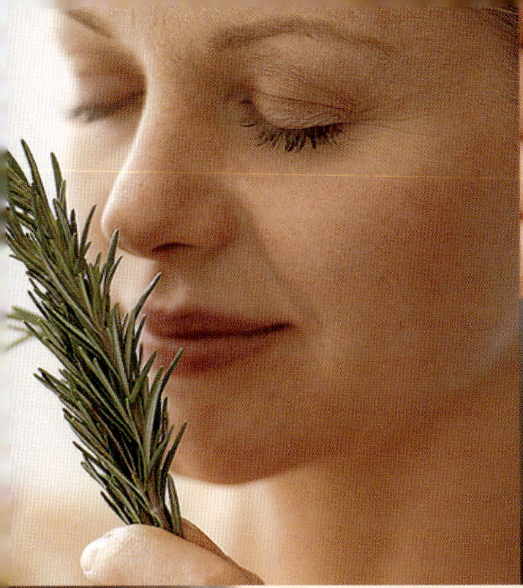
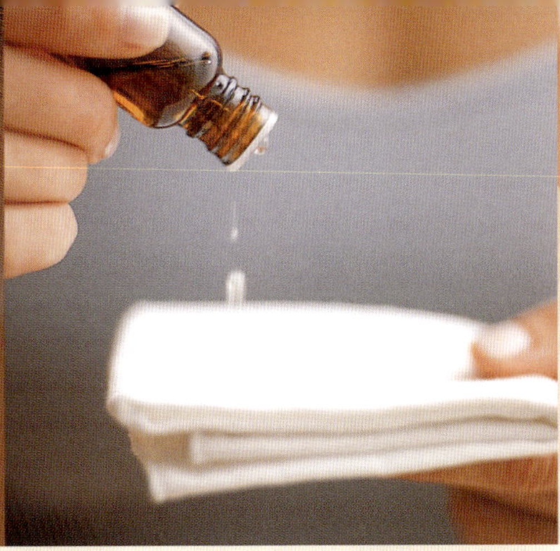
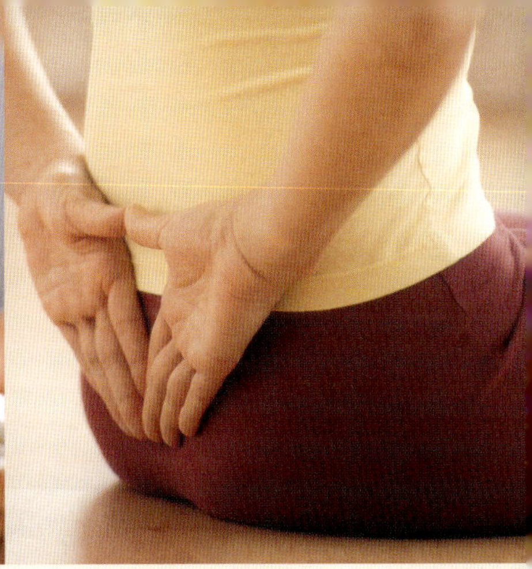
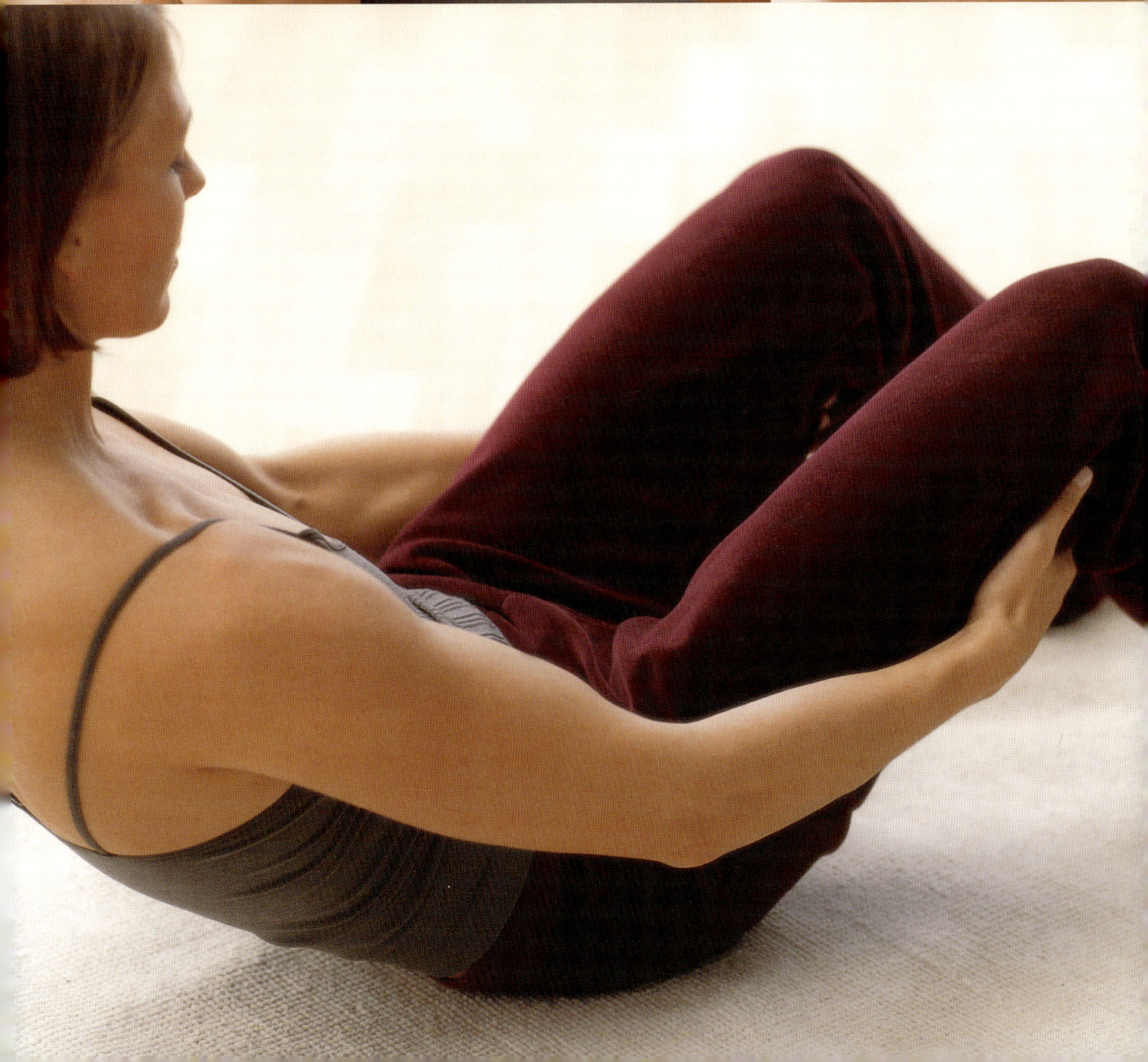

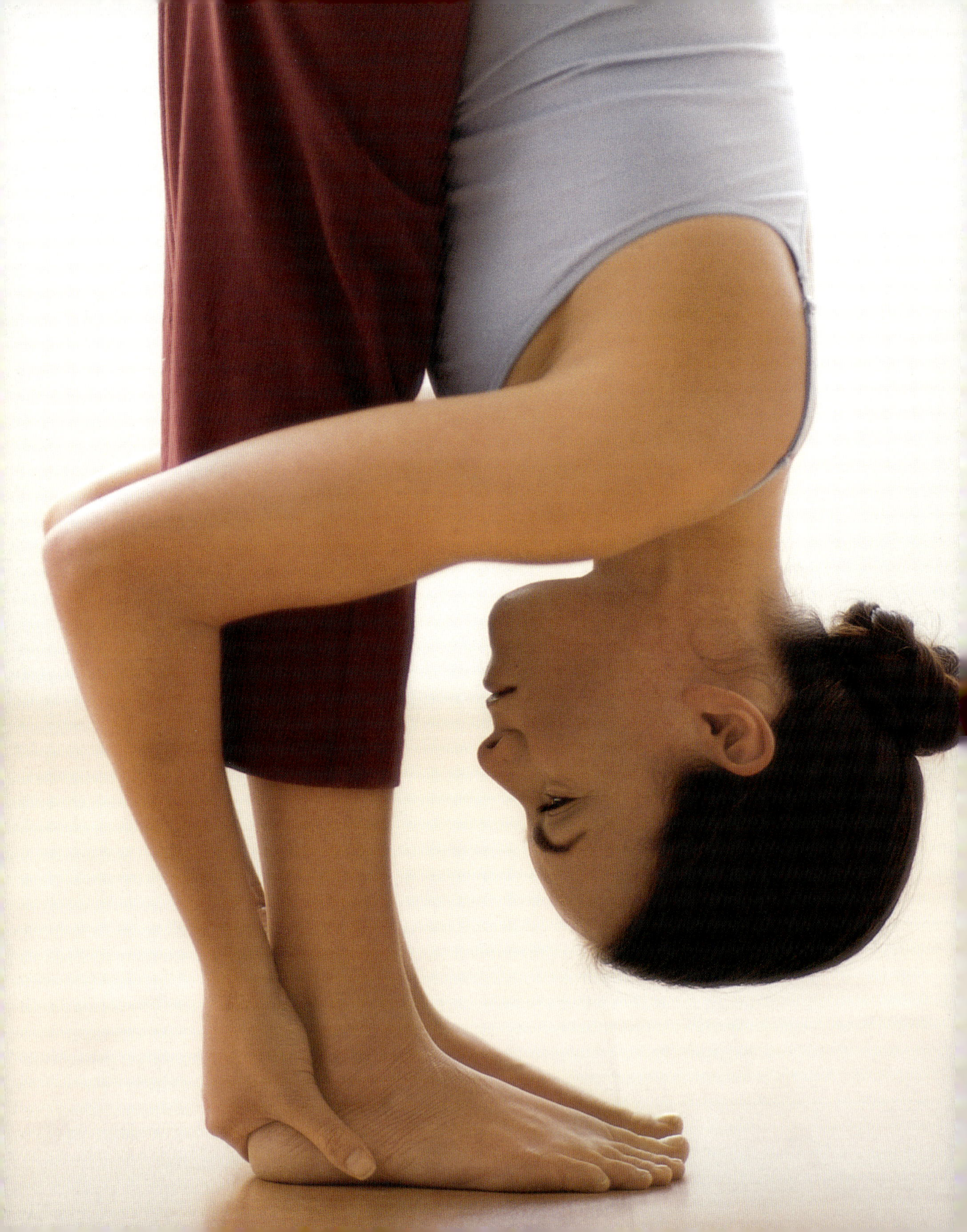

Kräftigen

Welches Bild haben wir vor Augen, wenn jemand als starke Frau beschrieben wird? Eine durchtrainierte Sportlerin, eine agile Managerin, eine Stütze der Familie? Das eine schließt das andere nicht aus, denn heute müssen Frauen viele Rollen gleichzeitig übernehmen und auf unterschiedlichen Gebieten Stärke zeigen.

Starke Frauen besitzen gute Chancen, mehr aus ihrem Leben zu machen und können besser den Tücken des Älterwerdens Einhalt gebieten. Es ist traurig, aber wahr, dass unsere Muskelkraft schon ab Mitte zwanzig kontinuierlich abnimmt. Daher sind 66 Prozent aller Frauen um die 75 nicht mehr in der Lage, ein mit fünf Liter Wasser gefülltes Eimerchen problemlos hochzuheben.

So weit muss es jedoch gar nicht erst kommen. Schon leichtes Kraft- und Ausdauertraining begrenzen den Muskelabbau. Gestärkte Muskeln halten das mit fortschreitendem Alter zunehmende Körperfett in Schach, beugen Gelenkverletzungen, Rückenproblemen und der Osteoporose vor. Körperliche Fitness fördert auch einen wachen Verstand und einen heiteren Geist. Und für einen Anfang ist es nie zu spät! Egal, in welchem Alter Sie sind, nutzen Sie die folgenden Anregungen, um für sich und Ihren Körper das Beste zu tun.

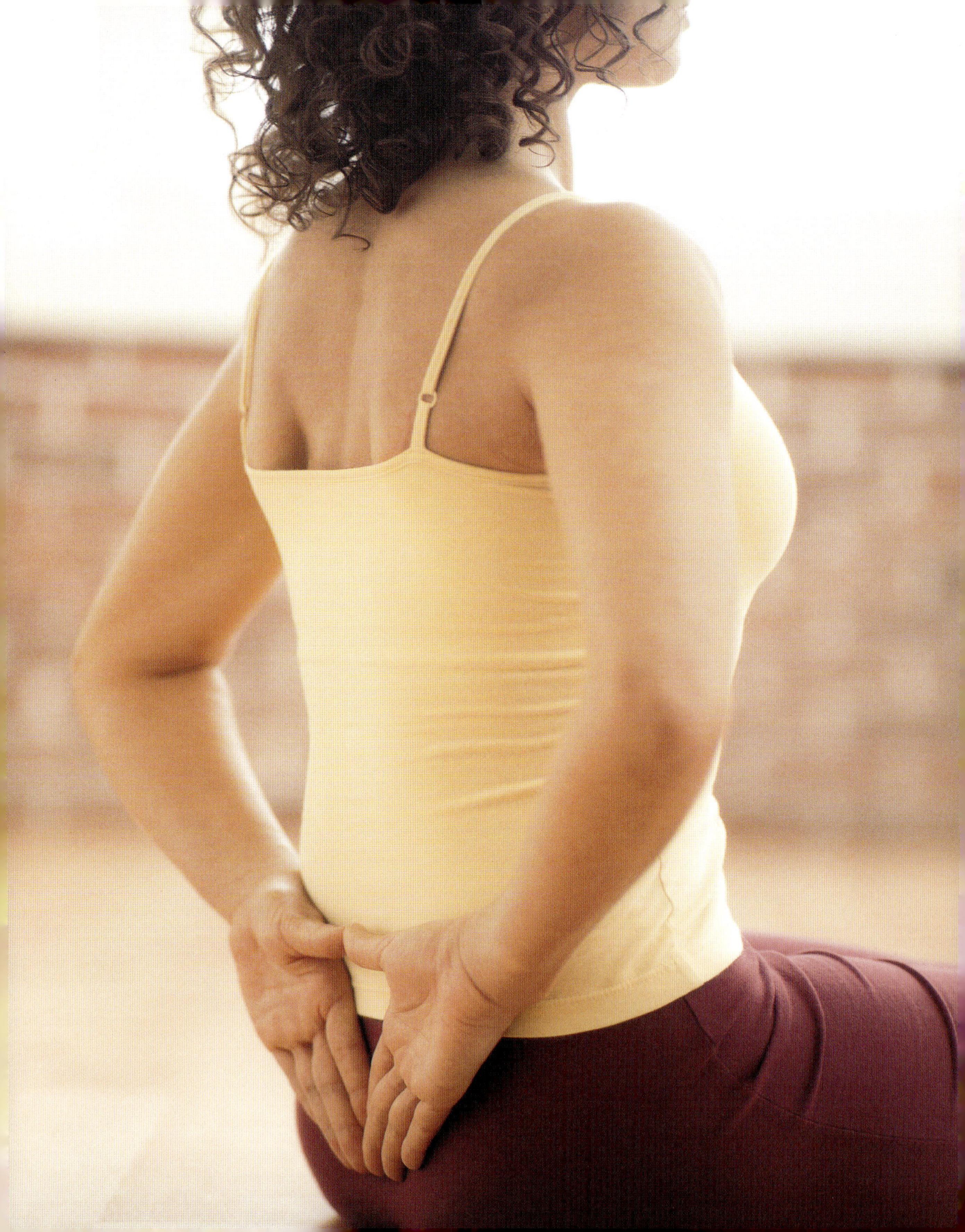

Für einen straffen Bauch

Mit diesen Yoga-Übungen können Sie Ihr Bauch-Training intensivieren, sobald Ihre Bauchmuskulatur schon etwas kräftiger geworden ist und Sie sich mehr zutrauen.

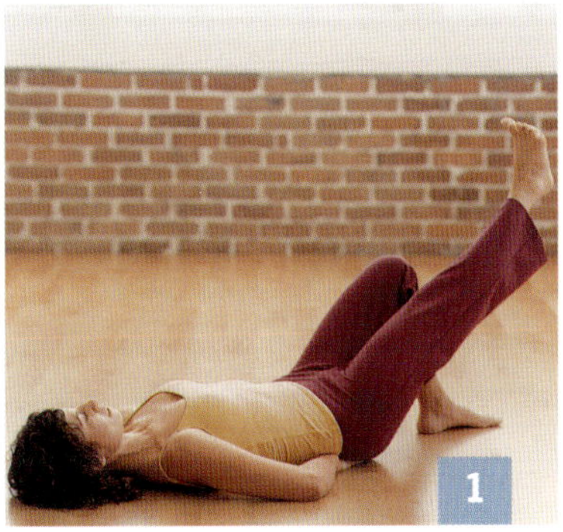

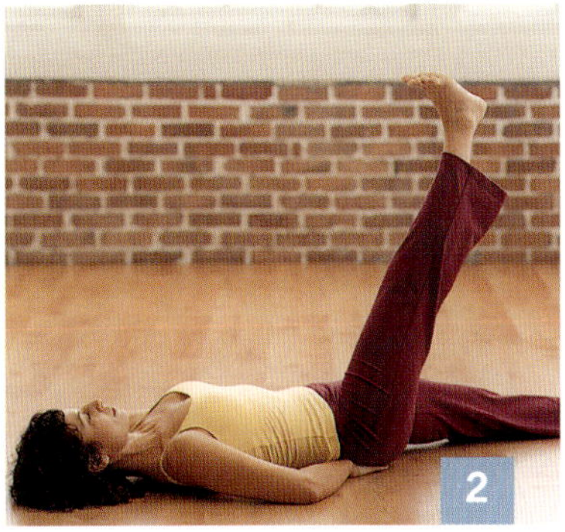

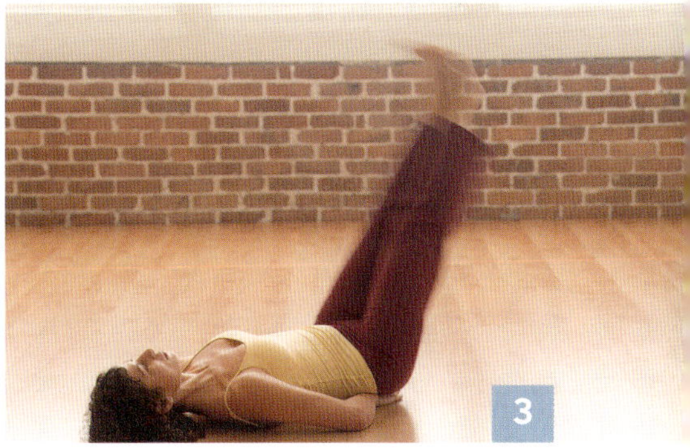

Nehmen Sie bei dieser Übung die Diamant-Grundposition (Foto links) ein, um Ihren Rücken zu stützen. Drücken Sie Ihre Hände mit den Handflächen nach außen gegen den unteren Rücken, die Spitzen von Daumen und Zeigefinger berühren sich dabei. Legen Sie sich auf den Rücken und pressen Sie das Kreuzbein fest auf den Boden. Wenn sich Ihr Rücken anhebt (ein Zeichen zu starker Belastung), machen Sie eine Pause. Kehren Sie zur jeweils leichteren Version zurück, wenn sich Ihre Muskulatur angespannt anfühlt. Führen Sie die nachfolgenden Übungen 6-mal mit jedem Bein aus.

1 Das linke Beine anwinkeln, der Fuß steht flach auf dem Boden. Das rechte Bein ausgestreckt mit angezogenen Zehen anheben (nicht mehr als 90 Grad) und dabei einatmen. Das Bein absenken und ausatmen; die Zehen weiterhin anziehen.

2 Um die Übung 1 zu intensivieren, strecken Sie das ruhende Bein auf dem Boden aus, während Sie das andere heben und senken.

3 Im nächsten Schritt strecken Sie das ruhende Bein zur Decke, während Sie mit dem anderen die Bewegungen ausführen.

Kräftige Bauchmuskeln für immer

Ein straffer Bauch sieht gut aus, aber kräftige Bauchmuskeln sind auch ein wichtiger Gesundheitsfaktor. Sie entlasten den Rücken, fördern die Verdauung und lindern Menstruationsbeschwerden – und können Ihr Leben verlängern: In einer neueren kanadischen Studie wurden Kraft, Gelenkigkeit und Trainingsgewohnheiten von 8116 Personen verglichen und die Sterberate über 13 Jahre aufgezeichnet. Es zeigte sich: Schwache Bauchmuskeln hingen unmittelbar mit einer höhereren Todesrate zusammen.

Kniebürsten

Bei dieser Tai-Chi-Übung werden durch feine Gewichtsverlagerungen Balance, Gelenkigkeit und Kraft gefördert. Für die Wirkung wichtig: langsame Bewegungen!

Muskelaufbau durch Thai Chi
Die langsamen, fließenden Bewegungen scheinen die Muskeln kaum in Anspruch zu nehmen. Aber da diese Übungen in einer kauernden Stellung erfolgen und das Gleichgewicht von einem Bein auf das andere verlagert wird, werden die Bein- und Bauchmuskeln gekräftigt. Und das auf eine sanfte Weise, die nicht die Risiken kraftvoller Übungen in sich birgt!

1 Beginnen Sie mit geschlossenen, leicht gebeugten Beinen. Nun den rechten Fuß mit angehobener Ferse hinter den linken (der fest auf dem Boden steht) stellen. Die Hände mit gespreizten Fingern und nach vorne weisenden Handflächen auf Kinnhöhe heben. Die linke Hand bleibt in Kopfnähe, während Sie den rechte Arm mit leicht angewinkeltem Ellbogen ausstrecken. Blicken Sie stets über die rechte Hand hinweg.

2 Machen Sie mit dem rechten Fuß einen Schritt nach vorne. Tai-Chi-Lehrer sagen, der linke Fuß muss sich »voll« (er soll das meiste Gewicht tragen), der rechte »leer« anfühlen (weniger belastet sein).

3 Senken Sie den rechten Arm auf Hüfthöhe, dabei den Ellbogen leicht anwinkeln; die Handfläche steht parallel zum Boden. Drücken Sie die linke Hand mit aufwärts weisenden Fingern nach vorne. Seitenwechsel, dann die gesamte Übung nochmals durchführen.

Wie immer beim Tai Chi sollten alle Gelenke entspannt sein und die Bewegungen langsam und weich fließend ausgeführt werden.

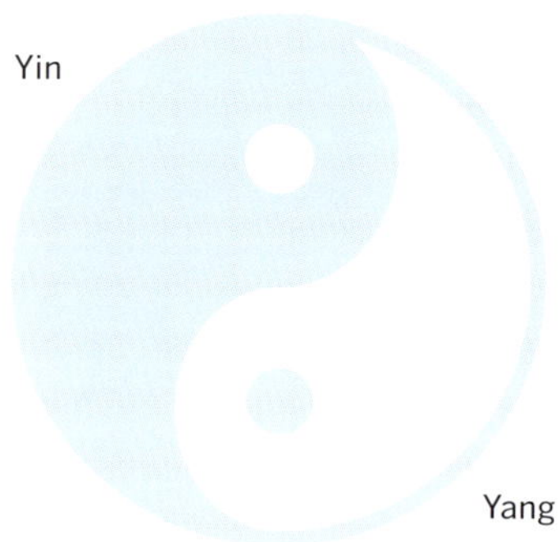

GLEICHGEWICHT DER KRÄFTE

Das links abgebildete Yin-Yang-Symbol verdeutlicht das Prinzip, das den alten Tai-Chi-Praktiken zugrunde liegt: das ständige. hamonische Zusammenspiel von anscheinend gegensätzlichen Energien. Die dunkle Hälfte des Kreises steht für Yin (eine passive, empfängliche, weibliche und stille Energie). Die linke Hälfte repräsentiert Yang (eine aktive, kreative, männliche und bewegliche Energie). Übertragen auf physische Bewegungen stehen Einatmen und Nachgeben für das Yin, während Ausatmen und Vorwärtsstreben das Yang verkörpern. Die »Samen« – der Punkt in jeder der beiden Hälften – betonen, dass im Yin das Potenzial für Yang enthalten ist und umgekehrt.

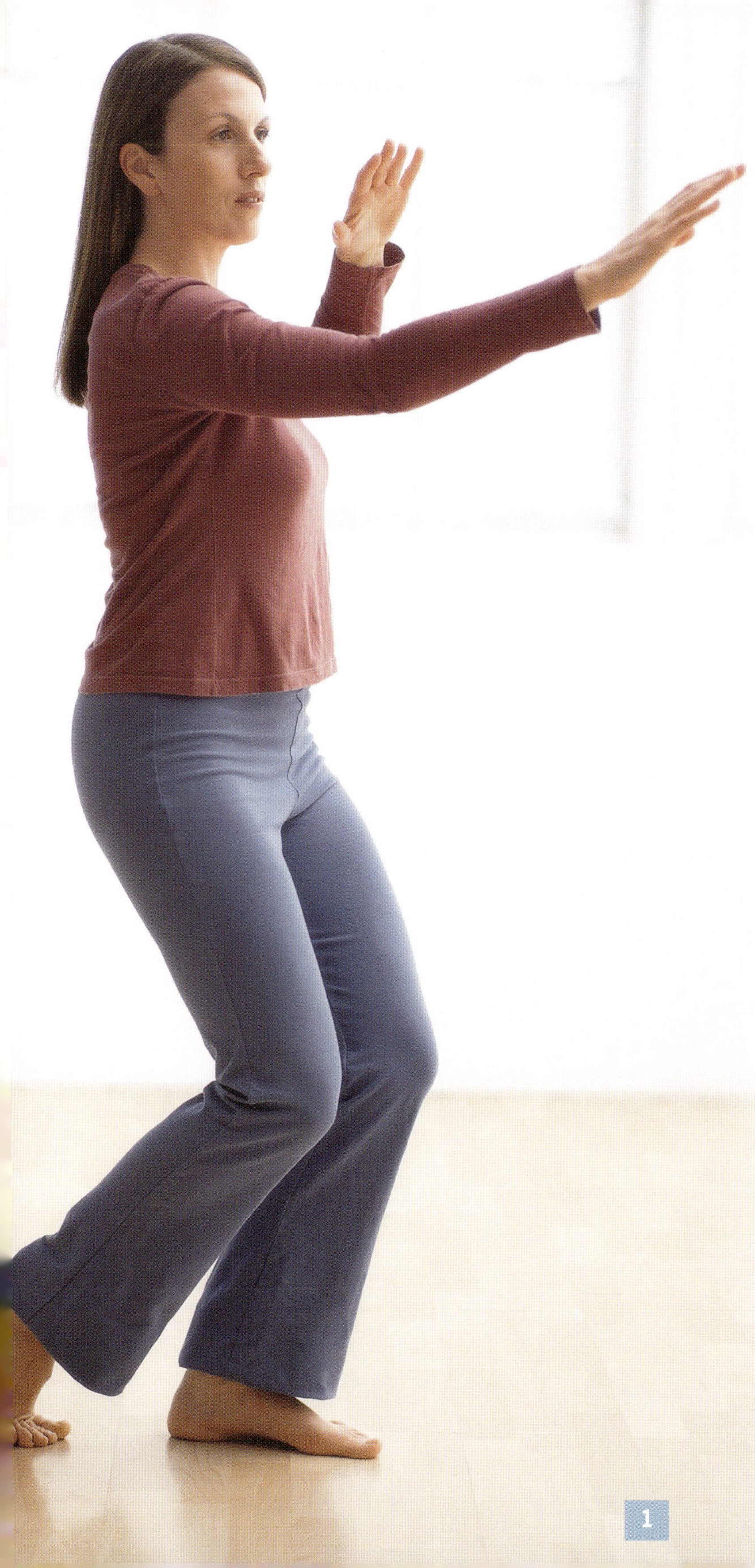

1

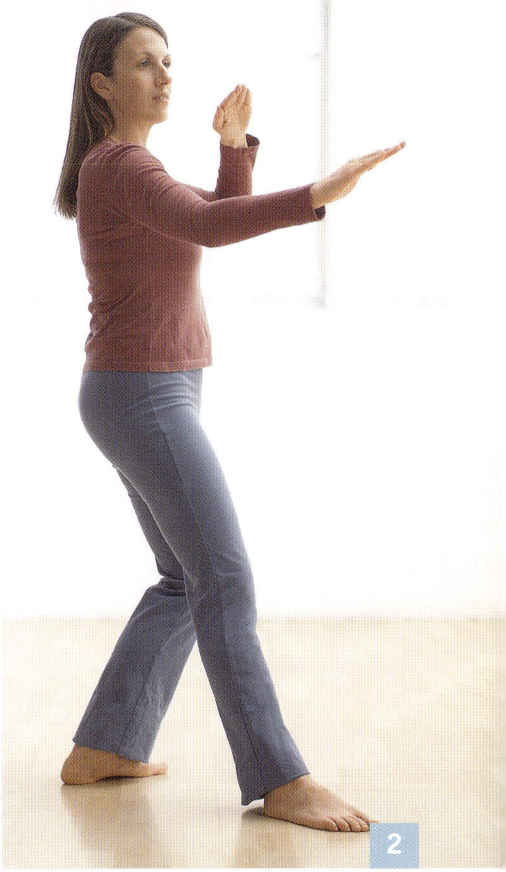

2

3

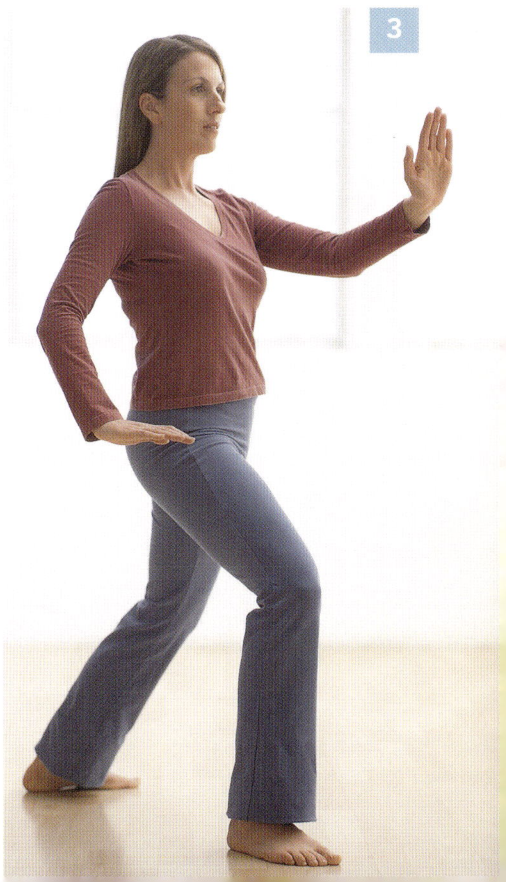

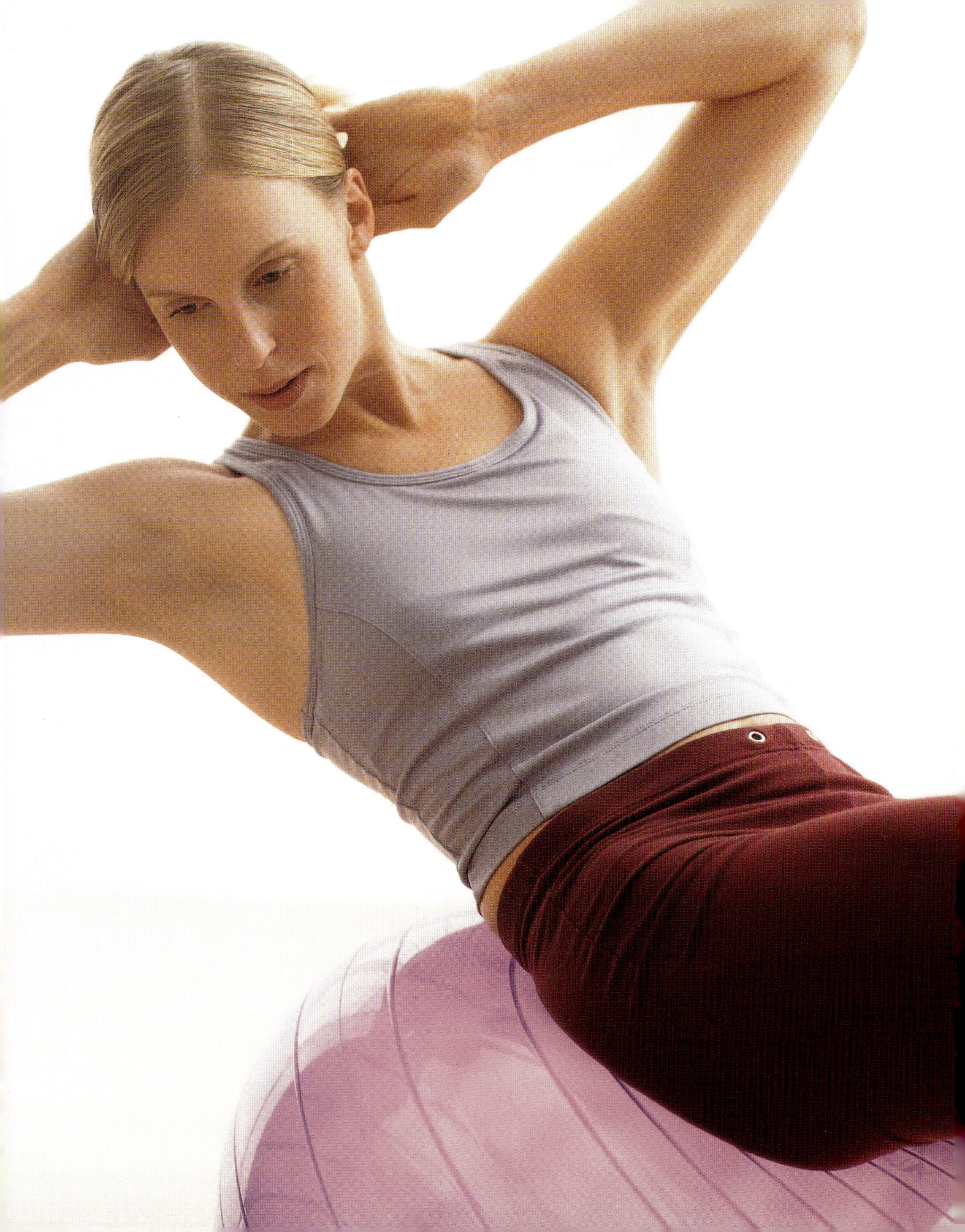

Belebendes Rosmarin

Aromatherapie kann Ihre Leistung und die Wirksamkeit Ihres Morgenlaufs, Ihrer Gymnastikstunde oder Ihres Tennis-Matchs erheblich verbessern.

Stecken Sie etwas Neues in Ihre Sporttasche: ein mit Rosmarinöl beträufeltes Taschentuch! Aromatherapeuten behaupten, das Einatmen von Rosmarinduft vor dem Sport verbessere die Konzentration und bekämpfe vorzeitige Ermüdung. Das kampferartige Aroma des Rosmarins wirkt belebend und sorgt für eine leichtere sowie tiefere Atmung, wodurch die Sauerstoffversorgung des Körpers erhöht wird.

Die Anwendung ist kinderleicht: Ein oder zwei Tropfen Rosmarinöl auf ein Taschentuch träufeln, das Tuch in einen Plastikbeutel stecken und diesen luftdicht verschließen. Dann kurz vor Trainingsbeginn: Den Beutel öffnen, die Augen schließen (um eine Reizung durch die Dämpfe zu vermeiden), den Beutel an die Nase halten und den Rosmarinduft etwa 20 Sekunden lang tief einatmen. Die belebende Wirkung werden Sie sofort spüren!

Rosmarin ist noch anderweitig nützlich: Wenn Sie nach dem Sport ein Rosmarinbad nehmen oder sich mit Rosmarinlotion abreiben, lindern Sie Muskelschmerzen und -verspannungen – und dies belebt den Geist. Eine Massage mit Rosmarinöl fördert die Durchblutung.

DIE GEHIRNAKTIVITÄT VERBESSERN

Kann der Duft ätherischer Öle tatsächlich das Gehirn beeinflussen? Wissenschaftler sagen ja. Ein US-Forschungsteam stellte fest: Nach einem dreiminütigen Einatmen von Rosmarinöl zeigten die Probanden eine erhöhte Aufmerksamkeit und weniger Ängste und sie lösten mathematische Aufgaben schneller (nicht besser) als zuvor. Britische Forscher machten die Gegenprobe und fanden heraus: Bei Personen, die Lavendelöl oder gar kein Öl eingeatmet hatten, ließen sich die durch Rosmarinöl bewirkten Effekte nicht feststellen.

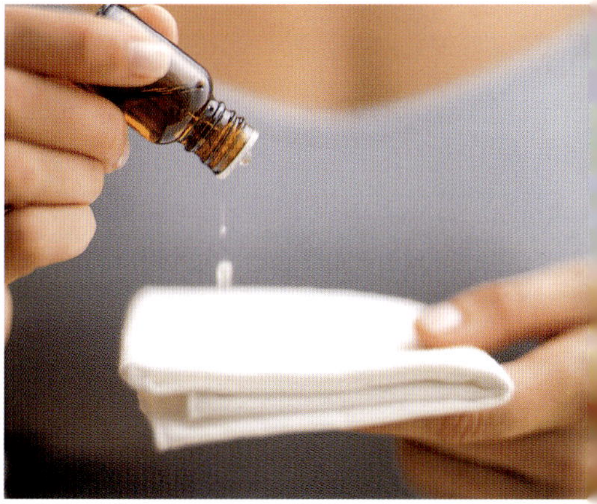

Stimulierungsalternativen
Nach Meinung der Aromatherapeuten unterstützt Rosmarinöl den Körper und Geist bei sportlichen Aktivitäten am besten. Falls Sie diesen Duft aber nicht mögen, bietet die Aromatherapie auch andere Öle, die helfen, physische und geistige Leistung zu steigern, zum Beispiel Eukalyptus, Pfefferminze und Spanischer Majoran (*Thymus mastichina*).

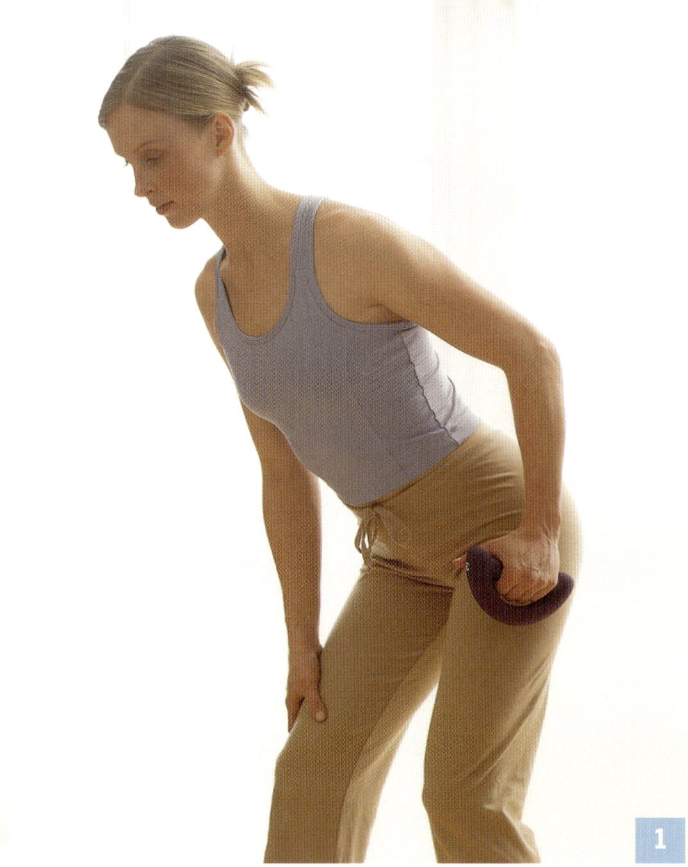

1

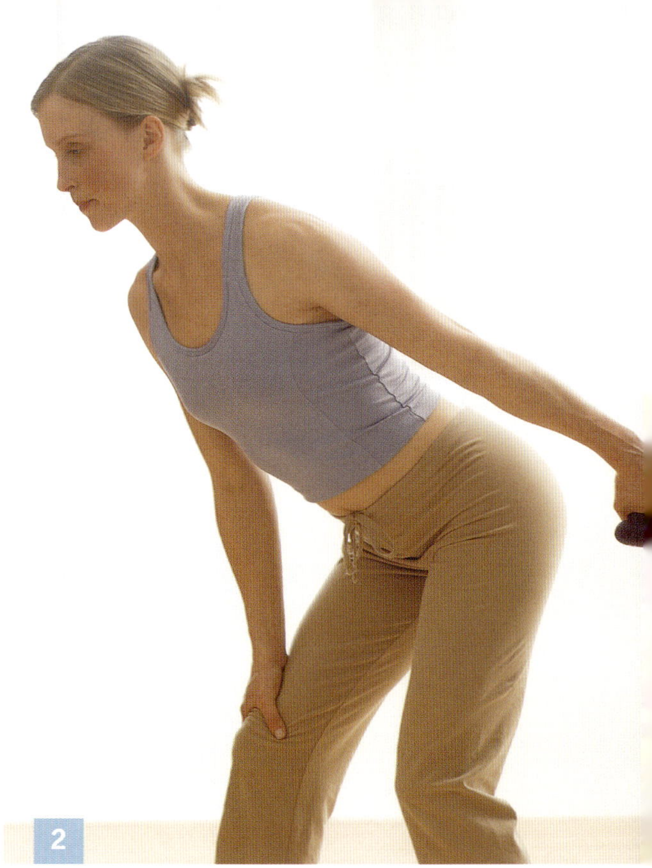

2

3

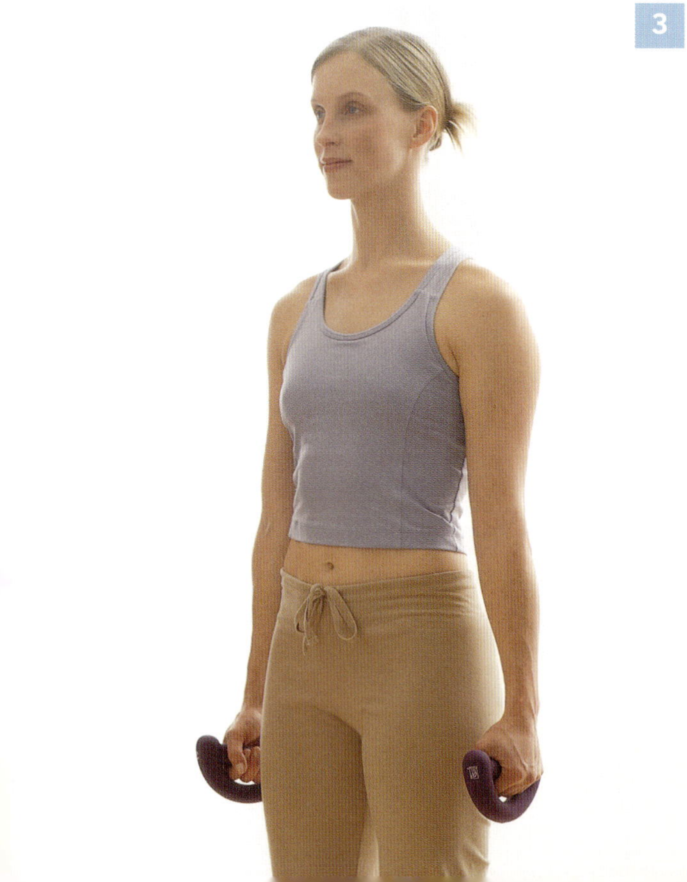

4

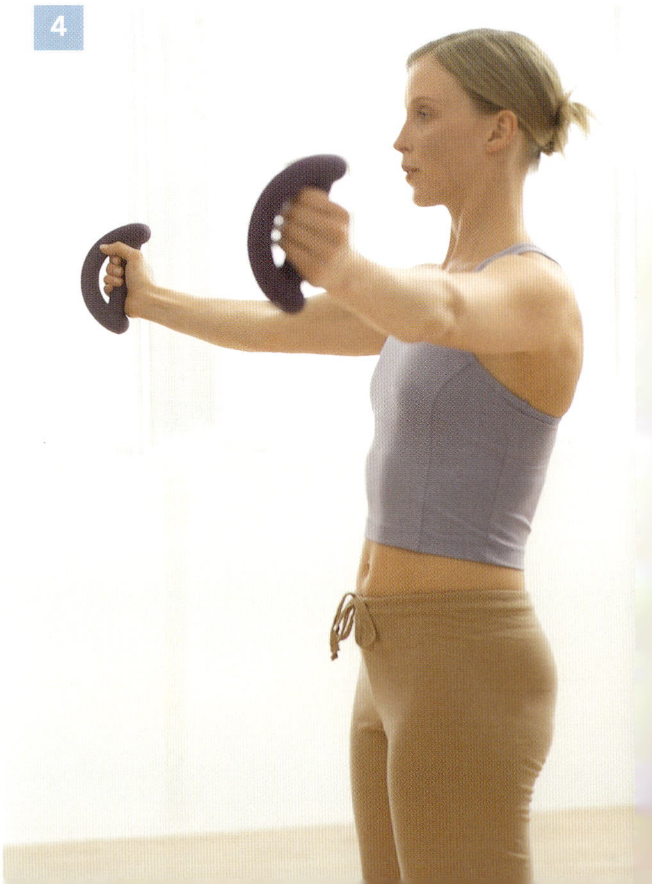

Basic: Armmuskulatur

Die Armmuskeln gehören zu den wichtigsten Muskeln und sprechen schnell auf Training an. Führen Sie diese Übungen ein paar Wochen lang alle zwei Tage durch.

1 Stehen Sie aufrecht mit einem Gewicht in der linken Hand. Nun das rechte Bein einen halben Schritt weit vorsetzen und das Knie beugen. Das Knie sollte sich in einer Linie mit dem zweiten Zeh befinden. Die rechte Hand oberhalb des gebeugten Knies aufstützen. Spannen Sie die Bauchmuskeln an, als würden Sie den Nabel Richtung Wirbelsäule ziehen. Schultern und Hüften stehen parallel zueinander, das Steißbein ist leicht nach oben gerichtet. Der Hals bleibt gerade, während Sie den Blick auf den Boden richten. Den Arm – parallel zum Körper – anwinkeln; der Ellbogen sollte in etwa einen 90-Grad-Winkel aufweisen.

2 Oberköper und Beine möglichst wenig bewegen, wenn Sie beim Ausatmen den Arm aus dem Ellbogen heraus strecken. Halten Sie das Handgelenk gerade und den Oberarm parallel zum Körper. Beugen Sie den Arm, um in die Ausgangsposition zurückzukehren. Um den richtigen Rhythmus zu finden, zählen Sie langsam mit – den Arm heben: »1 und 2«, den Arm halten: »und 3«, den Arm langsam senken: »und 4«. Nun das Gewicht in die rechte Hand nehmen und das linke Bein vorsetzen. 15-mal auf jeder Seite wiederholen.

3 Nehmen Sie jetzt in jede Hand ein Gewicht, stellen Sie sich aufrecht hüftbreit hin. Die Arme hängen lassen, die Knie leicht beugen; die Zehen zeigen nach vorne. Die Schultern stehen gerade und weisen leicht nach hinten (Schulterblätter anziehen). Spannen Sie die Bauchmuskeln an und schauen Sie geradeaus.

4 Atmen Sie aus und führen Sie dabei die Gewichte mit leicht ausgebreiteten Armen auf Schulterhöhe. Halten Sie die Schulterblätter nach unten und den Rücken gerade. 1 Sekunde halten, dann beim Einatmen die Arme in die Ausgangsposition zurückführen. 10-mal wiederholen. Zur Entspannung zu empfehlen: Massage (s. S. 126).

Eine gewichtige Sache

Mit dem Einsatz von Gewichten kann man den Übungserfolg maximieren. Verwenden Sie bitte nur ergonomisch gestaltete Gewichte (im Sportfachgeschäft erhältlich), um Gelenke und Muskeln zu schonen. Fangen Sie mit leichten Gewichten an und gehen Sie erst mit zunehmender Übung zu schwereren über (z. B. von drei Pfund über fünf bis acht). Sie müssen die Gewichte spüren, dürfen sich aber nicht quälen. Die letzten drei Wiederholungen sollten stets eine Herausforderung sein, aber nicht so sehr, dass Sie die korrekte Übungsposition nicht mehr halten können.

Basic: Beinmuskulatur

Diese Grundübung trainiert Ober- und Unterschenkel, aber auch Po und Achillessehne. Dies hilft, den Körper besser im Gleichgewicht zu halten (z. B. beim Skifahren).

Training allein reicht nicht
Gymnastik und Krafttraining stärken und bringen die Muskeln in Form. Dies allein genügt jedoch nicht, um Fettpolster verschwinden zu lassen. Zusätzlich müssen Sie mithilfe Ihrer Ernährung für eine entsprechende Gewichtsabnahme sorgen. Anderenfalls bauen sich Muskeln unter der Fettschicht auf und fördern damit das Fett noch sichtbarer zu Tage.

1 Stellen Sie die Beine etwas weiter als hüftbreit auseinander; die Arme locker herabhängen lassen. Verteilen Sie Ihr Körpergewicht gleichmäßig zwischen Fußballen und Ferse. Spannen Sie die Bauchmuskeln an, indem Sie den Nabel Richtung Wirbelsäule ziehen. Blicken Sie während der ganzen Übung geradeaus und lassen Sie den Hals lang (das Kinn steht etwa in einem rechten Winkel zum Hals).

2 Atmen Sie ein und gehen Sie in eine halbe Hocke; dabei den Po nach hinten drücken, den Brustkorb anheben und die Arme nach vorne ausstrecken. Die Knie stehen über den Zehen. Gehen Sie tiefer in die Hocke (nur so weit, dass Ihre Muskeln sich nicht verspannen).

3 Richten Sie sich wieder auf, indem Sie sich beim Ausatmen mit den Fersen abstoßen und dabei die Arme senken. Sobald Sie aufrecht stehen, strecken Sie das rechte Bein im 10-Grad-Winkel nach hinten. Um die Balance zu halten, strecken Sie Ihre Wirbelsäule und spannen die Muskeln von Bauch und Po an. Dann setzen Sie das Bein wieder auf den Boden und gehen erneut in die Hocke. Diesmal strecken Sie beim Aufstehen das linke Bein nach hinten. Wechseln Sie immer ab, bis sie mit jedem Bein zehn Wiederholungen durchgeführt haben. Gegen schmerzende Muskeln hilft eine Massage (s. S. 126).

NEHMEN FRAUEN IM ALTER AN GEWICHT ZU?

Ja, viele Frauen nehmen im Alter zu, weil ihr Ruhestoffwechsel – die Menge der Kalorien, die täglich für die Körperfunktionen verbrannt werden – sinkt und Muskelmasse in Fett umgewandelt wird. Muskeln verbrennen achtmal so viel Kalorien wie Fett, daher verringert der Verlust von Muskelmasse den Ruhestoffwechsel. Dem können und sollten Sie entgegensteuern: Aerobic-Training fördert die Kalorienverbrennung und Krafttraining verbessert das Muskel-Fett-Verhältnis.

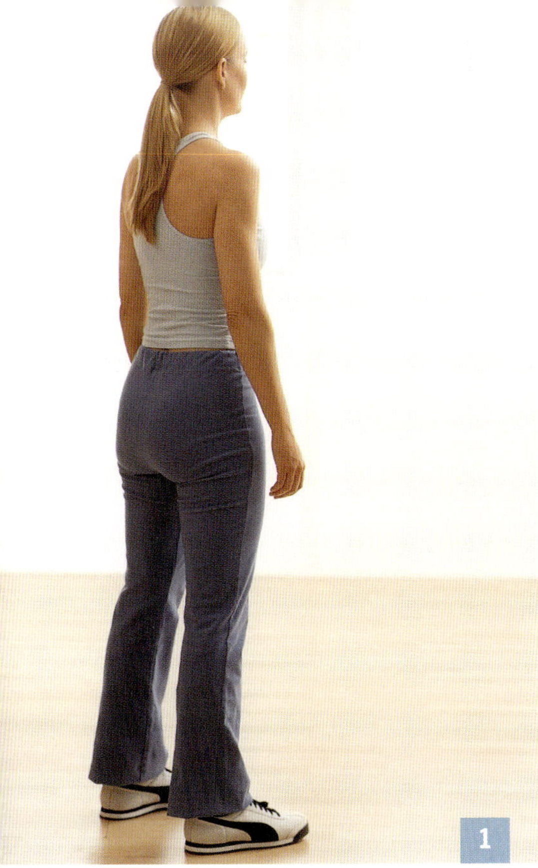

1

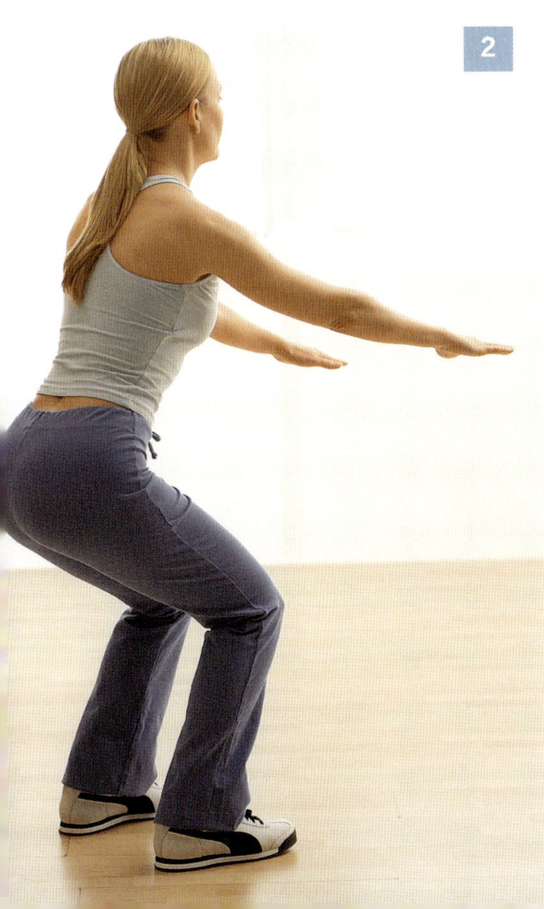

2

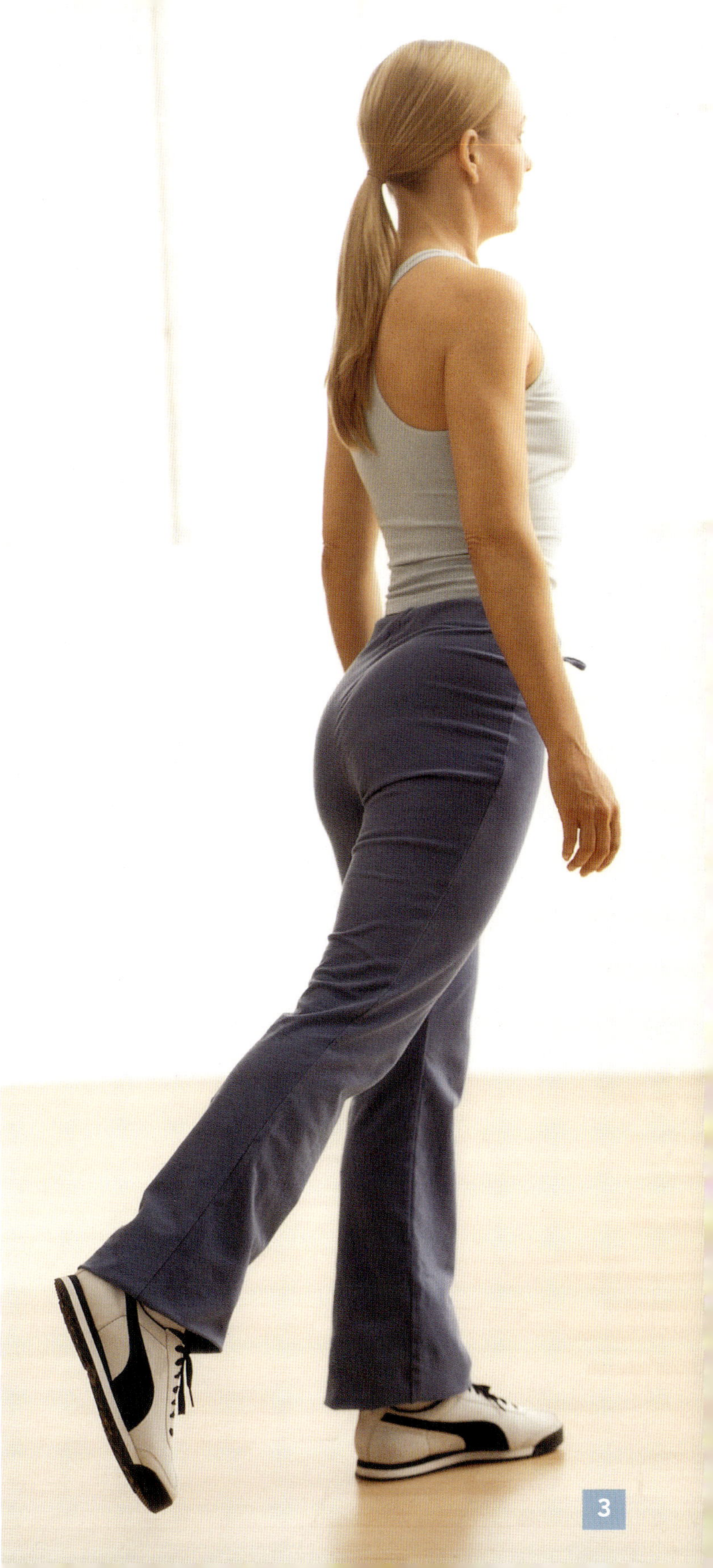

3

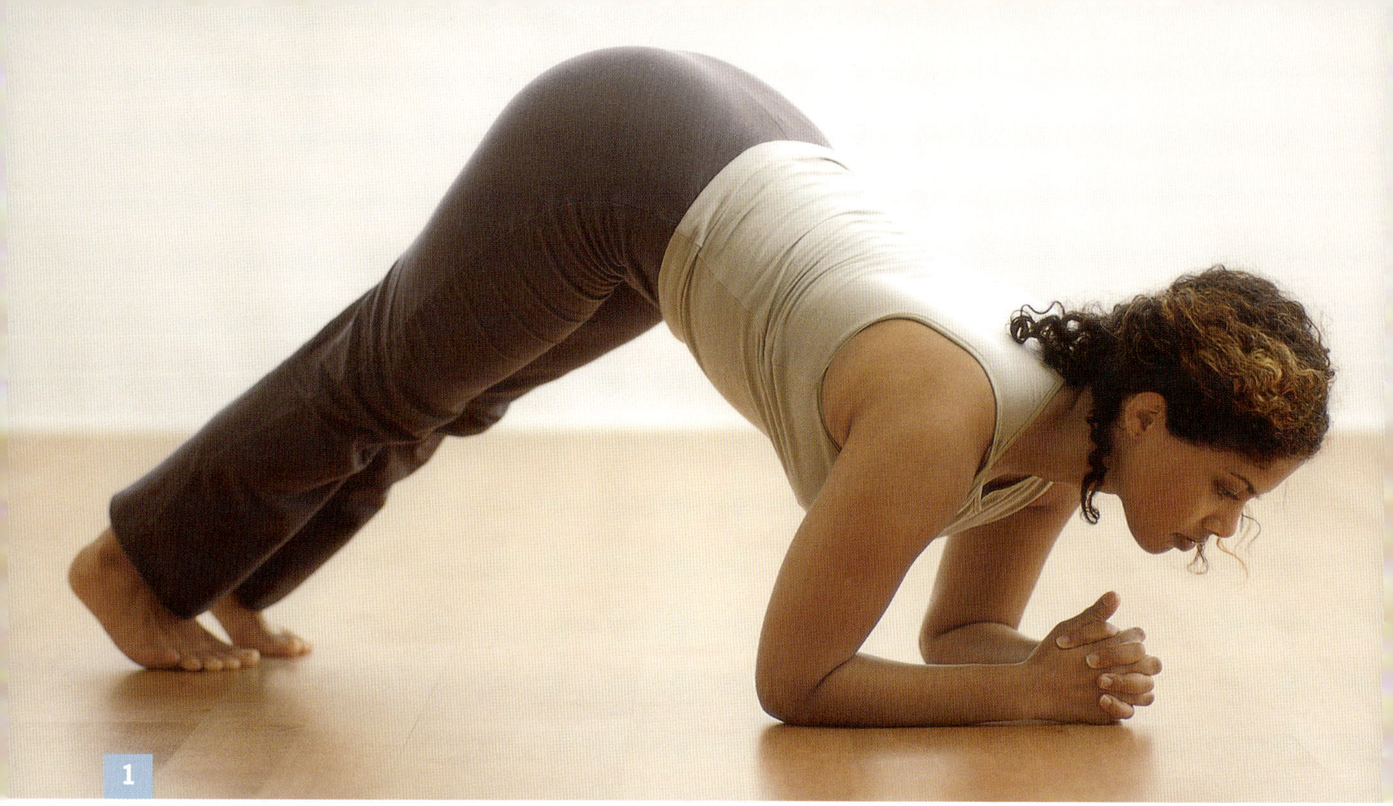
1

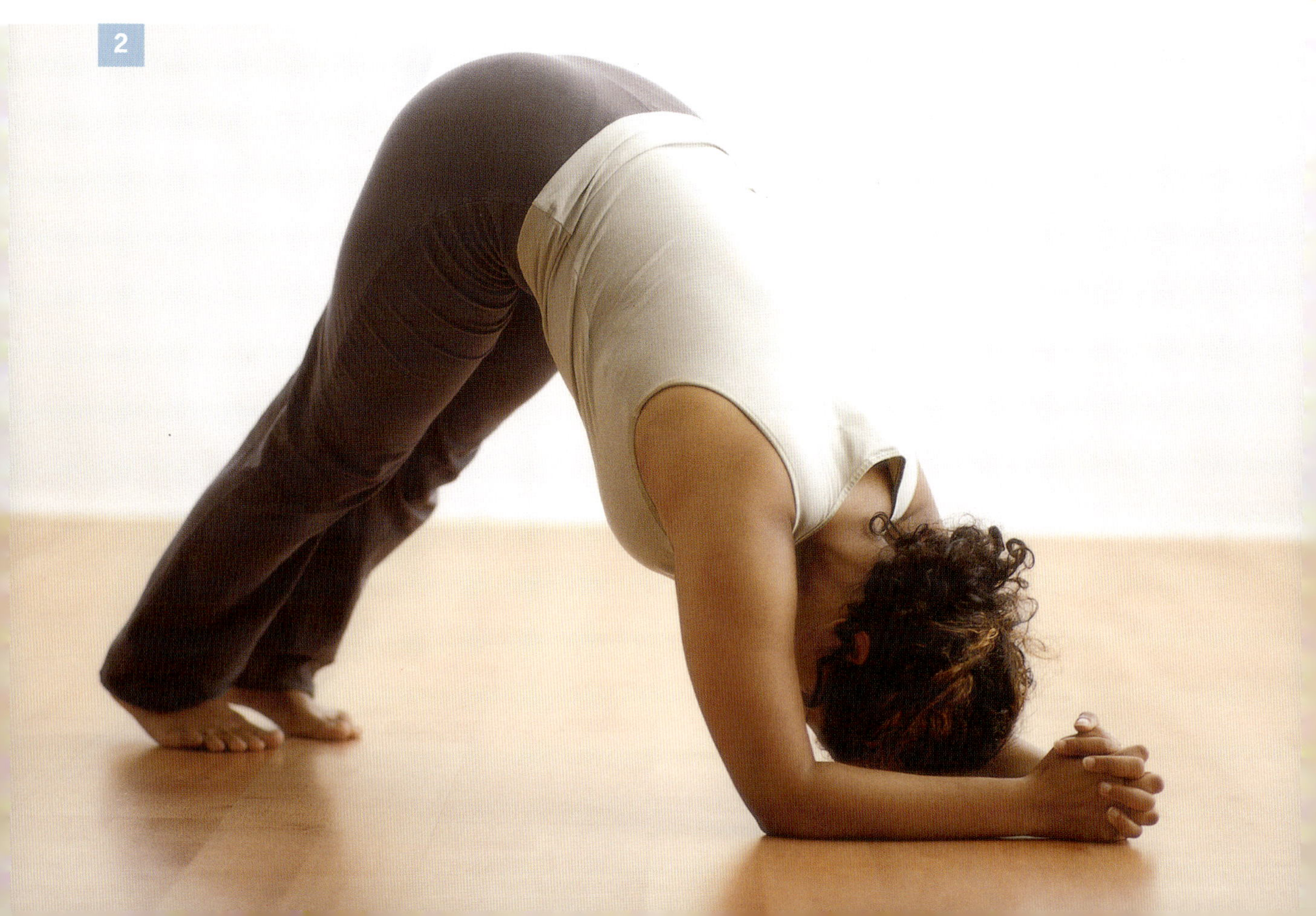
2

Der Delfin

Diese Yoga-Übung erinnert an den anmutig gebogenen Körper eines Delfins. Sie stärkt die Muskeln der Arme, im oberen Rücken, in den Schultern und im Halsbereich.

Die Delfin-Position kräftigt den Oberkörper und dehnt die Rückenmuskeln, die entlang der Wirbelsäule verlaufen. Sie kräftigt auch den Nacken, was Verspannungen der Nackenmuskulatur verhindert und Ihnen beim Yoga-Training anspruchsvolle *asanas* (Positionen), z. B. einen Kopfstand, erheblich erleichtert.

1 Um in die Startposition zu kommen, knien Sie sich hin und umfassen mit überkreuzten Armen Ihre Oberarme. Nun nach vorne beugen und die Ellbogen auf den Boden setzen. Die Hände von den Oberarmen lösen, falten und die Unterarme auf den Boden legen. Die Ellbogen sollen etwas enger zusammenstehen, als Ihre Schultern breit sind. Atmen Sie tief ein und pressen Sie beide Arme nach unten, als wollten Sie den Boden wegdrücken. Dabei heben Sie mit gestreckten Beinen den Po in die Höhe, ohne ins Hohlkreuz zu gehen. Der Kopf ist – mit Blick nach unten – nach vorne gerichtet.

2 Drücken Sie dann beim Ausatmen Ihre Brust Richtung Füße, sodass sich der Kopf zwischen den Armen befindet. Entspannen Sie Ihren Nacken. Wechseln Sie zwischen diesen beiden Positionen so lange, wie es Sie nicht übermäßig anstrengt.

DEHNEN BRINGT DEN ERFOLG

Kräftige Muskeln und Ausdauervermögen bilden die Basis für eine gute Fitness. Aber das unverzichtbare dritte Standbein ist die Elastizität der Muskulatur. Verkürzte oder steife Muskeln sind verletzungsgefährdet ebenso wie die Gelenke in der Nähe solcher Muskeln. Deshalb sind Dehnungsübungen so wichtig, denn sie verringern die Verletzungsgefahr, weil sie Muskeln elastischer und Gelenke beweglicher machen. Das bringt große Vorteile im Alltag und Sport!

Das richtige Maß

Sie müssen weniger Dehnübungen machen, als Sie vielleicht vermuten, um beweglich und kräftig zu bleiben. Viele Fitness-Experten meinen: Wer an drei oder mehr Tagen pro Woche nur zehn Minuten lang Dehnübungen ausführt, kann schon mit einem sehr guten Erfolg rechnen.

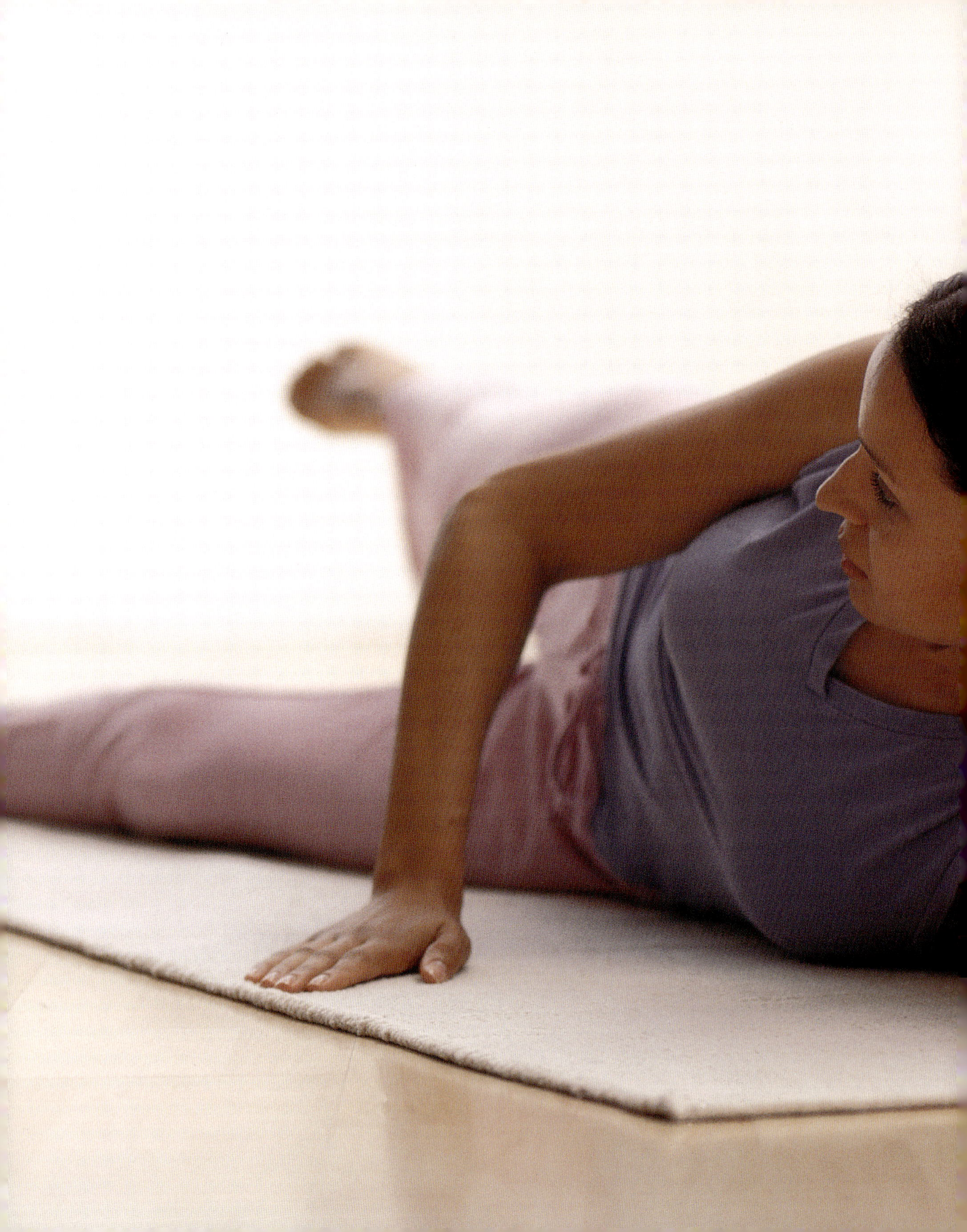

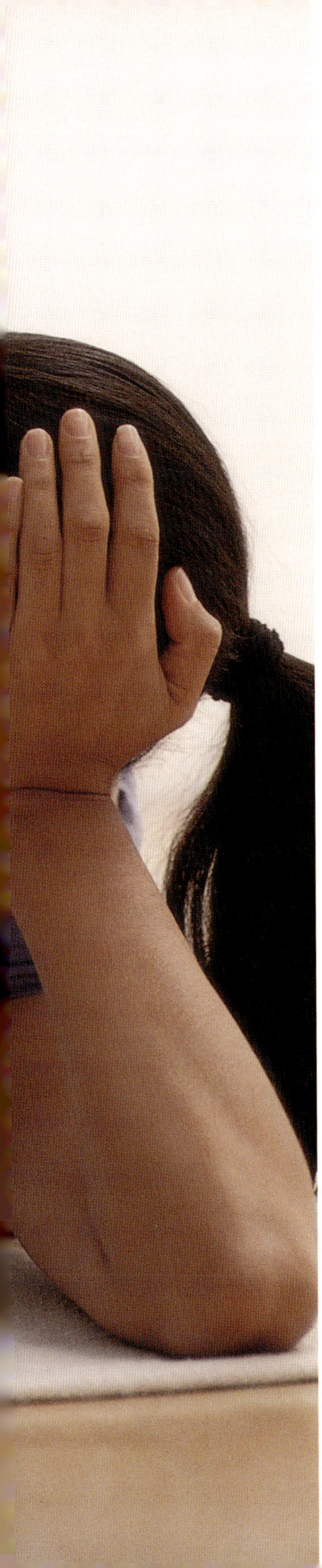

Kernmuskeln trainieren

Das Pilates-Training kräftigt Bauch, Rücken und Hüfte, indem es sich auf das sanfte Strecken und Dehnen der Muskulatur konzentriert statt auf schnelle Bewegungen.

Als Joseph Pilates seine Trainingstechnik in den 1920er Jahren entwickelte, nannte er sie *contrology*, weil sie hilft, eine feine Kontrolle über die Muskeln, insbesondere die tief liegenden Muskeln (Kernmuskeln) von Bauch, Rücken und Po, zu erlangen. Anhänger der Pilates-Methode behaupten, dass hierbei die Muskeln von innen nach außen statt von außen nach innen gestärkt werden.

Die Übungen auf den beiden folgenden Seiten kräftigen die Muskeln im Bereich von Bauch, Rücken und Hüfte. Das sind Bereiche, die viele Frauen trainieren müssen, um ein besseres Gleichgewicht, eine schönere Körperhaltung und größere Beweglichkeit zu erreichen. Bei der ersten Übung müssen der Arm und das gegenüberliegende Bein synchronisiert werden, was auch die Koordination verbessert. Achten Sie bei allen Übungen darauf, dass Ihr Rücken gerade bleibt (Hüften immer parallel halten). Ziehen Sie stets den Bauchnabel in Richtung Wirbelsäule. Spannen Sie auch die Bauchmuskeln an, wenn Sie auf dem Bauch liegen, damit nicht übermäßiger Druck auf den unteren Rücken ausgeübt wird. Für ein intensiveres Training probieren Sie die Pilates-Übungen mit einem Fitness-Ball (s. S. 303).

WARUM SIND DIE KERNMUSKELN WICHTIG?

Pilates-Übungen konzentrieren sich auf die Muskeln tief im Innern des Körpers – Muskeln, die Joseph Pilates *powerhouse* (Kraftwerk) genannt hat. Gemeint sind damit die Kernmuskeln (die Muskeln von Bauch, Rücken, Po und Oberschenkeln). Das Ausrichten, Stärken und Strecken dieser Kernmuskeln verbessert die Körperhaltung, erhöht die Durchblutung, vermindert das Verletzungsrisiko, ermöglicht eine größere Bewegungsfreiheit, sorgt für Biegsamkeit und kann sogar Inkontinenz lindern. Diese Vorteile erklären die enorme Popularität der Pilates-Methode auf der ganzen Welt.

Schritt-für-Schritt-Übung ►

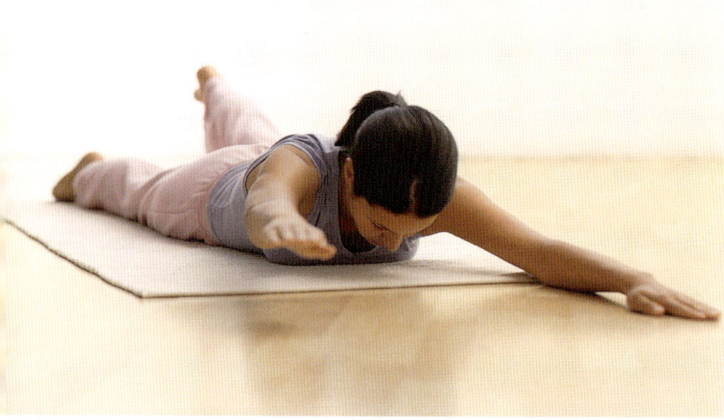

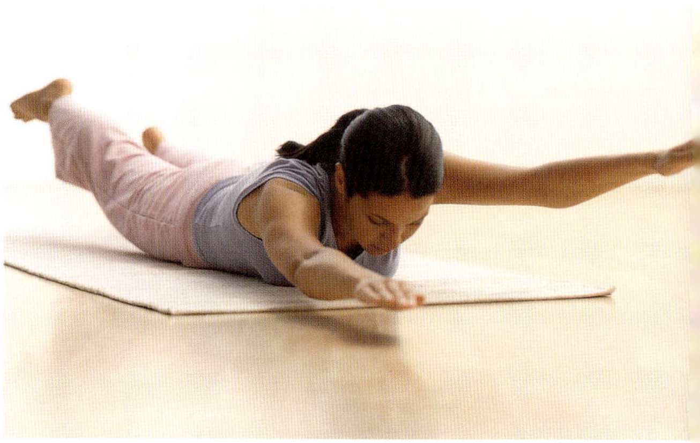

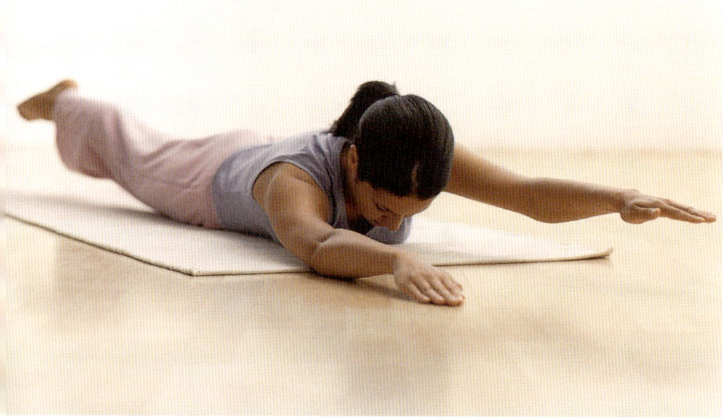

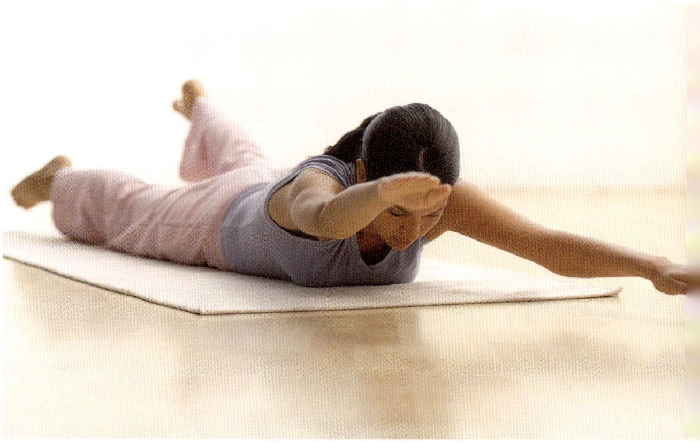

1 Diese Übung wird »Schwimmen« genannt. Legen Sie sich mit ausgestreckten Armen auf den Bauch, die Füße hüftbreit auseinander. Nun den Kopf heben, den Bauch einziehen und die Füße ausstrecken. Einatmen, dabei einen Arm und das gegenüberliegende Bein etwa 20 cm anheben und strecken. Ausatmen und absetzen.

2 Einatmen, dabei den anderen Arm und das andere Bein anheben, strecken, ausatmen und absetzen. Schritt 1 und 2 im Wechsel zwei bis drei Minuten lang ausführen.

3 Zum Intensivieren dieser Übung heben Sie beide Arme und Beine gleichzeitig vom Boden ab. Dann bewegen Sie die gegenüberliegenden Gliedmaßen auf und ab.

4 Wenn Sie die Übung schon gut beherrschen, machen Sie schnellere Auf- und Abwärtsbewegungen. Schmerzt Ihr Rücken oder ist er verspannt, gehen Sie wieder zur einfachen Übung (Schritt 1 und 2) zurück, bei der jeweils zwei Gliedmaßen auf dem Boden liegen.

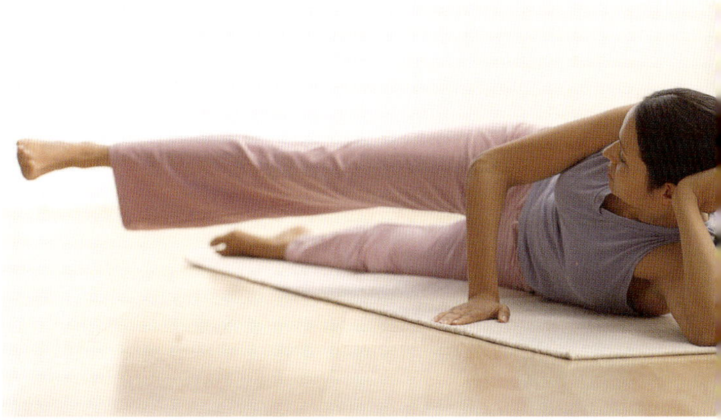

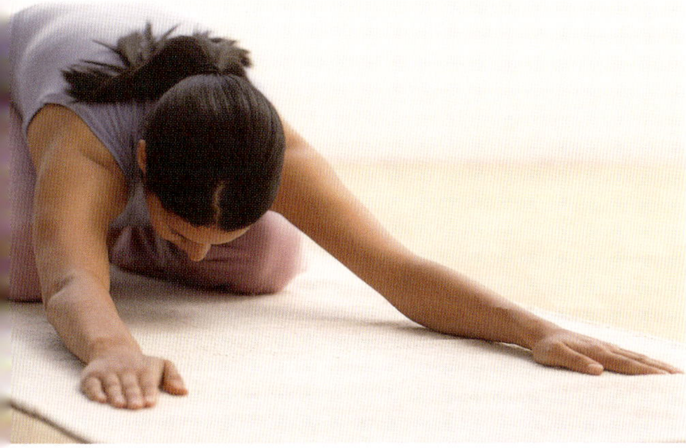

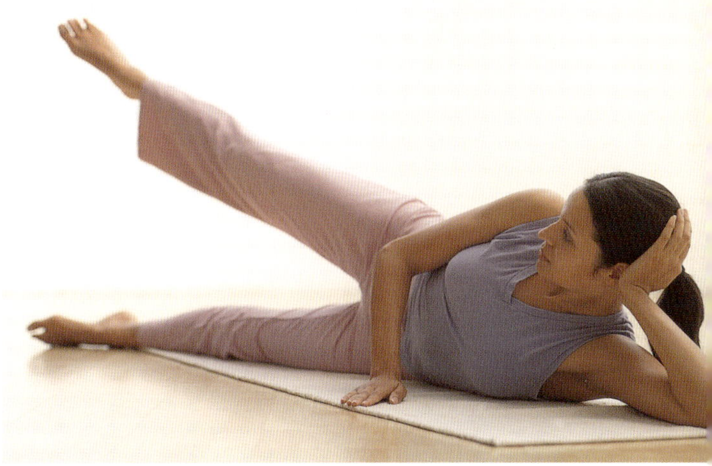

5 Entspannen Sie jetzt Ihren Rücken, indem Sie in die so genannte Gebetshaltung gehen: Setzen Sie sich auf Ihre Fersen mit leicht gespreizten Knien, die entspannte Brust dicht über dem Boden und die Arme bequem nach vorne gestreckt. Halten Sie diese Position etwa 20 Sekunden lang. Atmen Sie dabei ganz normal tief ein und aus.

6 Legen Sie sich auf die Seite. Stützen Sie den Kopf auf eine Hand und legen die andere vor den Körper. Heben Sie das oben liegende Bein einige Zentimeter an und schwingen es mit angezogenem Fuß nach vorne. Dann schwingen Sie es etwa 10 Grad nach hinten und strecken die Fußspitzen aus. Der Körper sollte ruhig bleiben. Mit jedem Bein 8-mal wiederholen.

7 Nun das oben liegende Bein leicht auswärts gedreht mit ausgestreckten Zehen heben und senken. Auf jeder Seite 8-mal wiederholen.

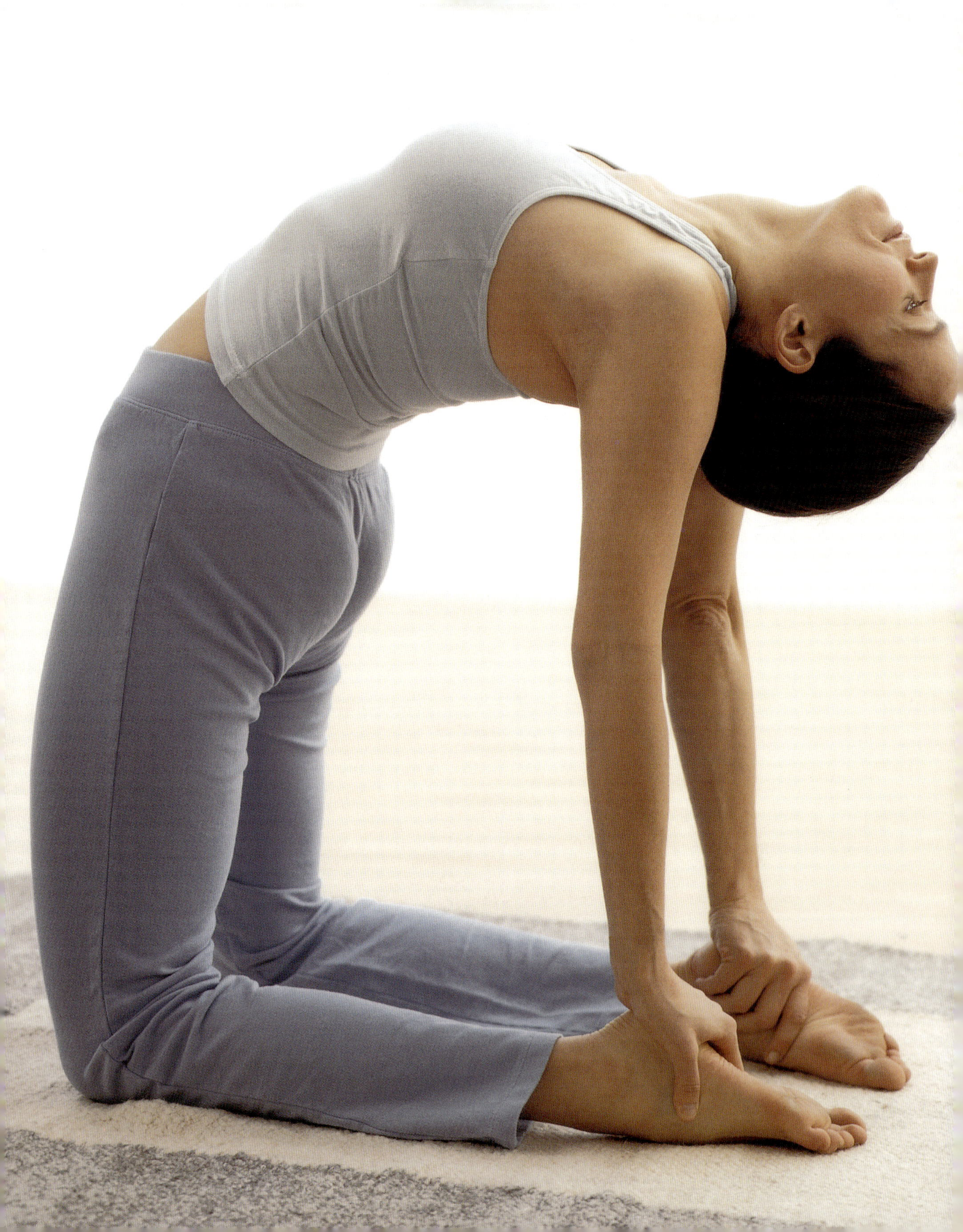

Tiefatmung

Diese klassische Yoga-Atemtechnik hilft, innere Ruhe und Kraft zu finden. Es ist eine sehr nützliche Übung, wenn Sie schwierigere Yoga-Positionen einnehmen wollen.

Für fortgeschrittene Yoga-Positionen (wie jene auf dem Bild links) setzen Sie eine Atemtechnik ein, die in Sanskrit (der Yoga-Sprache) *Ujjayi* genannt wird. Sie stärkt und stabilisiert Geist und Körper.

Nehmen Sie eine bequeme Sitzhaltung auf dem Boden ein. Atmen Sie langsam durch die Nase aus, indem Sie den oberen Kehlbereich sanft zusammenziehen. Daran sind dieselben Muskeln beteiligt, wenn Sie einen Spiegel anhauchen, nur dass dabei der Mund geschlossen bleibt. (Im Yoga wird fast immer mit geschlossenem Mund geatmet.) Atmen Sie langsam und tief ein, wobei die Kehle leicht zusammengezogen bleibt. Achten Sie auf ein feines zischendes Geräusch. Wenn Ihr Atem sich wie ein Schnarchen anhört, ziehen Sie Ihre Kehle zu stark zusammen.

Nutzen Sie die Konzentration, die diese Atemtechnik verlangt, um Ihren Körper und Geist in Einklang zu bringen. Sie hilft Ihnen sehr, während Sie irgendeine Position einnehmen oder beibehalten, ganz besonders bei jenen Positionen, die Sie als schwierig ansehen.

OHNE SCHMERZ KEIN ERFOLG?

In Yoga-Kursen entwickelt sich häufig ein Leistungswettstreit. Vor allem Anfänger möchten beweisen, dass sie ebenso beweglich sind oder so viel Ausdauer besitzen wie die alten Hasen. Manche wollen sogar den Yoga-Lehrer übertrumpfen. Doch der Körper signalisiert schnell und klar, wenn man es übertreibt. Klassische Anzeichen von Überbelastung sind Zittern, unregelmäßiges Atmen (oder der Atem wird angehalten), Schwindel, Angstgefühle und heftiges oder plötzliches Unwohlsein. Denken Sie daran, das Prinzip von Yoga sind langsame, sanfte und bewusste Bewegungen – und nicht besser zu sein als andere. Messen Sie deshalb bitte Ihre Fähigkeiten an Ihren eigenen Fortschritten, nicht an dem Können anderer!

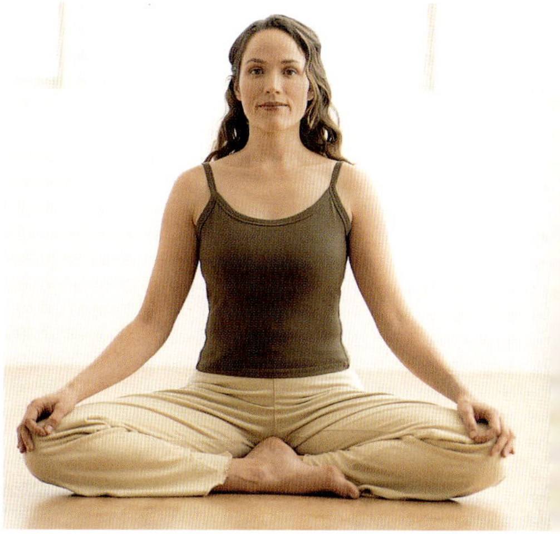

Atmung und Balance
Atemtechniken helfen, schwierigere Yoga-Positionen einzunehmen. Sie sind auch wichtig, um die *tapas* (Hitze in Sanskrit) in Balance zu halten. Diese spielt eine große Rolle bei der Entwicklung von Askese und Disziplin und für *ahimsa*, das Prinzip der Sorge um sich und andere. Zu viel *tapas* äußert sich in einem Gefühl der physischen Belastung oder Überbelastung. Im Yoga strebt man daher danach, eine maximale Anstrengung ohne Belastung zu erreichen.

Sardinen mit Basilikumöl

Mit frischem Basilikum aromatisiertes Öl krönt dieses mediterran anmutende Gericht, das einen hohen Gehalt an knochenstärkendem Kalzium aufweist.

Zutaten

2 Hand voll frische Basilikumblätter
1½ TL frisch gepresster Zitronensaft
250 ml Natives Olivenöl extra
Salz und frisch gemahlener Pfeffer
12 frische Sardinen, geschuppt und ausgenommen
Olivenöl zum Bestreichen

- Für 4 Portionen
- Vorbereitung: 25 Minuten
- Kochzeit: 5 Minuten

1 Füllen Sie eine Schüssel mit Eiswasser. Bringen Sie in einem Topf Salzwasser zum Kochen. Die Basilikumblätter hinzufügen und etwa 30 Sekunden blanchieren, bis die Blätter zusammenfallen. Abgießen, in Eiswasser geben. Erneut abgießen und ausdrücken.

2 Basilikum und Zitronensaft in einen Mixer geben und bei laufendem Gerät das Öl in einem dünnen Strahl langsam zugießen. Ist alles gut vermischt, mit Salz und Pfeffer abschmecken. Die Mischung etwa 30 Minuten bei Raumtemperatur stehen lassen.

3 Die Sardinen leicht salzen und etwas 30 Minuten kühl stellen.

4 Das Basilikumöl mithilfe eines Holzlöffels durch ein Sieb, das mit einem feuchten Baumwolltuch ausgelegt ist, streichen. Drücken Sie die Mischung ein zweites Mal durch das Tuch, falls sie noch nicht klar ist.

5 Den Grill auf höchster Stufe vorheizen. Die Sardinen leicht mit Olivenöl bestreichen und auf jeder Seite 2 bis 3 Minuten grillen, bis sie gar sind. Mit dem Basilikumöl beträufeln und sofort servieren.

Nährwerte pro Portion

Frische Sardinen schmecken zwar besser, aber Konservenware enthält mehr Kalzium.

Kalorien	270
Kilojoules	1140
Eiweiß	12 g
Kohlenhydrate	1 g
Fett gesamt	23 g
Gesättigte Fette	6 g
Cholesterin	70 mg
Natrium	80 mg
Ballaststoffe	0 g

TUN SIE IHREN KNOCHEN ETWAS GUTES

Dass Kalzium Osteoporose (Knochenschwund) vorbeugt, ist bekannt, aber Forscher meinen heute, es könne auch vor Herzerkrankungen und Schlaganfall schützen. Milchprodukte sind die besten Kalziumquellen. Ausgezeichnete Kalziumlieferanten sind auch z. B. intensiv grüne Gemüse wie Grünkohl und Senfblätter, Mandeln, Nüsse, mit Kalzium angereicherte Müsli und Säfte, außerdem Shrimps, Hummer, Lachs, Forellen und Sardinen. Versuchen Sie mal Sardinen aus der Dose als Imbiss. Mit den weichen, essbaren Gräten bieten sie sogar mehr Kalzium als frische Sardinen.

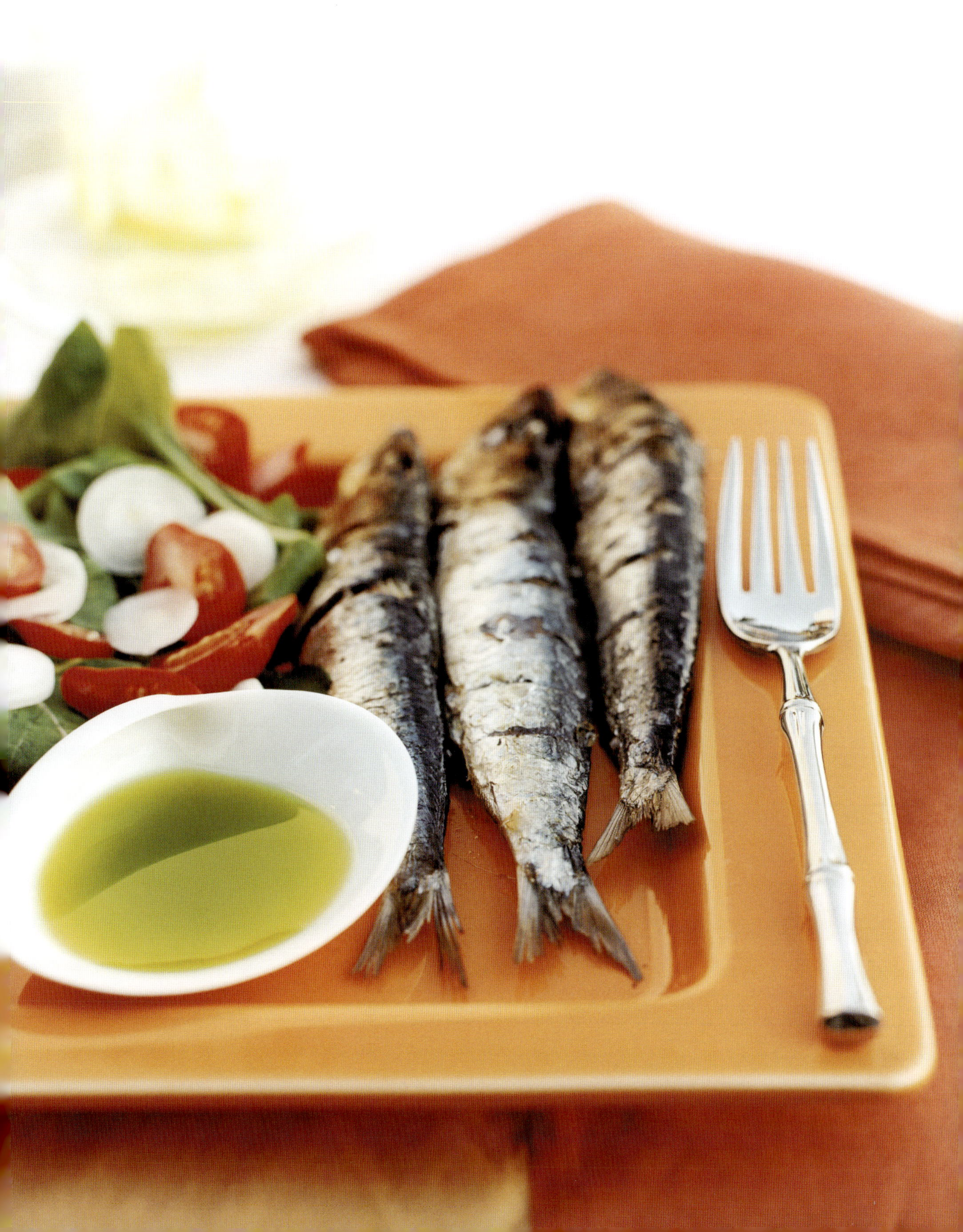

Entgiften

Ihr Geist ist träge, Sie fühlen sich andauernd gestresst, holen sich eine Erkältung nach der anderen – kurz gesagt, Sie fühlen sich so schlapp wie ein geplatzter Luftballon. Bei diesen Symptomen liegt der Bedarf nach einer kleinen Entgiftung des Körpers nahe.

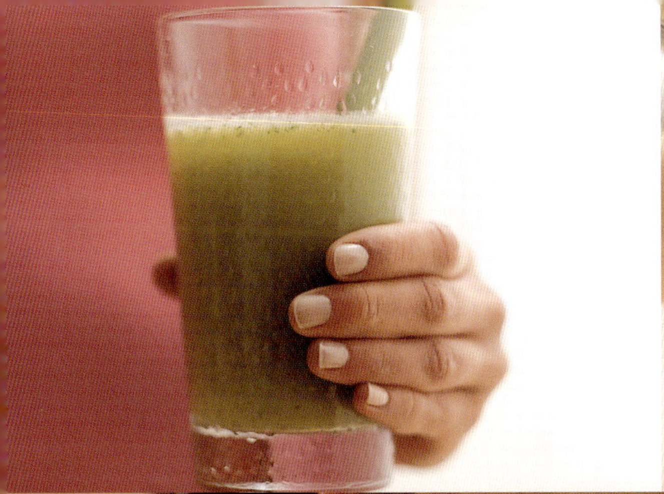
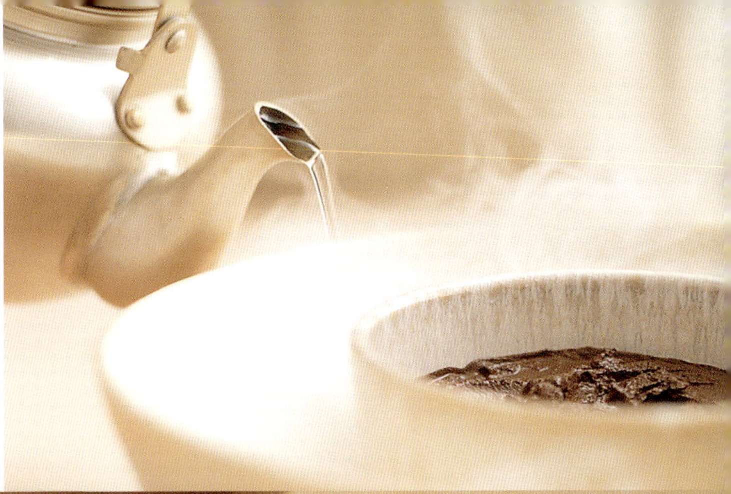
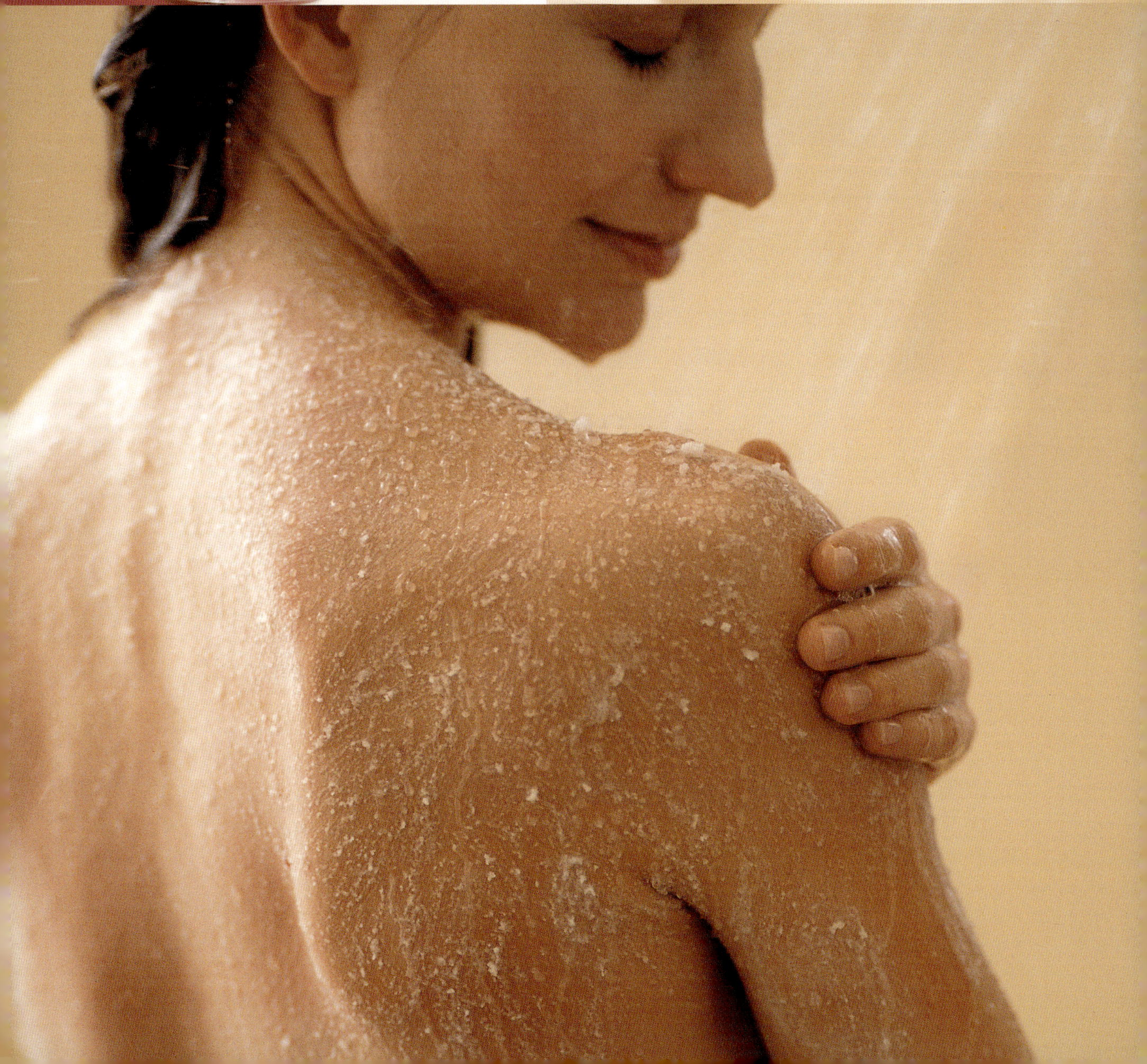

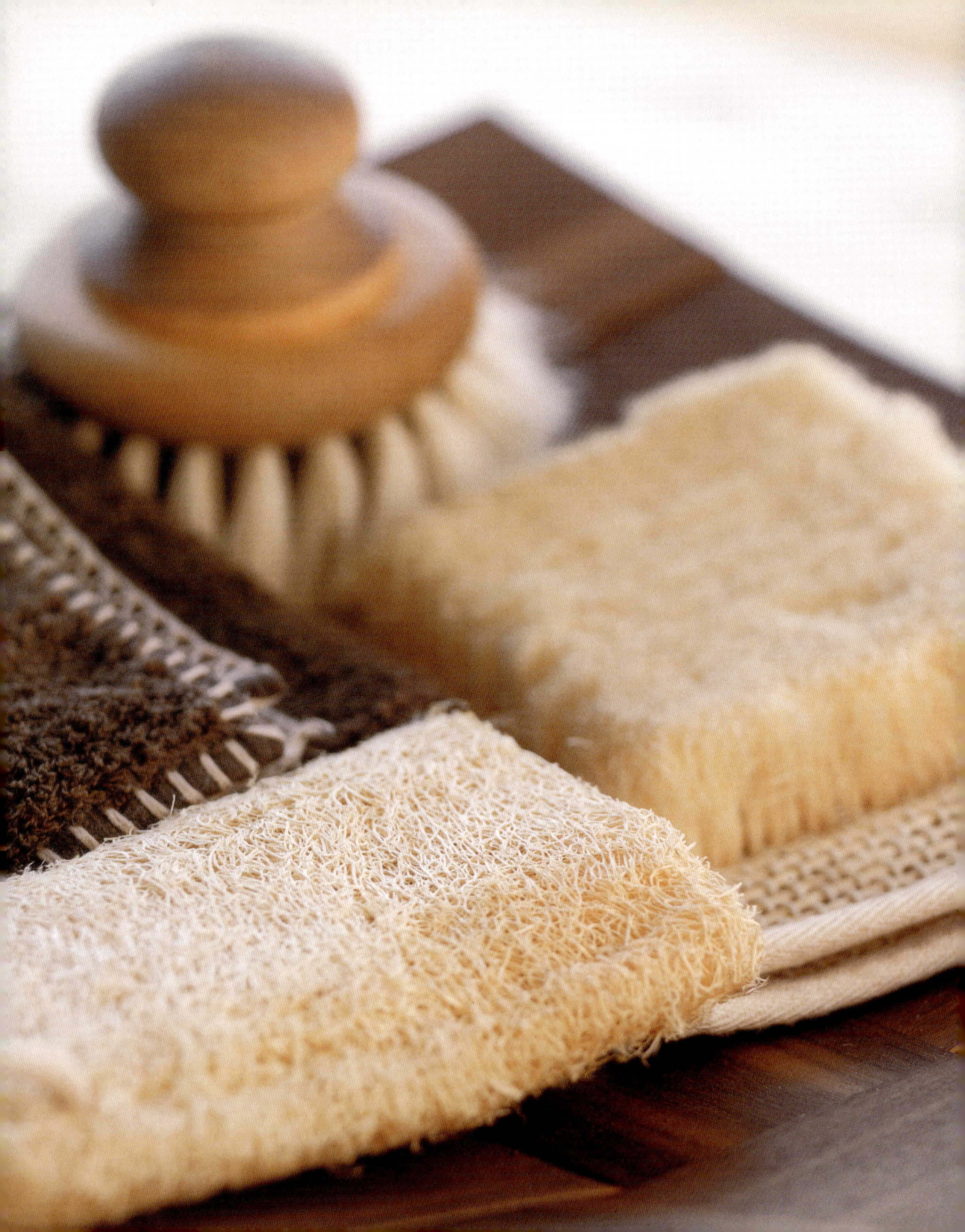

Entgiften

Unser Körper hat erstaunliche Entgiftungsmechanismen entwickelt. Unsere Lungen entledigen sich virtuos des giftigen Kohlendioxids, das bei unserem Atmen entsteht. Unsere Haut bildet von Kopf bis Fuß einen soliden Schutzwall gegen schädliche Umwelteinflüsse. Unser lymphatisches System, der Blutkreislauf und Organe wie Leber, Nieren und Darm eliminieren fremde schädliche Substanzen genauso wie die vielen natürlichen Abbauprodukte unseres Körpers. Umweltverschmutzung oder unsere eigenen schlechten Gewohnheiten schwächen jedoch immer wieder diese Entgiftungsmaschinerie. Wenn sich Gifte im Körper angesammelt haben, beeinträchtigen Sie unsere Körperfunktionen, rauben uns die Energie und verursachen mitunter sogar Krankheiten und Allergien. Sichtbare Warnsignale sind blasse Haut, trockene Haare und matte Augen.

Spätestens jetzt wird es Zeit für Entgiftungsmaßnahmen. Praktikable und zu Hause ausführbare Anleitungen finden Sie in diesem Kapitel. Die Maßnahmen helfen, Ihren Körper wieder auf Vordermann zu bringen, sofern es sich nicht um komplexe Vergiftungen (Gifte am Arbeitsplatz, Nahrungsgifte usw.) handelt. Vermuten Sie ernsthafte Beeinträchtigungen, ziehen Sie möglichst rasch Ihren Arzt zu Rate.

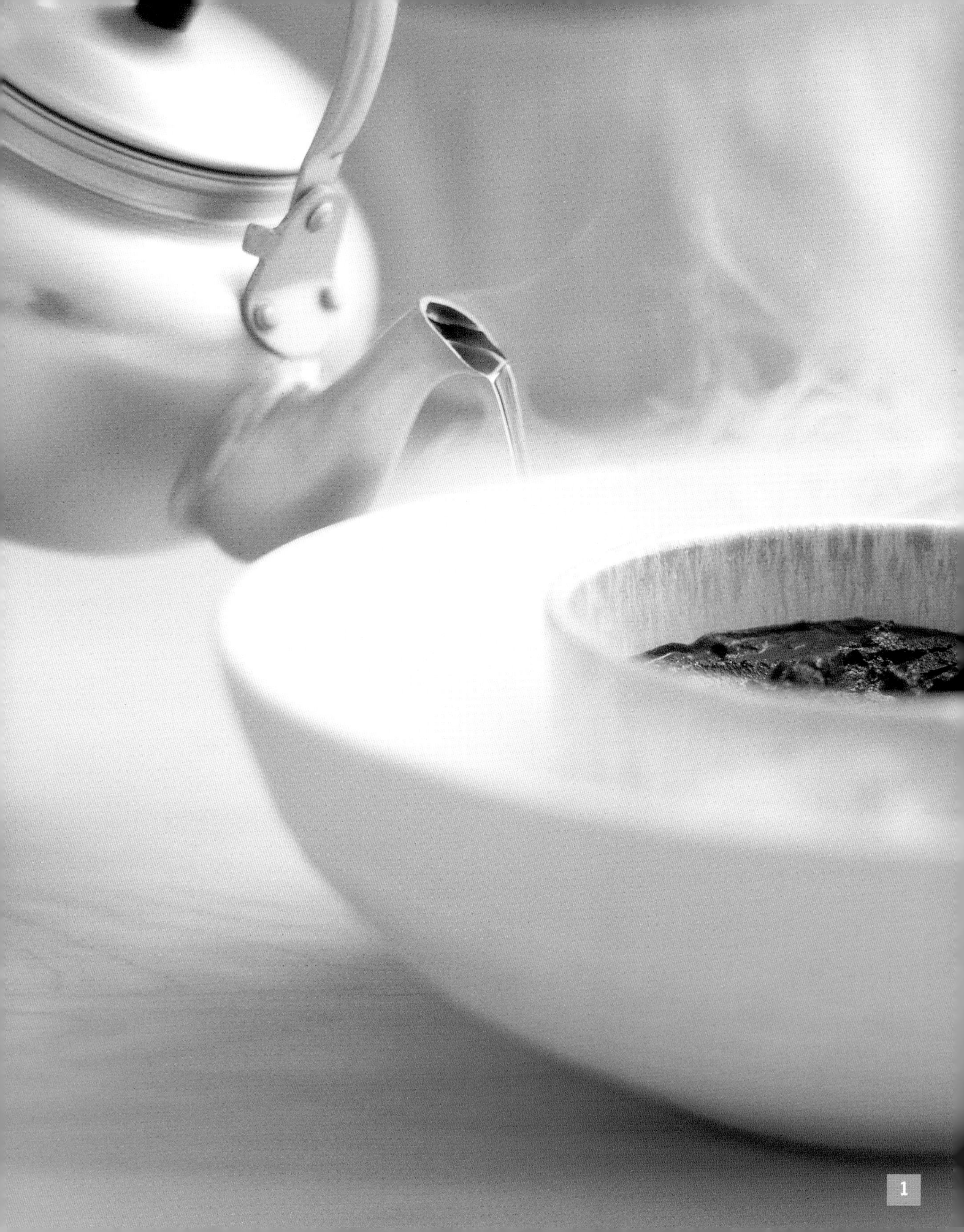

Schlammpackung

Schlammpackungen haben eine lange Tradition beim Entgiften und Behandeln von Muskelverspannungen. Die bekannteste ist die Fangopackung.

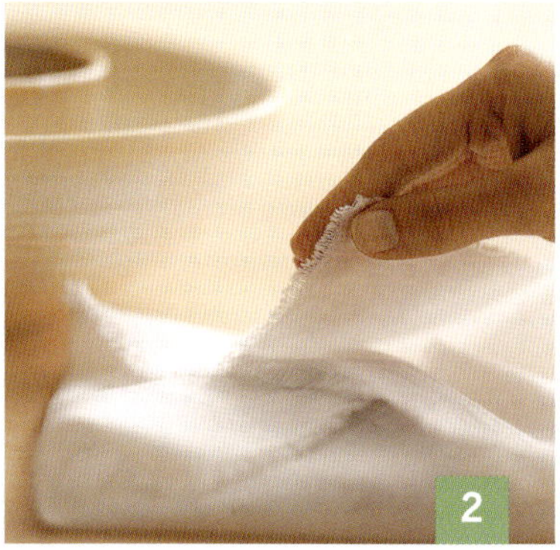

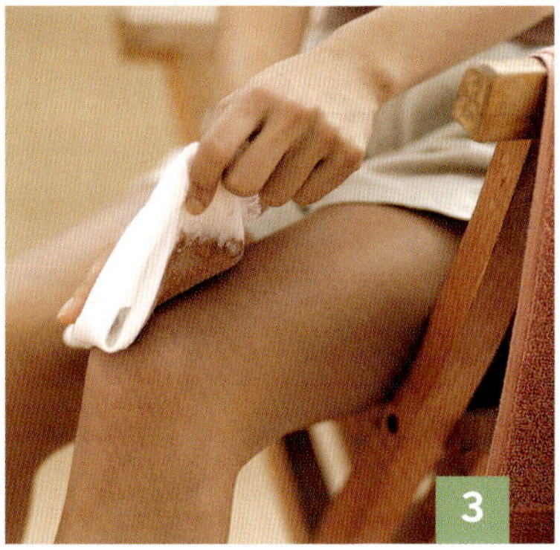

1 Schlamm- bzw. Fangopackungen können Sie in der Apotheke kaufen. Geben Sie den Schlamm in einer hitzebeständigen Schüssel in ein Wasserbad und lassen Sie ihn unter Rühren heiß werden. (Die notwendigen Zutaten für die Schlammpackung, siehe rechts.)

2 Schneiden Sie die Gaze (oder einen anderen sehr durchlässigen Stoff) in ein 30 mal 30 Zentimeter großes Quadrat und legen Sie es auf eine hitzebeständige Fläche. Wenn der Schlamm heiß genug ist, heben Sie die Schüssel mit dem Schlamm heraus und gießen ihn auf die Gaze. (Vorsicht, Topflappen benutzen, heiß!) Verstreichen Sie den Schlamm zu einer 3 bis 5 Zentimeter dicken Schicht und binden Sie die jeweils gegenüberliegenden Ecken des Stoffes zusammen.

3 Legen Sie das Schlammpäckchen auf die schmerzende Körperstelle. Probieren Sie aber vorher vorsichtig am Handgelenk aus, dass der Schlamm nicht zu heiß ist. Decken Sie das Ganze mit einem größeren Stück Plastik ab, um die Wärme zu halten, und wickeln Sie ein altes Handtuch herum. Lassen Sie die Schlammpackung 20 bis 30 Minuten wirken. (Nicht bei entzündlichen Prozessen anwenden!)

Lindernde Schlammpackung

1 Päckchen Fango (therapeutischer Schlamm)
1 kleine hitzebeständige Schüssel
1 größere Schüssel
Kochendes Wasser
1 großes Stück Gaze
1 Spatel
1 Stück Plastik
1 Handtuch

Die Heilkraft des Schlamms
Die Wärme der Schlammpackung lindert Schmerzen, während die Mineralstoffe und Vitamine, die in therapeutischem Schlamm enthalten sind, von der Haut aufgenommen werden. Im Ergebnis trägt dies zur Verbesserung des Stoffwechsels bei, fördert den Abtransport der Abfallstoffe genauso wie die Zellatmung und die Nervenfunktionen.

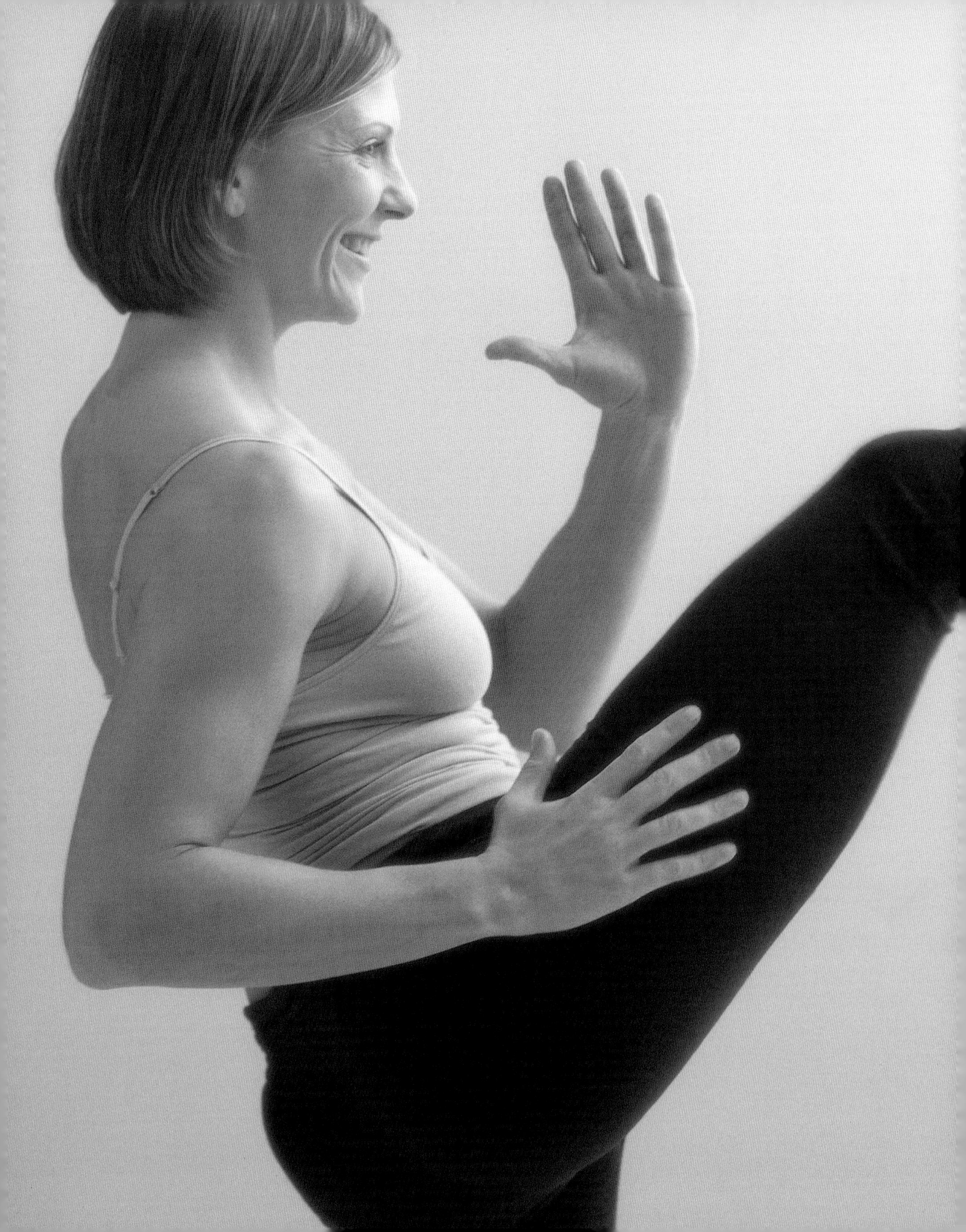

Schwitzen gehört wohl auf der ganzen Welt zu den ältesten Methoden, den Körper zu reinigen (und zu entgiften) und dabei die Seele zu klären. Die Finnen benutzen dazu ihre Saunahütten, die Russen genießen ihr Schweißbad in Banjas (öffentlichen Bädern). Die japanischen Sentos schließen heiße und kalte Wasserbecken mit ein. Und die Indianer des amerikanischen Südwestens bauen Schwitzhütten, in denen sie auf heißen Steinen ihren Geist und Körper reinigen und mit den Geistern kommunizieren.

Heilsames Schwitzen

Schweiß ist eine Mischung aus Wasser, Natriumchlorid, Kaliumsalzen, Harnstoffen und Milchsäure. Er kühlt den Körper durch Verdunstung. Ob mit dem Schweiß tatsächlich Umweltgifte ausgeschwemmt werden, ist umstritten, aber Schwitzen ist grundsätzlich gesund für Ihren Körper. Es fördert den Blutkreislauf, unterstützt die körpereigenen Entgiftungsmechanismen, lockert die Muskeln und verleiht unserer Haut einen rosigen Schimmer. Nach einem Saunagang fühlen Sie sich garantiert äußerlich wie innerlich reiner, entspannter und wie neugeboren.

Um ins Schwitzen zu geraten, brauchen Sie nicht unbedingt eine Sauna oder ein Dampfbad, kraftvolles Körpertraining – sei es Kickboxen, Joggen – oder auch nur das Herumtoben mit den Kindern auf dem Spielplatz hat den gleichen Effekt. Im Alltag zu schwitzen gilt als verpönt und wird oft als Zeichen von Nervosität und Schwäche angesehen, aber sich bewusst den Schweiß aus den Poren quellen zu lassen, gehört heute bei vielen Frauen zum guten Ton – in der Sauna oder im Fitnesscenter.

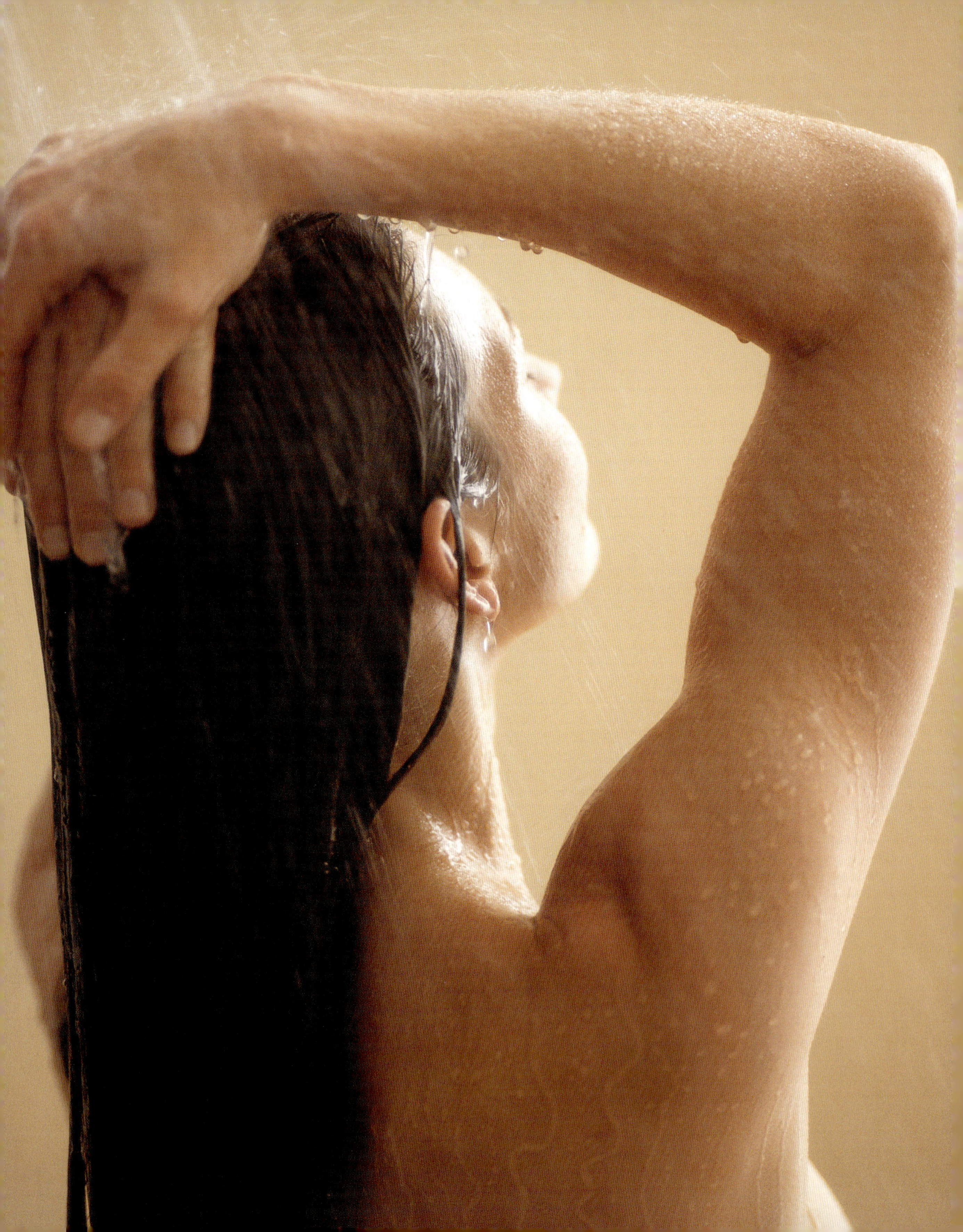

Hilfe beim Kater

Nach einer durchzechten Nacht kommt Ihr Kopf und Ihr Magen nur langsam wieder in Ordnung. Doch Sie können den Prozess mit kleinen Maßnahmen beschleunigen.

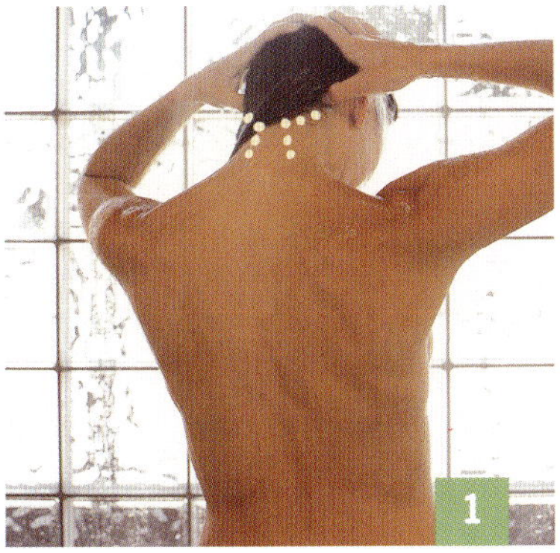

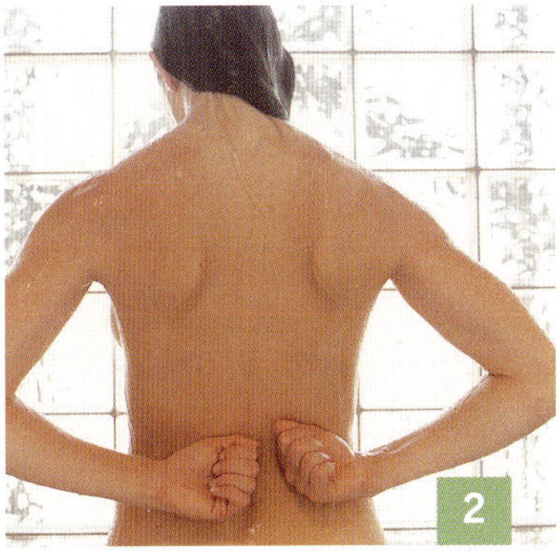

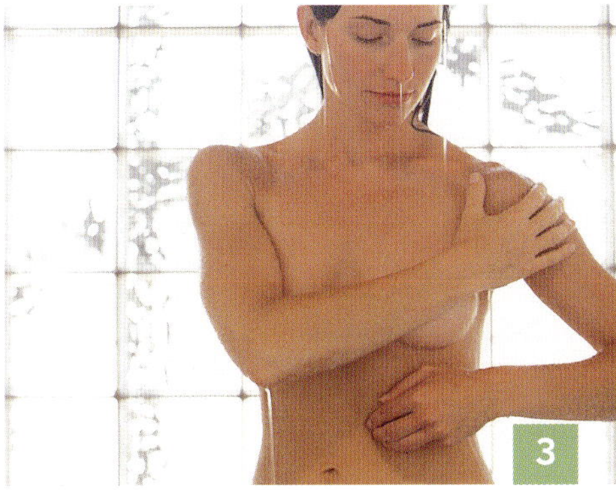

1 Um Übelkeit und Kopfschmerzen zu lindern, pressen Sie Ihre Daumen auf die Akupressurpunkte entlang Ihres Hinterkopfes und Nackens. Beginnen Sie am Halsansatz rechts und links der Halswirbelsäule (siehe die gelben Punkte auf Foto 1). Pressen Sie zwei Atemzüge lang auf den ersten Punkt, lockern Sie den Druck und bewegen Sie den Daumen drei Zentimeter aufwärts. Fahren Sie so fort, bis Sie oberhalb der Ohren angelangt sind. Führen Sie dann die Akupressur in umgekehrter Richtung aus.

2 Um Ihr wichtigstes Entgiftungsorgan, die Nieren, zu stimulieren, pressen Sie die Rückseite Ihrer geballten Hände – abwechselnd – 12-mal leicht auf den Nierenbereich.

3 Der Akupressurpunkt 16 gehört zu den klassischen Stellen, die gegen Katersymptome helfen. Führen Sie dazu die Fingerspitzen der einen Hand unter den letzten Rippenbogen und bewegen Sie die Hand an die Stelle, die in einer Linie mit Ihrer Brustwarze liegt. Drücken Sie zehn Atemzüge lang auf diesen Punkt. Führen Sie die Akupressur auf der anderen Seite aus.

Katerbekämpfung

Dies alles hilft gegen Kater: Trinken Sie sehr viel Wasser, um Ihren durch Alkohol dehydrierten Körper wieder aufzufrischen. Ein paar hinzugefügte Spritzer Zitronensaft unterstützen den Entgiftungseffekt. Auch hilfreich: eine kühle Kompresse auf die Stirn, die Sie mit drei Tropfen Lavendel-, Pfefferminz- oder Rosmarinöl beträufelt haben. Gegen Übelkeit hilft Rosen- oder Sandelholzöl. Auf den altbekannten Eisbeutel verzichten Sie besser, der kann Ihnen leicht eine Erkältung in Form von Nasennebenhöhlen- bzw. Stirnhöhlenentzündung bescheren.

Pferdemähne

Diese bekannte Tai-Chi-Übung, das »Teilen der Pferdemähne« genannt, fördert den Fluss des Blutes und der Lymphe und damit auch die natürliche Entgiftung.

Welch ein Name!
Tai-Chi-Übungen tragen Tiernamen, die dem Übenden helfen, ein Gefühl für die entsprechende Bewegung und Stellung zu entwickeln. Die Handbewegungen nach vorne und zurück, die sie beim »Teilen der Pferdemähne« ausführen, sollten sich so anfühlen, als ob Sie wirklich die Mähne eines Pferdes teilen würden. Und bei den Schritten stellen Sie sich vor, Sie treten freundlich, aber sehr bestimmt einem wilden Pferd entgegen.

1 Stehen Sie aufrecht mit geschlossenen Füßen. Blicken Sie über Ihre linke Schulter, während Sie Ihr linkes Knie anwinkeln und die gestreckten Zehen auf den Boden aufsetzen. Halten Sie Ihre Hände so, als ob Sie einen dicken Ball umfassen würden. Die linke Hand befindet sich dabei ungefähr in Taillen-, die rechte in Schulterhöhe.

2 Strecken Sie Ihr linkes Bein nach vorne, sodass die Ferse auf dem Boden steht und die Zehen in die Höhe zeigen. Halten Sie Kopf, Rücken und Gesäß in einer geraden Linie, während Sie Ihre Arme aufeinander zu bewegen, wobei Sie dann die linke Hand ungefähr auf Taillenhöhe senken und die rechte mit Ihnen zugewendeter Handfläche bis in Kinnhöhe führen.

3 Stellen Sie den linken Fuß flach auf den Bogen und beugen Sie Ihr Knie so, dass es sich über den Zehen befindet. Ihr rechtes Bein halten Sie gestreckt. Die linke Hand führen Sie langsam bis knapp unter Schulterhöhe, und die rechte auf Taillenhöhe. Wiederholen Sie mehrmals diese Bewegungen, wobei Sie stets die Hände aneinander vorbeiführen. Führen Sie die Schritte 1 bis 3 mehrmals aus.

BALANCE DER KÖRPERFLÜSSIGKEITEN

Das Blut, das durch unseren gesamten Körper fließt, transportiert Sauerstoff, Glukose, Proteine und andere Nährstoffe. Einige dieser lebenswichtigen Bestandteile gehen verloren, wenn Plasma durch die Zellwände der Blutgefäße tritt und in Gewebezellen dringt. Das lymphatische System transportiert diese Flüssigkeit ab – mit den Nährstoffen, aber auch mit Abfallprodukten oder Keimen und führt sie »gereinigt« in den Blutstrom zurück. Um diesen Vorgang zu fördern, kann man von einem Experten eine Lymphdrainage ausführen lassen.

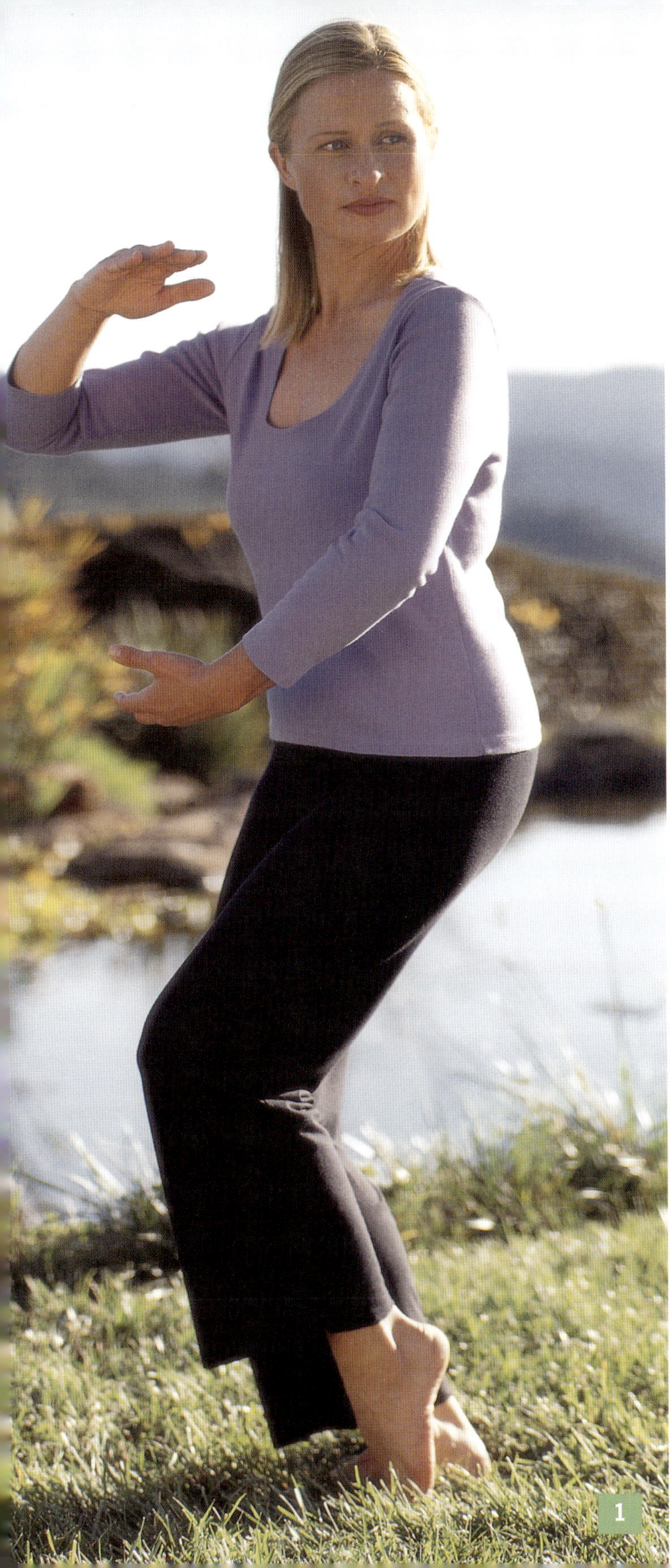

1

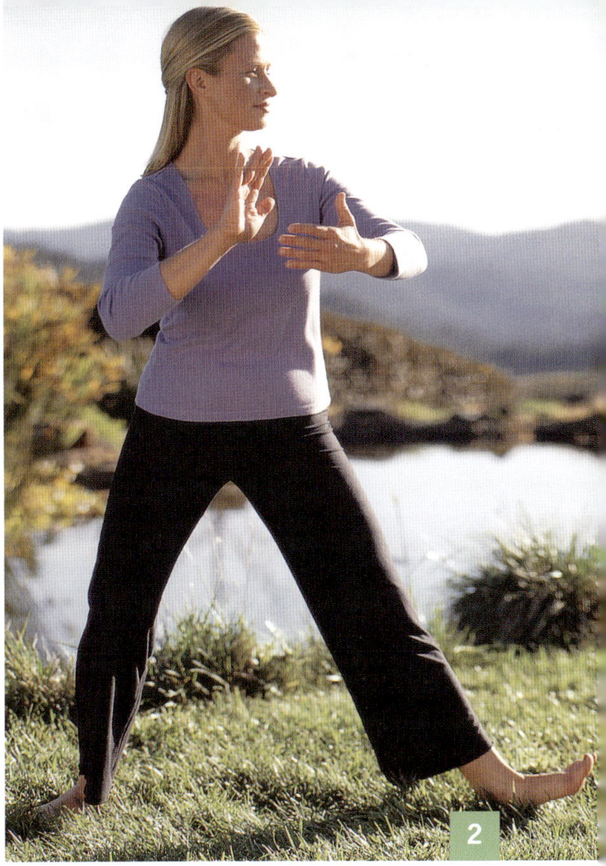

2

3

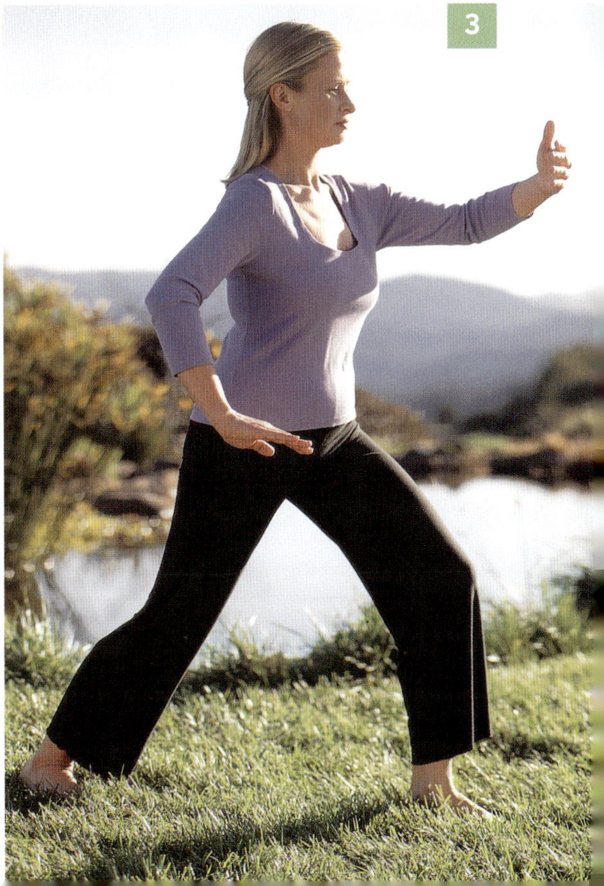

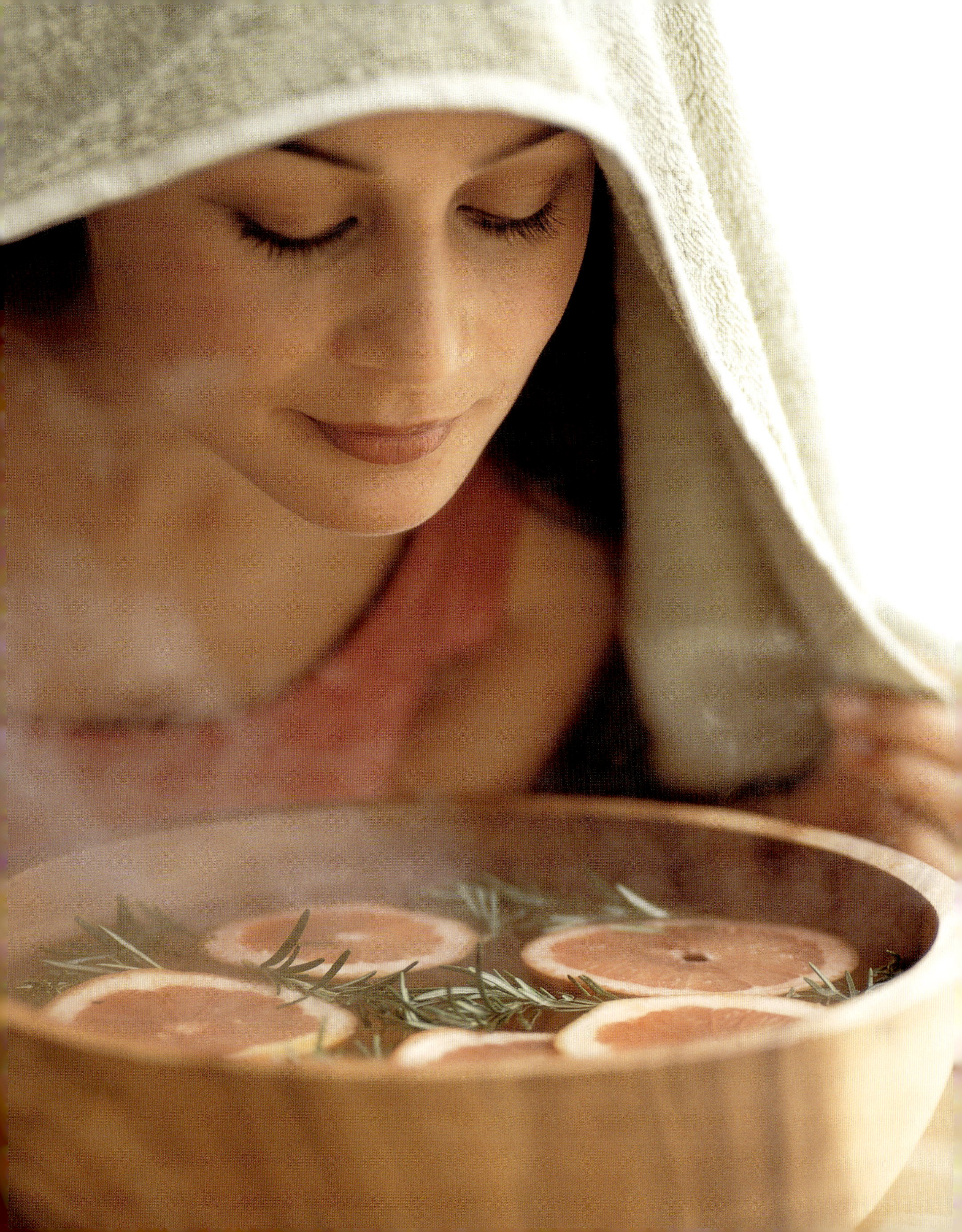

Ätherischer Dampf

Ein Dampfbad, bei dem Sie mit ätherischen Ölen angereicherten Dampf auf Ihr Gesicht wirken lassen, kann den Entgiftungsprozess der Haut fördern.

Geben Sie in eine Schüssel mit kochendem Wasser Grapefruit- und Rosmarinöl (siehe Rezept rechts), außerdem die Rosmarinzweige und die Grapefruitscheiben. Beugen Sie sich über die Schüssel, sodass Ihr Gesicht 30 bis 40 Zentimeter vom Wasser entfernt ist. Falls Ihnen dies zu heiß ist, entfernen Sie sich weiter davon weg. Legen Sie ein Badetuch über den Kopf und die Schüssel, um die Dämpfe wie in einem Zelt einzufangen. Lassen Sie den Dampf 5 bis 10 Minuten wirken. Abbrechen, sobald es für Sie unangenehm ist!

Außer dem Grapefruit- und Rosmarinöl haben viele andere ätherische Öle die gleiche Wirkung, z. B. Wacholder-, Geranium-, Zedernholz-, Orangen- und Bay-Öl. Probieren Sie aus, welcher Duft Ihnen am angenehmsten ist.

Nach dem Dampfbad ist Ihre Haut sehr empfindlich, sodass Sie eine sorgfältige Hautpflege vornehmen sollten. Um ein Austrocknen der Haut zu verhindern, tragen Sie eine feuchtigkeitsspendende Lotion auf (s. S. 57). Außerdem sollten Sie ein bis zwei große Gläser Wasser oder einen Löwenzahn-Shake (s. S. 120) trinken.

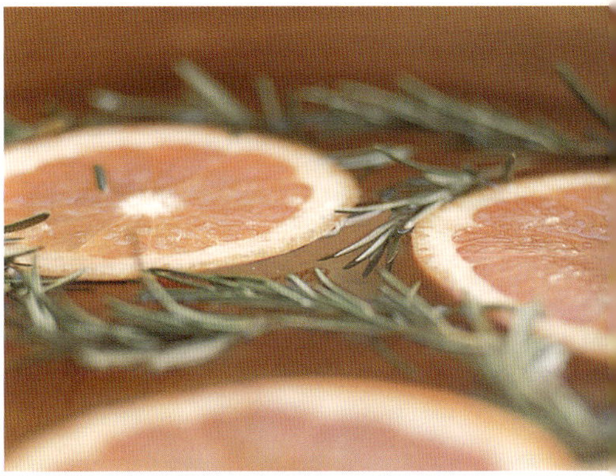

Entgiftungsmischung

1 große Schüssel mit kochendem Wasser
3 Tropfen Grapefruitöl
2 Tropfen Rosmarinöl
4 Zweige frischer Rosmarin
4 Grapefruit-Scheiben
1 Badetuch

DIE KRAFT DES DAMPFES

Dampf unterstützt nicht nur die Entgiftungsprozesse der Haut, sondern öffnet auch die Poren, sodass Schmutz oder Make-up-Reste entfernt werden und die Feuchtigkeit in tiefere Hautschichten dringen kann. Er weicht tote Hautzellen auf, sodass sie sich mit einem sanften Peeling beseitigen lassen. Ein richtig ausgeführtes Dampfbad fördert auch die Blutzirkulation der Gesichtshaut, entspannt bis zu einem gewissen Grad die Gesichtsmuskeln, was beides hilft, Ihnen ein gesünderes, strahlendes Aussehen zu verleihen.

Öle für die Haut

Grapefruitöl ist dafür bekannt, dass es Akne lindert und die Haut strafft. Man kann es in einem Dampfbad verwenden (wie hier) oder eine Lotion bzw. Creme damit anreichern. Auch Rosmarinöl hat einen adstringierenden und antibakteriellen Effekt, was hilft, Pickeln vorzubeugen.

Halbe Drehung

Diese Übung (»Halbe Drehung der Wirbelsäule«) hilft, den Entgiftungsprozess des Körpers in Gang zu bringen, weil sie die inneren Organe gewissermaßen massiert.

Sanfte Drehung!
Die hier beschriebene Yoga-Übung wird häufig zum Dehnen benutzt – und dabei mit großer Kraft ausgeführt, was zu Verletzungen führen kann. Diese Übung muss jedoch wie alle anderen Yoga-Stellungen sanft und ohne Überdehnung ausgeführt werden. Überfordern Sie niemals Ihren Körper. Es darf an keiner Stelle zu keiner Zeit auch nur der leiseste Schmerz auftreten. Und konkurrieren Sie niemals mit anderen!

Diese auch für Yoga-Neulinge in der Regel leicht auszuführende Übung »massiert« und stimuliert die Leber, die Milz und den Darm. Yogis sind der Ansicht, dass die »Halbe Drehung der Wirbelsäule« geradezu ideal für eine Entgiftung des Körpers ist.

Setzen Sie sich auf den Boden und schlagen Sie Ihr rechtes Bein über das linke, sodass es angewinkelt neben Ihrem linken Knie steht. Das linke Bein bleibt gestreckt am Boden. Sitzen Sie aufrecht und atmen Sie tief ein, während Sie Ihre Wirbelsäule strecken.

Beim Ausatmen drehen Sie sich sanft aus dem Steißbein heraus nach rechts. Legen Sie die rechte Hand flach auf den Boden und die linke auf die Oberschenkelaußenseite des rechten Beins, um die Hebelwirkung bei der Drehung zu verstärken.

Blicken Sie über Ihre rechte Schulter, während Sie tief atmen und die Drehbewegung sanft fortführen. Beim Ausatmen drehen Sie sich langsam wieder in die Ausgangsposition zurück. Wenden Sie Ihren Kopf nach vorn. Die Übung auf der anderen Seite ausführen.

REINIGEN SIE IHREN GEIST

Jeder, der sich schon einmal näher mit Yoga befasst hat, weiß, wie wohltuend reinigend es auf en Geist und die innere Kraft wirkt. Yogis behaupten, es würde den Geist dauerhaft entgiften. Deutsche Forscher haben festgestellt, dass Frauen, die regelmäßig Yoga praktizieren, im Leben zufriedener sind, als Frauen, die nur ein Buch darüber gelesen haben. Erstere waren auch weniger reizbar, aggressionsloser und hatten weniger körperliche Beschwerden. Zudem kamen sie besser mit ihrem alltäglichen Stress zurecht und sie wiesen ein freundlicheres, offeneres Wesen auf.

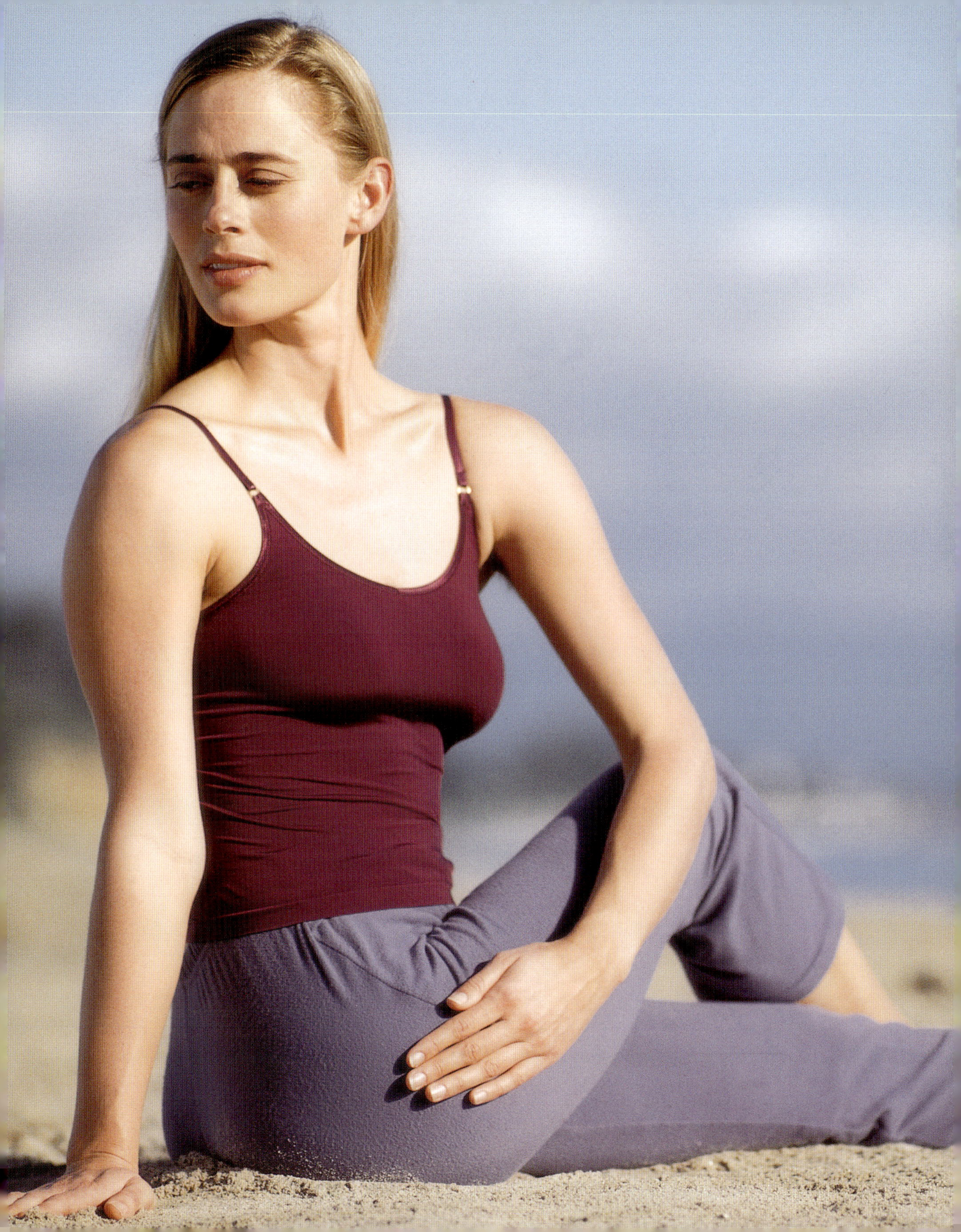

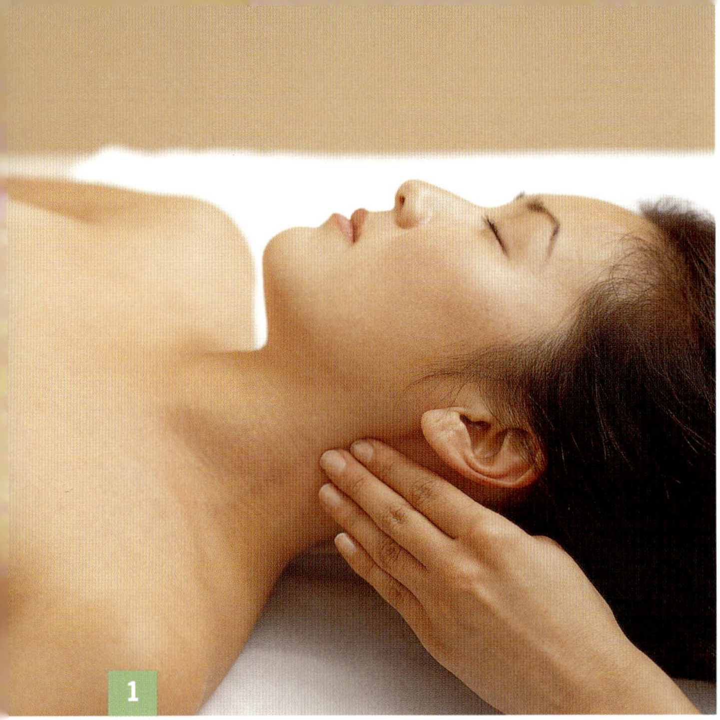
1

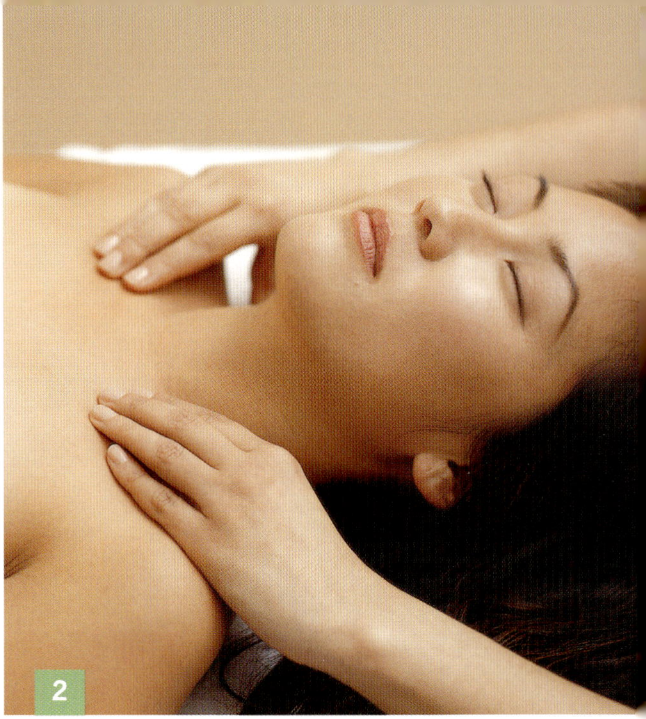
2

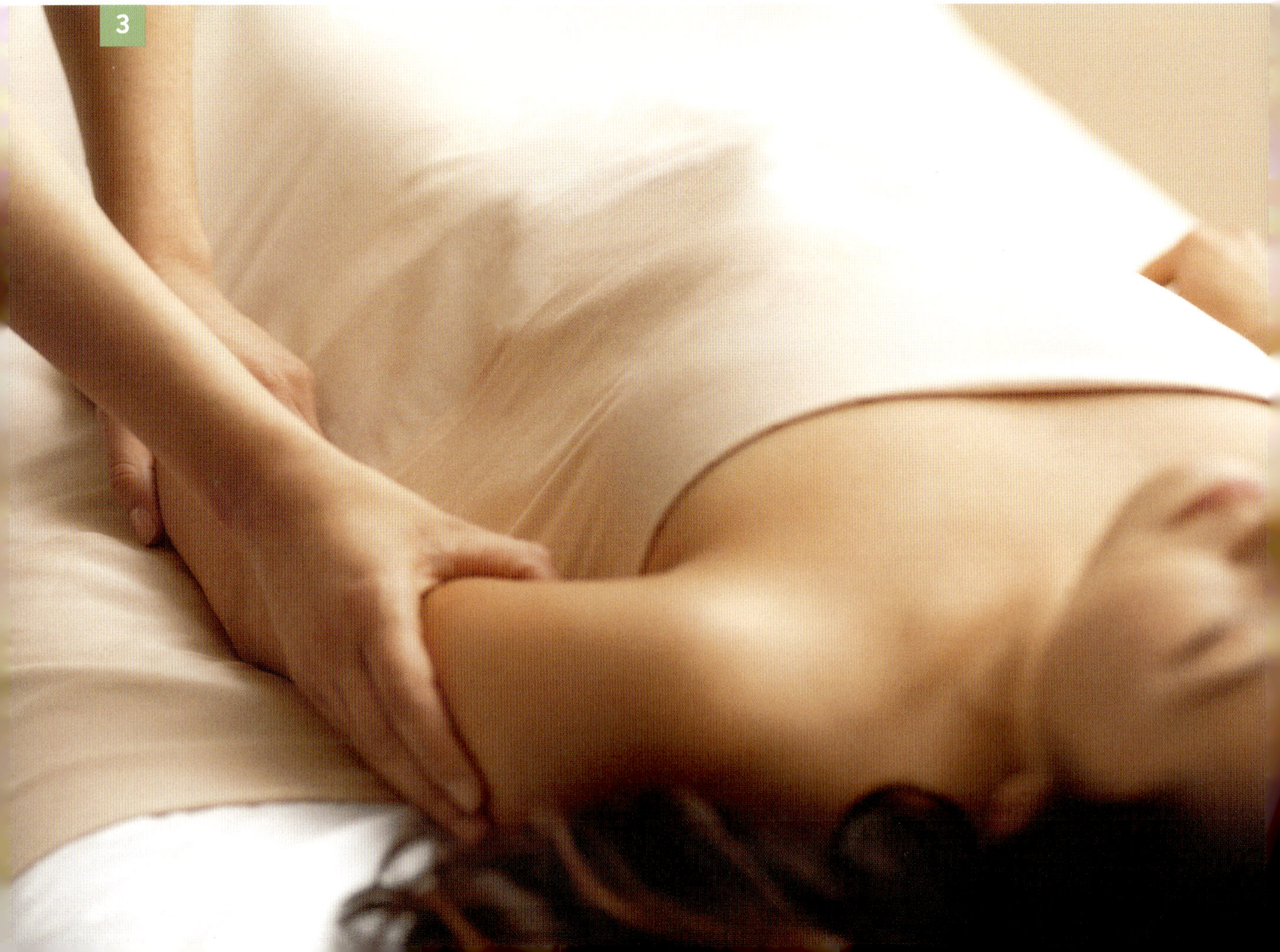
3

Reinigende Massage

Massagen gehören zu den kraftvollsten Waffen im Arsenal der Entgiftung. Die intensiven Handgriffe helfen, die giftigen Substanzen aus den Muskeln herauszubefördern.

Übermäßiges Körpertraining, Stress, Alkohol oder eine falsche Ernährungsweise kann dazu führen, dass sich Giftstoffe in der Muskulatur ablagern. Dies führt zu Unbehagen und beeinträchtigt die Funktionsfähigkeit der Muskeln. Diese Stoffe aus den Muskeln zu entfernen beugt Schmerzen vor und erhöht die Kraft, die Reaktionsfähigkeit und das Durchhaltevermögen der Muskeln. Die im wahrsten Sinn des Wortes tief greifenden, gleitenden Massagestriche regen den Fluss der Körperflüssigkeiten an und lassen mehr Blut durch Herz und Lunge fließen, wo sie mit Sauerstoff angereichert ihren Weg durch den Körper fortsetzen. Bitten Sie einen Freund um diese Massage. Die Anleitung richtet sich an den Massierenden:

1 Verreiben Sie etwas zimmerwarmes Massageöl zwischen Ihren Händen und setzen Sie Ihre Fingerspitzen etwa 3 Zentimeter unterhalb der Ohren auf die dicken, gut spürbaren Halsmuskeln. Nun führen Sie die Finger mit einem leichten Druck am Hals entlang, bis zum Brustbein hinunter.

2 Nun legen Sie die Fingerspitzen unterhalb der Schlüsselbeine und fahren Sie über die Brustmuskeln bis zu den Schultern. Lassen Sie die Hände über die Schultern bis zum Halsansatz gleiten. Damit schieben sich die Daumen über die rückwärtige Muskulatur bis zu der Halswirbelsäule. Wiederholen Sie 5-mal Schritt 1 und 2.

3 Halten Sie mit der einen Hand den Unterarm fest, während Sie mit der anderen den Oberarm umgreifen und mit festem Druck bis zur Schulter gleiten. Dann die Hand über die Schulter und wieder Richtung Ellbogen führen. Diese Massagestriche fünf Mal wiederholen. Dann am anderen Arm ausführen. Wenden Sie sich nun den Beinen zu, wo Sie mit der einen Hand den Knöchel zum Fixieren des Beins umfassen, während sie die andere Hand darüber ansetzen, um sie mit einem festen Strich in einem Zug zum Knie zu führen. er Strich kann bis zu den Hüften hin erfolgen. 5-mal wiederholen.

Entgiftendes Massageöl

60 ml Trägeröl
8 Tropfen Zypressenöl
8 Tropfen Wacholderöl
5 Tropfen Lavendelöl
4 Tropfen Orangenöl

Gift, Gift, Gift ... überall

Gifte gelangen aus unzähligen Quellen in unseren Körper, z. B. aus übermäßig industriell bearbeiteter Nahrung, aus der Umwelt oder Kleidung aus Kunstfasern. Daneben produziert unser eigener Körper eine stattliche Menge giftiger Abfallprodukte. Neben den einfachen Maßnahmen, die den körpereigenen Entgiftungsprozess unterstützen gibt es auch massivere Maßnahmen wie Heilfasten oder Einläufe, die Sie allerdings nur nach Rücksprache mit Ihrem Arzt ausführen sollten.

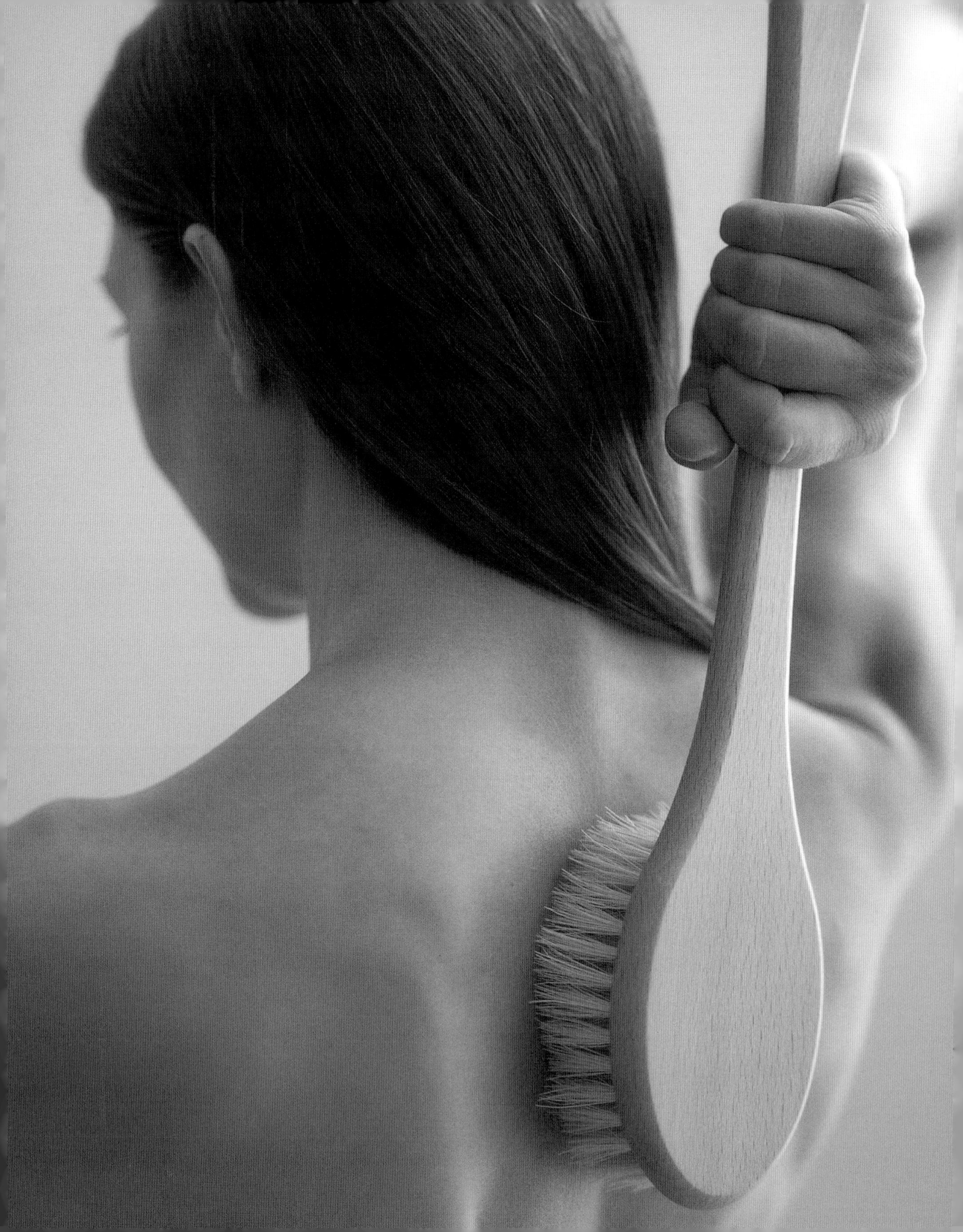

Bürstmassage

Eine Bürstmassage kann man täglich ausführen. Sie ist ideal, um abgestorbene Hautzellen zu entfernen und den Kreislauf sowie den Lymphfluss in Schwung zu bringen.

Ideal für Bürstmassagen sind die Bürsten mit durchgehendem festem Holzstiel und Naturborsten. Beginnen Sie mit dem Bürsten am Rücken und versuchen Sie alle Stellen zu erreichen. Fahren Sie an den Beinen (dort immer zum Herzen hin bürsten), Armen und Schultern fort. Zum Abschluss bearbeiten Sie Bauch und Gesäß. Um den Lymphfluss zu verbessern, bürsten Sie in sanften Strichen zum Herzen hin, d. h. an den Beinen immer nach oben und von den Schultern aus immer nach unten. Mit ein bisschen Übung dauert die ganze Massage nur wenige Minuten. Danach duschen Sie.

Den mit der Bürste in Gang gesetzten Stimulationseffekt können Sie durch eine Wechseldusche noch verstärken. Nachdem Sie sich eingeseift und Ihren Körper gründlich abgespült haben, verringern Sie die Wassertemperatur, bis Sie sich 15 Sekunden mit kaltem Wasser abduschen. Dann eine Minute warmes Wasser über den Körper laufen lassen und zum Schluss wiederum für fünf Sekunden kaltes Wasser. Die wechselnde Temperatur strafft auch Haut und Gefäße.

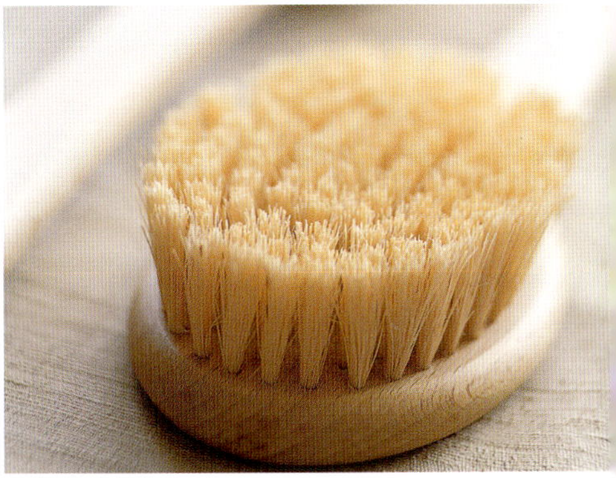

Die richtige Bürste
Für den Körper eignen sich am besten Bürsten mit Naturborsten. Am bequemsten zu handhaben sind Bürsten mit einem langen festen Stiel. Warnung: Nie über Krampfadern, Besenreiser, Ekzeme, Schuppenflechte oder andere Hautreizungen bürsten.

KAMPF DER CELLULITIS

Cellulite, die das Gesäß und die Oberschenkel so vieler Frauen in eine mehr oder weniger ausgeprägte Dellenlandschaft verwandelt, die eine starke Ähnlichkeit mit der Schale einer Orange aufweist, entsteht überwiegend durch eine mangelhafte Zirkulation von Blut und Lymphe. Viele andere Faktoren, so auch Gifte, die sich in den Fettzellen ansiedeln, verschärfen das Problem. Um Cellulite einigermaßen in den Griff zu bekommen, bedarf es einer ganzen Reihe von Maßnahmen. Auf jeden Fall hilfreich ist eine regelmäßige Bürstmassage. Sie bringt Blut und Lymphe in Bewegung, was auch den an der Cellulite beteiligten Muskel- und Kollagenfasern sehr zugute kommt.

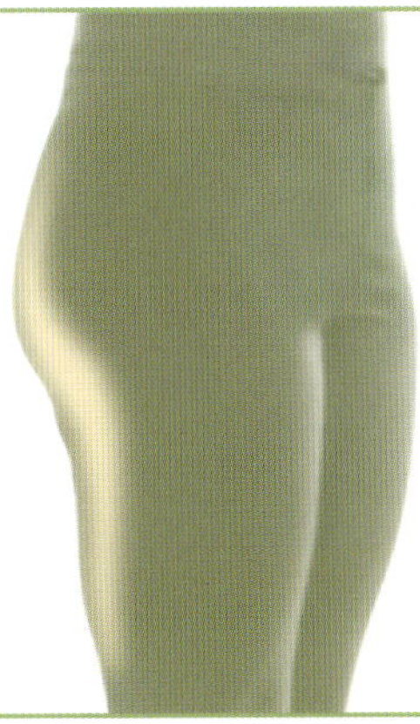

Löwenzahn-Shake

Der Löwenzahn enthält eine erstaunliche Menge Vitamine und andere wichtige Nährstoffe. In einem Shake verwendet, unterstützt er die Entgiftung des Körpers.

Zutaten

2 Esslöffel fein zerkleinerter Staudenselleriebätter
1 Esslöffel fein zerkleinerte Petersilie
8 Minzeblätter
180 ml Ananassaft
15 Tropfen Löwenzahntinktur
2 Tropfen grüne Jalapeñosauce
3 Erdbeeren

- Für 1 Portion
- Vorbereitung: 10 Minuten

Nährwerte pro Portion
Der gehaltvolle Shake enthält weder Fett noch Cholesterin.

Kalorien	110
Kilojoules	440
Eiweiß	1 g
Kohlenhydrate	26 g
Fett gesamt	0 g
Gesättigte Fette	0 g
Cholesterin	0 mg
Natrium	20 mg
Ballaststoffe	0 g

Wer hätte das gedacht, dass der Löwenzahn, den so mancher Hobbygärtner mühsam aus seinem Rasen gräbt, eine wahre Nährstoffbombe ist und außerdem ein hochwirksames Entgiftungsmittel. Löwenzahn enthält mehr Vitamin A als Karotten, mehr Vitamin C als Tomaten, mehr Kalium als Bananen. Er befreit den Körper auch von überschüssiger Flüssigkeit und Abfallstoffen – ohne den Kaliumvorrat anzugreifen, wie es andere Entwässerungsmittel tun.

Die Tinktur, die aus den Wurzeln des Löwenzahns extrahiert wird, finden Sie im Reformhaus. Sie hat genau wie der Ananassaft entgiftende Wirkung. Dieser Shake enthält reichlich Vitamin A, B und C und Bromelain, ein Enzym, dass die Eiweißverdauung fördert.

1 Geben Sie alle Zutaten in den Mixer und pürieren Sie diese bei hoher Geschwindigkeit, bis ein glattes Püree entstanden ist.

2 Sieben Sie das Püree durch ein grobes Sieb in ein mit Eis gefülltes Glas. Stecken Sie die Erdbeeren als essbare Garnitur auf den Glasrand und servieren Sie den Shake sofort.

DIE HEILKRAFT DES LÖWENZAHNS

Im Alten Ägypten nutzte man den Löwenzahn, um Magen- und Nierenbeschwerden zu lindern. Er gehört auch zu den Kräutern, die beim jüdischen Passahfest eine wichtige Rolle spielen. Im 16. Jahrhundert galt diese Pflanze unter englischen Aristokraten als Allheilmittel. Auch die Heiler der volkstümlichen Medizin nutzten ihn für alles und jedes: von Verstopfung bis zu Ekzemen. Die ganze Pflanze ist essbar, kann als Gemüse oder Salat zubereitet werden – und aus den Blüten stellt man Wein her.

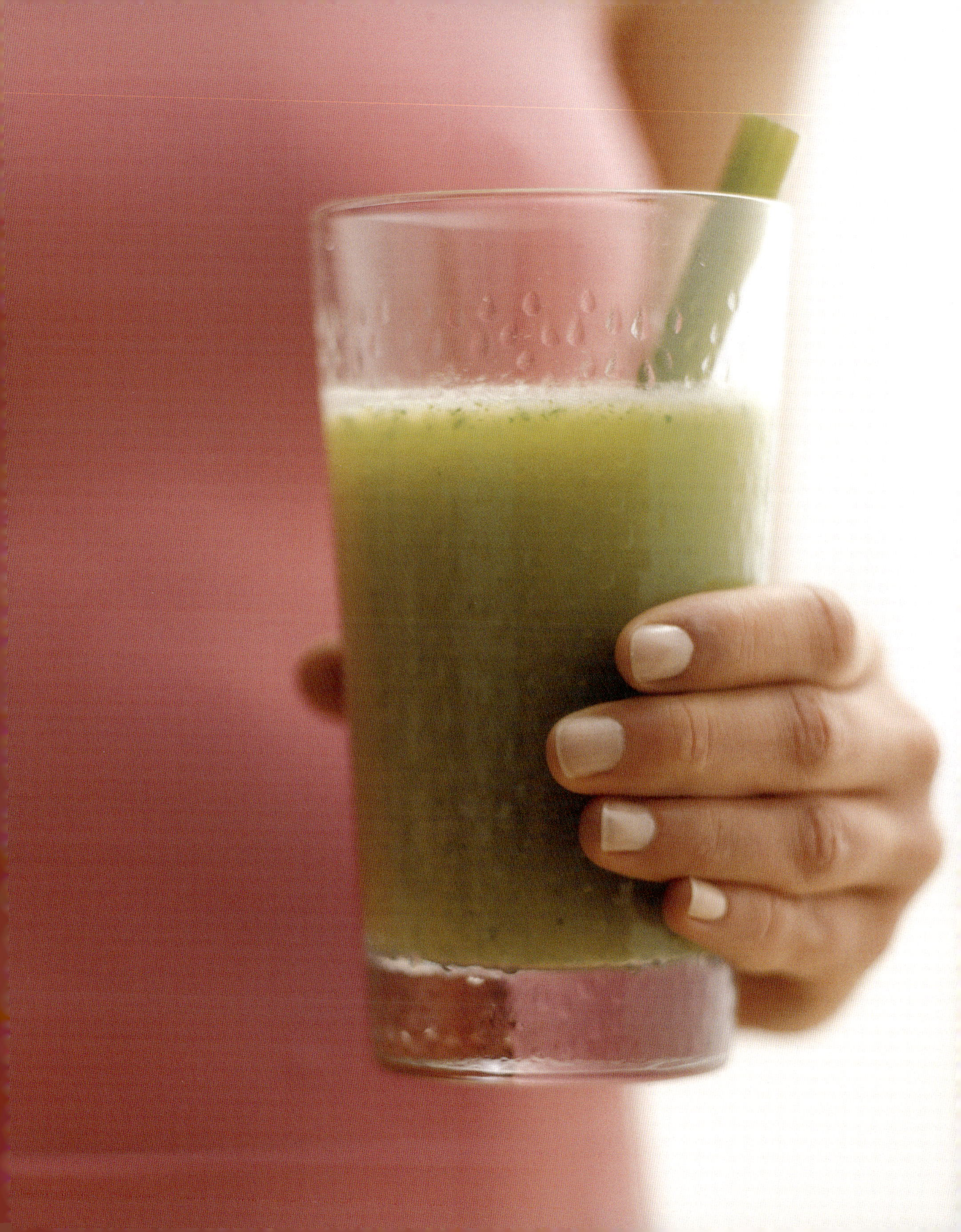

Lindern

Wenn die Muskeln schmerzen, die Augen brennen und eine Wolke der Müdigkeit Sie umgibt, können Sie sich vom Arzt irgendein Medikament verschreiben lassen. In den meisten Fällen reicht es – oder ist es sogar besser –, auf bewährte Naturheilmethoden zurückzugreifen.

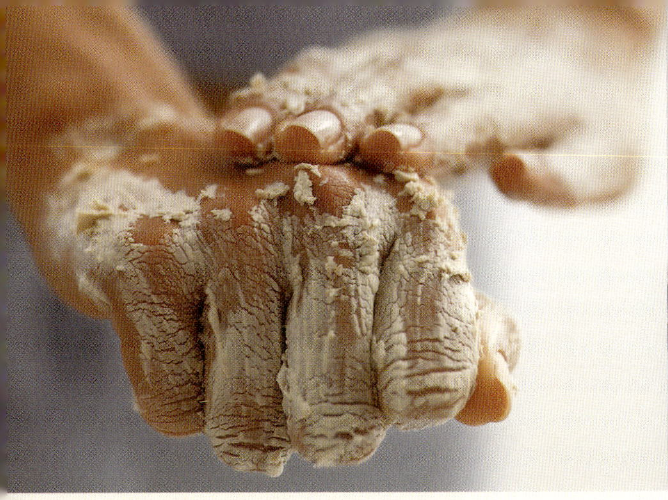
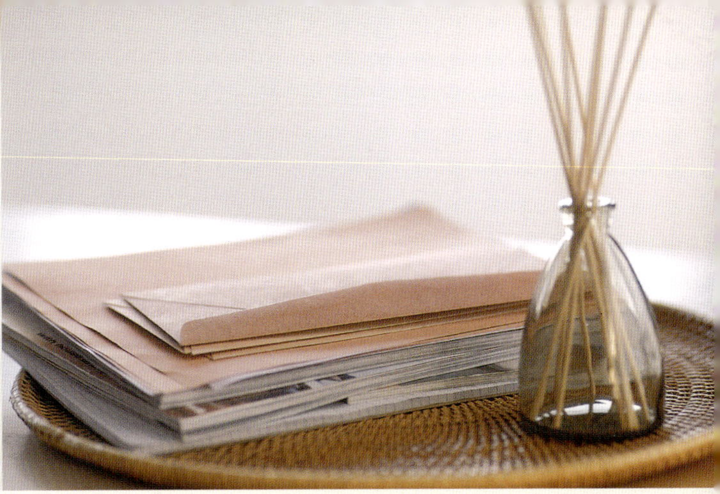
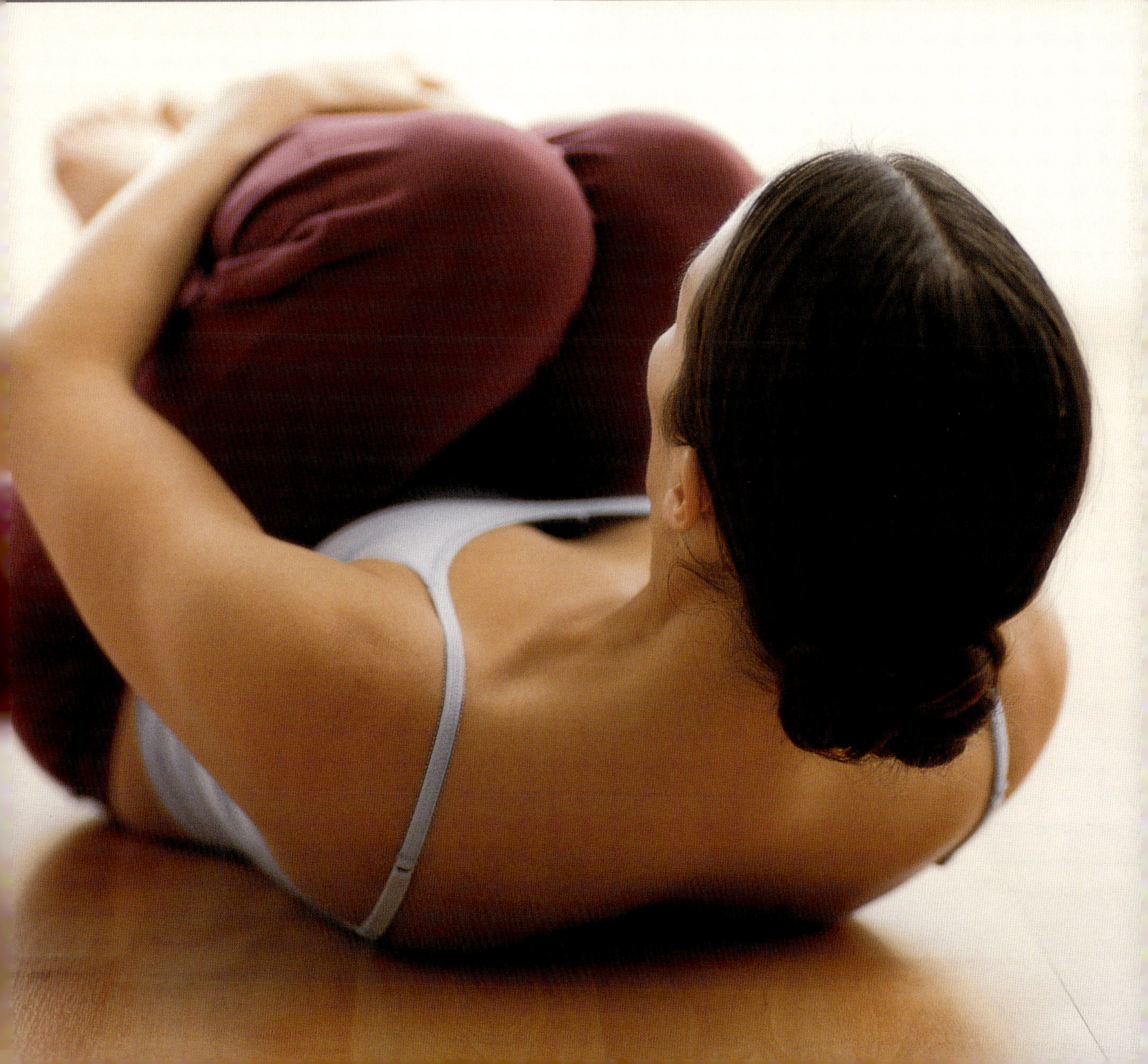

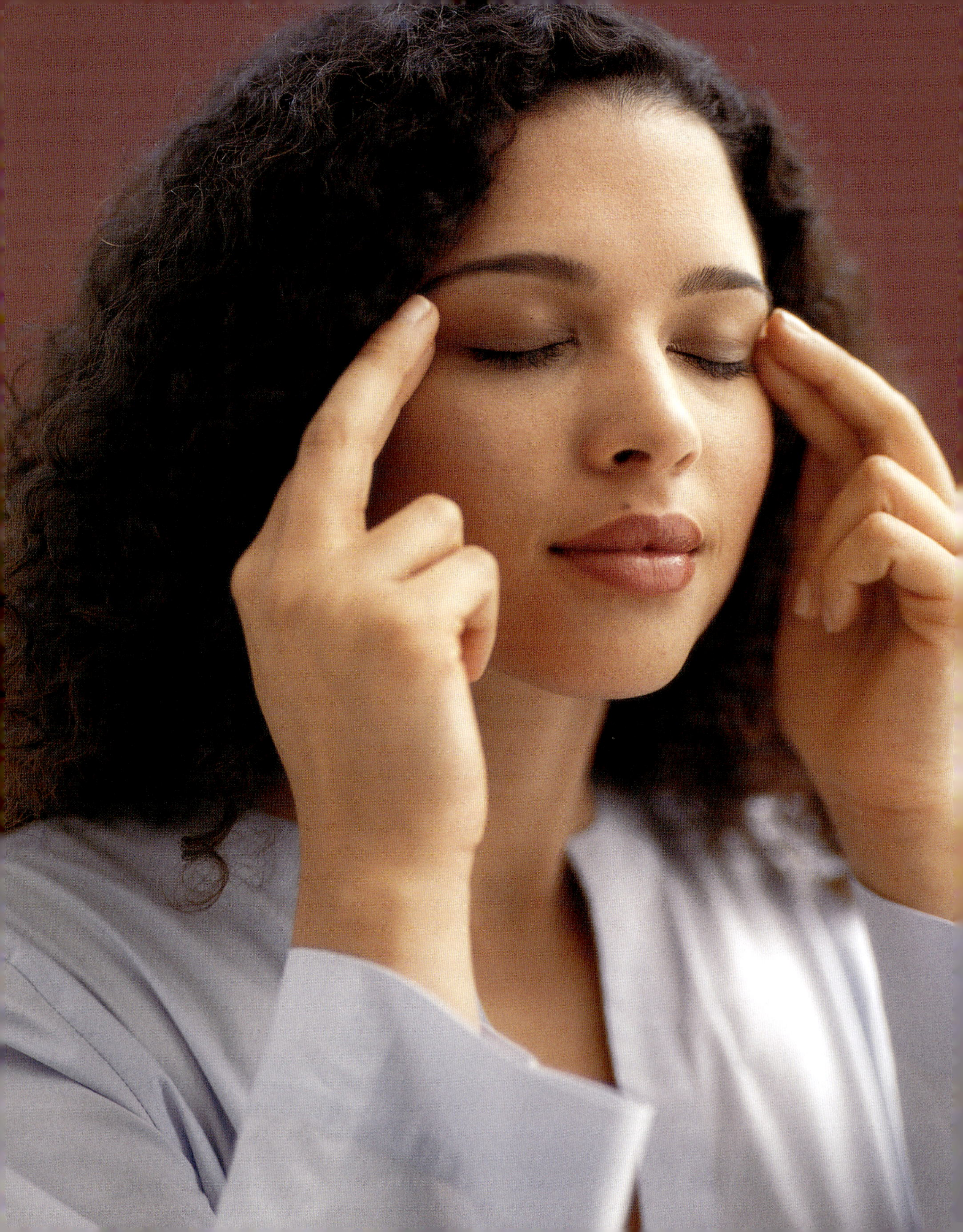

Lindern

Ganz gleich, wo Sie sich befinden, zu Hause oder am Arbeitsplatz, die beiden größten Plagegeister der Menschheit können Sie überall ereilen: Rücken- und Kopfschmerzen. Eine Studie besagt, dass 80 Prozent der Weltbevölkerung irgendwann in ihrem Leben von diesen beiden Schmerzzuständen geplagt werden. Überanstrengte Augen, brennende Füße, verspannte Muskeln und eine lange Kette an Erkältungen machen uns rund ums Jahr das Leben schwer.

Schmerzmittel, irgendwelche Wässerchen und andere teure Mittelchen, die uns Erleichterung versprechen, belasten unseren Geldbeutel, scheinen aber zum modernen Leben zu gehören. Es geht aber auch anders, zum Beispiel hilft eine simple Hühnersuppe, die Erkältung erträglicher zu gestalten, Yoga-Übungen entspannen unsere Muskeln und einfache Massagegriffe verhindern Muskelzerrungen oder entlasten unsere Augen. Viele Anregungen dazu finden Sie im folgenden Kapitel, alle sind einfach auszuführen, aber hochwirksam. Ganz gleich, welche der Hilfsmaßnahmen Sie sich aussuchen, vergessen Sie nicht: Sie müssen bereit sein, für sich selbst etwas zu tun. Das ist kein Luxus, sondern genau das richtige Quäntchen Egoismus, das Sie für Ihre Gesundheit und Ihre Lebensfreude brauchen.

Massage für die Arme

Die hier vorgestellten Massagegriffe sind ideal für Ihr Warm-up vor dem Körpertraining. Sie helfen aber auch, »lahmen«, schmerzenden Armen neue Energie zu geben.

Wenn die Muskeln »verkleben«
Die Muskelfasern laufen parallel nebeneinander. Und sie ziehen sich bei jeder Bewegung zusammen und entspannen sich wieder – jeden Tag viele tausende Male. Dabei gleiten Sie reibungslos und elastisch einander vorbei. Stress, ungesunde Ernährung, schlechte Körperhaltung, Müdigkeit, Überlastung und viele andere Faktoren können dazu führen, dass sie ihre Elastizität verlieren und regelrecht aneinander »kleben«. Massagen, wie sie hier vorgestellt sind, helfen, die Muskeln wieder zu trennen

1 Legen Sie einen Arm hinter Ihren Kopf, während Sie Ihre Fingerspitzen in die Armbeuge auf Höhe der Brustmuskeln legen. Führen Sie Ihre Hand die gesamte Armbeuge entlang, wobei Sie Finger und Daumen zusammendrücken, einmal nach oben, einmal nach unten. Wiederholen Sie diesen muskellockernden Griff 3-mal oder so lange, bis sich Ihre Muskeln entspannter anfühlen. Dann in der anderen Armbeuge massieren.

2 Stellen Sie Ihren Fuß auf einen Stuhl oder einen Tisch und stützen Sie Ihren Ellenbogen auf Ihr Knie. Beugen Sie den Arm, um Ihren Kopf leicht abzustützen und umfassen Sie den Oberarm. Drücken Sie die Muskulatur des Oberarms verhältnismäßig kräftig, während Sie dabei mit der Hand zur Schulter und wieder zurück zum Ellenbogen wandern. 3-mal wiederholen, dann den anderen Arm massieren. Diese Übung dient der Entspannung des Bizeps.

3 Um die Muskulatur Ihrer Unterarme zu entspannen, legen Sie eine Hand auf Ihre Schulter, während Sie mit der anderen Hand die Muskulatur des Unterarms kneten. Führen Sie dabei die Hand vom Ellenbogen bis zum Handgelenk. Dann den Massagegriff am anderen Unterarm ausführen.

4 Diesen knetend-drückenden Massagegriff können Sie an jeder Stelle des Armes ausführen. Oft wirkt es noch besser, wenn Sie auf die schmerzende Stelle Ihren Daumen fest aufdrücken. Atmen Sie ein und üben Sie beim Ausatmen einen festen Druck mit dem Daumen aus. Drücken Sie aber nur so fest, dass Sie keinerlei zusätzlichen Schmerz verspüren. Halten Sie den Druck für 10 bis 30 Sekunden, während Sie dabei normal atmen. Den Druck lösen, und wie beschrieben, den Griff wiederholen. Alle vier Massagegriffe bereiten Ihre Arme gut auf ein anschließendes Körpertraining vor.

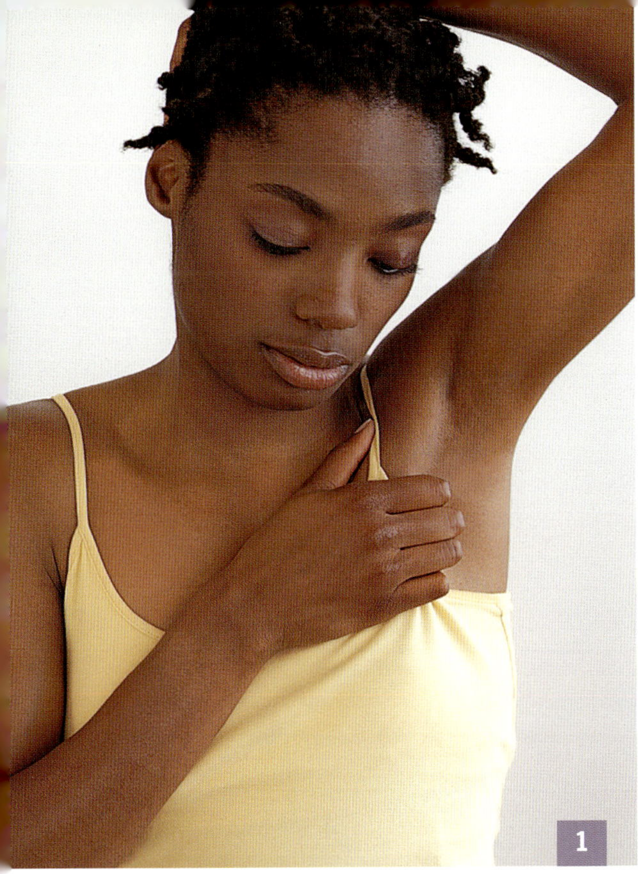

1

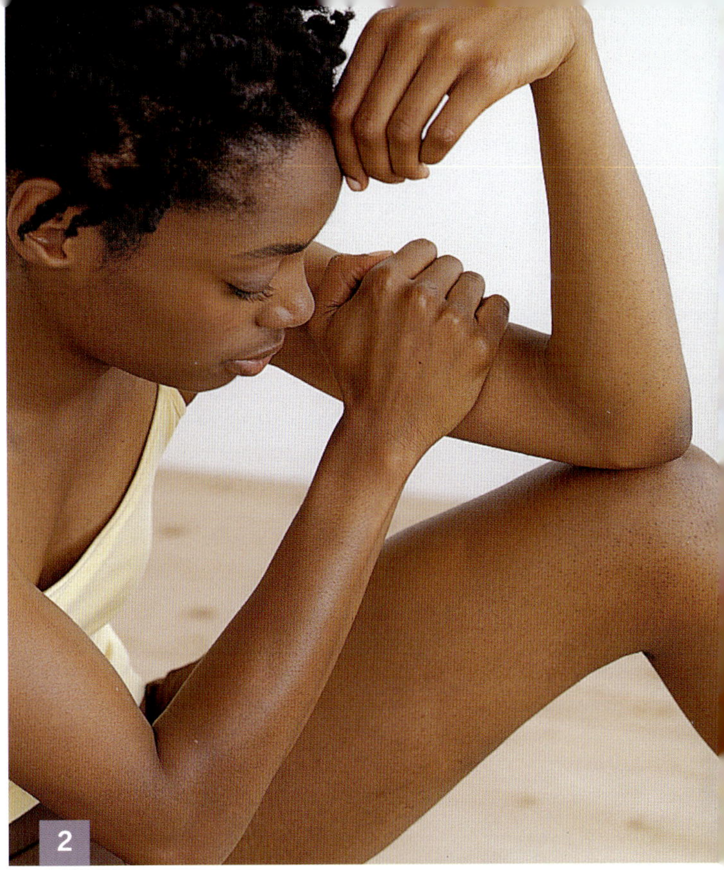

2

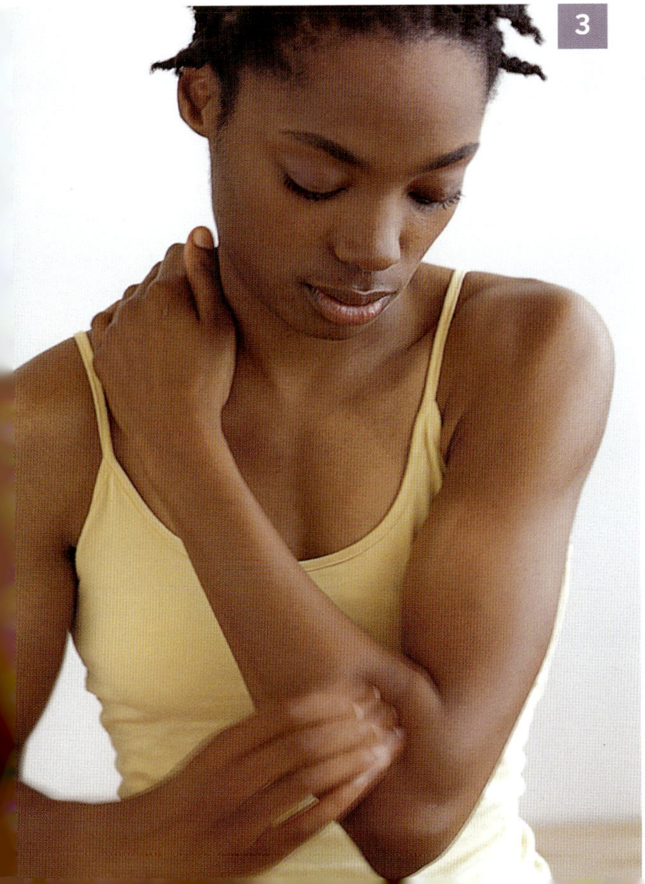

3

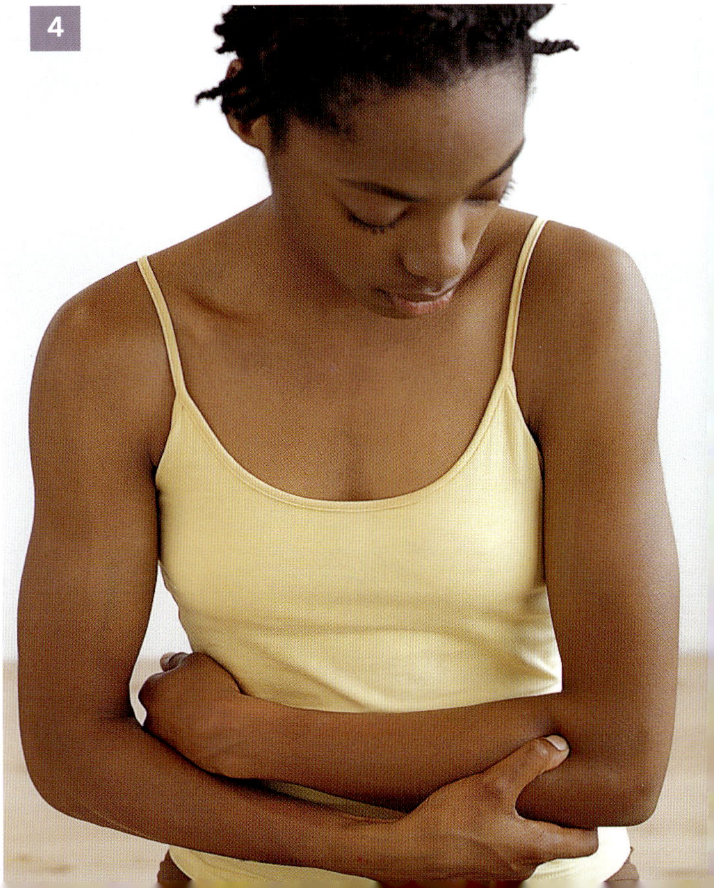

4

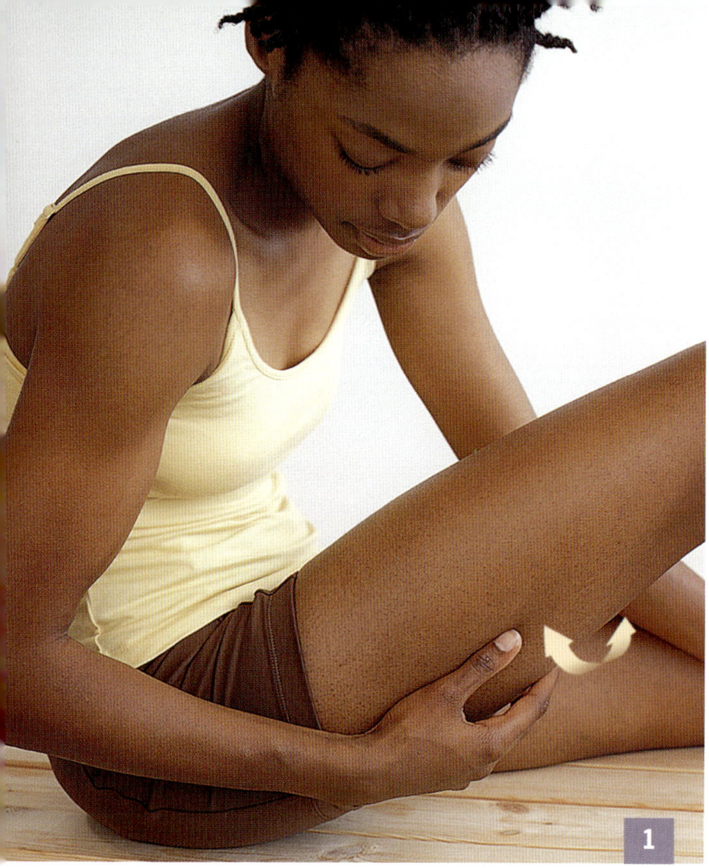

1

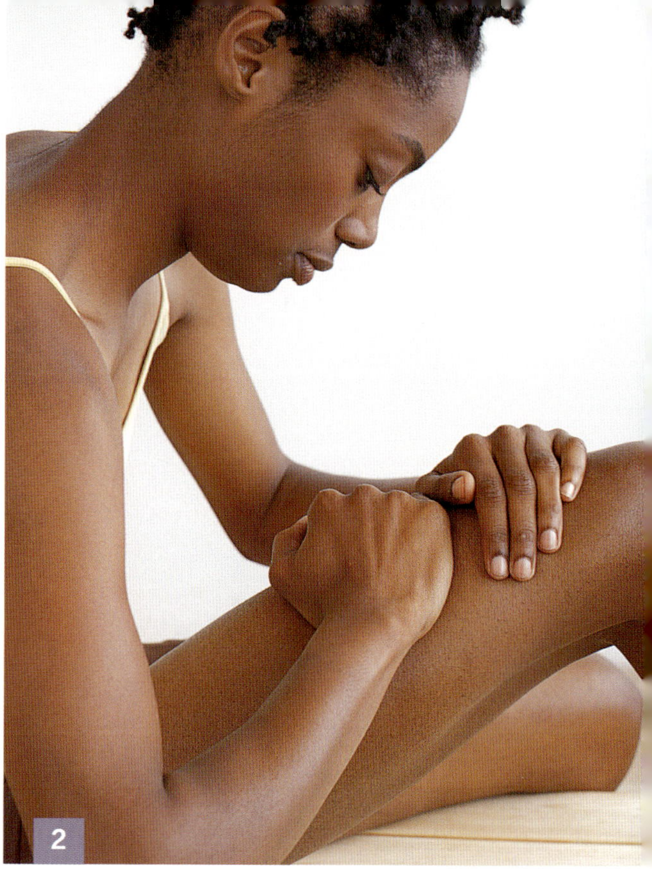

2

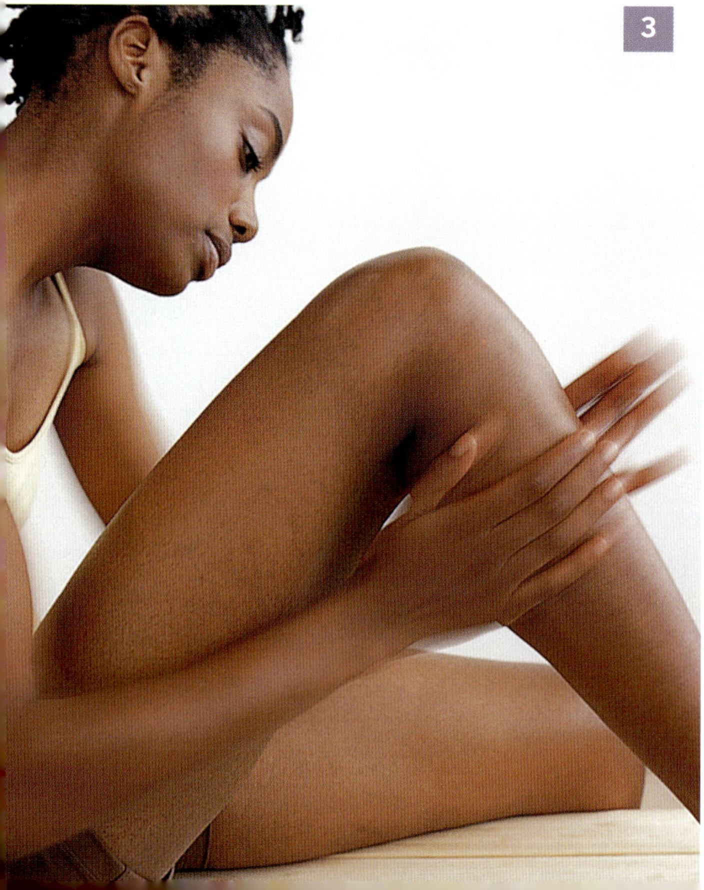

3

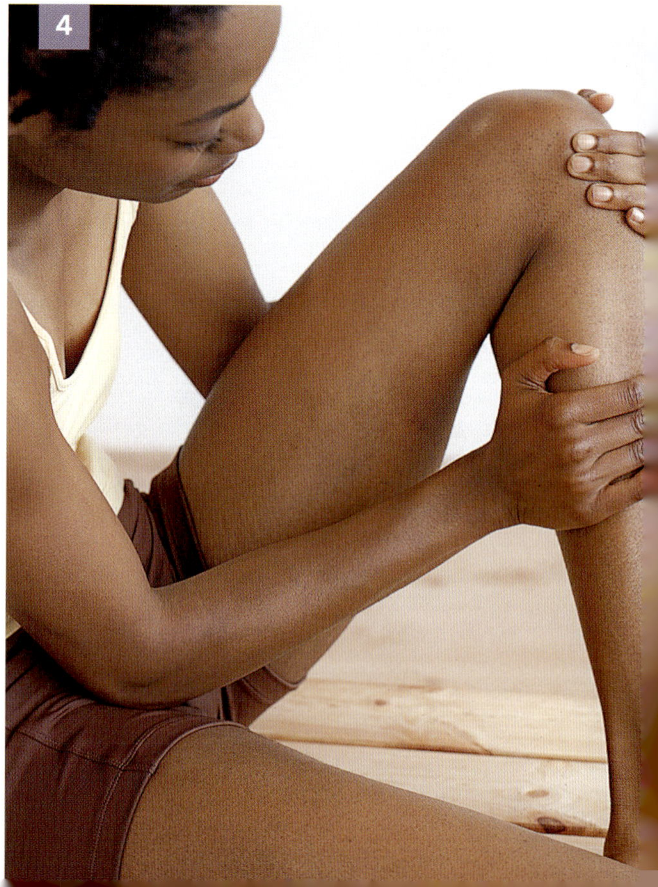

4

Massage für die Beine

Diese Massagegriffe ergänzen das Aufwärmen der Armmuskulatur (siehe vorherige Seite), helfen Ihnen aber auch im Alltag, wieder »auf die Beine zu kommen«.

1 Verspannte Oberschenkelmuskeln schwächen Ihre Beine und lassen sie schneller ermüden. Außerdem erhöhen sie die Verletzungsgefahr. Um sie zu lockern, setzen Sie sich auf den Boden und ziehen ein Bein leicht an. Dann massieren Sie die Rückseite der Oberschenkel von außen nach innen, wobei die Hand Stück um Stück Richtung Kniekehle wandert. Ermüdet Ihre Hand, massieren Sie mit der anderen weiter. Massieren Sie die ganze Strecke vom Poansatz bis zur Kniekehle 6-mal, und anschließend das andere Bein.

2 Durch Körpertraining können sich in Ihrer Muskulatur Milchsäure und andere Stoffwechsel-Abfallprodukte ansammeln. Mit einer Massage der Muskulatur der Oberschenkelvorderseite können Sie für deren »Abtransport« sorgen. Setzen Sie sich auf den Boden oder auf einen Tisch. Legen Sie beide Hände auf die Oberschenkel und drücken Sie jeweils abwechselnd mit dem Handballen gegen die Muskelstränge und massieren Sie mit einer drückend-knetenden Handbewegung die Muskulatur. Sie sollten spüren, wie sich die Muskeln gegen die Knochen pressen. Massieren Sie auf diese Weise beide Beine vom Beinansatz bis zu den Knien. Jeweils 6-mal.

3 Um Gifte und Abfallstoffe aus den Muskeln zu vertreiben, legen Sie die Handflächen an den Oberschenkel und rollen die Muskulatur etwa 30 Sekunden lang hin und her. Bearbeiten Sie auf diese Weise die Waden beider Beine.

4 Um die Durchblutung Ihrer Waden zu verbessern und Verspannungen zu lösen, drücken Sie mit dem Handballen gegen die Wadenmuskulatur. Beginnen Sie am Knöchel und arbeiten Sie sich bis zur Kniekehle vor. An jedem Bein 3-mal wiederholen. Diese Massagegriffe wärmen Ihre Muskeln auf und bereiten Sie gut auf ein folgendes Körpertraining vor.

Sportverletzungen

Zu den häufigsten Sportverletzungen zählen Verletzungen der Bänder und Sehnen (Verstauchung, Sehnenriss), und der Muskeln (Muskelzerrung- und -riss). Meist sind mit mehr oder weniger starken Schwellungen und heftigen Schmerzen verbunden. Als Erste-Hilfe-Maßnahme kühlt man in der Regel für 30 Minuten mit einem kalten Umschlag die verletzte Stelle. Anschließend sollte man sie mit einer elastischen Bandage ruhig stellen. Ist die Schwellung zurückgegangen, kann Wärme sehr hilfreich sein. Um derartigen Verletzungen vorzubeugen ist das Warm-up (das Aufwärmen der Muskulatur) vor dem Körpertraining äußerst wichtig.

Rückentraining

Yoga-Übungen trainieren Bauch, Rücken und Hüften, indem sie deren Muskeln (Kernmuskeln) durch sanftes Dehnen und Strecken kräftigen und elastischer machen.

Rückenschmerzen vermeiden
Rückenschmerzen sind weltweit zu einer Art Volkskrankheit geworden. Mediziner meinen, etwa 80 Prozent der Weltbevölkerung würde irgendwann im Leben mindestens einmal darunter leiden. Als Hauptursachen gelten: unsere überwiegend sitzende Lebensweise (verbunden mit einer schlechten Haltung beim Sitzen), die schlechte Körperhaltung beim Stehen oder Gehen und vor allem beim Heben von Gegenständen. Außerdem vernachlässigen viele Menschen jene Form des Körpertrainings, das die Muskulatur kräftigt und elastisch macht. Aus all diesen Faktoren resultieren Haltungsschäden, die zu Rückenschmerzen führen.

1 Sanfte Drehungen der Hüften fördern Ihre Beweglichkeit und sind auch Bestandteil vieler Yoga-Stellungen und anderer Übungen. Eine bewegliche Hüfte schont den Rücken und beugt Rückenschmerzen vor. Legen Sie sich für die Übung flach auf den Rücken, winkeln Sie Ihre Beine leicht gespreizt an. Die Füße stehen flach auf dem Boden. Ihre Arme ruhen lang ausgestreckt mit der Handfläche nach unten neben Ihrem Körper. Atmen Sie tief, wobei sich Ihr unterer Rücken vom Boden löst. Dann atmen Sie so tief aus, dass sich fast automatisch Ihr unterer Rücken gegen den Boden presst. Machen Sie auf diese Art und Weise fünf Atemzüge.

2 Nun ziehen Sie Ihre beiden Beine seitlich liegend nach oben und umfassen das Knie mit der einen Hand, während Sie den freien Arm lang mit nach unten zeigender Handfläche seitlich ausstrecken. Beide Schultern sollten den Kontakt zum Boden nicht verlieren. Ziehen Sie Ihre Beine jedoch nur so hoch, wie es für Sie absolut schmerzlos ist. Bleiben Sie für zehn Atemzüge in dieser Position. Atmen Sie ein, während Sie sich wieder lang ausstrecken, dann wiederholen Sie die Übung, indem Sie die Beine an der anderen Seite Ihres Körpers hochziehen.

3 Legen Sie sich entspannt und lang gestreckt hin. Ziehen Sie Ihre Knie zum Brustkorb. Umfassen Sie Ihre Schienbeine, um die Beine leichter in angewinkelter Position zu halten. Atmen Sie tief ein und halten Sie den Atem an, während Sie Ihren Brustkorb heben, um ihn näher an die Knie heranzubringen. Wiegen Sie sich nun vor und zurück oder nach rechts und links. Dann atmen Sie aus und lassen dabei die Luft hörbar aus Ihrem Mund strömen und strecken Sie sich gleichzeitig wieder lang aus. Eine Minute erholen, dann die Übung wiederholen.

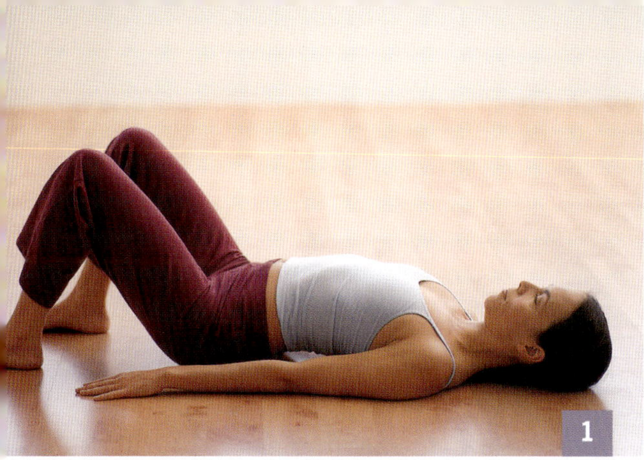
1

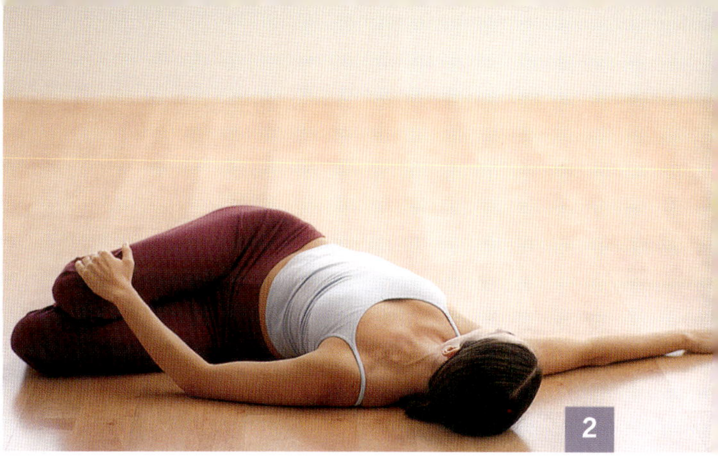
2

3

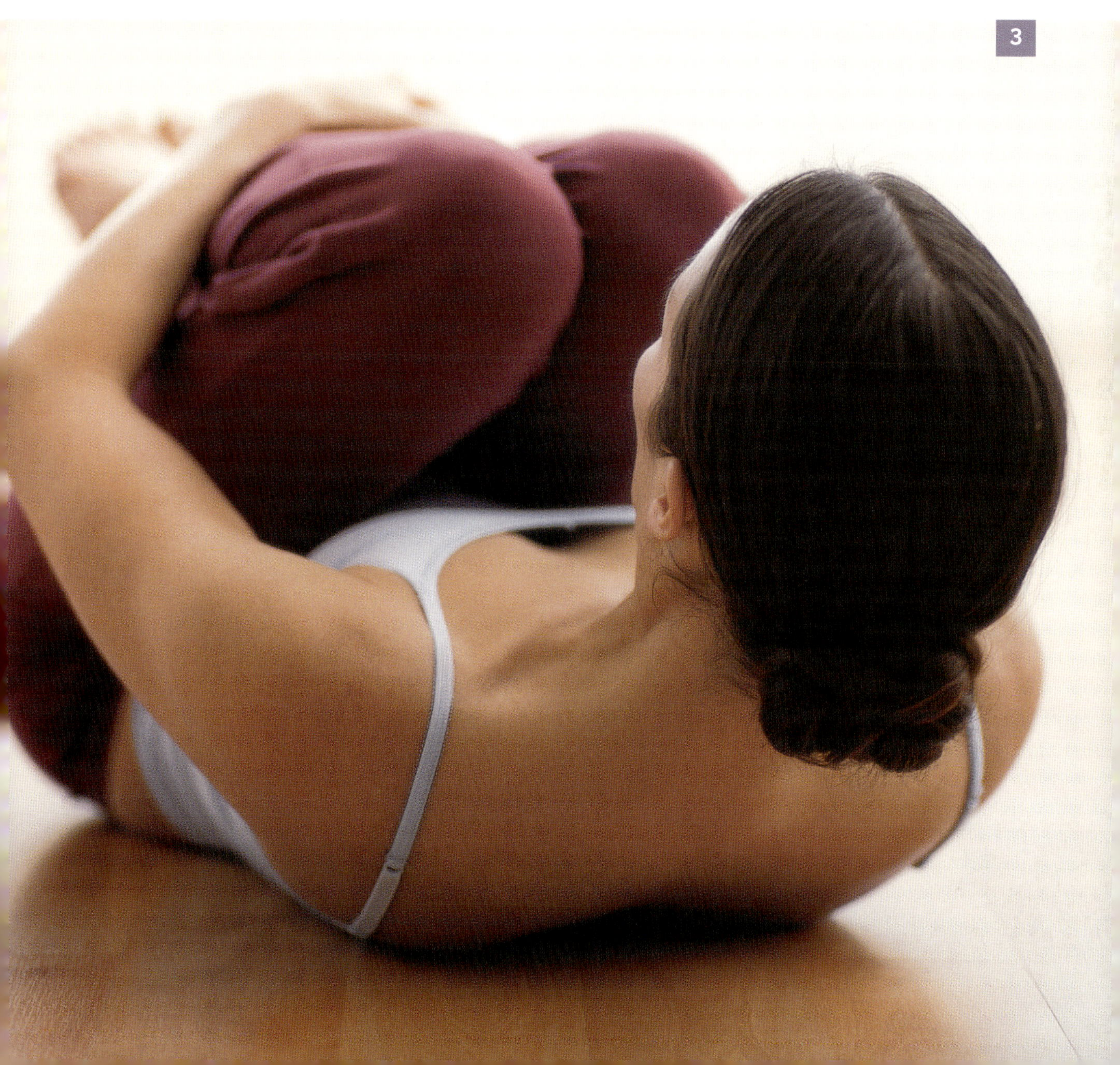

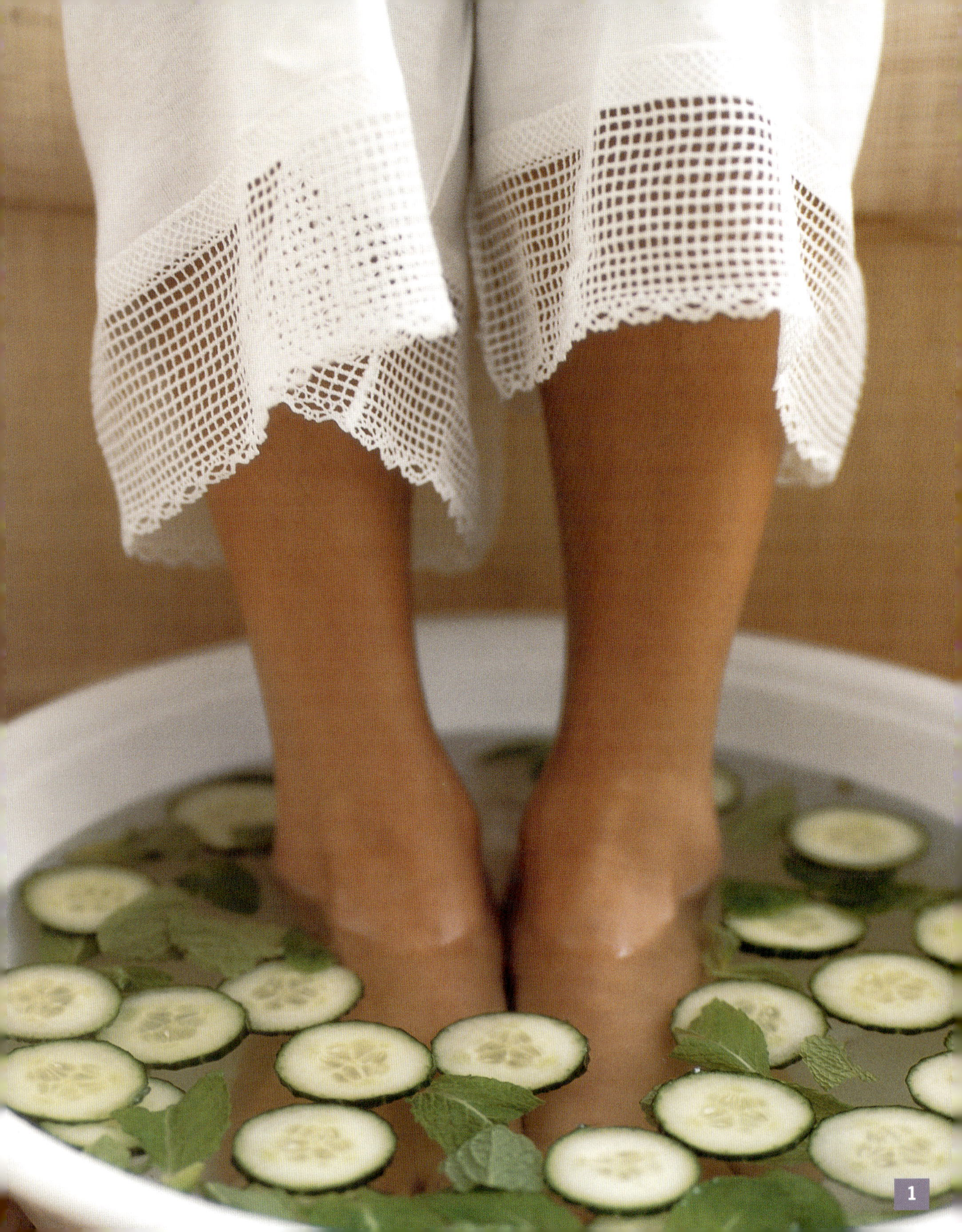

1

Gegen müde Füße

Wenn Ihre Füsse nach einem langen, harten Tag brennen, schaffen ein erfrischendes Fußbad, ein wenig Fußgymnastik und eine wohltuende Creme sofort Erleichterung.

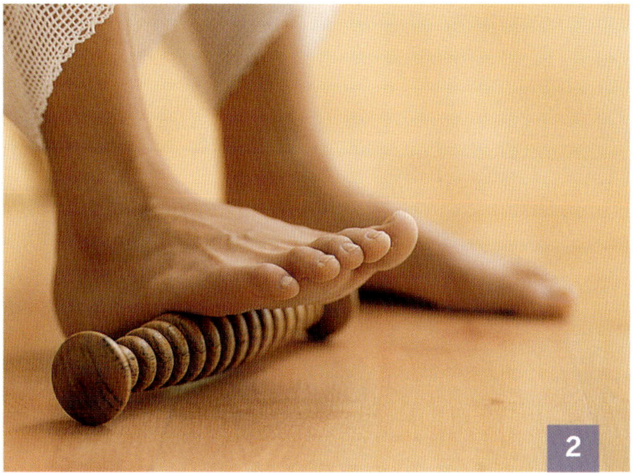
2

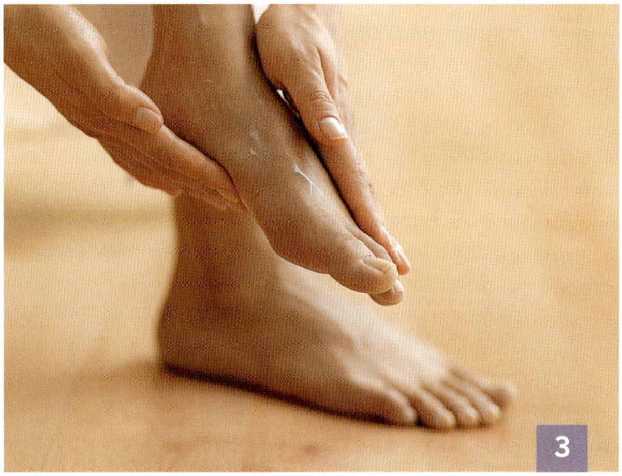
3

1 Träufeln Sie in eine große Schüssel mit kühlem Wasser sechs Tropfen Teebaumöl. Fügen Sie zwei Dutzend Gurkenscheiben und eine Hand voll frischer Minzblätter hinzu. Das Teebaumöl hat antibakterielle Eigenschaften, die Gurken dienen als mildes Adstringens und die Minze vermittelt einen frischen Duft. Baden Sie Ihre Füße etwa 15 Minuten lang und entspannen Sie sich dabei.

2 Setzen Sie sich nach dem Fußbad auf einen Stuhl und stellen Sie einen Fuß auf eine hölzerne Fußrolle. Bewegen Sie die Rolle mit dem flachen Fuß vor und zurück, wobei Sie Druck und Geschwindigkeit variieren. 5 Minuten rollen, dann den Fuß wechseln.

3 Gönnen Sie Ihren Füßen eine Massage mit einer gehaltvollen Creme, Lotion oder einem Massageöl. Massieren Sie das Öl in jeden Fuß kräftig mit schnellen Bewegungen ein. Dann umfassen Sie mit beiden Händen den Rist, drücken die Hände fest zusammen und ziehen sie bis zu den Zehen hoch.

Reflexzonen aktivieren
Wenn Sie eine hölzerne Fußrolle benutzen, tun Sie viel mehr, als nur Ihren schmerzenden Füßen Erleichterung zu verschaffen. Die Fußrolle aktiviert auch die Reflexzonen Ihrer Fußsohlen (s. S. 201), was sich auf Ihre inneren Organe höchst günstig auswirkt. Sie können sich diese erfrischende Fußmassage mehrmals täglich und an fast jedem Ort gönnen, denn die Fußrolle passt in jede etwas größere Tasche.

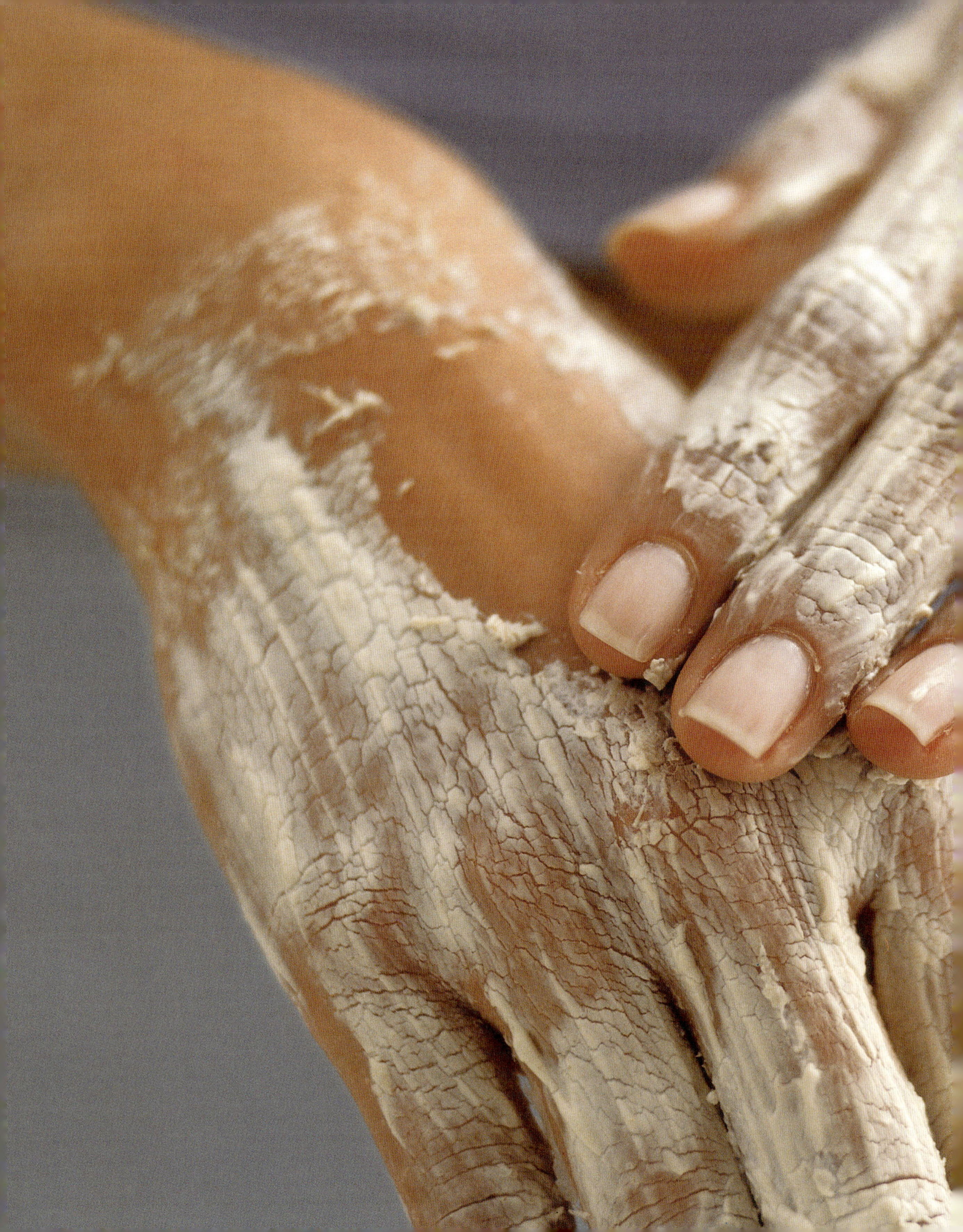

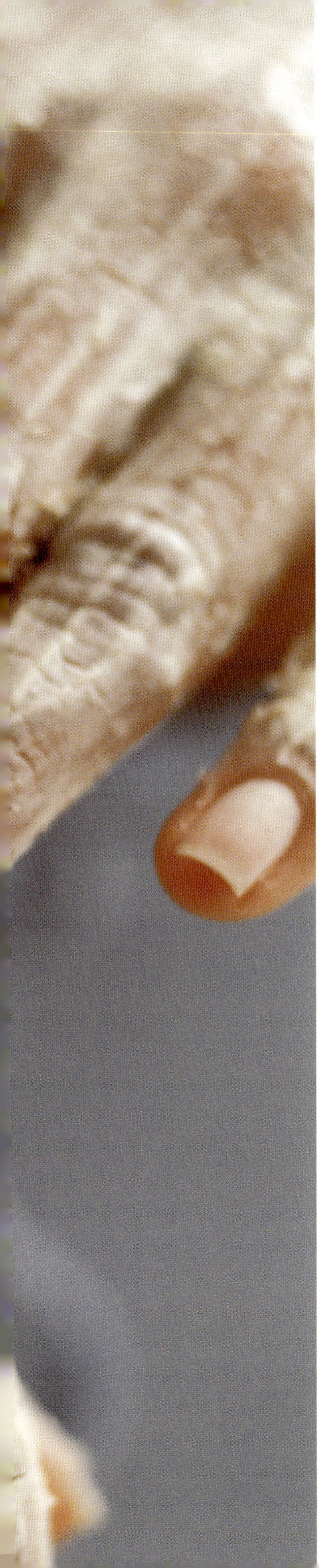

Süßes Mandelöl

Gönnen Sie Ihren Händen eine wohlverdiente Behandlung mit Produkten, die Mandelöl enthalten. Dieses Öl macht die Haut geschmeidig und die Nägel elastisch.

Die menschliche Hand erfüllt eine endlose Reihe von Aufgaben – vom Liebkosen einer(s) Liebsten über das Abwaschen von Stapeln an Geschirr bis zu den Gesten der Zeichensprache. Alles, was unsere Hände verrichten, erscheint uns so selbstverständlich. Dabei vergessen wir oft, wie schwer unsere Hände tagtäglich arbeiten, bis sie wund, rau und schwer von der Beanspruchung gezeichnet sind. Verwöhnen Sie daher Ihre Hände von Zeit zu Zeit mit einer Behandlung, die über das Maniküren hinausgeht.

Probieren Sie es doch einmal mit Mandelölprodukten, die helfen, tote Hautzellen zu entfernen und die Haut der Hände mit reichlich Feuchtigkeit zu versehen. Dieses Öl, das in vielen feuchtigsspendenden Pflegeprodukten eine Schlüsselrolle spielt, ist ideal für trockene, rissige, reife oder einfach überarbeitete Hände. Es enthält essenzielle Fettsäuren, die unsere Haut schützen und erneuern und die Nägel gesund und geschmeidig halten. Tragen Sie das Mandelölprodukt abends dick auf Ihre Hände auf, ziehen Sie Baumwollhandschuhe an und lassen die wohltuenden Stoffe über Nacht einwirken.

WEICHER KERN UNTER HARTER SCHALE

Die Süßmandel (*Prunus amygdalus*) gehört zu den Rosengewächsen, ist also keine Nuss, obwohl sie im Snackfood-Bereich häufig als solche deklariert wird. Die Mandel ist der Kern einer Frucht, deren Fleisch fest, zäh und mattgrün ist. Wenn die Frucht reif ist, trocknet sie und bildet eine harte Schale, in der jener Kern liegt, den wir so gern essen oder zu Öl verarbeiten. Mandelöl ist nicht nur ein hochwirksames Schönheitsmittel, sondern es eignet sich mit seinem zarten Geschmack auch ausgezeichnet für Salate und zum Kochen.

Schritt-für-Schritt-Anleitung ▶

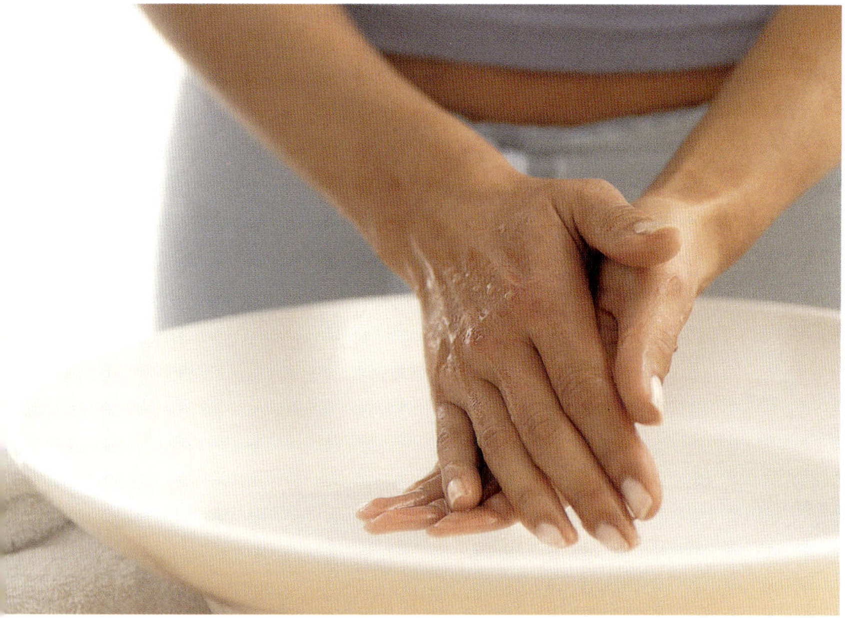

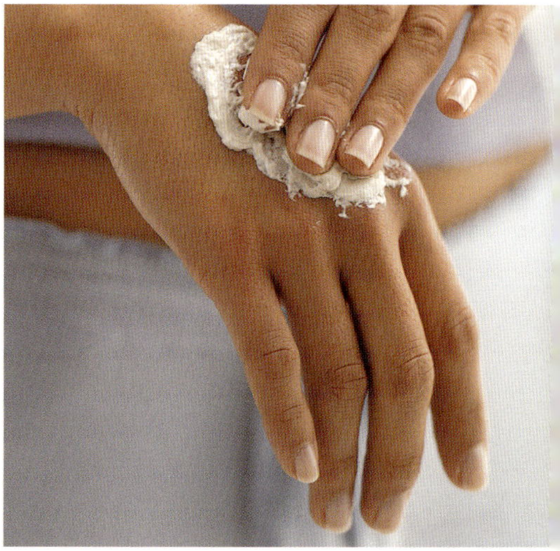

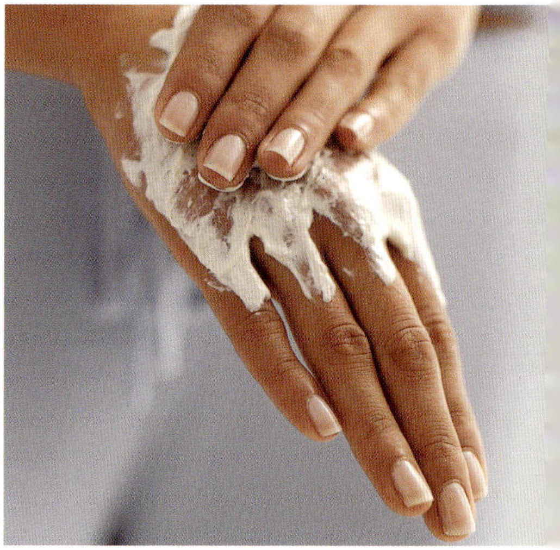

1 Füllen Sie eine Schüssel oder das Waschbecken mit warmem Wasser und waschen Sie Ihre Hände mit einer milden Seife. Vermeiden Sie sehr heißes Wasser, denn es kann Ihre Haut noch mehr austrocknen. Waschen Sie Ihre Hände langsam und ganz bewusst. Nehmen Sie sich Zeit, sie zu massieren: Pressen Sie Ihre Daumen gegen die Handfläche, drücken Sie jeden einzelnen Finger leicht von unten zur Fingerspitze hin. Dann spülen Sie die Hände ab und trocknen sie sorgfältig ab.

2 Falls Ihre Hände extrem trocken sind, verteilen Sie auf Ihren Handrücken und auf allen Fingern ein cremiges Peelingmittel, das Mandelöl enthält. Legen Sie eine dicke, gleichmäßige Schicht auf und lassen Sie die Masse etwa 10 Minuten trocknen.

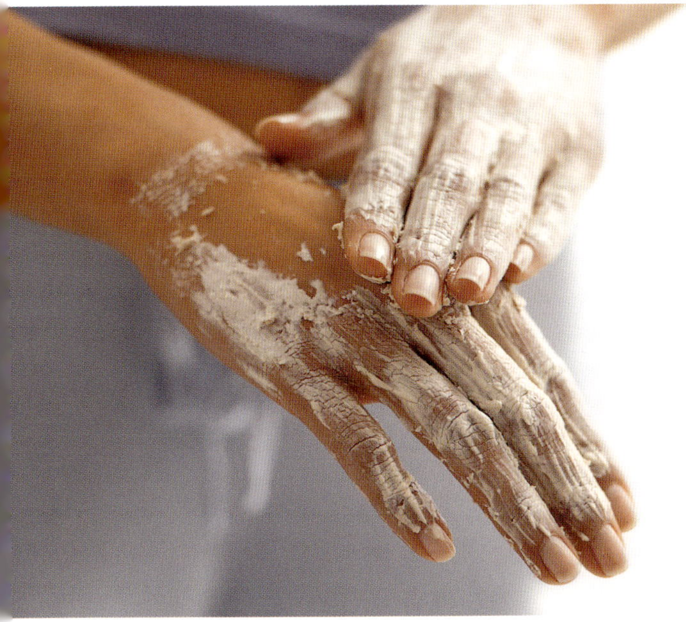

3 Wenn das Peelingmittel eine kreideartige Konsistenz annimmt, wissen Sie, dass es trocken genug ist und entfernt werden kann. Reiben Sie dann einfach Ihre Hände, bis der größte Teil des Produktes abgeblättert ist. Sie können dafür auch einen sauberen, trockenen Waschlappen verwenden.

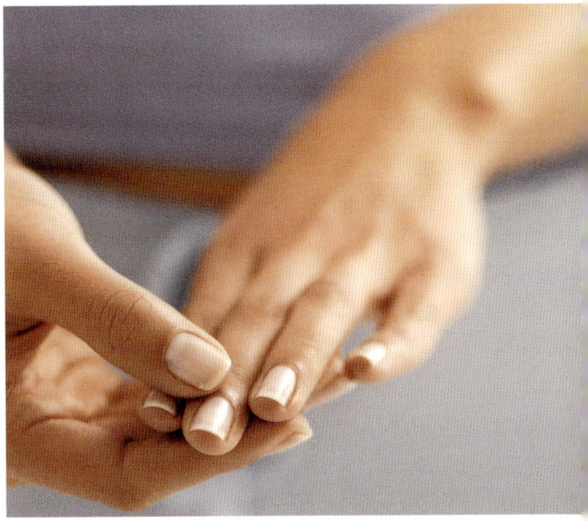

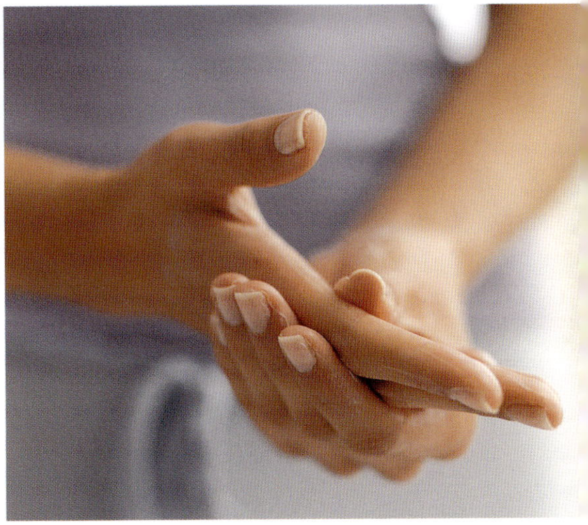

4 Jetzt behandeln Sie Ihre Nägel und Nagelhaut mit Mandelölnagelbalsam. Massieren Sie eine großzügige Portion in die Oberfläche eines jeden Nagels und in die Nagelhaut ein. Wenn der Balsam eingezogen ist, beenden Sie die Behandlung mit dem ausgiebigen Auftragen einer milden Mandelölcreme.

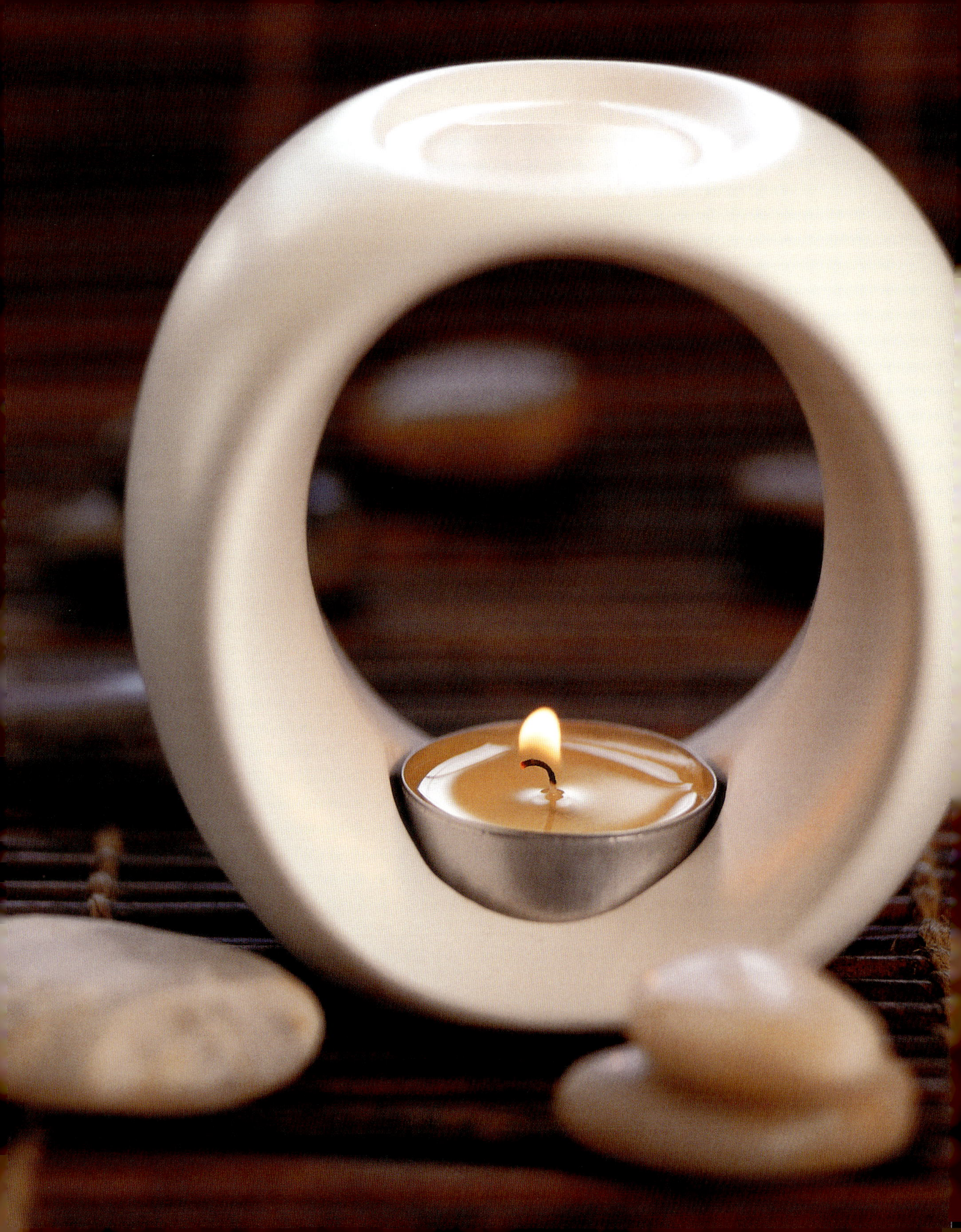

Duftlampen

Wenn Sie gestresst oder traurig sind, sollten Sie Ihre Stimmung aufhellen, indem Sie Ihre Umgebung mit dem Duft wohltuender ätherischer Öle füllen.

Wer den Nutzen von Aromaölen zu schätzen weiß, sollte sich eine Duftlampe besorgen, die es in variantenreichen Ausführungen zu kaufen gibt (z. B. in The Body Shop). Die aus verschiedenen Materialien, wie Ton, Glas, Keramik oder Metall, hergestellten und speziell für die Aromatherapie entwickelten Duftlampen, sind mit Schälchen oder Rinnen ausgestattet, worin das ätherische Öl deponiert wird. In der Regel muss man das ätherische Öl mit Wasser oder einem Trägeröl verdünnen. Die meiste Auswahl haben Sie bei den Duftlampen, für die man als Wärmequelle ein Teelicht verwendet; es gibt aber auch elektrische Diffuser, die kühle Luft zirkulieren lassen. Achten Sie bitte darauf, dass eine verständliche Gebrauchsanleitung mitgeliefert wird.

Ätherische Öle, die Ihre Stimmung aufhellen, das innere Gleichgewicht wiederherstellen und Spannungen lindern sind z. B.: Ylang-Ylang-, Lavendel-, Rosen-, Rosenholz-, Neroli-, Bergamotte-, Geranium- oder Muskateller-Salbeiöl.

FLOWER POWER – DIE KRAFT DER BLUMEN

Es gibt zwar nur wenige wissenschaftliche Studien über die Wirksamkeit der Aromatherapie. Aber alle stellen übereinstimmend fest, dass bestimmte ätherische Öle Stress und depressive Stimmungen lindern. Forscher des Sloan-Kettering Cancer Centers in New York fanden heraus, dass der Duft von Heliotrop den Patienten half, sich während der MRT (Magnetresonanztomographie) zu entspannen. Eine andere Studie zeigt: Patienten, die nach einer Herzoperation Fußmassagen mit Neroliöl bekamen, litten weniger unter Unruhe als jene Patienten, die mit geruchlosem Öl massiert wurden. In Schottland entdeckten Forscher, dass Patienten, die an Alopecia areata (stressbedingter Haarausfall) leiden, Besserung erfuhren, nachdem ihre Kopfhaut mit einer Lösung aus Thymian-, Rosmarin-, Lavendel- und Zedernöl eingerieben wurde.

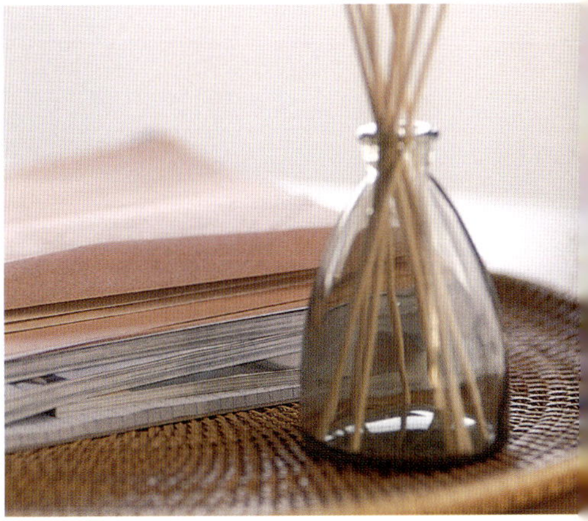

Schilfdiffusor

Ein Schilfdiffusor, in dem ein ätherisches Öl durch Bündel dünner Bambusschilfrohre wandert, gibt Ihnen die Möglichkeit, den Duft wohltuender Aromaöle beständig in Ihrem Heim oder Büro zu verbreiten, ohne die Nachteile, die manche anderen Diffusoren mit sich bringen, in Kauf nehmen zu müssen. Für den Schilfdiffusor benötigt man z. B. keine Kerzen, sodass das Brandrisiko ausgeschlossen ist.

Menstruationsprobleme?

Gehören Sie zu den vielen Frauen, die während Ihrer Periode unter Schmerzen und plötzlichen Stimmungsumschwüngen leiden? Hier finden Sie hilfreiche Tipps!

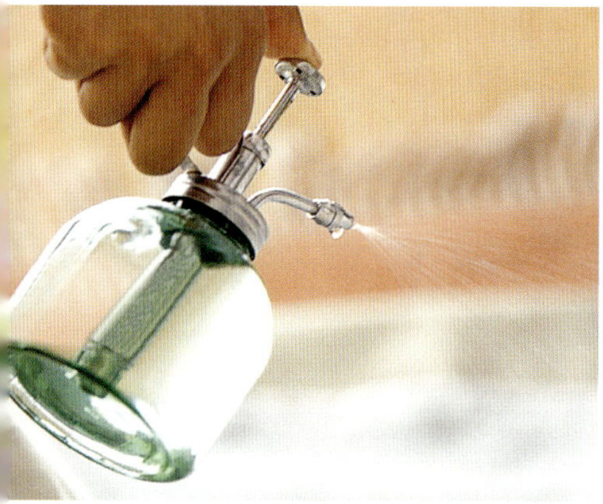

Gut bei Menstruationsbeschwerden
Um Stimmungsumschwüngen vorzubeugen, können Sie in Ihren Räumen ätherischen Duft mit einer Sprühflasche verteilen: Dafür zehn Tropfen Bergamotte-, Lavendel- oder Geraniumöl mit etwa 120 Milliliter Wasser mischen. Um Wasseransammlungen im Bindegewebe zu verringern, mischen Sie fünf Tropfen Patchouli- oder Rosmarinöl in zwei Teelöffel Trägeröl und massieren sich damit. Um Krämpfe zu lösen, geben Sie für einem Umschlag zwei Tropfen Muskateller-Salbeiöl oder fünf Tropfen Kamilleöl in eine Schüssel mit kühlem Wasser. Mit dieser Lösung ein Handtuch nass machen, nicht vollkommen auswringen und für 10 Minuten auf den Unterleib legen.

1 Bei Schmerzen im unteren Rücken kann das Kniekreisen helfen. Legen Sie sich dazu flach auf den Rücken und ziehen Sie Ihre Knie zur Brust hoch. Umfassen Sie Ihre Schienbeine und lassen Sie die angewinkelten Beine von rechts nach links immer wieder über Ihren Bauch gleiten, bis Sie zehn Kreise gezogen haben.

2 Eine andere gute Übung für Ihren Rücken: Knien Sie sich hin und setzen Sie sich auf Ihre Fersen. Dann legen Sie die Arme mit den Handflächen nach oben auf den Boden dicht an Ihren Körper. Lassen Sie den Kopf mit entspanntem Hals auf dem Boden ruhen und atmen Sie dabei tief, aber sehr langsam. Versuchen Sie, den Atem bis zum Po hinunter zu drücken und ihn beim Ausatmen wieder »hochzuholen«. Wiederholen, bis der Schmerz abklingt (aber nur so lange, wie es Ihnen angenehm ist).

3 Um kleinere Krämpfe zu lindern, setzen Sie sich auf den Boden und bringen Sie die Sohlen Ihrer Füße zusammen. Umgreifen Sie Ihre Zehen, ohne die Füße hochzuziehen. Atmen Sie tief ein und beugen Sie sich beim Ausatmen langsam nach vorne. Nur so weit, wie es Ihnen absolut schmerzfrei möglich ist! Halten Sie die Position für drei bis fünf Atemzüge. Die sanfte Streckung des Rückens, hilft die Krämpfe zu lindern.

Auch dies hilft bei Krämpfen: Auf den Rücken legen und Hände durch Reiben wärmen. Die rechte Hand unterhalb des Nabels auf den Bauch legen, die linke Hand darüber, dann 20 Sekunden lang den Oberkörper hin und her wiegen. Die Beine ruhig halten. Mehrmals wiederholen. Stellen Sie sich bildlich vor, wie die Wärme Ihrer Hände den Krampf löst. Ergänzend können Sie die ätherischen Öle nutzen, die sich seit Jahrhunderten bei der Linderung von Menstruationsbeschwerden bewährt haben (siehe links).

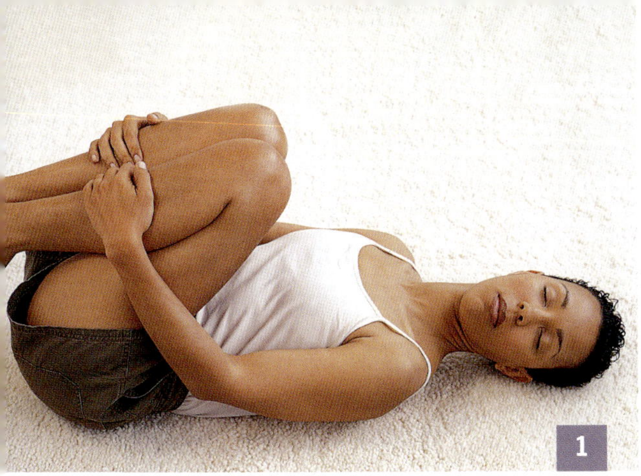
1

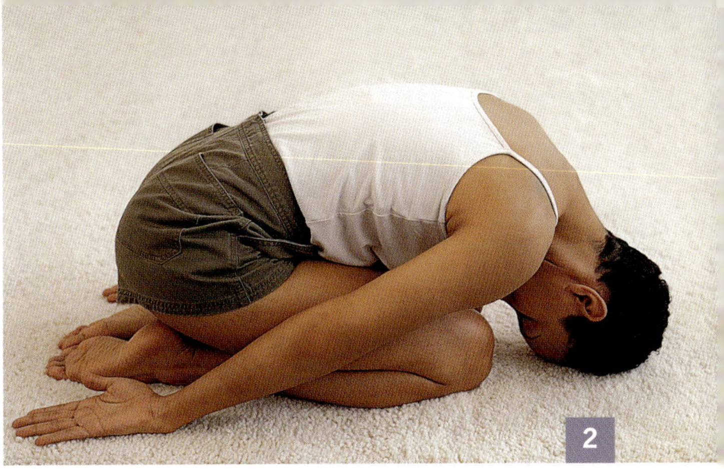
2

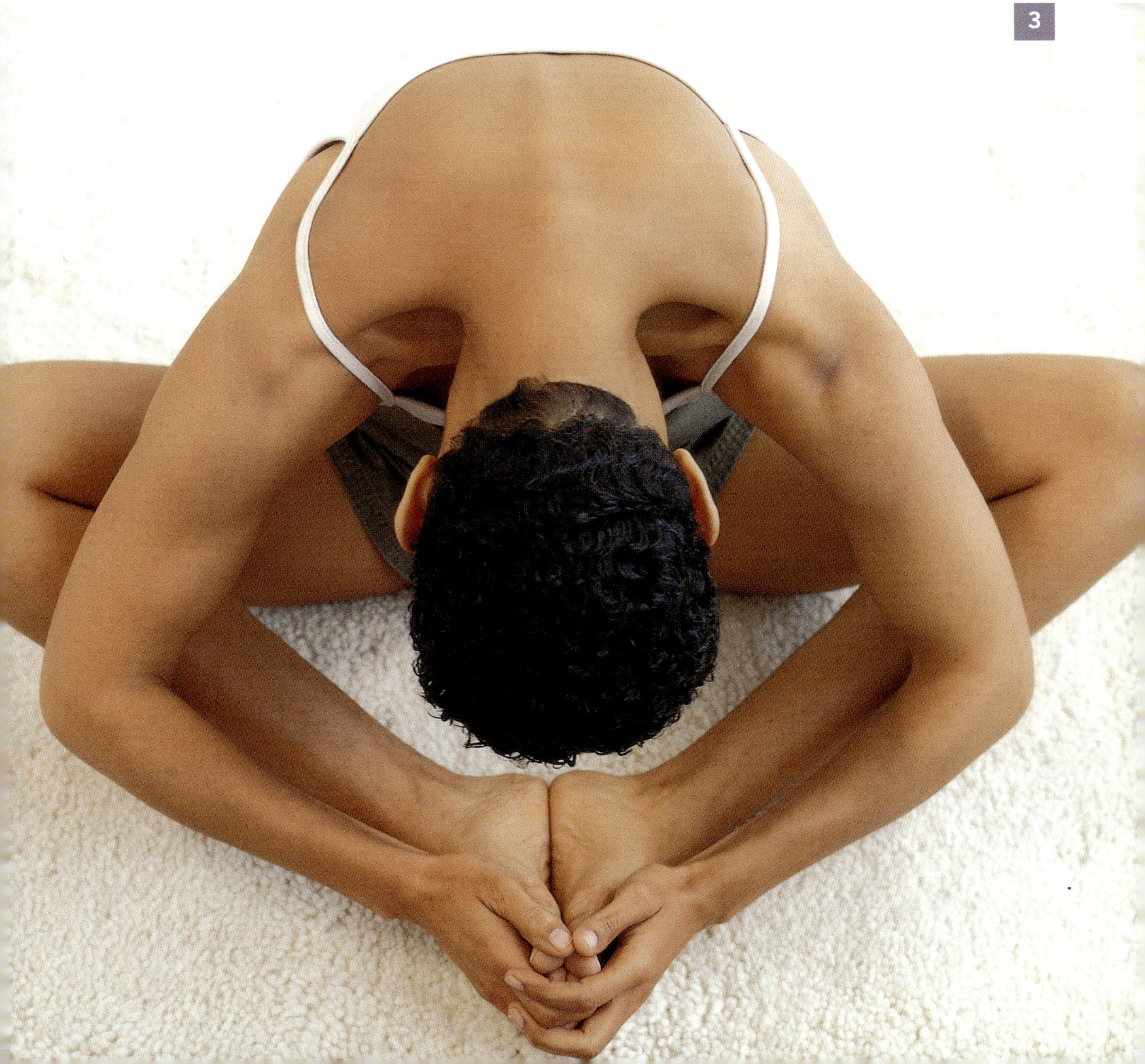
3

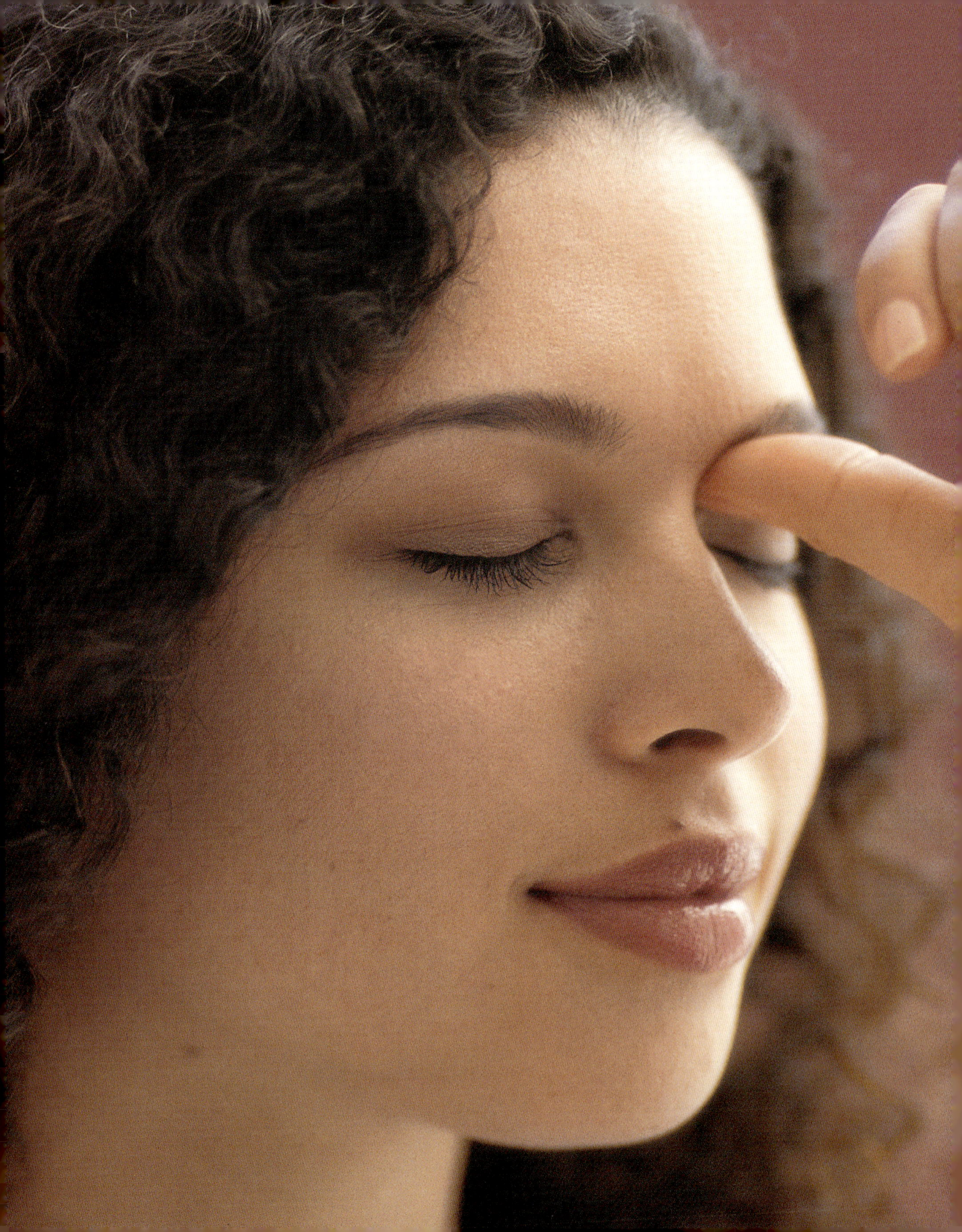

Die Augen entspannen

Mit einfachen Massagegriffen können Sie Ihre Augen entspannen, was häufig hilft, Kopfschmerzen zu vertreiben, und dem ganzen Körper mehr Wohlbefinden bringt.

Stundenlanges Arbeiten am Computer, Lesen kleiner Schriften und gestresstes verkrampftes Stirnrunzeln belasten unsere Augen erheblich. Manche Leute bekommen Kopfschmerzen, andere rote entzündete Augen und manchen verschwimmt alles vor den Augen. Yoga-Lehrer, Akupunkteure und Masseure kennen eine ganze Reihe von Möglichkeiten, um derartige Folgen der Überlastung unserer Augen zu lindern. Beispiele dafür sind die auf den folgenden Seiten vorgestellten Übungen.

Den beschriebenen Augenproblemen kann man zwar wunderbar vorbeugen, wenn man häufig genug den Augen eine Pause gönnt. Doch meist vergessen wir das, weil wir arbeiten, arbeiten, arbeiten … Demzufolge nutzen Sie sicher in Zukunft häufiger die Übungen, die wir der östlichen Medizin und dem Yoga zu verdanken haben. Sie helfen ausgezeichnet, die Augenmuskeln zu entspannen, aktivieren die Energie in den Meridianen und sorgen für eine bessere Durchblutung unserer Augen. Rechtzeitig angewendet bleiben Ihnen vielleicht so manche Augenprobleme erspart.

ÜBERANSTRENGEN SIE IHRE AUGEN?

Die feine Muskulatur rund um Ihre Augen folgt der Bewegung der Augenlinsen. Betrachtet man Gegenstände in der Nähe, weiten sich die Linsen, beim Schauen in die Ferne verengen Sie. Bei Menschen, die unablässig auf den Bildschirm oder auf Schriftstücke starren, kann sich die Augenmuskulatur verkrampfen, weil die notwendige wechselnde Bewegung der Linse fehlt. Augenübungen können den Krampf lösen bzw. regelmäßig ausgeführt ihn verhindern. Sie sollten daher Ihre Arbeit immer wieder einmal für ein, zwei Minuten unterbrechen, um diese wundervoll entspannenden Übungen auszuführen.

Schritt-für-Schritt-Übung ▶

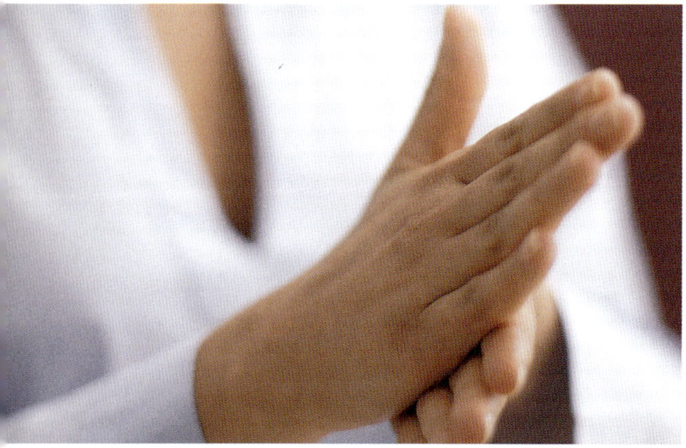

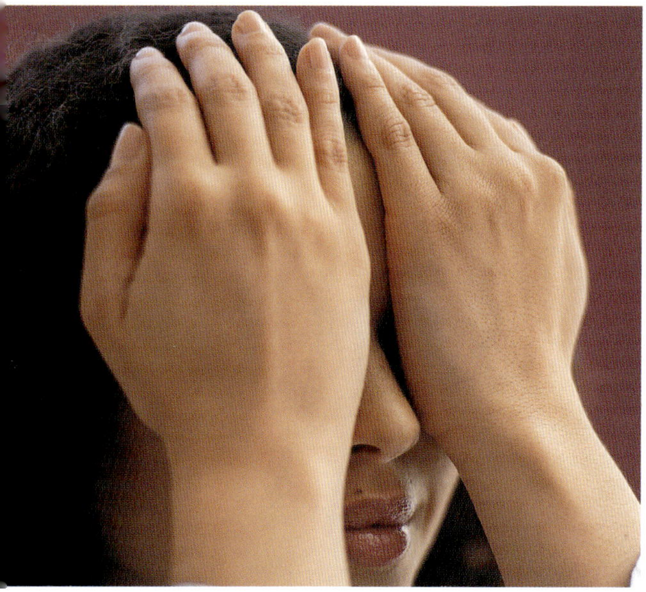

1 Waschen Sie sich Ihre Hände und reiben sie aneinander, bis sie warm sind. Legen Sie Ihre Handflächen auf die geschlossenen Augen, sodass die Finger auf Ihrer Stirn ruhen. Drücken Sie dann so fest gegen die Augen, wie Sie es als angenehm empfinden. Atmen Sie tief und lassen Sie die Hände für einige Minuten in dieser Position.

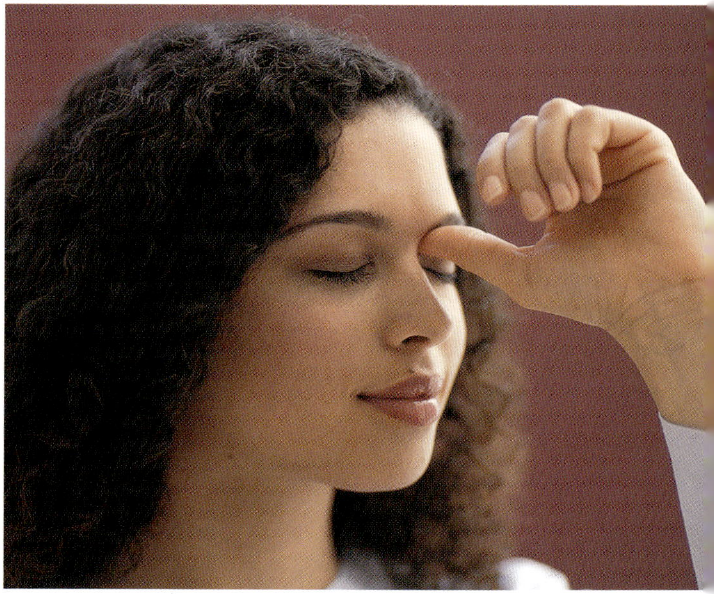

2 Sowohl bei der Übung 1 als auch bei dieser dürfen Sie keine Kontaktlinsen tragen. Schließen Sie Ihre Augen und pressen Sie Ihren Daumen im inneren Augenwinkel gegen die Nasenwurzel. Pressen Sie ihn sanft nach oben, aber seien Sie vorsichtig, dieser Punkt ist höchstempfindlich. Halten Sie den Druck eine Minute lang, während Sie dabei tief atmen. Beim anderen Auge auf die gleiche Weise verfahren. Diese Druckmassage hilft bei gereizten Augen, Kopfschmerzen, verschwommenem Sehen und bei manchen Menschen sogar bei Heuschnupfen.

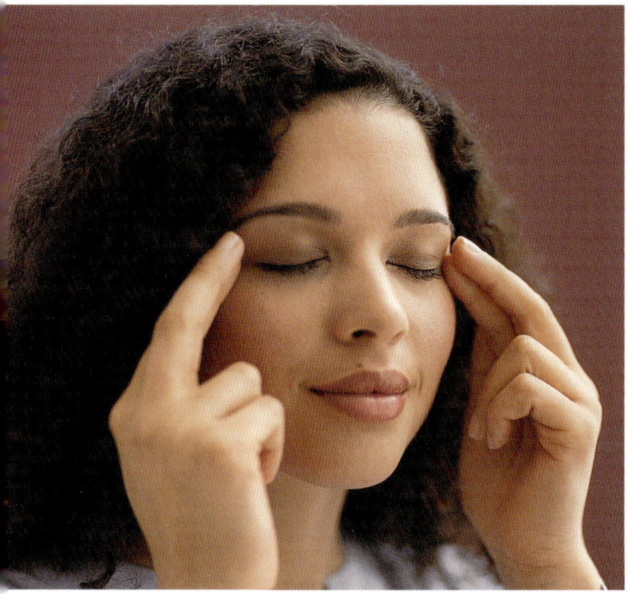

3 Pressen Sie Zeige- und Mittelfinger jeweils am äußeren Augenwinkel gegen die Schläfe. Massieren Sie diesen Bereich ein paar Minuten lang leicht mit kreisenden Bewegungen. Sowohl in der westlichen als auch der östlichen Medizin ist man der Meinung, dass diese Übung die Durchblutung fördert, wodurch sich die Spannungen im Augenbereich lösen.

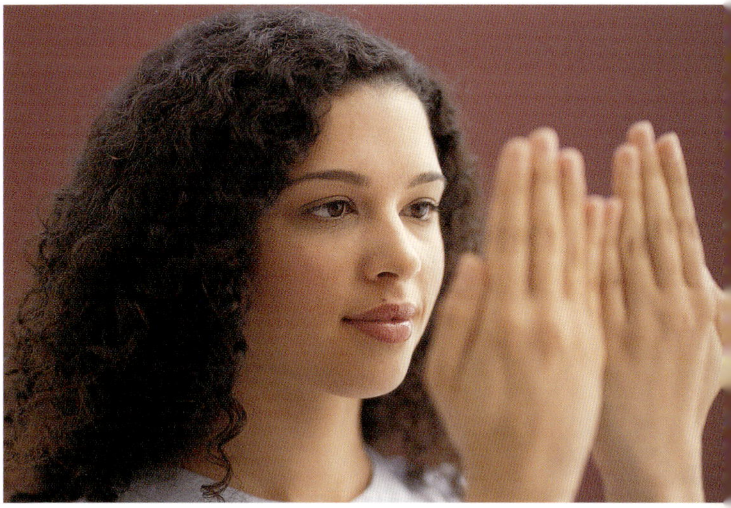

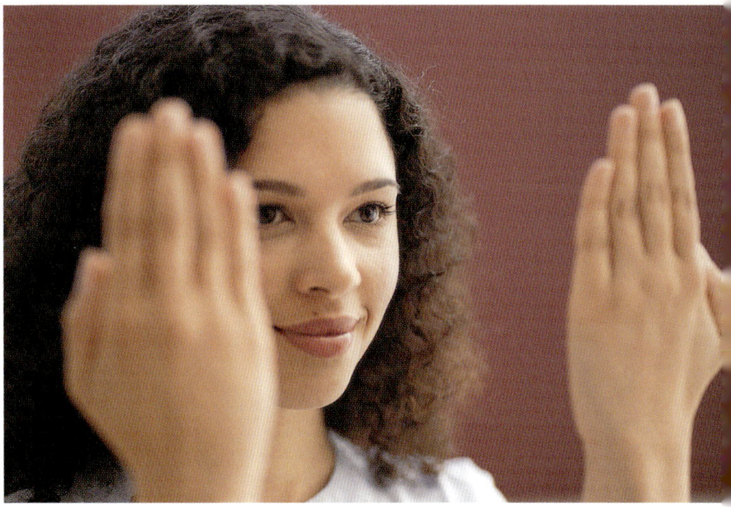

4 Um eine Verkrampfung der Augenmuskulatur durch ständiges Nahsehen zu verhindern, machen Sie folgende Übung: Halten Sie Ihre Hände etwa 30 cm von Ihrem Gesicht entfernt. Die Handflächen sind nach innen gewendet und die Finger zeigen nach oben. Während Sie tief einatmen, bewegen Sie Ihre Hände nach außen und schauen auf einen entfernten Punkt. Beim Ausatmen führen Sie die Hände wieder zusammen und konzentrieren den Blick auf die Handflächen. Führen Sie diese Übung 2 bis 3 Minuten lang aus.

Gut für den Kopf

Wenn Sie vor lauter Stress oder Müdigkeit keinen klaren Gedanken fassen können, verhelfen einfache Maßnahmen Ihnen wieder zu Konzentration und klarem Denken.

Warum Kopfmassage hilft?
Sowohl im Westen als auch im Osten unserer Welt sind die Mediziner genauso wie die Naturheilkundler von der Wirksamkeit der Kopfmassagen überzeugt – doch aus unterschiedlichen Gründen. Die westlichen Mediziner glauben, dass eine Verspannung der kleinen Muskeln der Kopfhaut Kopfschmerzen verursacht. Daher kann ihrer Meinung nach eine Massage die Muskulatur lockern und damit den Schmerz lindern. In der östlichen Medizin ist man der Meinung, dass Kopfschmerzen entstehen, wenn sich die Energie im Kopfbereich ballt und so das Chi (Lebensstrom) unterbricht. Aus ihrer Sicht dienen die Massagen dazu, den Strom des Chi wieder in Gang und ins Gleichgewicht zu bringen.

1 Mit einer Bürste, die Gummiborsten hat, bürsten Sie Ihr gesamtes Haar – jeweils vom Ansatz weg – in langen, festen Strichen. Neigen Sie dann den Kopf nach vorn und bürsten das Haar von der Nackenlinie bis zum Scheitel. Verfahren Sie auf diese Weise 5 Minuten lang.

2 Massieren Sie mit Ihren Fingerspitzen Ihre gesamte Kopfhaut. beginnen Sie an der Stirn und massieren Sie über den Scheitel hinweg bis zum Nacken. Üben Sie so viel Druck dabei aus, wie es Ihnen angenehm ist. Nach dieser Massage werden Sie wahrscheinlich spüren, wie Ihre Kopfhaut pulsiert. Dies liegt an der besseren Durchblutung, wodurch nicht nur Ihre Kopfhaut, sondern auch Ihr Gehirn mit mehr Sauerstoff versorgt wird.

3 Legen Sie nun Ihre Handballen mit nach hinten gestreckten Fingern an Ihre Schläfen und üben Sie auf diese einen sanften Druck aus. Nach 5 Sekunden lösen und mit den Händen zum Scheitel gleiten. Wiederholen Sie diese Bewegung, wobei Sie den Druck beim Pressen und das Tempo beim Gleiten zum Scheitel variieren. Führen Sie diese Übung aus, so lange sie Ihnen angenehm ist, oder bis sich die Kopfschmerzen gemindert haben.

4 Beenden Sie diese Kopfmassage, indem Sie sich kreuz und quer mit den Fingern durch die Haare fahren. Dann führen Sie Ihre Finger wie einen Kamm von der Stirn bis zum Nacken. Sie sollten dabei Ihre Fingerspitzen spüren. Wiederholen Sie diese Abfolge 3-mal und variieren Sie Druck und Tempo. Zum Abschluss ziehen Sie Ihre Haare büschelweise leicht in die Höhe und halten Sie dort jeweils 3 Sekunden. Gehen Sie während der gesamten Kopfmassage sowohl mit Ihren Haaren als auch mit Ihrer Kopfhaut sanft um.

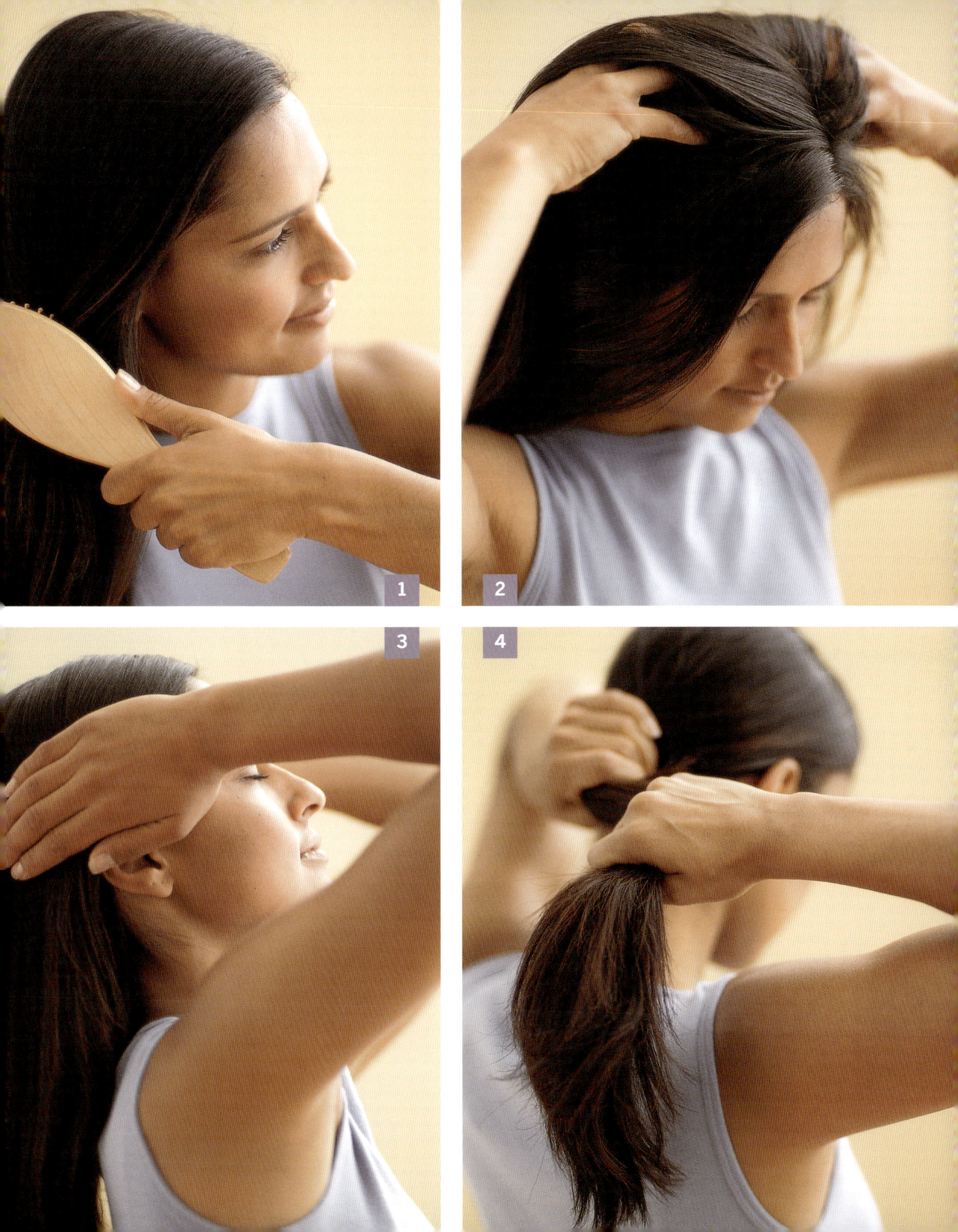
1
2
3
4

Herzhafte Hühnersuppe

Was Grossmutter empfiehlt ist wahr: Ein Teller hausgemachter Hühnersuppe kann gerade das Richtige für einen Schnupfen und andere Unpässlichkeiten sein.

Zutaten

1 Esslöffel Natives Olivenöl extra
1 mittelgroße Zwiebel
2 große Möhren
4 Stangen Selleriestauden
1 Teelöffel gemahlener Kreuzkümmel
1,5 l fettarme Hühnerbrühe
2 große, fest kochende Kartoffeln
Salz und Pfeffer aus der Mühle
1 ganze Hühnerbrust
2 Tomaten
200 g grüne Bohnen
100 g frische oder gefrorene Erbsen
2 Esslöffel zerkleinerte Petersilie

- Für 4 Portionen
- Vorbereitung: 20 Minuten
- Kochzeit: 40 Minuten

Nährwerte pro Portion

Das Brustfleisch des Hühnchen ist der magerste Teil dieses Geflügels.

Kalorien	220
Kilojoules	920
Eiweiß	22 g
Kohlenhydrate	24 g
Fett gesamt	5 g
Gesättigte Fette	1 g
Cholesterin	35 mg
Natrium	990 mg
Ballaststoffe	4 g

Waschen und putzen Sie alles Gemüse, inklusive der Kartoffeln. Schneiden Sie alles in etwa ein Zentimeter große Stücke. Entfernen Sie die Haut der Hühnerbrust oder kaufen Sie am besten von vornherein eine große Hühnerbrust ohne Haut und Knochen. Dann können Sie das Fleisch gleich in mundgerechte Würfel schneiden.

1 Das Öl in einem großen Topf bei mittlerer Hitze heiß werden lassen. Zwiebeln, Möhren, Sellerie und Kreuzkümmel hinzufügen. Das Ganze unter häufigem Rühren 5 bis 6 Minuten schmoren, bis das Gemüse weich, aber nicht gebräunt ist. Die Hühnerbrühe zugießen und zum Kochen bringen.

2 Die Hitze stark verringern und die Kartoffeln zugeben. Mit Salz und Pfeffer würzen. 15 Minuten köcheln lassen.

3 Hühnerfleisch, Tomaten, Bohnen, Erbsen und Petersilie untermischen. Weitere 10 bis 15 Minuten köcheln lassen (länger, wenn Sie eine ganze Hühnerbrust verwenden). Die Suppe mit Salz und Pfeffer abschmecken. In vorgewärmten Suppenschüsseln servieren

DIE HEILKRAFT VON HÜHNERSUPPE

Nicht nur unsere Großmütter, sondern auch Ärzte wissen, wie gut eine Hühnersuppe bei Atembeschwerden tut. Wahrscheinlich ist die Suppe kein Heilmittel für Erkältungen in medizinischem Sinn, aber wissenschaftliche Studien haben bestätigt, dass dieses bescheidene Gebräu tatsächlich entzündungshemmenden Eigenschaften besitzt. Diese verringern u. a. die Schleimbildung und helfen so, die Atemwege offen zu halten. Wie andere heiße Flüssigkeiten löst die Hühnersuppe Stauungen unterschiedlichster Art im Körper auf, was ihm hilft, alle möglichen Bakterien oder Viren schneller loszuwerden.

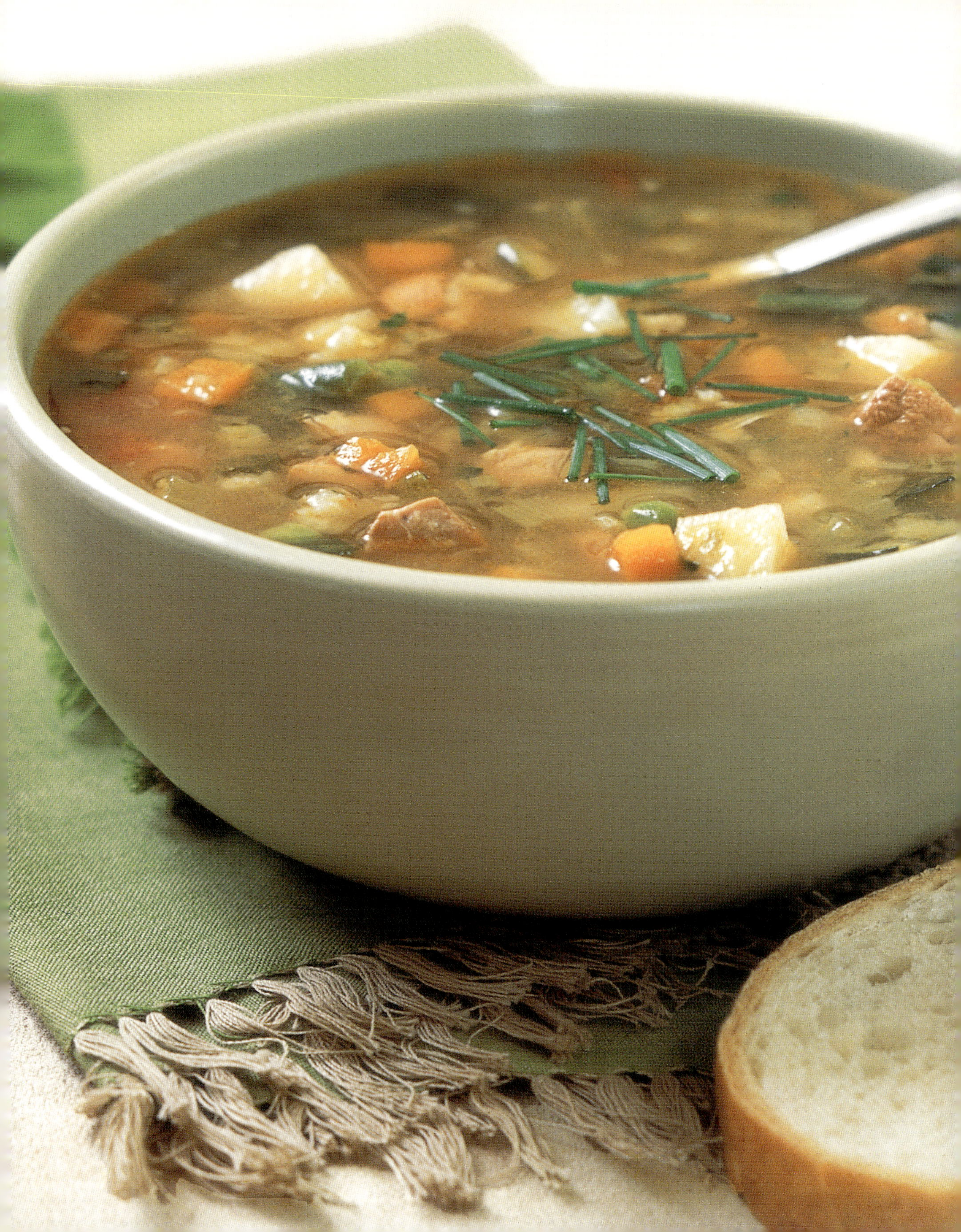

Vorbeugen

Vorbeugen ist besser als heilen. Das weiß eigentlich jeder und doch schenken viele Menschen dieser Tatsache viel zu wenig Beachtung. Das sollte man aber wirklich tun, denn Sie können mit einfachen Vorbeugemaßnahmen so manche gesundheitliche Beeinträchtigung oder Erkrankung verhindern.

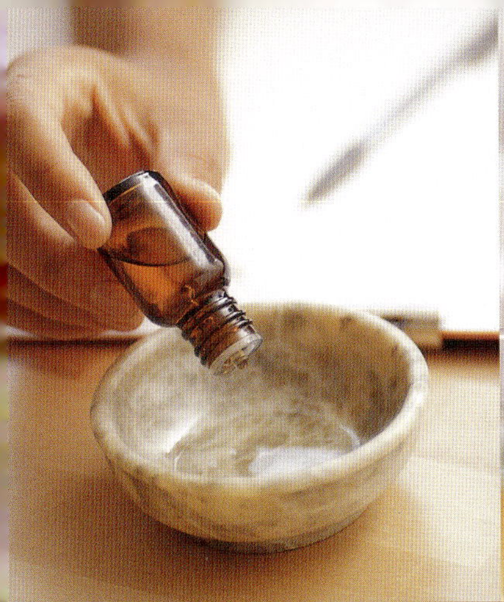
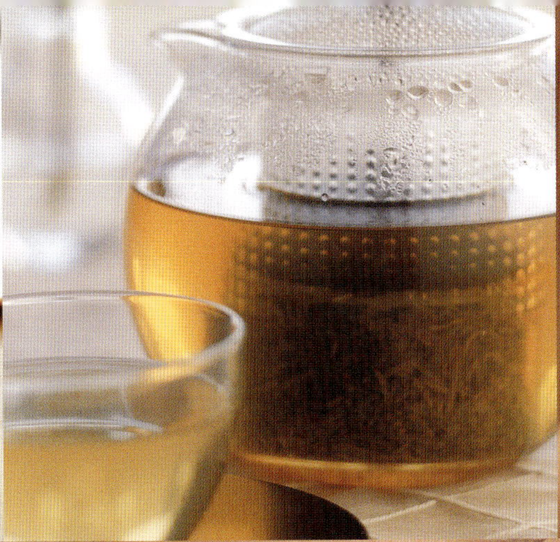
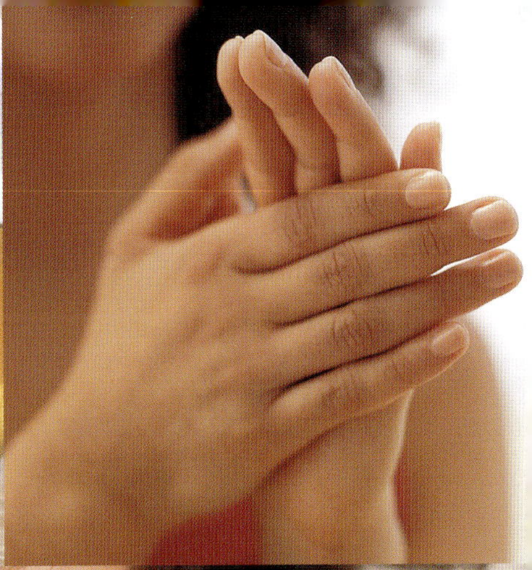
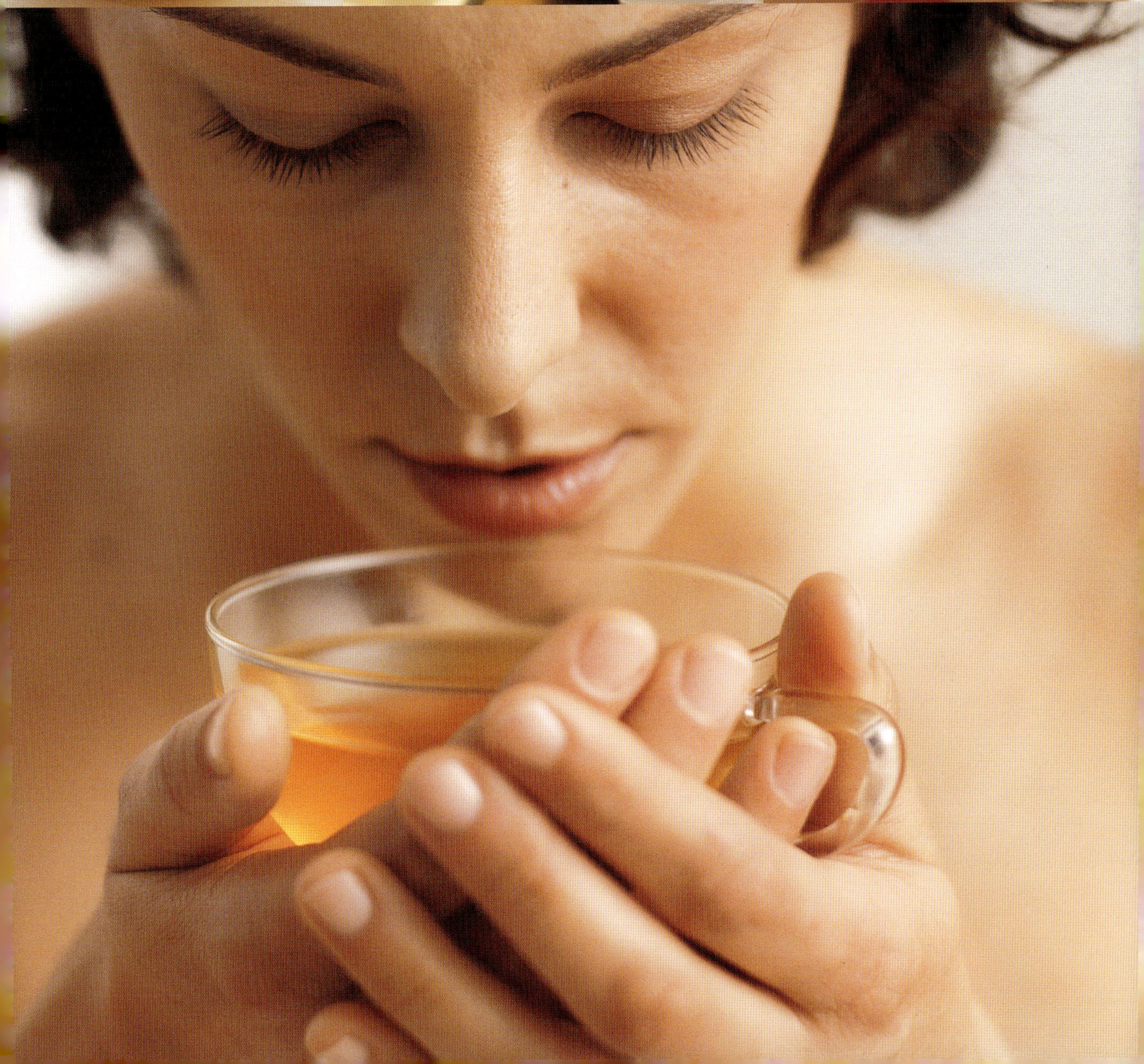

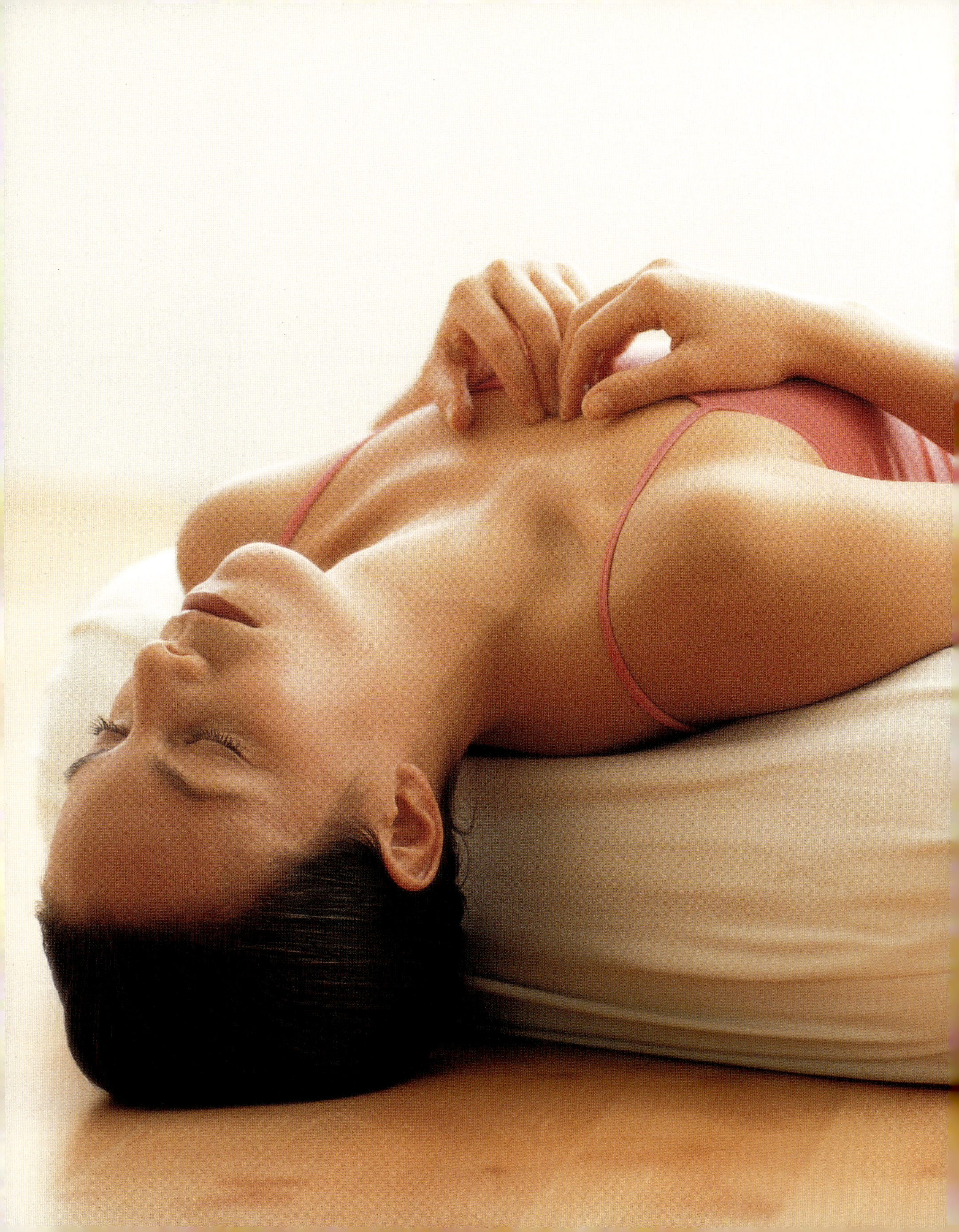

Vorbeugen

Manche gesundheitliche Risiken liegen auf der Hand. Jeder weiß, dass zu viel Sonne unsere Haut ruiniert und schlimmstenfalls zu Hautkrebs führen kann. Jeder weiß, wie schnell die fettigen Pommes frites Fettpölsterchen herbeizaubern und den Cholesterinspiegel in die Höhe treiben. An andere Gesundheitsrisiken denkt man nicht sofort, wie zum Beispiel an die Kreislaufsstörungen, die empfindliche Menschen im Flugzeug ereilen können, oder an die Sehnenscheidenentzündungen, die man sich durch ergonomisch unzulängliche Computertastaturen zuziehen kann.

In dem folgenden Kapitel finden Sie viele Anregungen, wie Sie den täglichen mehr oder weniger großen Gesundheitsgefährdungen vorbeugen können. Dazu gehören Schnupfen und andere Erkältungserscheinungen genauso wie die Gleichgewichtsprobleme, die sich häufig mit zunehmendem Alter verstärken. Es geht dabei keineswegs um eine medizinische Behandlung, sondern um einfache Maßnahmen, die Ihre Energie anreichern, Ihr Immunsystem kräftigen und Schädigungen verhindern oder zumindest lindern können. Sie werden erstaunt sein, was man alles einfach so zwischendurch für das eigene Wohlbefinden vorsorglich und fürsorglich tun kann.

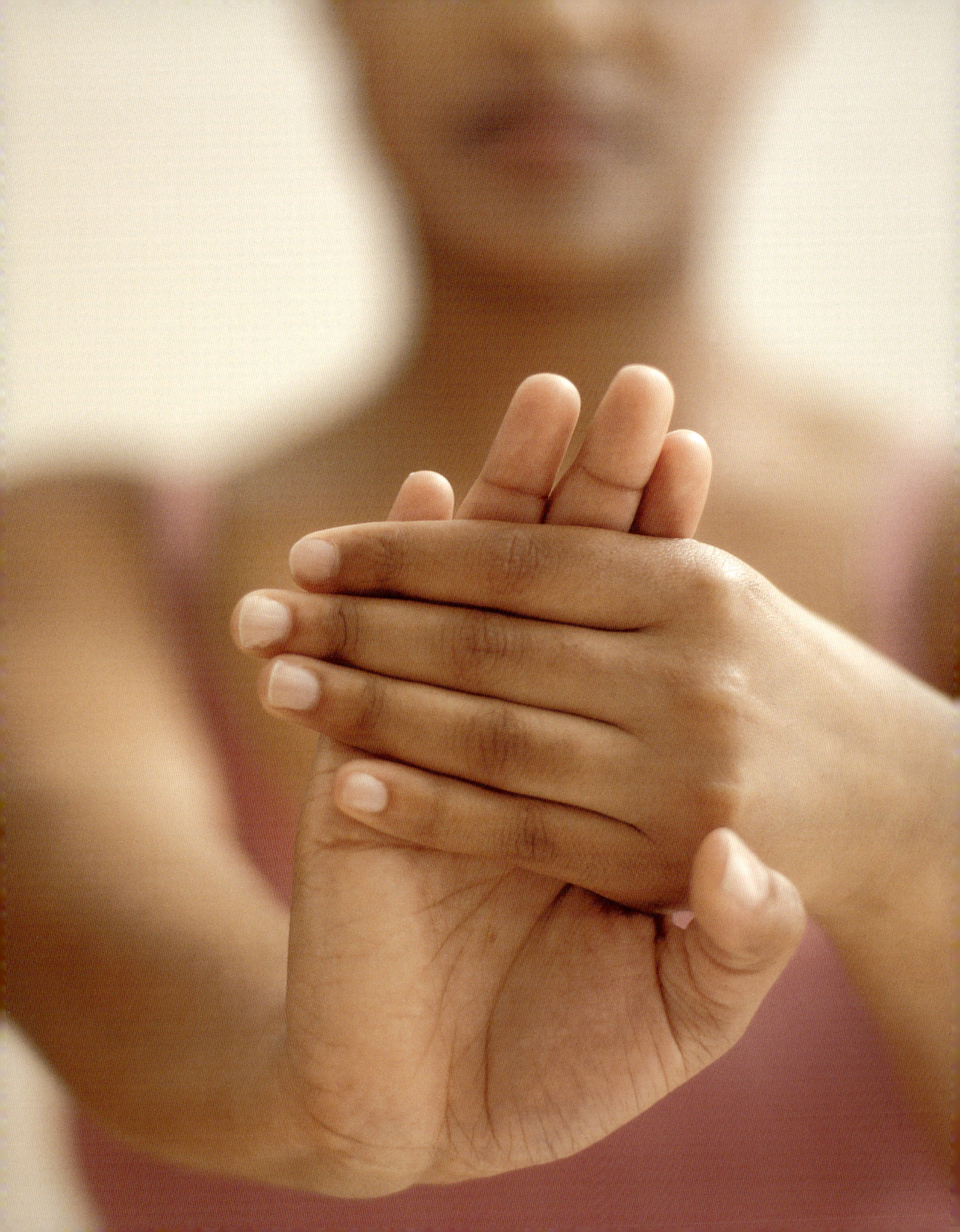

Handgelenke kräftigen

Mit ganz einfachen Maßnahmen können Sie Probleme, die häufig durch andauernd wiederholte Bewegungen an den Handgelenken und Händen auftreten, verhüten.

Strecken und massieren der Muskeln Ihrer Handgelenke und Hände hilft, sie widerstandsfähiger gegen Verletzungen zu machen. Für die einfache Übung setzen Sie sich auf einen Stuhl und strecken Ihren rechten Arm mit leicht gebeugten Ellenbogen nach vorne aus. Die Handflächen zeigen nach vorne, die Finger nach oben. (Sie können den Unterarm auch bequem auf einen Tisch legen.) Umfassen Sie nun mit den Fingern Ihrer linken Hand die Finger Ihrer rechten (siehe Foto links). Drücken Sie den Handballen Ihrer rechten Hand nach außen, indem Sie die linke Hand sanft zu sich heranziehen. Diese Position 10 Sekunden halten, dann loslassen. Wiederholen Sie den Vorgang mit der anderen Hand. Sie sollten ein leichtes Ziehen spüren, aber beim ersten Zeichen von Schmerz hören Sie sofort auf!

Wenn Sie bereits unter Überlastungssymptomen, z. B. Sehnenscheidenentzündung oder Karpaltunnelsyndrom, leiden kann ein Handbad mit Zaubernuss (Hamamelis) Ihre Beschwerden etwas lindern. Die Zaubernuss wirkt adstringierend und entzündungshemmend. Für das Handbad füllen Sie eine Schüssel mit heißem Wasser und fügen einen Achtelliter Zaubernussextrakt hinzu. Baden Sie Hände und Handgelenke darin 10 Minuten lang. Während der ersten fünf Minuten halten Sie Ihre eingetauchten Hände ganz still in einer Position, die bequem für Sie ist. Danach machen Sie im Wasser abwechselnd feste Fäuste und strecken die Finger und spreizen sie weit auseinander. Dann drehen Sie Ihre Handgelenke so, als hielten Sie einen Bleistift und wollten eine Spirale einmal im Uhrzeigersinn und einmal gegen ihn zeichnen. Mit anderen Worten: Beginnen Sie mit sehr kleinen Bewegungen und beschreiben dann immer größere Kreise. Auf diese Weise werden Ihre Handgelenkmuskeln viel wirksamer gelockert, als wenn Sie immer wieder dieselbe Kreisgröße »zeichnen«. Zum Schluss trocknen Sie Ihre Hände gründlich, sie dabei leicht massierend, ab.

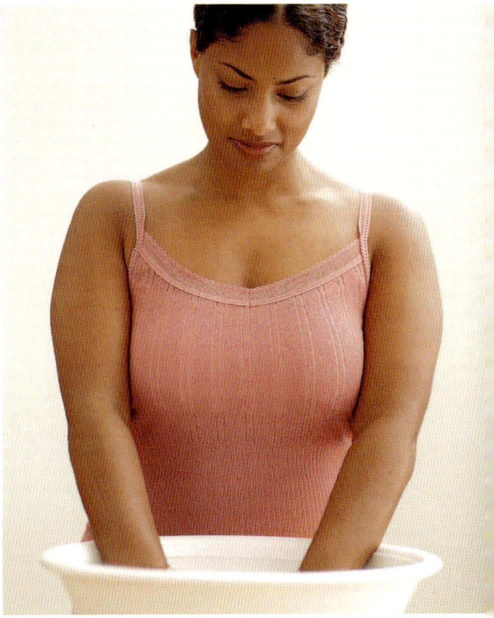

Die Kraft der Zaubernuss
Hamamelis oder Zaubernuss ist ein Strauch mit haselnussähnlichen Blüten. Als Heilmittel werden die Blätter und die Rinde in Form von Tee oder Extrakt verwendet. Die Inhaltsstoffe wirken adstringierend und entzündungshemmend. Von den amerikanischen Indianern wurde diese Heilpflanze häufig verwendet, um entzündete Muskeln zu behandeln, das Jucken durch Insektenstiche zu mildern, Blutungen zu stillen und sogar um die durch Krampfadern und Hämorrhoiden verursachten Schmerzen und Schwellungen zu lindern.

Goldener Fasan

Diese Tai-Chi-Übung (auch Goldener Hahn genannt), hilft Ihnen, das Gleichgewichtsempfinden zu verbessern und zu stabilisieren. Außerdem nützt sie beim Stressabbau.

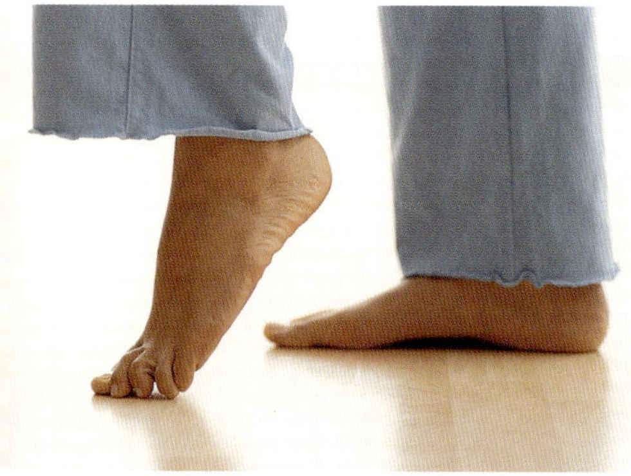

Balance-Tipp

Wenn Sie das Gleichgewicht auf einem Bein stehend nicht halten können oder es nicht können, ohne zu wackeln, nach vorne zu kippen oder die Schultern hochzuziehen, lassen Sie die Zehen eines Fußes leicht auf dem Boden ruhen. Und noch ein wichtiger Tipp: Fühlen Sie sich durch Ihren Mangel an Gleichgewicht nicht gestresst. Versuchen Sie, entspannt und ruhig zu sein. Die Fahigkeit, Ihre Balance zu bewahren, wird sich durch Übung mit der Zeit deutlich bessern.

1 Machen Sie mit dem rechten Fuß einen Schritt zur Seite und drehen Sie ihn in einen Winkel von 45 Grad. Ihr Gewicht ruht auf dem rechten Bein. Halten Sie Ihre Wirbelsäule gerade und spannen Sie die Gesäßmuskeln an.

2 Heben Sie das linke Bein so hoch, wie Sie können, während der Unterschenkel locker herabhängt und die Zehen nach unten zeigen. Heben Sie den linken Unterarm. Die Finger zeigen nach oben und die Handfläche nach innen. Den rechten Arm halten Sie mit leicht gebeugtem Ellenbogen an Ihrer Körperseite; die Handfläche zeigt zum Boden. Richten Sie Ihren Blick auf einen entfernten Punkt. Entspannen Sie Ihre Schultern und alle Körpergelenke. Behalten Sie eine gerade Linie vom Scheitel bis zum unteren Ende des Rumpfes bei. Stellen Sie sich einen Hahn vor, der sein Gefieder zur Schau stellt und versuchen Sie, sich so gerade und elegant wie möglich zu halten. Führen Sie die Übung auf jeder Seite 2-mal aus.

WAS EIN GUTES GLEICHGEWICHT NÜTZT

Die fließenden, gewichtsverlagernden Bewegungen des Tai Chi helfen, die Beinmuskeln zu stärken, die Knochendichte zu erhalten, die Flexibilität der Gelenke zu steigern sowie das Gleichgewichtsempfinden und das Körperbewusstsein zu fördern. All das hilft z. B. die vor allem bei älteren Menschen häufig vorkommenden Stürze zu verringern (im Durchschnitt fällt jeder dritte der älteren Senioren einmal im Jahr hin). Wie wirksam Tai Chi tatsächlich Stürze verhindern kann, haben Forscher der Emory University in Georgia in einer recht umfassenden Studie herausgefunden: Senioren, die einmal in der Woche in einen Tai-Chi-Kurs gehen und zweimal täglich 15 Minuten üben, können ihr Risiko zu stürzen fast halbieren.

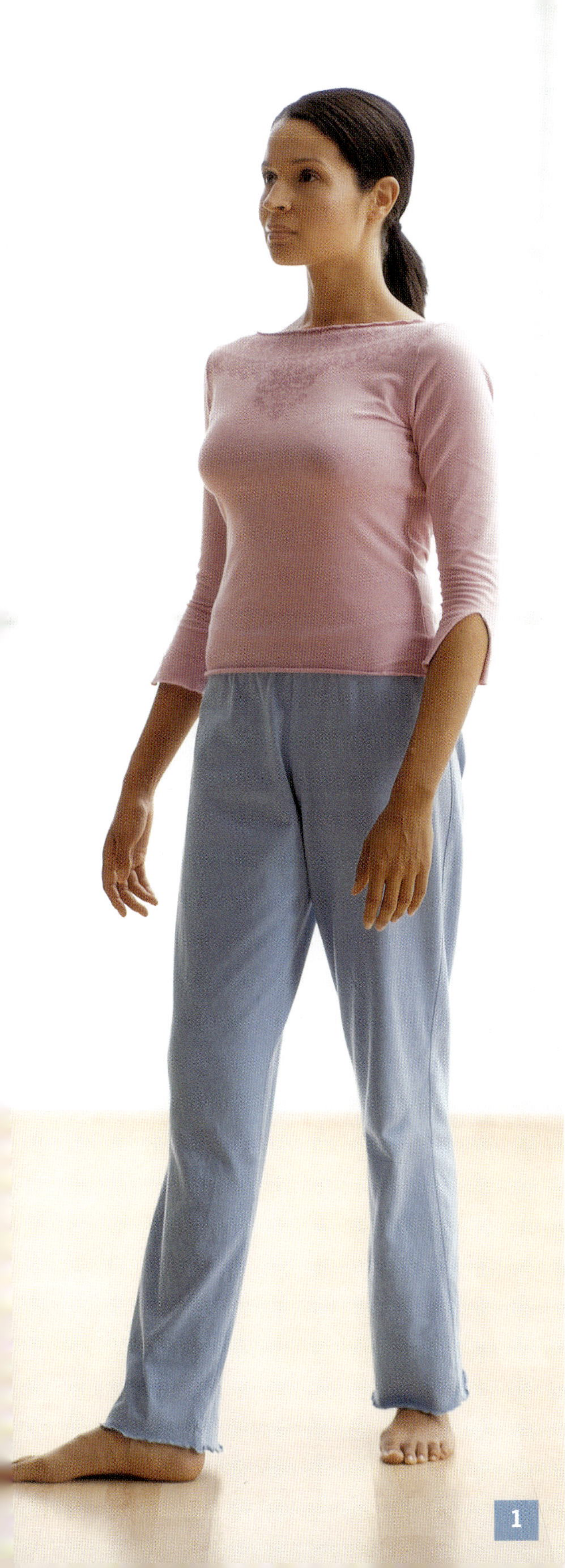
1

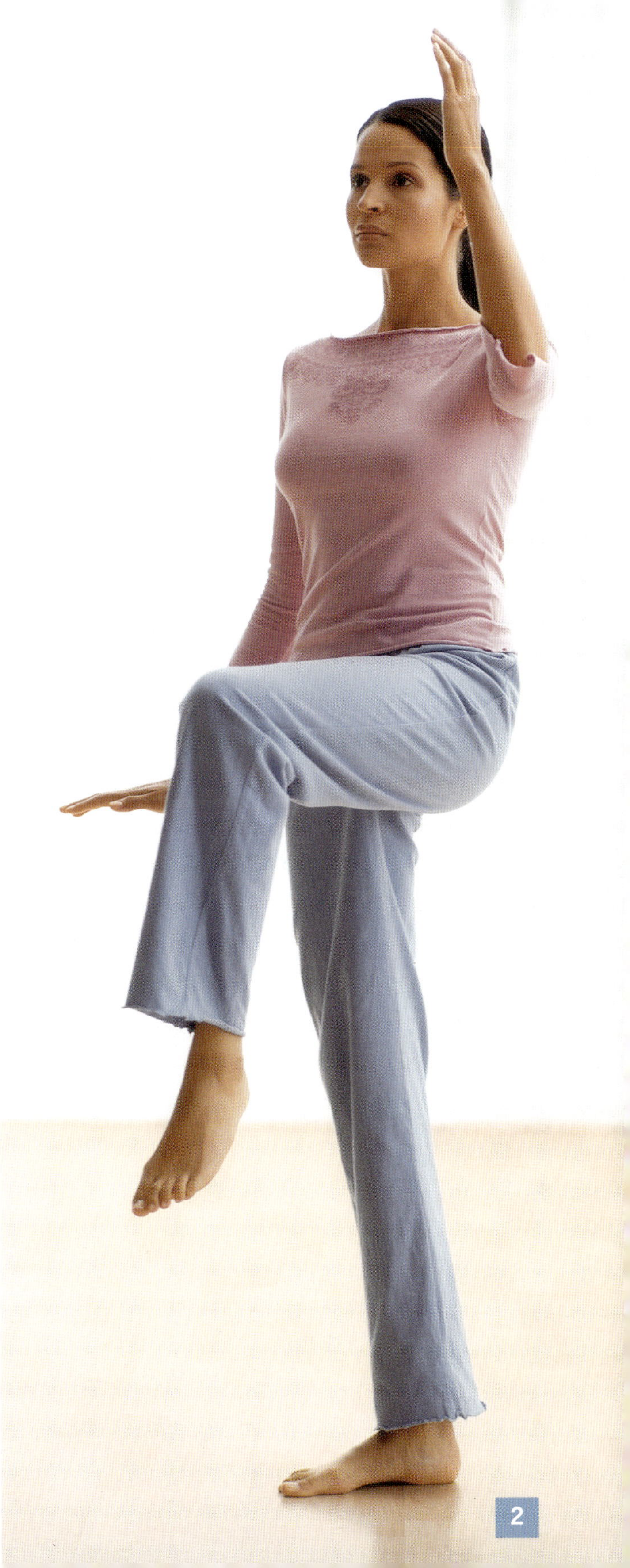
2

Körperbewusstsein

Pilates-Training hilft Ihnen eine gute Körperhaltung zu entwickeln, die Sie anmutig wirken lässt und Problemen mit Rücken oder sogar Rückenverletzungen vorbeugt.

Steh gerade!
Diese Ermahnung hat fast jeder – sehr unwillig – in seiner Kindheit unzählige Male gehört. Aber: Es war ein ausgezeichneter Rat. Die richtige Körperhaltung ist tatsächlich wichtig für unsere Gesundheit und unser Aussehen. Sie öffnet unsere Lunge, was ihr tiefe, lange Atemzüge erlaubt, sie hält unser Rückgrat gerade, was den Druck auf die Wirbel mildert und Rückenproblemen im späteren Alter vorbeugt. Und sie ist eine Art Schönheitsgarant. Denn mit einer guten Haltung sehen wir anmutiger und eleganter aus.

Wissen Sie, ob Sie die richtige Körperhaltung einnehmen? Machen Sie Pilates-Übungen, dann können Sie nach kurzer Zeit das »Vorher« und – das sicherlich bessere – »Nachher« einschätzen.

1 Stellen Sie Ihre Füße hüftbreit auseinander. Ihre Arme hängen entspannt herab und Ihre Zehen sind gerade nach vorne gerichtet. Überprüfen Sie, was Pilates-Lehrer die »Dreiheit des Fußes« nennen: die gleichmäßige Verteilung des Gewichts auf den Ballen der großen Zehe, den Ballen der kleinen Zehe und den hinteren Fersenrand. Achten Sie auf die Linie, die vom inneren Knöchel entlang der Beininnenseite bis zum Schambein verläuft. Stellen Sie sich vor, dass eine magnetische Kraft diese Linie zusammenzieht. Spannen Sie Ihre Beckenbodenmuskeln, als würden Sie Urin einhalten. Ziehen Sie den Nabel Richtung Wirbelsäule. Heben Sie Ihr Rückgrat hoch aus dem Becken heraus um und ziehen Sie die Schulterblätter nach unten, um die Schlüsselbeine zu weiten. Blicken Sie geradeaus. Atmen Sie tief ein. Nehmen Sie wahr, wie wohl sich Ihr Körper fühlt, wenn alles in der richtigen Linie steht.

2 Beugen nun Sie den Kopf nach vorne und rollen Sie Ihren Körper Wirbel für Wirbel (wie ein Kettenrad) so weit nach unten, wie es Ihnen angenehm ist. Lassen Sie die Arme baumeln. Bleiben Sie einen Moment in der tiefen Position, bevor Sie Ihr Rückgrat wiederum Wirbel für Wirbel nach oben rollen, bis Sie wieder aufrecht stehen.

3 Heben Sie Ihre Arme in einer fliessenden Bewegung über Ihren Kopf. Strecken Sie Ihr Rückgrat und biegen Sie sich nach hinten (so weit wie es Ihnen angenehm ist) in dem Bewusstsein, dass Ihr Körpergewicht auf der Dreiheit des Fußes verteilt ist. Halten Sie kurz inne und kehren Sie in Position 1 zurück. Spüren Sie bewusst Ihre aufrechte Körperhaltung! Die Übung insgesamt 3-mal wiederholen.

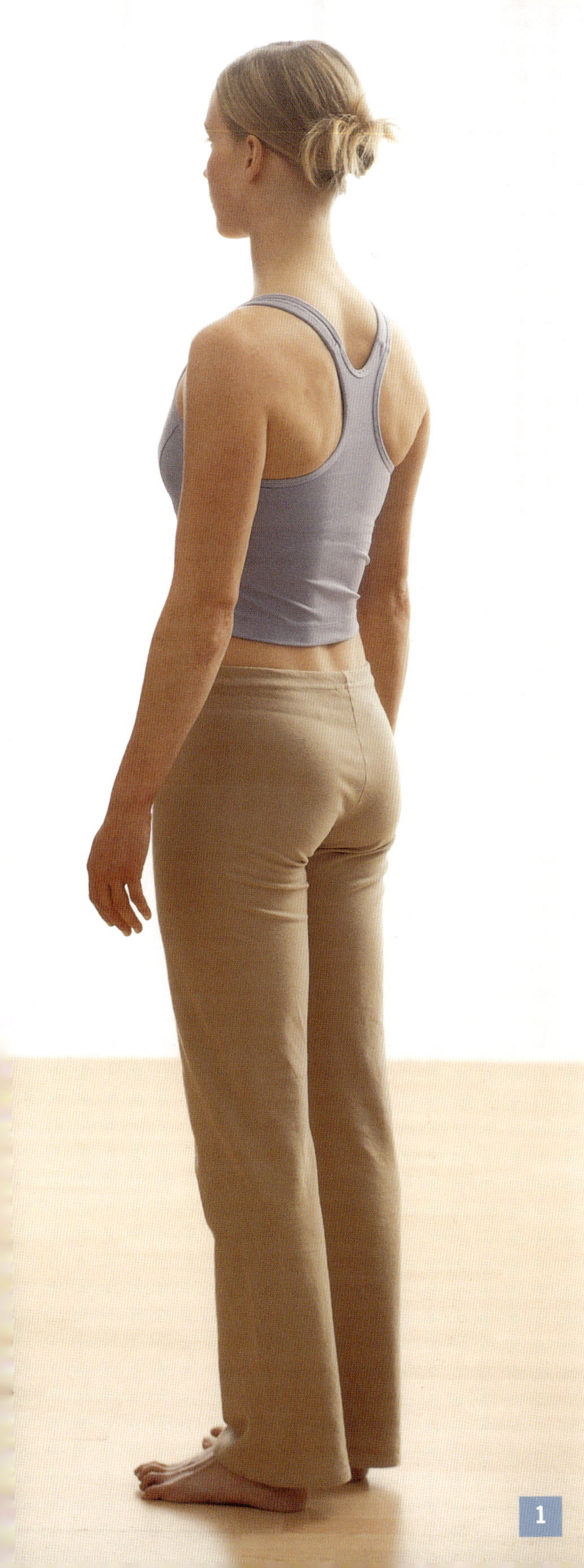

1

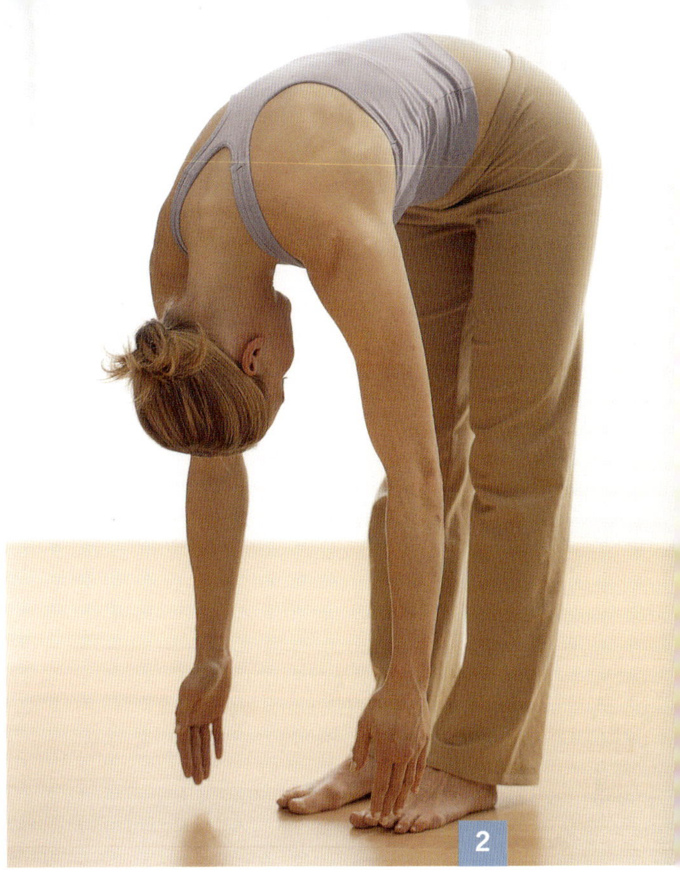

2

3

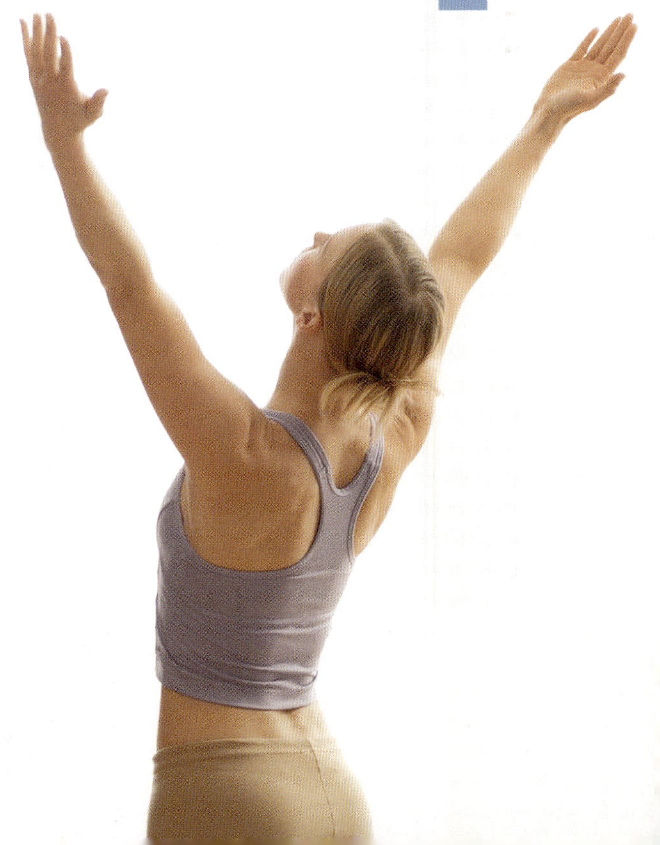

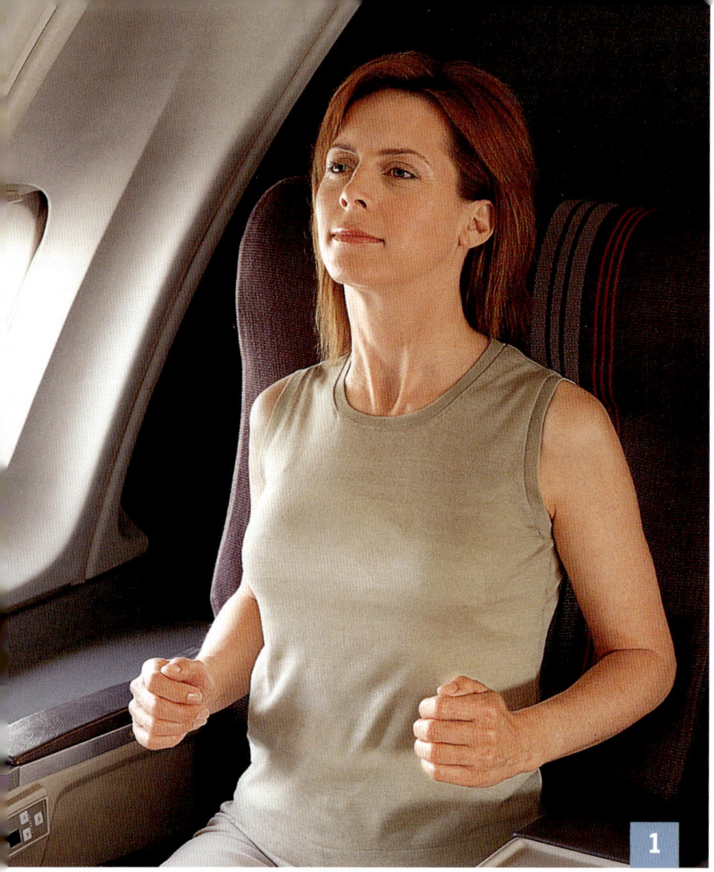
1

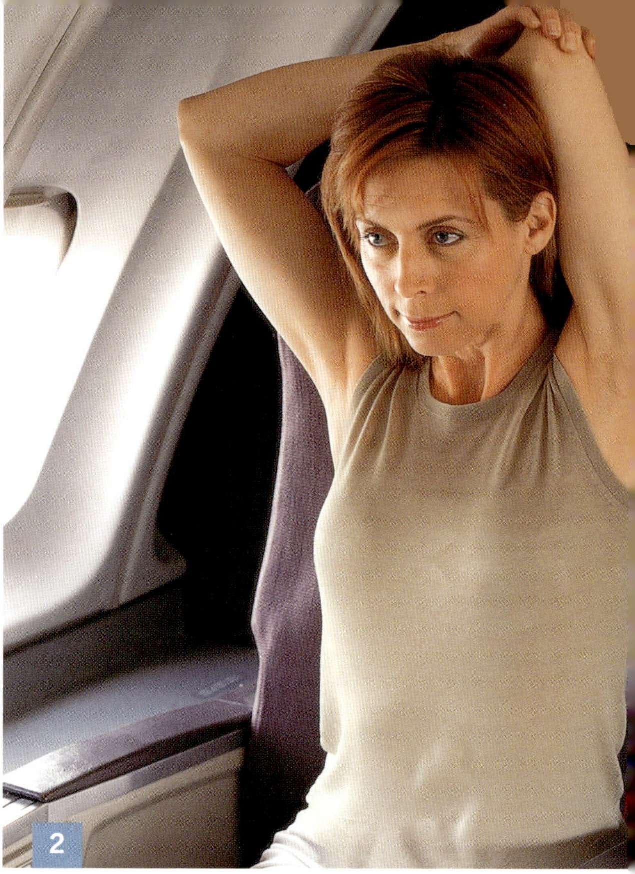
2

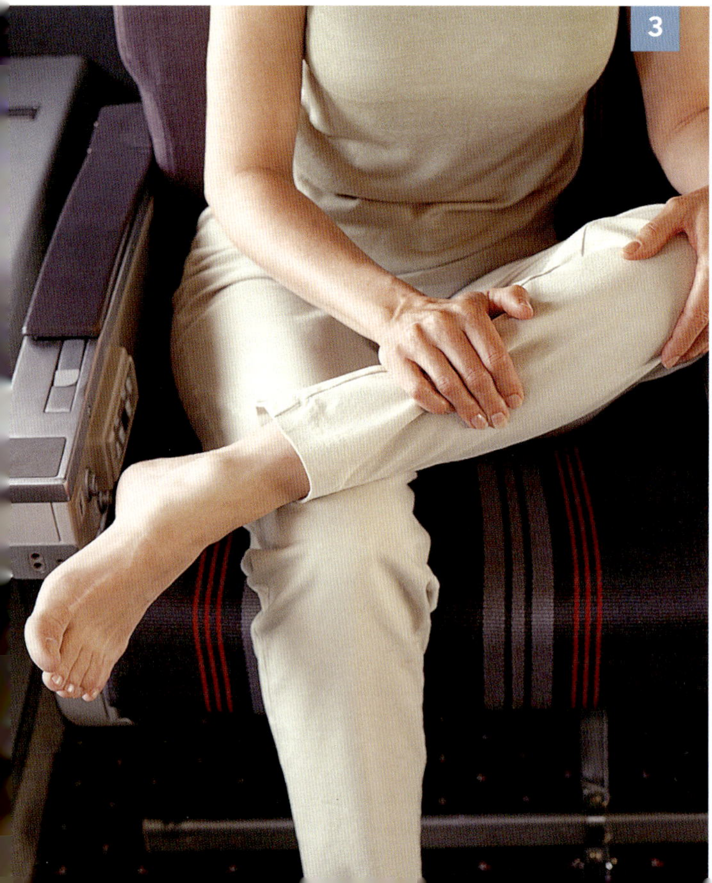
3

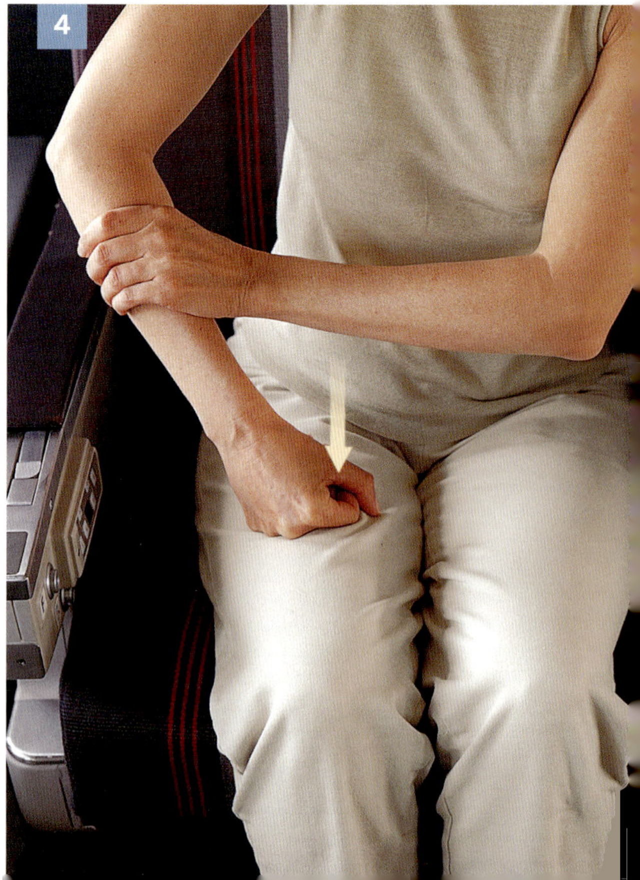
4

Für eine gute Flugreise

Langes Sitzen im Flugzeug kann Muskelsteifheit und Durchblutungsstörungen verursachen. Dagegen helfen Streckübungen, die Sie unauffällig ausführen können.

1 Um tieferes Atmen zu fördern und einen trägen Kreislauf aufzumuntern, pressen Sie Ihre Ellenbogen fest gegen die Rückenlehne Ihres Sitzes. Wölben Sie die Brust nach vorne und atmen Sie dreimal ein und aus, während Sie den Druck Ihrer Arme beibehalten. Entspannen Sie sich mit einem leicht runden Rücken. Wiederholen Sie diesen Vorgang drei- bis fünfmal, bis Sie leichtes Herzklopfen spüren.

2 Nun heben Sie Ihre Arme mit gebeugten Ellenbogen über den Kopf. Umfassen Sie den linken Ellenbogen mit der rechten Hand. Atmen Sie tief ein und ziehen Sie beim Ausatmen den linken Ellenbogen leicht nach rechts. Lehnen Sie sich etwas nach rechts und versuchen Sie, die Streckung bis zur Taille auszuweiten. Zwei Sekunden anhalten, wieder aufrecht setzen und die Arme auf dem Kopf ruhen lassen, während Sie tief einatmen. Wiederholen Sie die Streckung, während Sie ausatmen. Strecken Sie sich jedes Mal ein paar Zentimeter weiter. Dann strecken Sie Ihre rechte Seite.

3 Verbessern Sie den Blutfluss in den Beinen mit der Sportmassagetechnik (s. S. 129). Legen Sie einen Fußknöchel auf den Schenkel des anderen Beins. Pressen Sie Ihren Handballen mit rhythmisch pumpenden Bewegungen fest in die Wadenmuskeln vom Knöchel bis zum Knie. Bewegen Sie Ihre Zehen etwa 12-mal kräftig auf und ab.

4 Nun stützen Sie mit geballter Faust den rechten Arm oberhalb des rechten Knies auf. Umfassen Sie mit der linken Hand den Unterarm. Drücken Sie mit den Fingerknöcheln möglichst fest auf Ihren Oberschenkel. Legen Sie den Körper nach vorne, um mehr Kraft anwenden zu können. Loslassen und den ganzen Schenkel – immer Richtung Hüfte) jeweils im Abstand von drei Zentimetern – auf diese Art massieren. Wiegen Sie sich dabei zur Kraftübertragung rhythmisch vor und zurück. Dann das andere Bein massieren. Versuchen Sie, auf sehr langen Flügen (oder Auto- bzw. Busfahrten) die Schritte 1 bis 4 ungefähr alle zwei Stunden zu wiederholen.

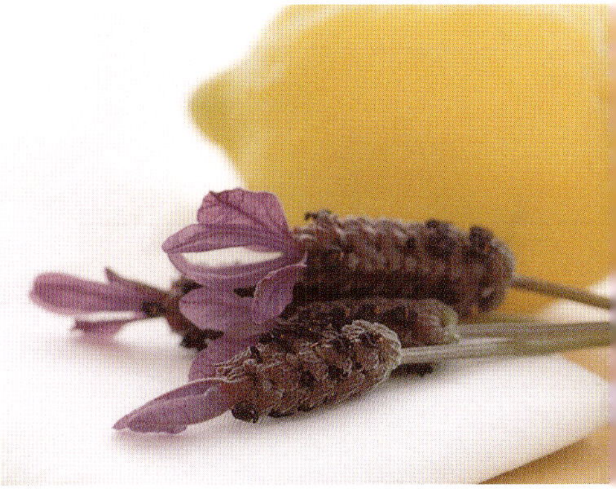

Hilfe bei Flugangst

Wenn der Gedanke an einen Flug Ihr Herz zum Rasen bringt, versuchen Sie, mit dieser Methode der Angst die Spitze zu nehmen. Träufeln Sie ein paar Tropfen Lavendel- und Zitronenöl auf ein paar Wattebäusche. Legen Sie die Watte in einen kleinen luftdicht verschließbaren Gefrierbeutel (am besten in einen Beutel mit Zipper). Packen Sie den Beutel in Ihre Handtasche. Sobald Sie an Bord anfangen, unruhig zu werden, öffnen Sie den Beutel und atmen den wohltuenden Geruch der ätherischen Öle ein. Schließen Sie Ihre Augen, konzentrieren Sie sich auf langsames, tiefes Atmen und meditieren Sie einige Minuten. Das können Sie bis zur Landung mehrmals wiederholen.

Fürs Immunsystem

Yoga regt das lymphatische und endokrine System unseres Körper an und beruhigt das zentrale Nervensystem, daher kann es Ihnen helfen, gesund und fit zu bleiben.

Yoga und das Immunsystem
Internationale Studien zeigen, dass Stresshormone, darunter Adrenalin und Noradrenalin, das Immunsystem beeinträchtigen und die Funktion der T-Lymphozyten schwächen. Diese weißen Blutzellen, die man treffend auch Killer- oder Helferzellen nennt, helfen dem Körper, Infektionen zu bekämpfen. Auf Grund seiner meditativen, beruhigenden Natur bewirkt Yoga eine deutliche Entspannung und folglich dämmt es die Freilassung von Stresshormonen ein. Yoga fördert auch die Erzeugung von Endorphinen, die das Immunsystem stärken, Schmerzen lindern und das so genannte Glückszentrum des Gehirns in Schwung bringen.

1 Stehen Sie aufrecht, mit geschlossenen Füßen und locker herabhängenden Armen. Drehen Sie Ihren Rumpf langsam von einer Seite auf die andere und lassen Sie dabei Ihre Arme schwingen und gegen Ihren Körper stoßen. Erhöhen Sie allmählich die Geschwindigkeit, sodass die Kraft Ihrer Schwünge die Arme vom Körper wegtreibt. Führen Sie diese Übung zwei, drei Minuten aus. Schließen Sie mit der Berg-Stellung (s. S. 248) ab. Diese Übung hilft, die Lymphdrüsen in Ihren Unterarmen anzuregen.

2 Anschließend legen Sie sich auf den Rücken und lehnen Ihre Beine mit leicht gebeugten Knien an eine Wand. Drücken Sie Ihren Po an die Wand. Ihre Arme ruhen – Handflächen nach oben – ausgebreitet und entspannt auf dem Boden. Richten Sie Ihren Körper so aus, dass die Schultern mit den Hüften ein Rechteck bilden. Bleiben Sie zwei bis fünf Minuten in dieser Position, aber nur so lange, wie Sie es absolut beschwerdefrei aushalten. Zum Aufstehen ziehen Sie Ihre Knie langsam gegen die Brust und rollen sich zur Seite.

3 Packen Sie nun eine Kopfrolle, ein festes Kissen oder eine zusammengerollte Decke auf den Boden und legen Sie sich so hin, dass die Unterlage den oberen Teil Ihres Rückens stützt, während Ihr Kopf nach hinten hängt und den Boden berührt. Passen Sie sehr gut auf, dass der Winkel, in dem sich Ihr Kopf nach hinten neigt, nicht zu spitz ist, insbesondere wenn Sie Nacken- oder Rückenbeschwerden haben. Sie dürfen Ihr Genick niemals unnötig belasten. Halten Sie Ihre Beine geschlossen. Trommeln Sie mit den Fingerspitzen leicht auf Ihr Brustbein. So regen Sie die Thymusdrüse an, die ein wichtiger Regler Ihres Immunsystems ist. Fahren Sie eine Minute so fort, dann richten Sie sich mit Hilfe der Arme in eine Sitzstellung auf. Wiederholen Sie die Übung nur, wenn Sie sich dazu in der Lage fühlen!

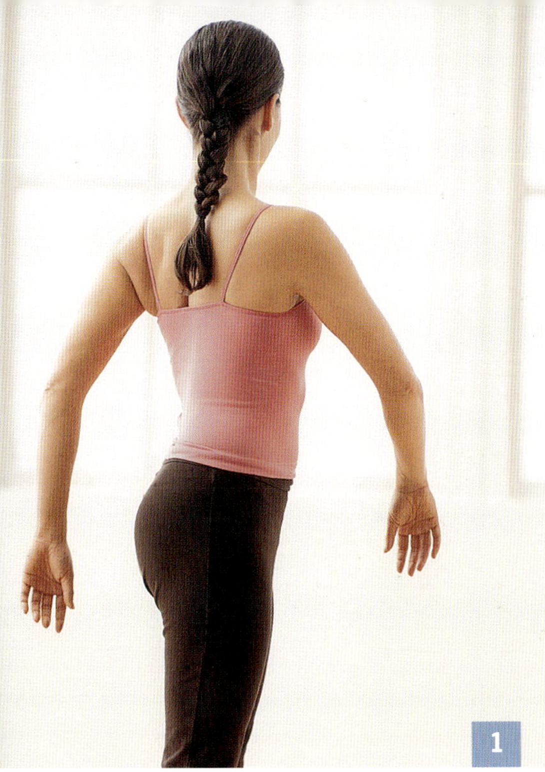

1

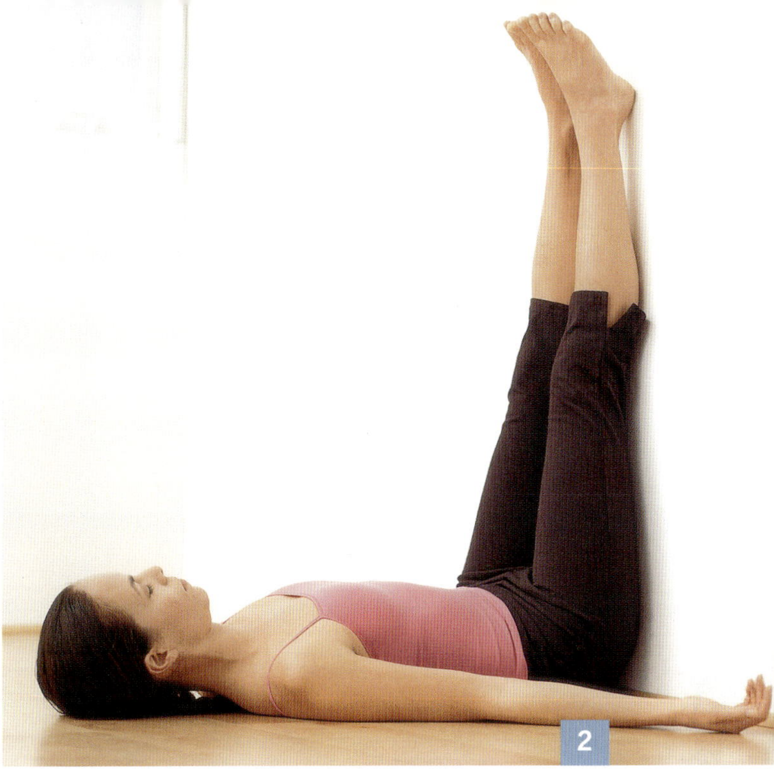

2

3

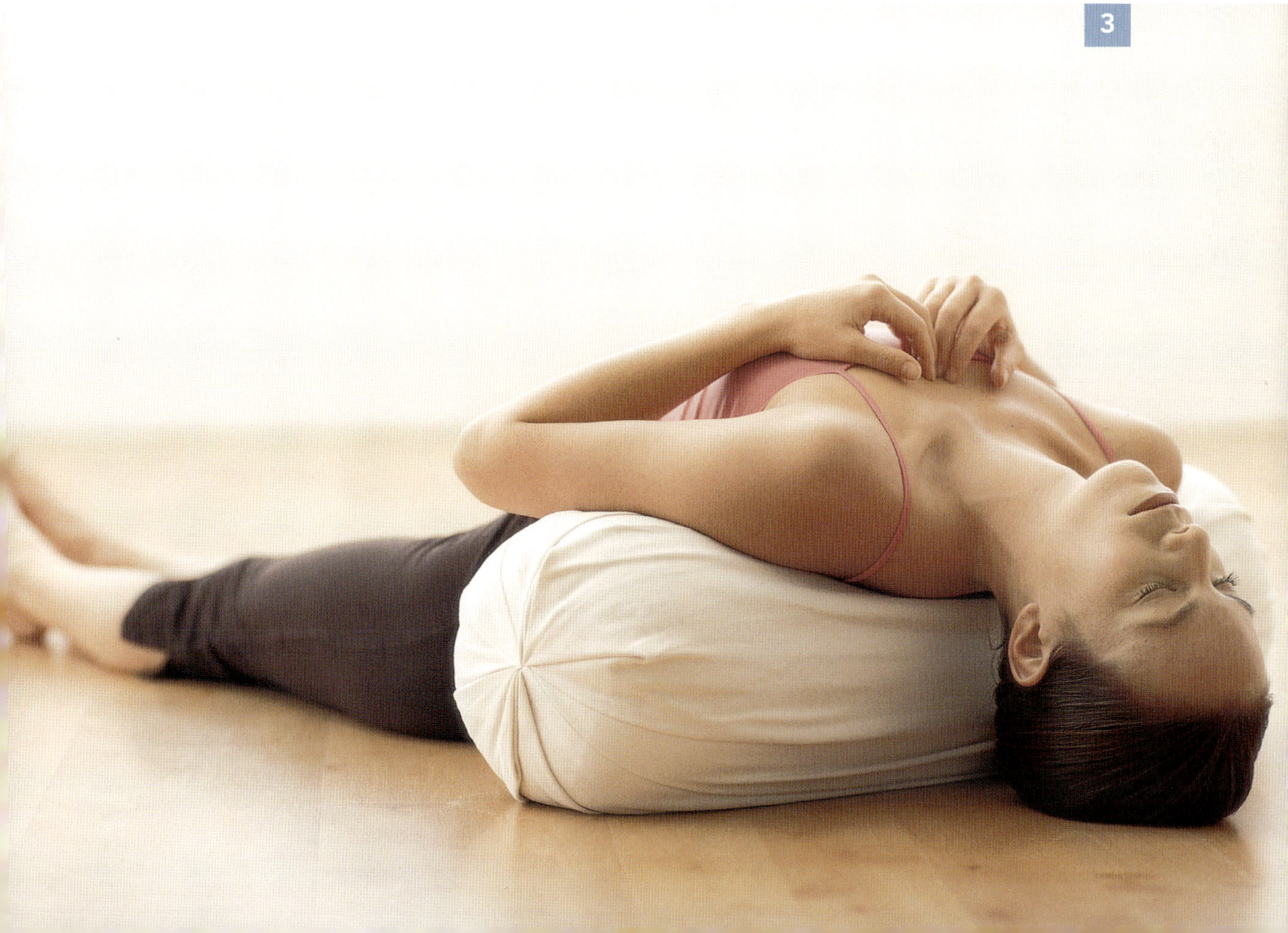

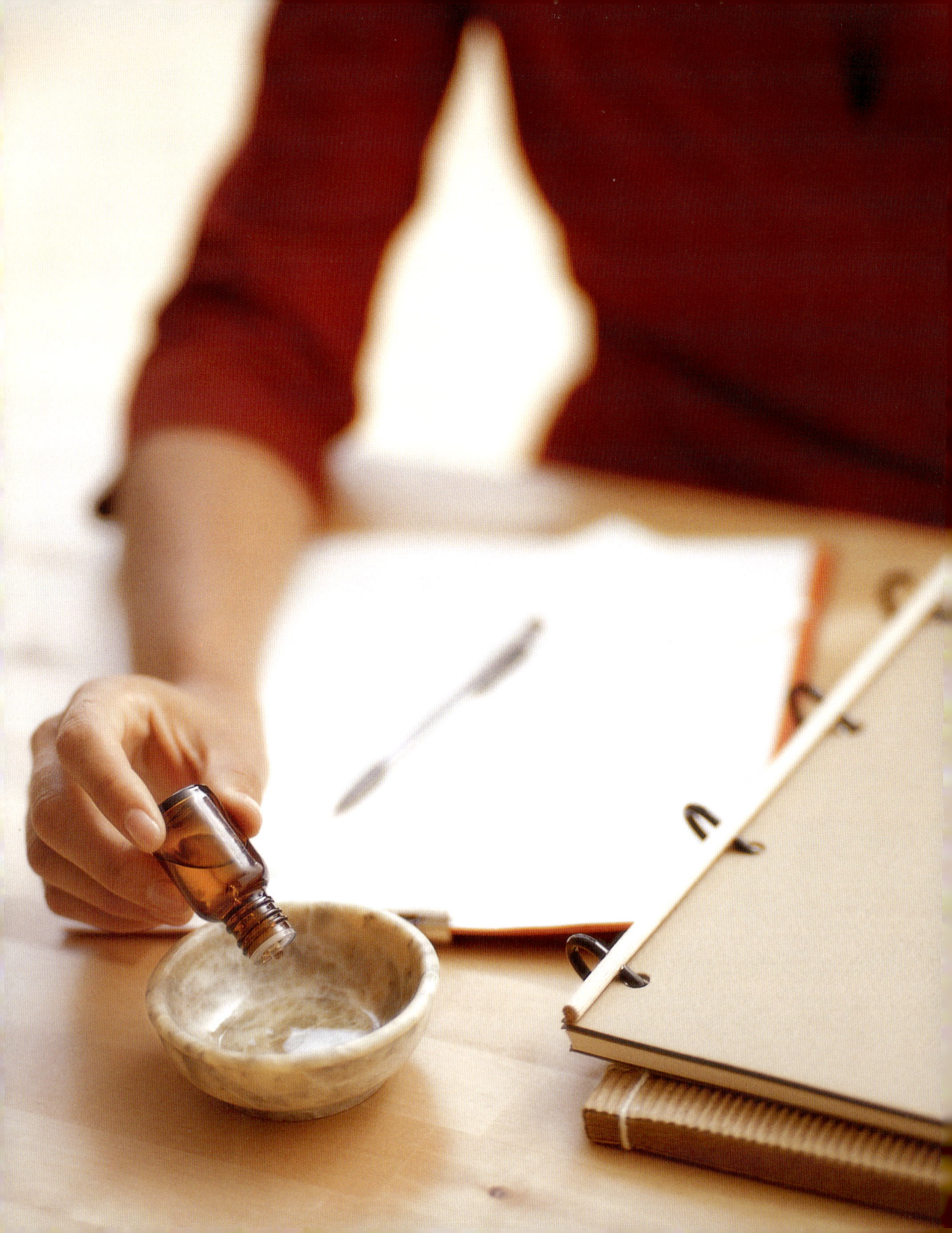

Aromatherapie im Büro

Halten Sie sich die Büromikroben vom Leib! Aromatische ätherische Öle mit bakterientötenden und antiviralen Eigenschaften helfen Ihnen dabei.

Die meisten Arbeitsplätze gehören nicht gerade zu den gesundheitsfördernden Orten. All diese niesenden und hustenden Kollegen und Kunden, diese verbrauchte Luft, die kreist und wieder kreist ... und erst diese Klimaanlagen. Kein Wunder, dass sich die Arbeitnehmer eine Krankheit nach der anderen einfangen. Kompetente Forscher aus dem Bereich der Design- und Umweltanalysen stellten fest, dass Leute, die in modernen Büros mit Klimaanlagen arbeiten, doppelt so häufig an Erkrankungen der oberen Atemwege leiden als die, die in Gebäuden mit natürlicher Belüftung beschäftigt sind.

Wahrscheinlich lässt sich Ihr Arbeitsplatz genauso wenig umkrempeln wie Sie alle Bakterien verstreuenden Kollegen nach Hause schicken dürfen. Aber Sie sind gewiss in der Lage, einen mächtigen Verbündeten im Kampf gegen Büromikroben zu gewinnen: die ätherischen Öle. Eine ganze Anzahl davon besitzen bakterientötende, pilz- oder virusvernichtende Eigenschaften. Der Duft der meisten dieser Öle hat außerdem nutzbringende psychologische Wirkungen und manche gelten als potente Förderer des Immunsystems.

Zu den mikrobentötenden ätherischen Ölen gehören: Thymian-, Tea-Tree-, Lavendel-, Kiefern-, Zedernholz-, Rosmarin- und Eukalyptusöl. Setzen Sie deren therapeutische Wirkung in Ihrem Büro ein, in dem Sie ihre Düfte dort verbreiten. Sehr gut dafür geeignet sind die speziellen Duftlampen (im Body Shop erhältlich). Man kann aber auch ein paar Tropfen des ätherischen Öls in eine kleine, mit Wasser gefüllte Schüssel geben und diese auf den Schreibtisch stellen. Oder Sie legen ein paar ölgetränkte Wattebäusche in die Nähe eines Heizkörpers (nicht darauf!). Denken Sie jedoch daran, dass der für Sie angenehme Duft für Ihre Kollegen ekelhaft riechen kann. Finden Sie daher gemeinsam ein Öl heraus, das allen (einigermaßen) passt.

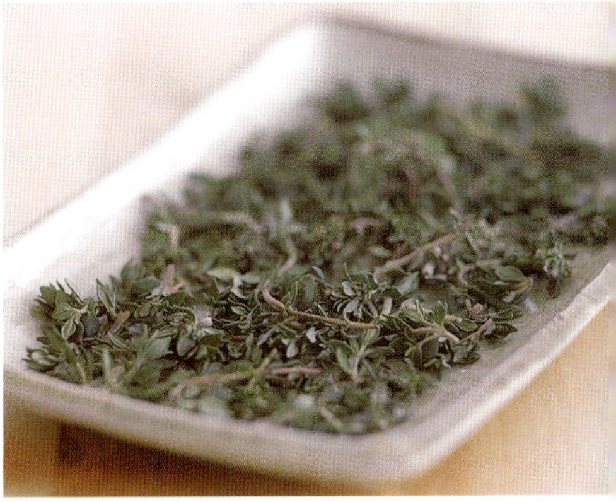

Schlagkräftige Pflanze
Mit seinen keimtötenden, antibakteriellen, antiviralen und pilzvernichtenden Eigenschaften ist Thymian (Foto oben) eine der stärksten Abwehrwaffen im großen Arsenal der Aromatherapeuten.
Vorsicht: Die in Thymian enthaltene Kombination der Phenole Carvacrol und Thymol macht das Thymianöl sehr scharf. Deshalb darf man es nicht pur mit der Haut in Berührung bringen, sondern man sollte es nur in einer Duftlampe verdampfen lassen oder in sehr hoher Verdünnung (in der es voll wirksam ist) verwenden.

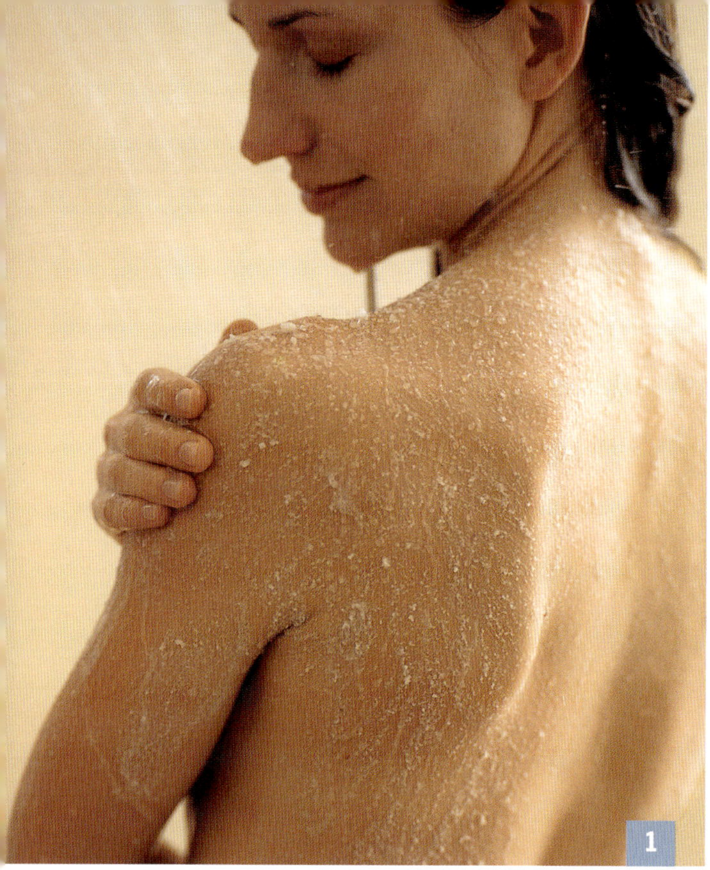
1

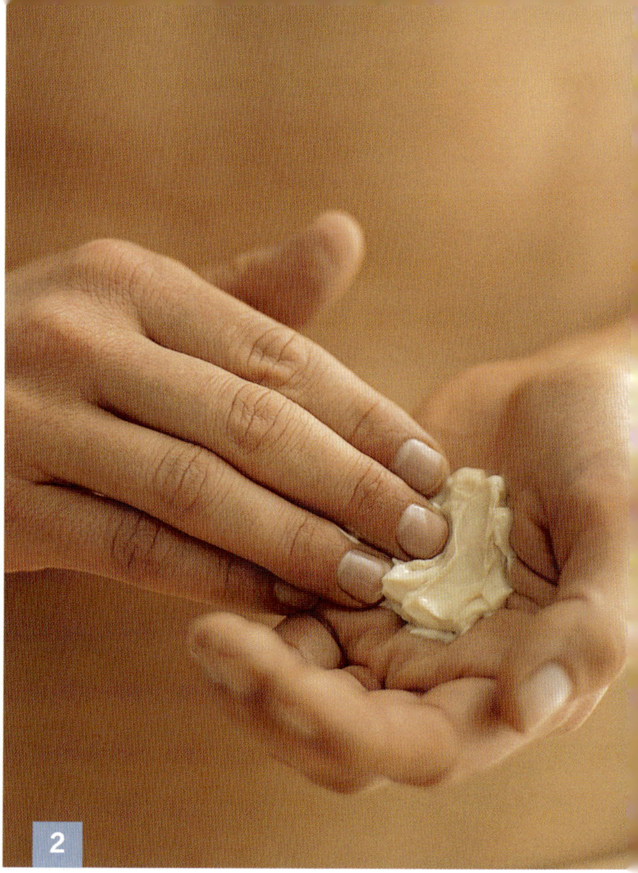
2

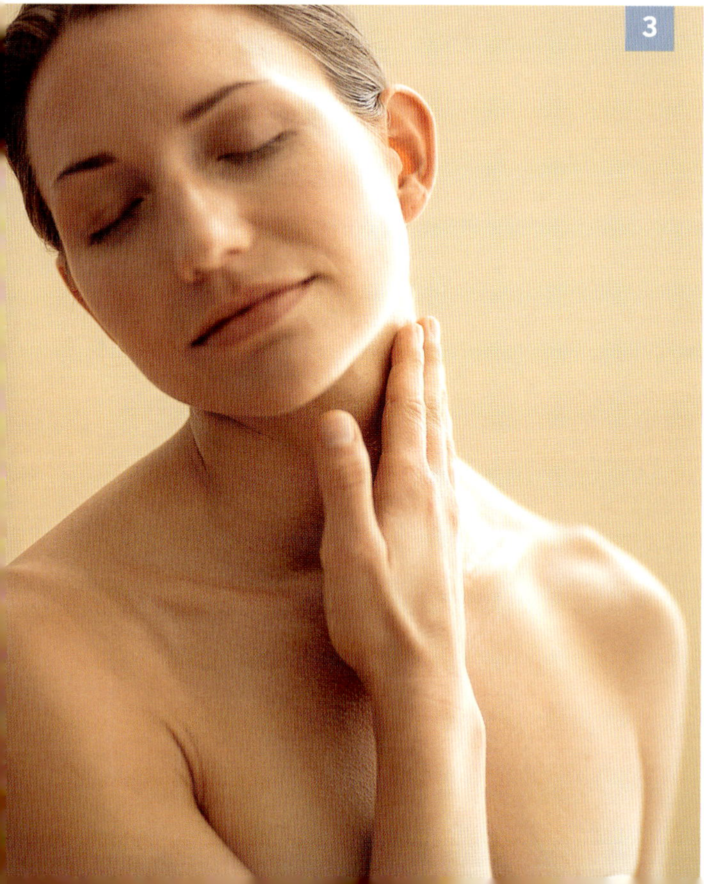
3

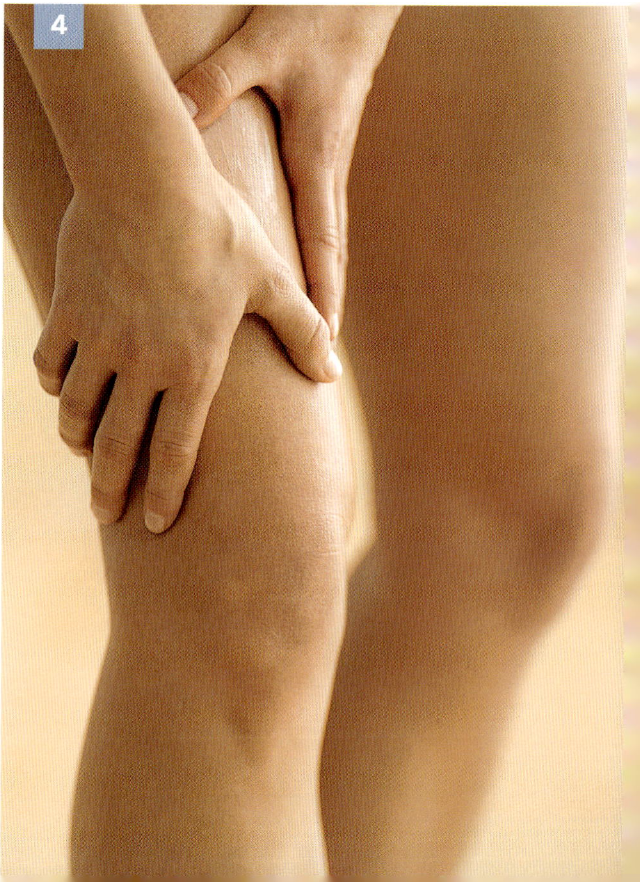
4

Selbstbräuner

Sie lieben schön gebräunte Haut, wollen aber nicht in der Sonne braten? Dann greifen Sie zu einem Selbstbräuner, der die natürlichen Pigmente der Haut aktiviert.

1 Machen Sie ein gründliches Peeling (s. S. 59), um Ihre Haut von toten Zellen zu befreien. Das hilft, eine streifige oder ungleichmäßige Färbung zu vermeiden. Duschen Sie und trocknen Sie sich gut ab.

2 Drücken Sie einen Klecks der selbstbräunenden Lotion auf Ihre Handfläche (tragen Sie am besten Einmalhandschuhe). Reiben Sie Ihre Hände, gerade genug, um die Handflächen und Fingerspitzen mit dem Produkt zu bedecken. Lassen Sie sich nicht von der hellen Farbe irreführen; die Lotion färbt nicht direkt die Haut, sondern spricht die melaninerzeugenden Zellen an, die Ihrer Haut ihr natürlich goldenes Leuchten verleihen, wenn sie der Sonne ausgesetzt ist.

3 Für eine Bräunung des ganzen Körpers tragen Sie die Lotion gleichmäßig und sparsam nacheinander auf Gesicht, Hals, Schultern und Brust auf. Massieren Sie die Lotion mit kreisenden Bewegungen gut ein, um Flecken und Streifen zu vermeiden. Es ist besser, mehrere dünne Schichten aufzutragen, als die Haut mit dem Produkt zu bepflastern. Der Selbstbräuner darf nicht in Ihre Augen gelangen!

4 Fahren Sie fort, Arme, Rumpf, Rücken (für den brauchen Sie die Hilfe einer anderen Person), Beine und Fußrücken sorgfältig mit dem Selbstbräuner einzureiben. Vergessen Sie nicht die Kniekehlen und die Handrücken (vor allem wenn Sie Handschuhe tragen). Entfernen Sie überflüssige Lotion, die sich zwischen den Zehen oder auf knochigen Stellen, wie Knöcheln oder Schienbeinen, befindet. Falls Sie keine Handschuhe getragen haben, waschen Sie sich nach dem Auftragen der Lotion sofort Ihre Hände. Lassen Sie den Selbstbräuner 30 Minuten trocknen, bevor Sie sich anziehen, damit Ihre Kleidung nicht verfärbt wird. Sie können die Lotion täglich erneut auftragen, bis Sie den gewünschten Farbton erzielt haben. Die Farbe wird in dem Rhythmus verblassen, wie Ihre Hautzellen absterben.

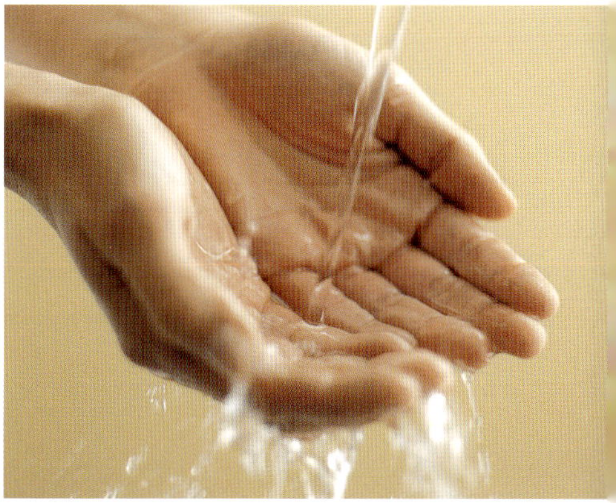

Hände waschen!
Vergessen Sie nicht, Ihre Hände sofort nach dem Auftragen der selbstbräunenden Lotion mit Wasser und Seife sehr gründlich zu waschen. Wenn Sie es nicht tun, wird zu viel Lotion in Ihre Hände eindringen und Sie werden schließlich dunkle, streifige Handflächen haben – wahrscheinlich nicht der von Ihnen gewünschte Effekt. Dem Problem gehen Sie aus dem Weg, wenn Sie beim Auftragen des Selbstbräuners Einmalhandschuhe tragen (gibt es verhältnismäßig preiswert in der Apotheke).

Tea Time

Seit Urzeiten trinken die Leute ein Tässchen Tee, um sich aufzuwärmen oder die Nerven zu beruhigen. Heute weiß man, dass dieses auch Krankheiten verhüten kann.

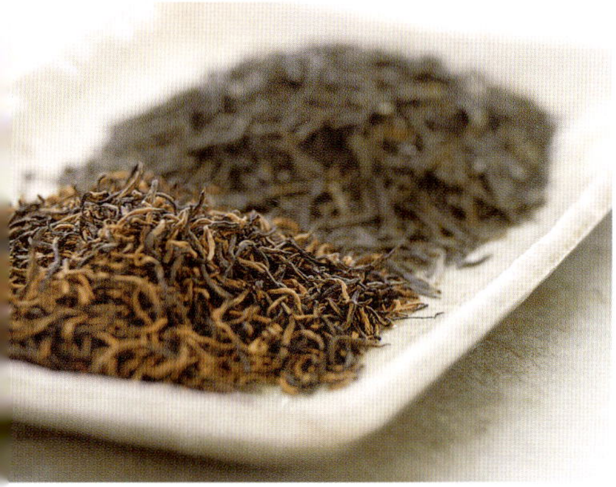

Lose oder im Beutel?
Spielt für die gesundheitlichen Vorteile des Tees keine Rolle. Lassen Sie den Tee mindestens drei Minuten ziehen, sodass seine wertvollen Inhaltsstoffe freigesetzt werden.

Seit ungefähr 4000 Jahren in China bekannt, ist Tee nach Wasser das beliebteste Getränk auf der Welt und eines, das viele Leute instinktiv bevorzugen, wenn Sie sich krank oder unwohl fühlen. Das ist gut so: Wissenschaftler wissen, dass eine Tasse Tee Gesundheit pur bietet.

Die schwarzen, grünen, weißen und Oolong-Teeblätter, d. h. alle Tees, die vom immergrünen Teestrauch *Camellia sinensis* abstammen, sind reich an Polyphenolen, die Antioxidantien enthalten, die Krankheiten vorbeugen und bekämpfen können. Neuere Forschungen der Harvard Medical School zeigen, dass die Aminosäure L-Theanin, die im Tee enthalten ist, die Abwehrkräfte des Körpers gegen bakterielle, virale und Pilzinfektionen stärkt. Andere Forschungen haben ergeben, dass Tee vor Osteoporose und manchen Allergien schützen kann. Eisgekühlter und heißer Tee enthalten die gleichen Menge an Antioxidantien, aber hüten Sie sich vor Fertigprodukten, da ihr Antioxidantiengehalt niedrig und ihr Zuckergehalt hoch sein kann.

TEEARTEN

Die Erkenntnis, dass Tee gesund ist, hat das Angebot boomen lassen. Und Letzteres hat reichlich Verwirrung unter jenen gestiftet, die sich neu in die Reihen der Teetrinker eingegliedert haben. Nebenstehend ein kleiner Überblick über die wichtigen Verarbeitungsarten von *Camellia sinensis*.

ART	VERARBEITUNGSTECHNIK	MERKMALE
Schwarz	Die grünen Blätter werden angetrocknet, gerollt, dann fermentiert und nochmals getrocknet.	Aroma reicht von kräftig über mild und würzig bis zu blumig. Der am meisten getrunkene Tee im Westen.
Grün	Die Blätter werden angetrocknet, in Dampf bearbeitet, gerollt und getrocknet. Keine Fermentation.	Leicht, etwas bitter, grasige Aromen. Beliebtester Tee in Asien.
Weiß	Blätter mit weißen Härchen werden in Dampf bearbeitet, gerollt, getrocknet. Keine Fermentation.	Zartes Aroma, raffiniert, leicht süßlich. Teuerster und seltenster Tee.
Oolong	Nach dem Antrocknen werden die Blätter gebrochen und man lässt sie teilweise fermentieren.	Fein duftend, von natürlicher Süße. Ein Tee für Liebhaber von halbfermentierten Tees.

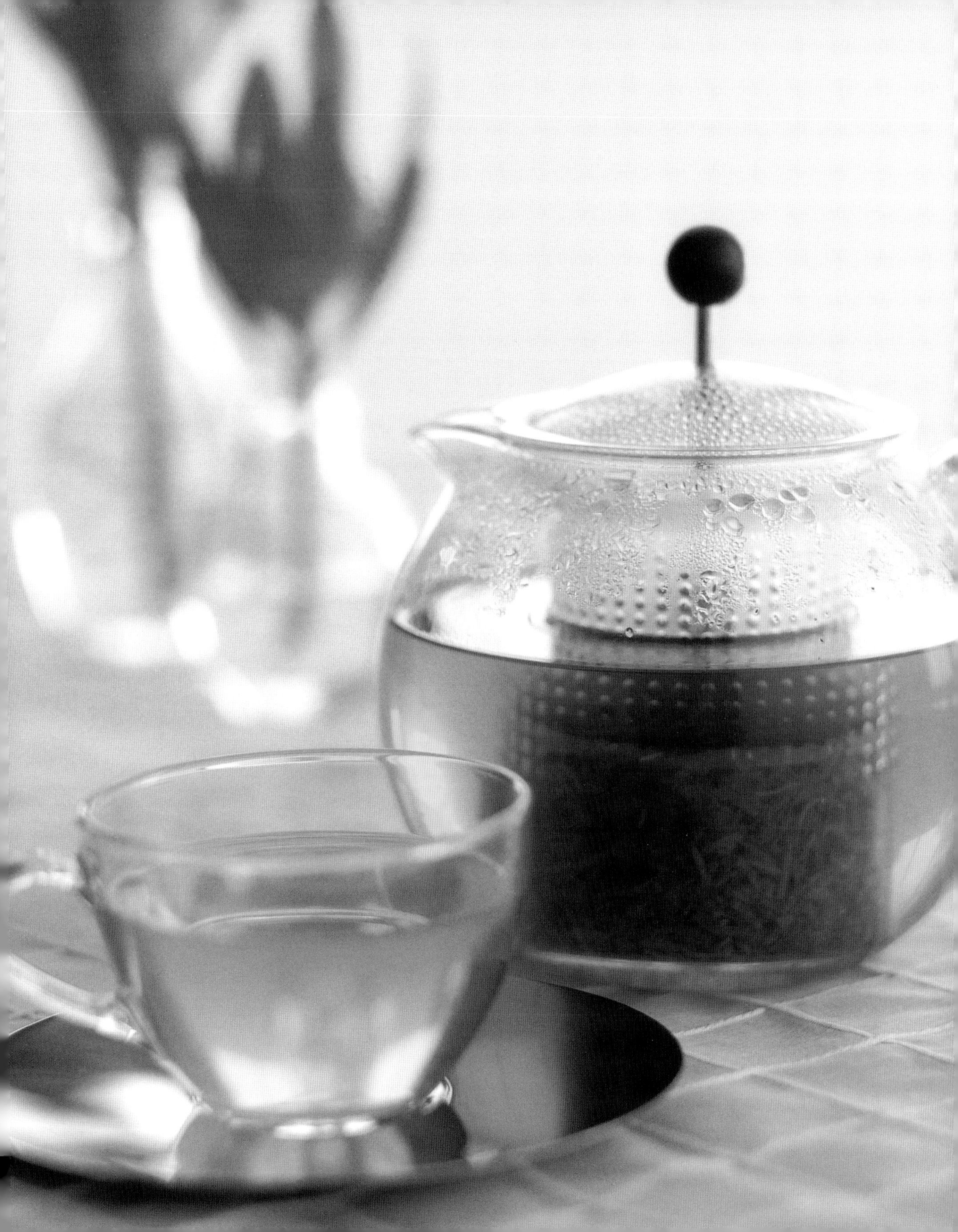

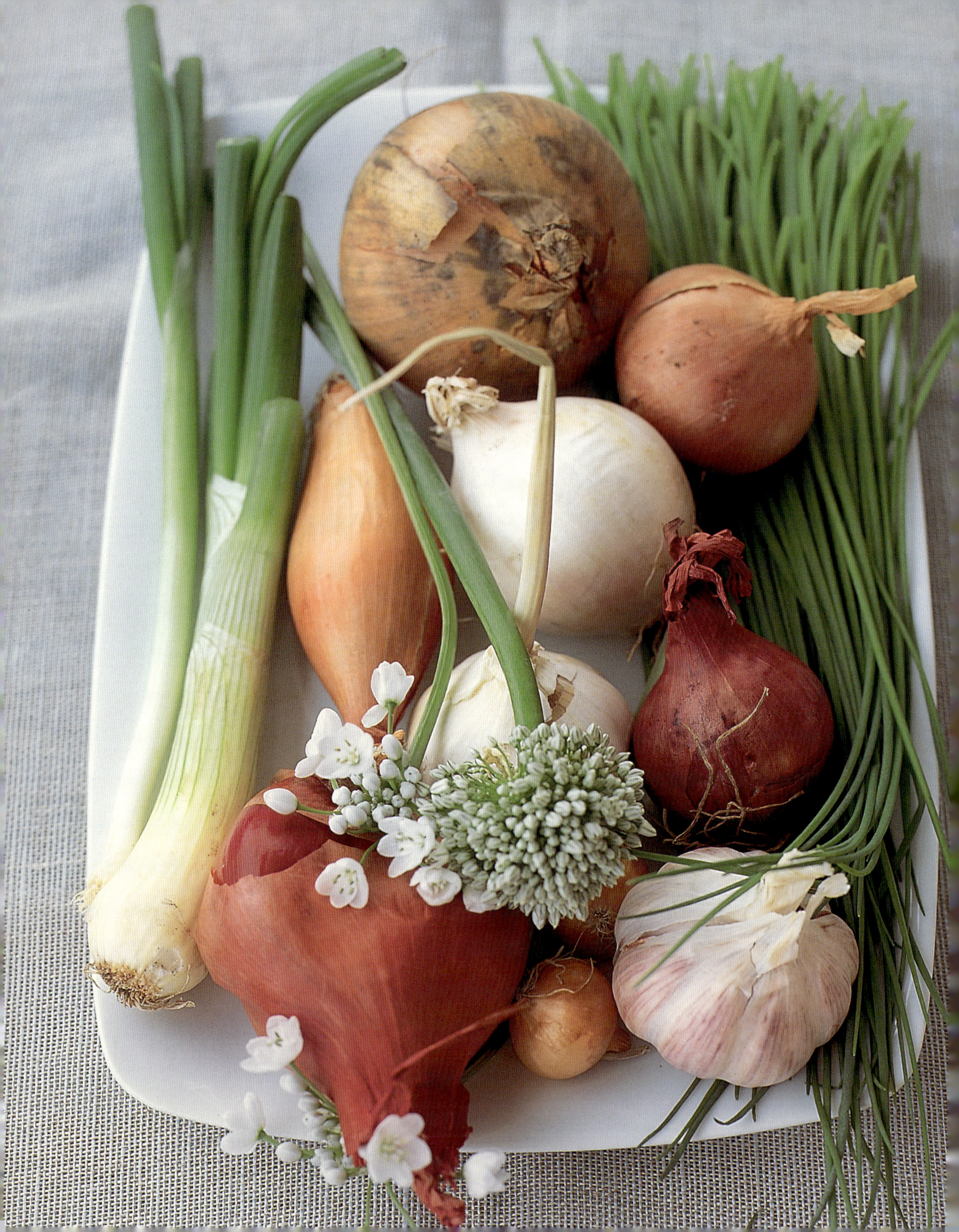

Phytostoffe

Essen Sie mehr Obst und Gemüse, um in den Genuss all jener gesundheitsfördernder Substanzen zu kommen, die man Phytostoffe oder sekundäre Pflanzenstoffe nennt.

In den meisten Ernährungsrichtlinien werden pflanzliche Nahrungsmittel, wie Obst, Gemüse und Getreide, als der wichtigste Bestandteil unserer täglichen Nahrung betrachtet. Über viele Jahre begründete man dies mit deren hohem Gehalt an Ballaststoffen und lebenswichtigen Nährstoffen. Seit einigen Jahren bestärkt die Entdeckung weiterer gesundsfördernder Inhaltsstoffe diese Ansicht. Diese Substanzen, Phytostoffe oder sekundäre Pflanzenstoffe genannt, machen die Pflanzenkost noch wertvoller für unsere Gesundheit.

Die Erforschung der Phytostoffe ist noch voll im Fluss, aber wie es scheint, helfen diese Stoffe, uns vor vielen Krankheiten zu schützen, darunter Diabetes, manche Krebsformen, Herzkrankheiten, Bluthochdruck, Osteoporose, Gelenkentzündung, Infektionen der Harnwege und Erkrankungen der Augen. Man glaubt, dass diese Substanzen Zellbeschädigungen abwenden, das Immunsystem anregen, den Entgiftungsmechanismus des Körpers fördern und vielleicht sogar den Alterungsprozess verlangsamen. Über einen Punkt sind die Wissenschaftler sich einig: Die sekundären Pflanzenstoffe arbeiten auf sehr komplizierte und sich überschneidende Weise zusammen, genau wie die bekannten Nähr- und Ballaststoffe. Daher kann man sie nicht einfach als Pille schlucken, sondern muss die pflanzliche Kost essen.

Inzwischen kennt man über 900 Arten dieser wertvollen Substanzen und man schätzt, dass in einer einzigen Portion Gemüse mehr als 100 Phytostoffe stecken. Ernährungsexperten empfehlen, täglich fünf bis zehn Portionen Obst und Gemüse zu verzehren. Das klingt viel, ist aber nicht schwierig zu realisieren, wenn man weiß, dass die Farben der Nahrungsmittel in engem Zusammenhang mit den Phytostoffen stehen: Wenn Sie also täglich Nahrungsmittel in den Farben des Regenbogens zu sich nehmen, sind Sie auf der gesunden Seite.

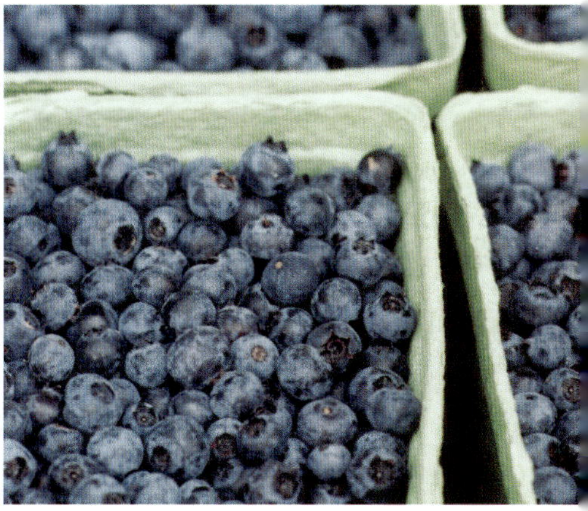

Wundervolle Pflanzenkräfte
Heidelbeeren sind reich an Phenol, Terpen und Ellagsäure. Man nimmt an, dass diese Phytostoffe das Immunsystem stärken, helfen Krebs zu verhüten und den Cholesterinspiegel zu senken. Andere dunkelrote, blaue und purpurrote Früchte – z. B. Pflaumen und purpurrote Trauben oder Gemüse wie Rote Bete – enthalten ebenfalls diese krankheitsbekämpfenden Inhaltsstoffe.

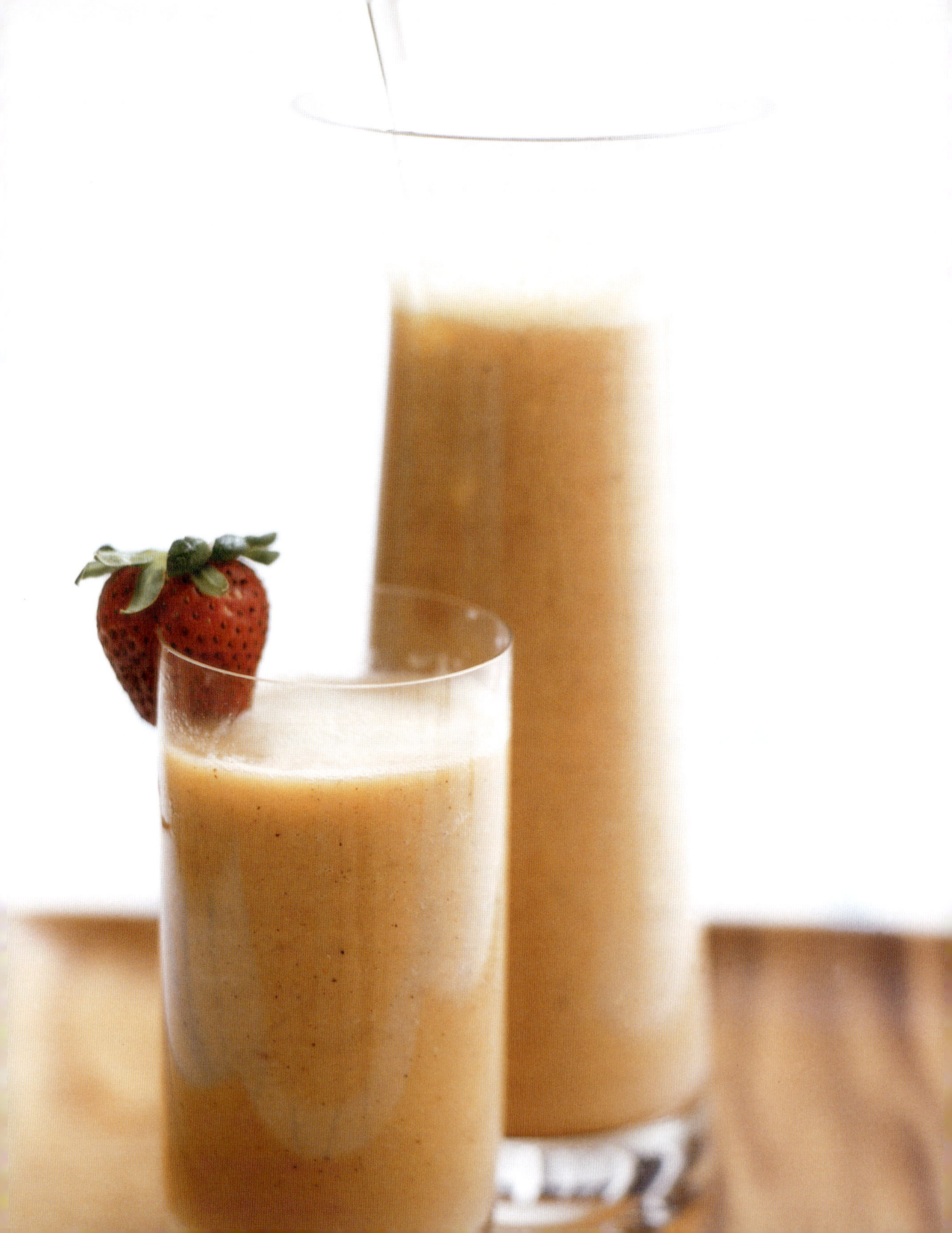

Vitamin-C-Shake

Dieser fruchtige Fitmacher ist reich an Vitamin C, das sehr viel zur Stärkung Ihres Immunsystems beiträgt und der außerdem ausgesprochen köstlich schmeckt.

Ende der 1970er Jahre empfahl Dr. Linus Pauling (der »Nährstoff-papst«) Megadosen Vitamin C zur Bekämpfung von Erkältungen. Wissenschaftlich bewiesen, ist diese Empfehlung bis heute nicht, aber Ernährungsexperten sprechen dem Vitamin C durchaus einen hohen gesundheitlichen Nutzen zu: Es stärkt unser Immunsystem, demzufolge kann es helfen, ein breites Spektrum von Krankheiten, wie Diabetes, Infektionen und Osteoporose, zu verhüten. Als eines der wirksamsten Antioxidantien vermindert Vitamin C die Schäden, die freie Radikale in unserem Körper anrichten.

Wie viel Vitamin C sollten wir zu uns nehmen? Experten empfehlen: 75 bis 125 Milligramm pro Tag. Diese Menge erhalten Sie von Nahrungsmitteln wie Obst, z. B. Zitrusfrüchten, Beeren und Melonen, und Gemüse, z. B. Kohl und anderen grünen Gemüsesorten.

Ein einfacher Weg Ihre Vitamin-C-Aufnahme zu fördern, ist ein frischer Frucht-Shake. Pürieren Sie die rechts aufgeführten Zutaten im Mixer, bis die Mischung glatt ist. Sofort trinken!

BONUS FÜR DIE SCHÖNHEIT

Vitamin C ist als hochwirksames Antioxidans berühmt. Es hilft, die Haut vor dem Zerstörungswerk der freien Radikalen, die sich u. a. durch Umweltverschmutzung und Sonnenlicht bilden, zu schützen. Die freien Radikale zerstören das Kollagen und Elastin der Haut, beides Bestandteile, die unsere Haut straff halten. Feuchtigkeitscremes, die Vitamin C enthalten, spricht man den Verdienst zu, jene tiefen Schichten der Haut zu stärken, die das Erscheinen von Falten vermindern und die Haut straffer machen können. Ein Tipp: Licht zerstört schnell die Wirksamkeit von Vitamin C; kaufen Sie deshalb vitamin-C-haltige Produkte nur in dunklen Glasbehältern oder lichtundurchlässigen Verpackungen.

Zutaten

⅛ l Orangensaft
1 kleine Mango, in Stücke geschnitten
100 g Erdbeeren
1 große Kiwi, in Stücke geschnitten
125 g fettarmer Vanillejoghurt
zerstoßenes Eis (nach Belieben)

- Für 1 Portion
- Vorbereitung: 5 Minuten

Nährwerte pro Portion
Orange und Mango enthalten Folsäure (fördert das Immunsystem).

Kalorien	310
Kilojoules	1290
Eiweiß	9 g
Kohlenhydrate	67 g
Fett gesamt	2,5 g
Gesättigte Fette	1 g
Cholesterin	5 mg
Natrium	80 mg
Ballaststoffe	6 g

Pause!

Wir alle brauchen von Zeit zu Zeit eine Pause, um zu uns selbst zu kommen und unsere körperlichen und seelischen Kräfte zu erneuern. Manchmal kann ein Rückzug der beste Weg sein, um vorwärts zu kommen.

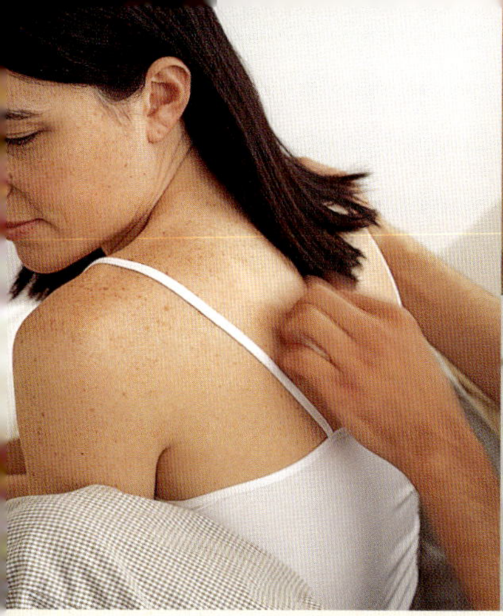
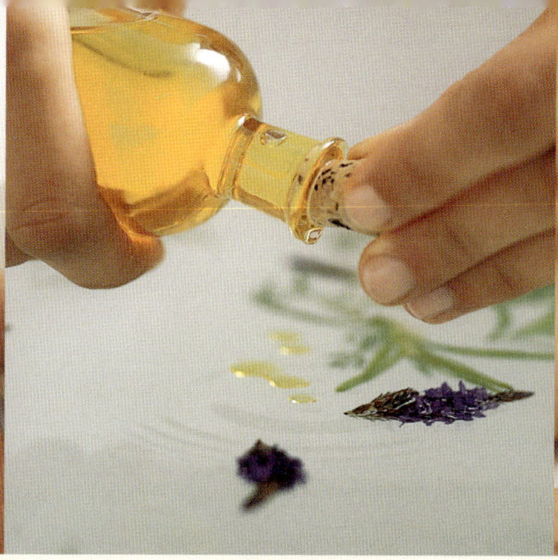
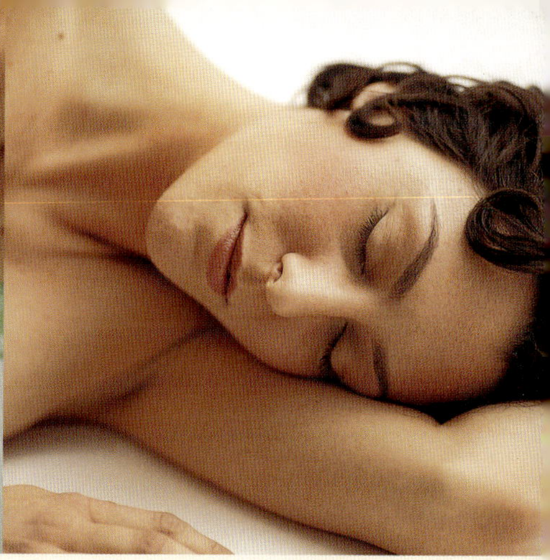
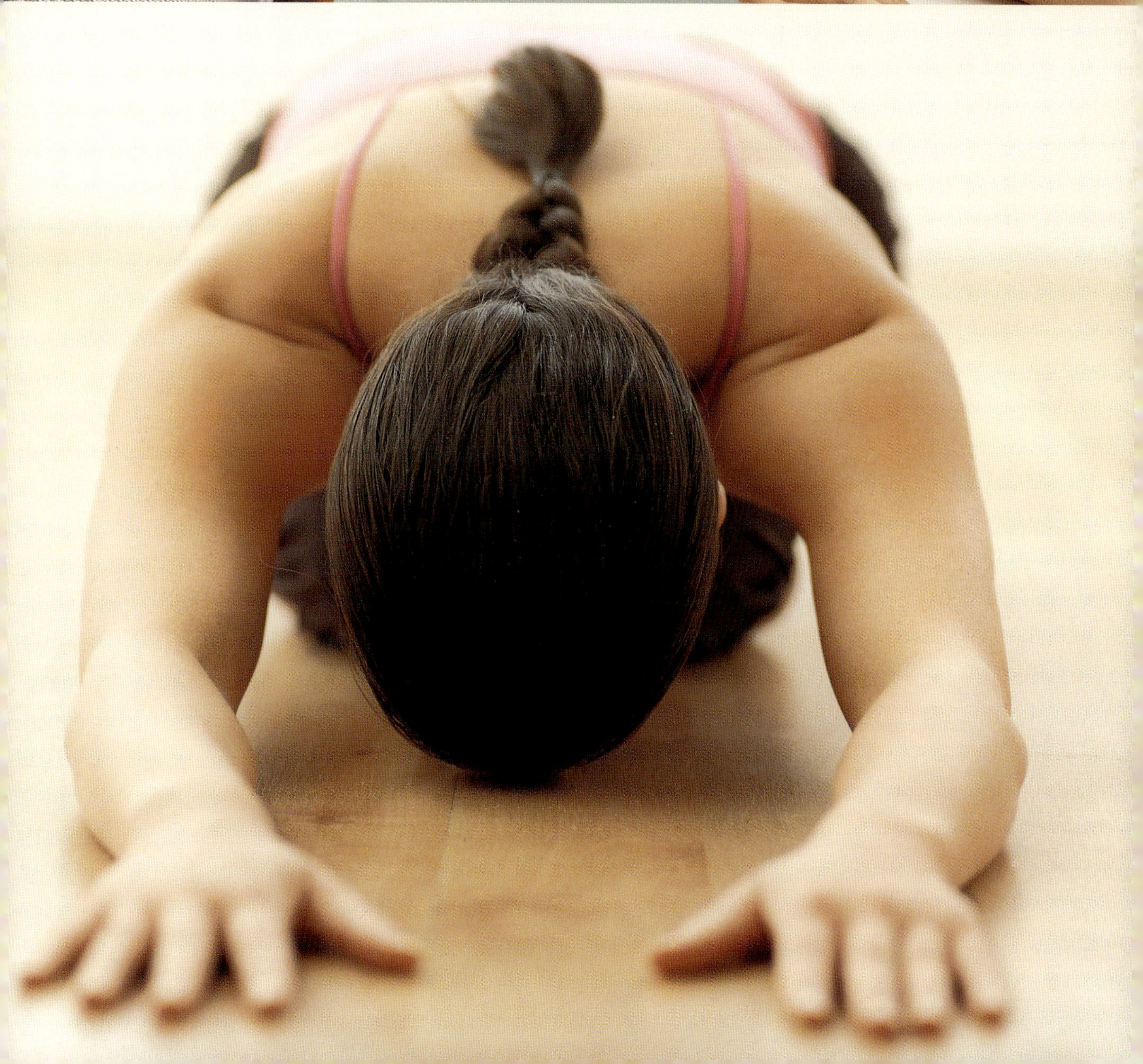

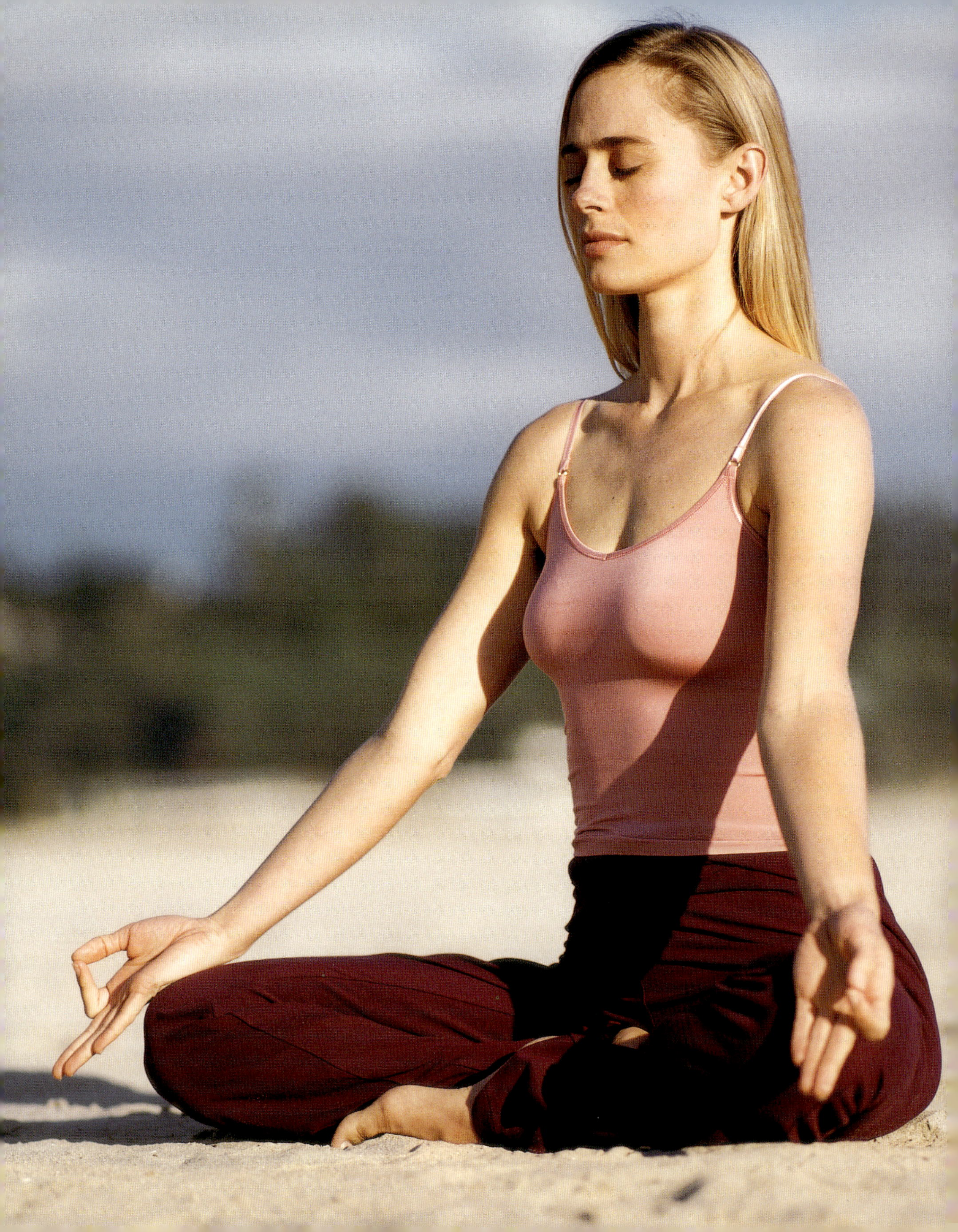

Pause!

Jeder von uns braucht irgendwann einmal eine totale Pause, in der wir fernab sind vom täglichen Einerlei, dem ständigen Beschuss durch Alltagspflichten und Unterhaltungselektronik. Wir müssen von Zeit zu Zeit in aller Ruhe unsere Gedanken sortieren und uns innerlich sammeln – wie gesagt: Wir brauchen eine Pause. Sie hilft uns, unseren Geist und unsere Seele wieder in den Gleichklang zu bringen, unseren Körper aufzubauen und unseren Pflichten mit neuen Kräften nachzukommen.

Manche von uns schließen sich für diese – kreative – Pause einfach ins Badezimmer ein und nehmen ein aromatisches warmes Bad. Andere laufen an einem einsamen Strand entlang oder meditieren in einem verwunschenen Garten. Einige ziehen eine weniger einsame Umgebung vor, gehen ins Yoga-Zentrum oder ins Fitness-Center. Was immer man tut, das Entscheidende dabei ist, dass wir für eine kurze Zeit diese chaotische Welt um uns herum einfach vergessen und uns auf uns selbst, auf unseren Körper, unseren Geist und unsere Seele besinnen. In diesem Kapitel finden Sie viele Anregungen, um den bewussten Rückzug in eine energiegeladene selbstbewusste Zukunft anzutreten.

»Wechselatmung«

Diese Yoga-Übung ist speziell dafür gedacht, Ihre geistigen und körperlichen Energien zur Ruhe und ins Gleichgewicht zu bringen – ideal fürs Meditieren.

Setzen Sie sich bequem auf einen Stuhl oder auf den Boden. Halten Sie Ihren Rücken gerade und Ihr Kinn hoch. Atmen Sie tief und gleichmäßig und versuchen Sie, jeglichen Gedanken aus Ihrem Kopf zu vertreiben.

Bei dieser Übung geht es darum, immer abwechselnd nur durch ein Nasenloch zu atmen. Drücken Sie Ihren Daumen auf Ihr rechtes Nasenloch und atmen Sie durch das linke aus. Atmen Sie jetzt langsam und tief durch das linke wieder ein.

Verschließen Sie nun mit einem Finger der gleichen Hand das linke Nasenloch und lockern dabei den Druck des Daumens. Nun atmen Sie durch das rechte Nasenloch aus und wieder ein. Dann wechseln Sie wieder. Sie können in das Verschließen und Öffnen der Nasenlöcher einen gleichmäßigen Rhythmus hineinbringen. Die Übung 5 Minuten wiederholen.

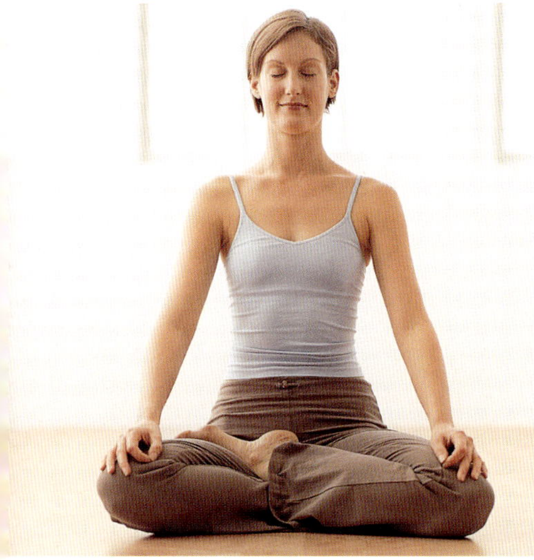

Halber Lotussitz
Die klassische Position fürs Meditieren ist der Lotussitz, wobei dieser von Yogis bevorzugte Sitz für einen Yoga-Anfänger sehr schwierig ist. Leichter wird Ihnen sicher der halbe Lotussitz fallen. Sitzen Sie dafür aufrecht, ziehen Ihre Füße an den Körper heran und legen den Rist des einen Fußes auf den Oberschenkel des anderen Beins. Der Fuß sollte so nah wie möglich an Ihrer Hüfte liegen. Schieben Sie den am Boden liegenden Fuß unter den Oberschenkel des anderen Beins.

DIE ZWEI SEITEN DER NASE

Gehirnforscher bestätigen, was Yogis schon lange wissen: Wenn man durchs rechte Nasenloch einatmet, wird die Gehirnaktivität der linken Hirnhälfte stimuliert. Die Atmung durchs linke Nasenloch bringt die rechte Hälfte in Schwung.

LINKE GEHIRNHÄLFTE:	RECHTE GEHIRNHÄLFTE
• Analytisches Denken	• Intuitives Denken
• Sprache	• Kreativität
• Mathematisches Denken	• Ästhetisches Empfinden
• Entwickeln von Mustern	• Erkennen von Mustern
• Konzentration auf Details	• Konzentration aufs große Ganze

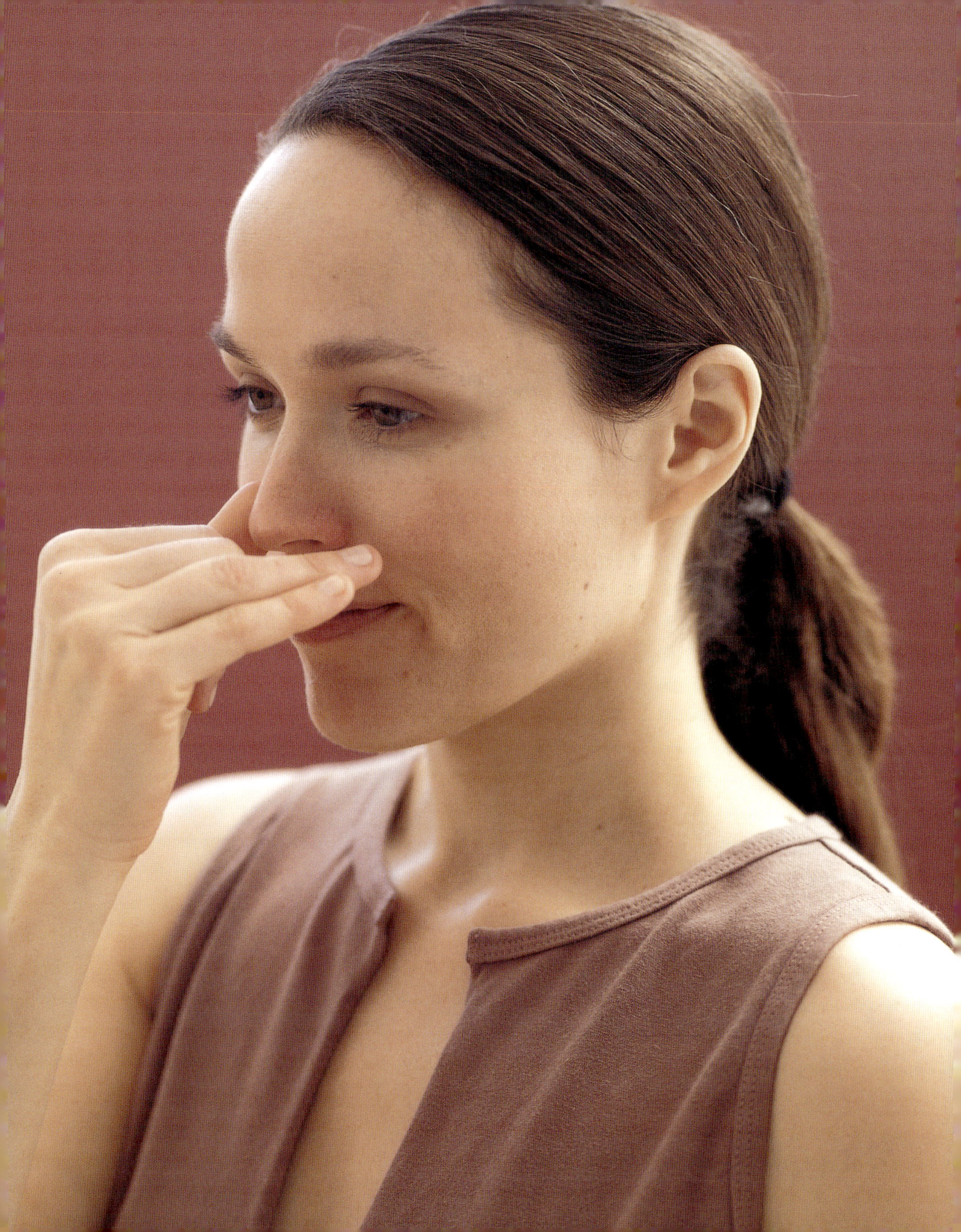

Diamant

Wenn man vor dem Schlafengehen abschaltet, ist der Schlaf erholsamer. Diese Yoga-Stellung hilft Ihnen dabei, die Belastungen des Tages hinter sich zu lassen.

Schlafen Sie ausreichend?
Heutzutage schlafen die meisten Leute im Durchschnitt sieben Stunden in der Nacht, während es Anfang des 20. Jahrhunderts noch neun waren. Infolge dieser verkürzten Schlafzeit treten deutlich häufiger Diabetes, Bluthochdruck und Hormonstörungen auf. Nervosität und die Anfälligkeit für Stress und depressive Stimmungen ist gewachsen. Experten sind der Meinung, dass acht Stunden Schlaf nötig sind, um den Körper ausreichend zu regenerieren.

1 Der Diamant ist eine umfangreiche Yoga-Übung, von der hier nur die entspannendste Passage gewählt wurde. Legen Sie sich flach auf den Rücken, heben Sie Ihre Arme über den Kopf, sodass die Handrücken flach auf dem Boden liegen und die Spitzen von Daumen und Zeigefinger einander berühren. Ziehen Sie die Beine so an den Körper heran, dass die Fußsohlen aneinander liegen. Stellen Sie sich vor, Ihre Arme und Beine seien leicht wie Federn (was Ihre Hüften und Schultern entspannt). Während Ihr Körper sich entspannt, »leert« sich Ihr Geist. Halten Sie die Position eine Minute und konzentrieren Sie sich ausschließlich auf Ihre Atmung.

2 Um sich noch besser von Ihrer Umgebung abzugrenzen, legen Sie sich auf den Bauch, heben die Arme über den Kopf und bringen wiederum die Spitzen von Daumen und Zeigefinger zusammen. Ihre Beine winkeln Sie so an, dass Ihre Fußsohlen einander berühren. Entspannen Sie Ihre Hüften. Halten Sie diese Position zehn Atemzüge lange und richten Sie Ihre Gedanken nach innen.

»BETTGESCHICHTE«

Wenn Sie unter Schlafstörungen leiden, nicht einschlafen können oder in der Nacht andauernd wach werden, bringen schon kleine Veränderungen Ihrer Lebensweise Ihrem Körper mehr Nachtruhe. Das Wichtigste dabei ist, dass Sie sich vor dem Zubettgehen entspannen. Hilfreich sind eine Tasse Kamillentee, sanfte Musik, Lesen oder Meditation. Vielleicht gefallen Ihnen die nebenstehenden bewährten Schlafbringer.

TOP TIPPS FÜR BESSEREN SCHLAF

- **Entwickeln Sie Rituale fürs Zubettgehen und Aufstehen.**
- **Essen Sie abends weder schwere noch stark gewürzte Speisen.**
- **Mäßiger Alkoholgenuss, nur bis zwei Stunden vor dem Schlafengehen.**
- **Verschieben Sie die Lösung Ihrer Probleme auf den nächsten Tag.**
- **Reservieren Sie Ihr Schlafzimmer für die Nachtruhe, z. B. kein Fernsehen.**
- **Trainieren Sie in den fünf Stunden bis zum Schlafengehen nicht zu intensiv.**
- **Gehen Sie zur Toilette, bevor Sie ins Bett krabbeln.**
- **Vermeiden Sie am Nachmittag oder am Abend koffeinhaltige Getränke.**
- **Wenn Sie in der Nacht aufwachen, lesen Sie ein bisschen.**

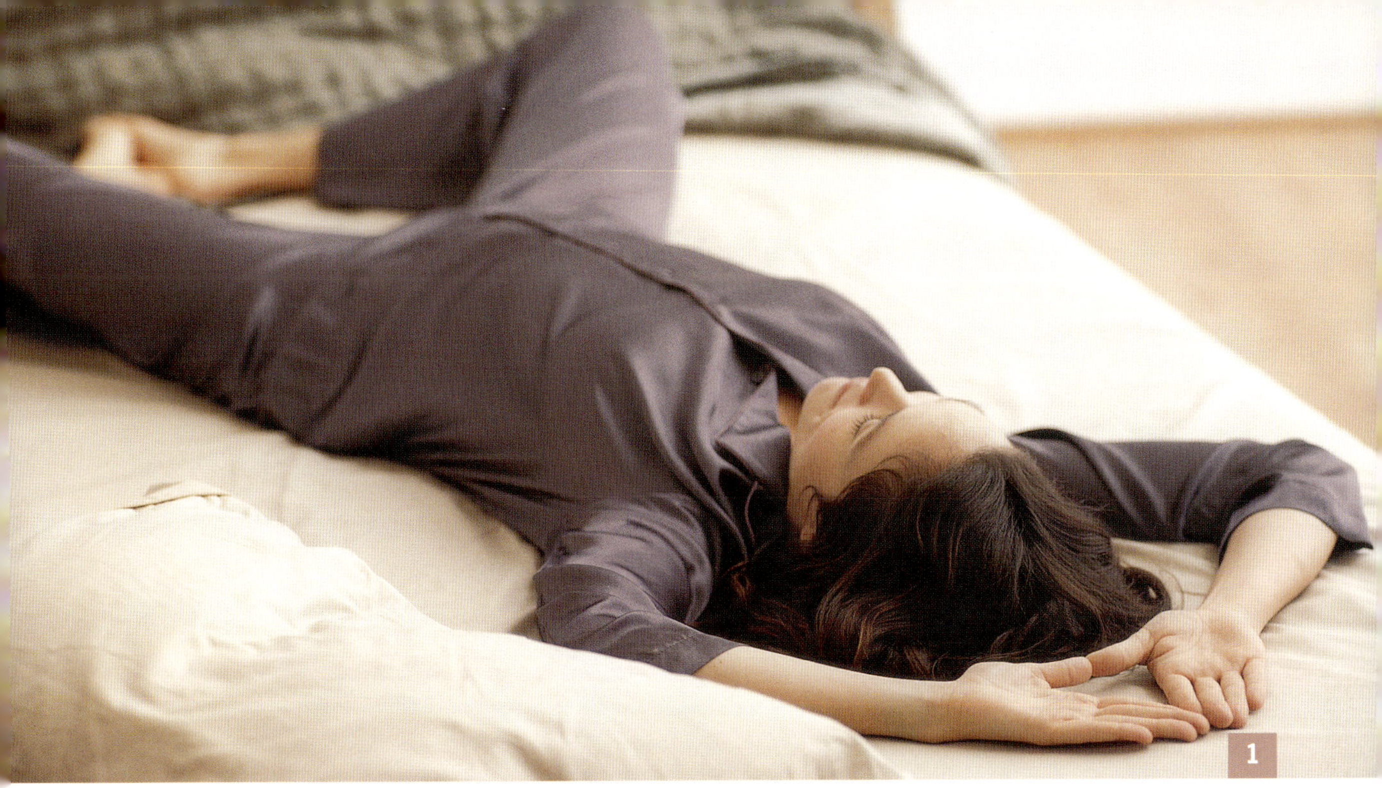
1

2
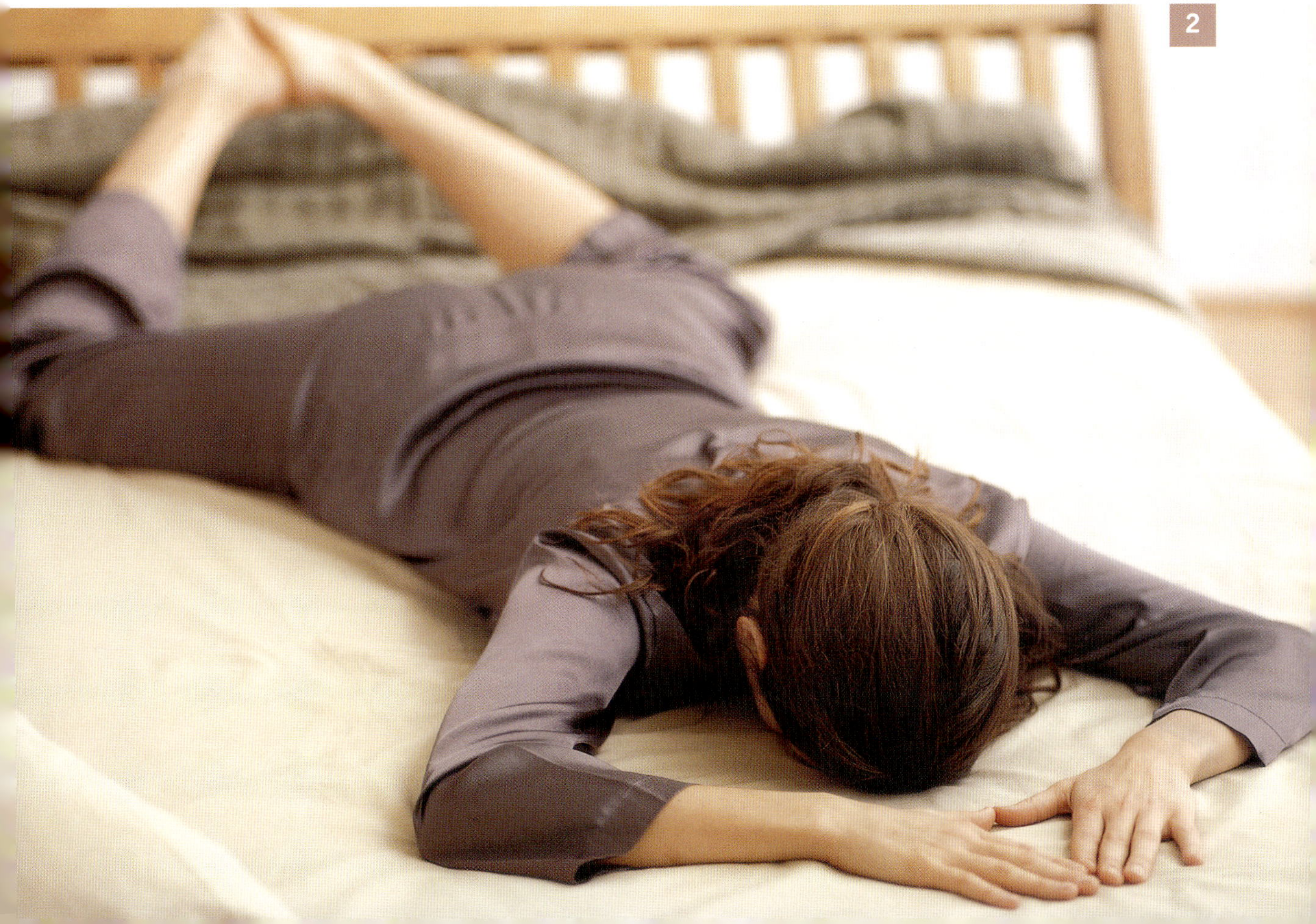

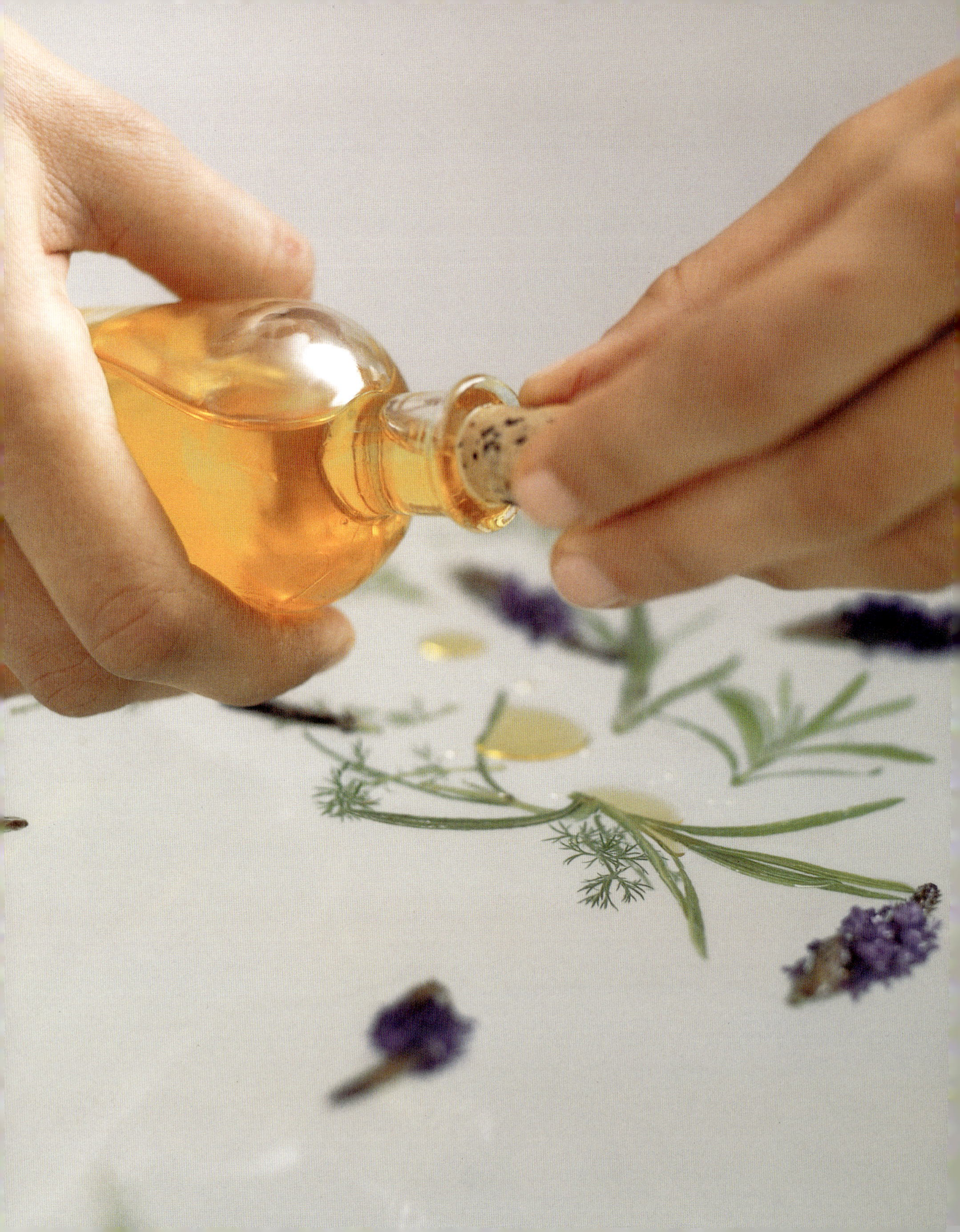

Lavendelbad

Lavendel ist das populärste ätherische Öl. Ein mit diesem beruhigenden Duft angereichertes Bad besänftigt mit Sicherheit Ihre Haut und Ihren Geist.

Um Kummer und Sorgen eines Tages auszulöschen, nehmen Sie ein warmes Bad. Das Wasser sollte nicht zu heiß sein, sonst werden Sie sich eher ausgelaugt statt entspannt fühlen. Geben Sie einen entspannenden Badezusatz ins Wasser (siehe Rezept rechts). Verrühren Sie ihn gut, denn das Öl darf nicht auf der Oberfläche schwimmen, da es Hautreizungen verursachen kann. Zünden Sie im Badezimmer eine Duftkerze an. Die Badezimmerlampe machen Sie am besten aus. Legen Sie sich in warmes Wasser (möglichst mit Nackenstütze).

Schließen Sie die Augen und lassen Sie all das Geplapper des Tages hinter sich. Machen Sie sich Ihren Körper in Gedanken bewusst – Stück für Stück. Fangen Sie am Kopf an und bewegen Sie sich langsam nach unten. Versuchen sie, angespannte Bereiche zu identifizieren. Treffen Sie auf solch einen Punkt, spannen Sie dort die Muskeln an, zählen Sie bis zehn und lösen die Spannung wieder. Arbeiten Sie so Ihren ganzen Körper durch, bis Sie sich vollkommen entspannt fühlen, von Kopf bis Fuß. Bleiben Sie etwa 30 Minuten in der Wanne und wenn nötig lassen Sie warmes Wasser nachlaufen.

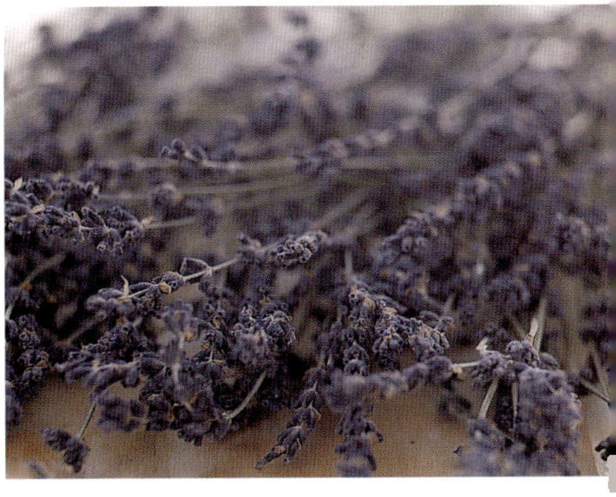

Entspannender Badezusatz

30 ml Trägeröl (z. B. Mandelöl, Traubenkernöl)
7 Tropfen Lavendelöl
5 Tropfen Kamilleöl
3 Tropfen Muskateller-Salbeiöl

»MITBEGRÜNDER« DER AROMATHERAPIE

Obwohl ätherische Öle schon seit biblischen Zeiten in Gebrauch sind, verdankt die moderne Aromatherapie ihren Ursprung dem Lavendel. Im Jahr 1928 verbrannte sich ein französischer Chemiker, René Maurice Gattefosse, in seinem Labor die Hand und instinktiv steckte er sie in den nächsten Bottich mit kühler Flüssigkeit – es war reines ätherisches Lavendelöl. Zum Erstaunen des Chemikers heilte die Wunde schneller als normal und ohne Narben. Diese Entdeckung veranlasste Gattefosse, sich den Rest seines Lebens dem Studium der therapeutischen Anwendungen von Lavendel und anderen ätherischen Ölen zu widmen.

Aufs Etikett achten!

Es gibt eine Menge Lavendelprodukte, Alle duften herrlich, doch nicht alle haben eine gleich gute Qualität. Wenn Ihnen etwas an den Vorteilen der Aromatherapie liegt, sollten Sie dem Rat der Experten folgen. Diese empfehlen, ein ätherisches Öl zu suchen, das aus der *Lavandula angustifolia* oder anderem französischen Spitzenqualitätslavendel gewonnen wurde.

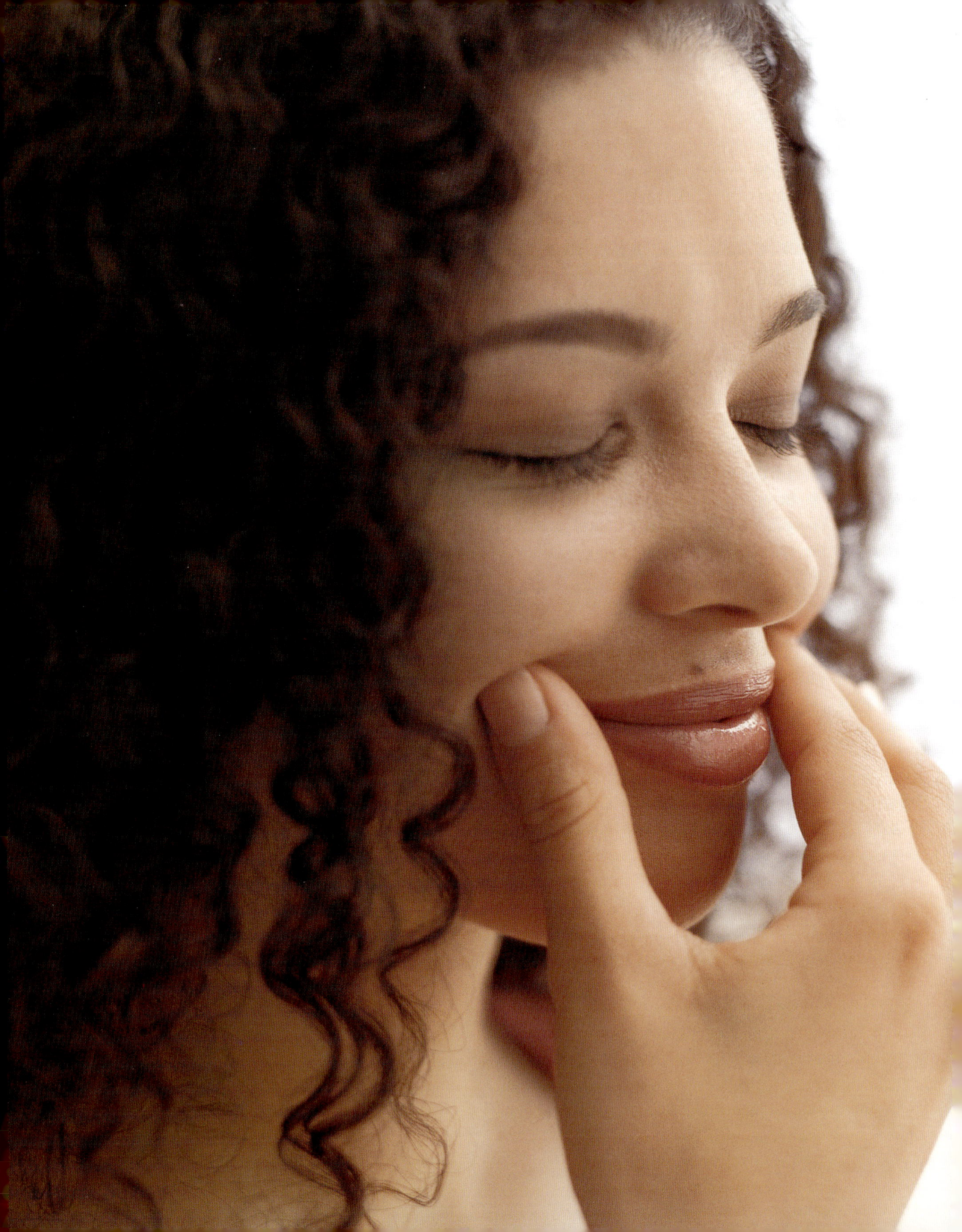

Mona-Lisa-Lächeln

Ihr Gesichtsausdruck hängt tatsächlich mit Ihrem Befinden zusammen. Zaubern Sie ein Lächeln auf Ihr Gesicht und Ihre Stimmung wird sich heben!

Vom Osten bis zum Westen wird dem Lächeln in vielen Bereichen eine große Bedeutung beigemessen – sogar als Mittel gegen Stress, Depression und mangelnde Selbstsicherheit. Ein Lächeln hilft Ihnen, mit Ihrem Glückszentrum in Verbindung zu treten und erinnert Sie daran, das nichts so heiß gegessen wie gekocht wird.

Um Ihre Stimmung zu heben, schließen Sie die Augen und lächeln Sie leicht. Atmen Sie tief. Legen Sie dabei Daumen und Zeigefinger auf die Mundwinkel und schieben Sie diese etwas weiter nach oben. Sie werden spüren, wie die Spannung auf Ihrer Stirn nachlässt. Stellen Sie sich vor, wie aus dem Lächeln Wellen freudiger Kraft Ihren Körper umspülen. Senden Sie diese positive Energie zu den Stellen Ihres Körpers, die angespannt oder leidend sind. Lächeln Sie 10-mal auf diese Weise, bis Sie sich wie Leonardo da Vincis heitere Dame fühlen.

Mit ein bisschen Übung können Sie sogar lächeln und die innere Kraft sprudeln lassen, ohne eine Miene zu verziehen. Bei Verhandlungen in irgendeiner Situation, in der es nicht angebracht ist, plötzlich ein freudestrahlendes Gesicht zu zeigen, ist das sehr nützlich.

Grund zum Lächeln

Fünf Gesichtsmuskelpaare sind an einem Lächeln immer beteiligt. Wenn wir ein besonders strahlendes Lächeln aufflammen lassen, bei dem unsere Augen vor Freude glitzern, werden viele der 53 Gesichtsmuskeln bewegt. Aber lange nicht so viele wie beim Stirnrunzeln. Selbst beim kleinsten Zusammenziehen der Stirn werden mehr Muskeln benötigt als beim winzigen Lächeln – und es bringt viel mehr Falten hervor.

IHRE INNERE MONA LISA

Mit etwas Übung können Sie lernen, das Kraft spendende Mona-Lisa-Gefühl zu erlangen, ohne sichtbar zu lächeln. Wählen Sie dafür ein körperliches Signal, das dieses wundervolle Lächeln in der Folge auslöst, z. B. das Zusammendrücken von Daumen und Zeigefinger. Geben Sie selbst dieses Signal, während Sie Ihr Lächeln üben. Nach einer gewissen Zeit wird Ihr Körper das Signal mit glücklichen Gefühlen verbinden. So können Sie die Kraft des Lächelns überall und zu jeder Zeit nutzen, ohne dass irgendjemand es mitbekommt.

Einschlafmassage

Manchmal braucht man eine kleine Einschlafhilfe um sich richtig entspannen zu können. Bitten Sie Ihren Partner, diese Massage vor dem Zubettgehen auszuführen.

Kuschelnd wiegen
Die Einschlafmassage sollten Sie sich gegenseitig gönnen, vor allem den Schritt 2. Legen Sie sich dazu zusammen auf das Bett und kuscheln Sie sich hinter Ihren Partner, mit einer Hand auf seinem Leib zwischen Nabel und Rippen. Dann wiegen Sie gemeinsam Ihre Körper langsam vor und zurück. Diese Position ist nicht nur angenehm, sondern regt außerdem das 3. Chakra (Solar-Plexus-Chakra, s. S. 244) an, was eine tiefe, friedliche Verbindung zwischen Ihnen beiden herstellt.

1 Beginnen Sie mit einem leichten Kratzen des Rückens. Die Nerven der Haut lassen sich gern anregen – auch vor dem Schlafengehen. Ihre Partnerin kann dabei sitzen oder auf dem Bauch liegen. Machen Sie auf den Armen weiter, wenn sie nicht zu kitzlig ist.

2 Der Kopf Ihrer Partnerin liegt in Ihrem Schoß. Nehmen Sie eine ihrer Hände und schwingen Sie etwa eine Minute lang ihren Arm – mit unterschiedlicher Geschwindigkeit und in verschiedenen Winkeln. Das Gleiche mit ihrem anderen Arm ausführen.

3 Streichen Sie mehrere Minuten lang mit beiden Händen abwechselnd über ihre Stirn. Asiatische Masseure glauben, dass dieses Streichen hilft, angehäufte überflüssige Energien im Kopf aufzulösen.

4 Beenden Sie diese entspannende »Betthupferl-Massage« mit einer Geste, die von traditionellen Heilkundigen ausgeführt wird: Legen Sie Ihre Hände übereinander und lassen Sie diese auf dem Herzen Ihrer Partnerin ruhen. Bitten Sie Ihre Partnerin, die Augen zu schließen und machen Sie gemeinsam zehn tiefe, langsame Atemzüge.

MASSIEREN SIE IHRE SORGEN WEG

Massagen scheinen Sorgen wegwischen zu können, aber bekämpfen sie wirklich die körperlichen Symptome von Stress? Die Antwort ist: »Ja!« In Dutzenden von weltweiten Studien erklären die Forscher, dass alle Formen von Massagen helfen, Angstzustände zu mindern, Atem- und Herzfrequenz zu verlangsamen und damit zu beruhigen, Depressionen und Spannungskopfschmerzen zu lindern, den Blutdruck zu senken, die Bildung von Endorphinen zu fördern und die Konzentrationsfähigkeit zu verbessern.

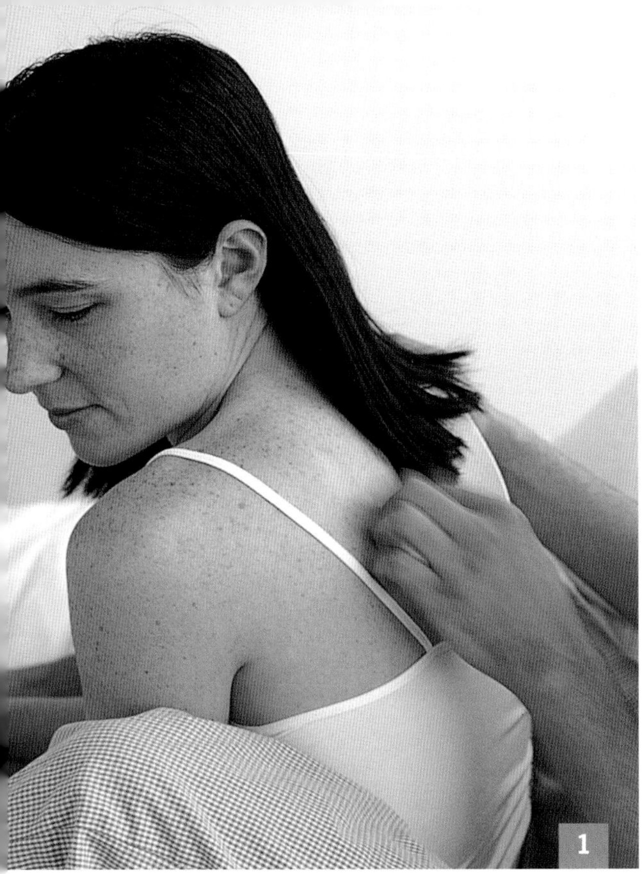
1

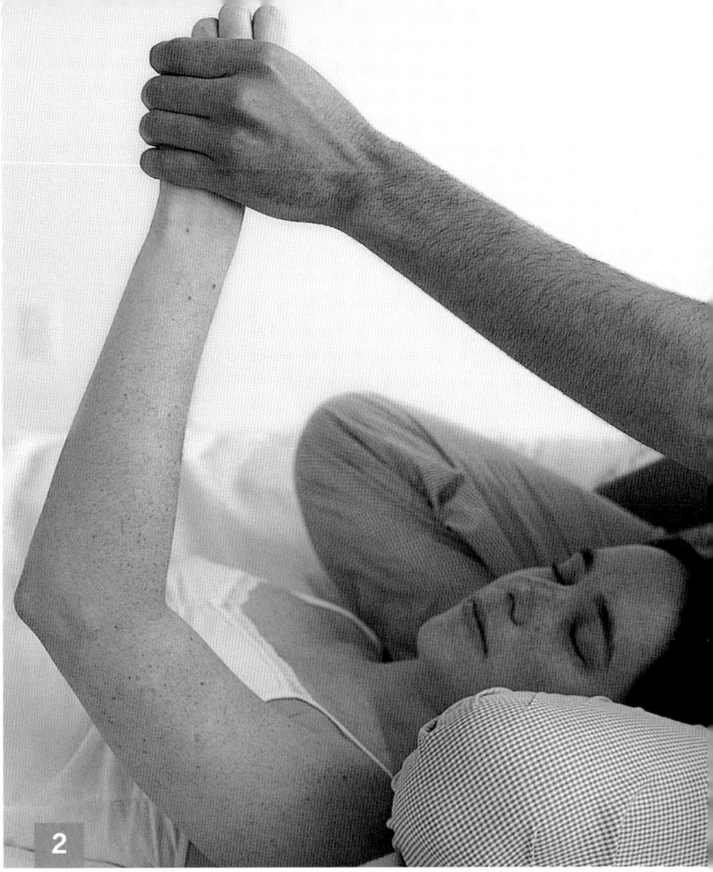
2

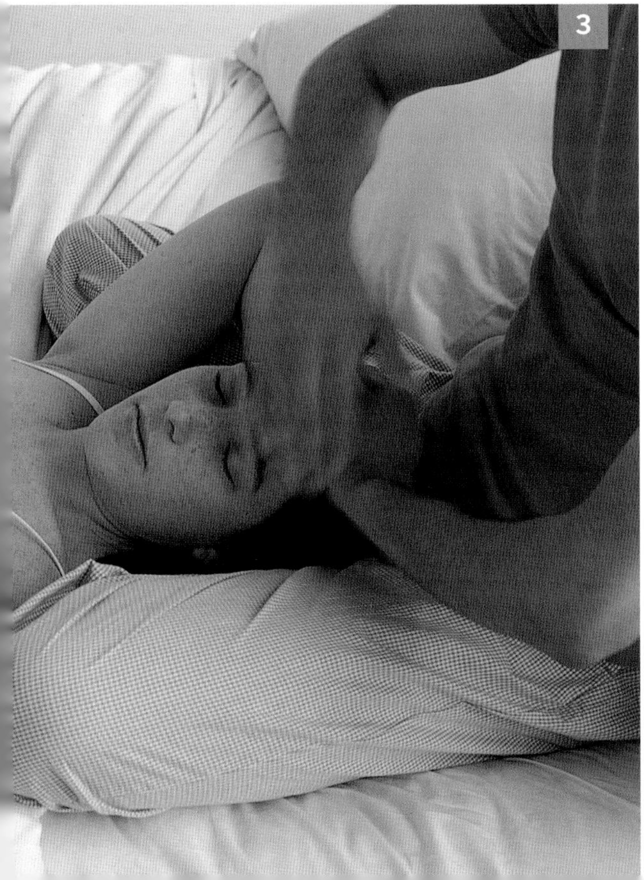
3

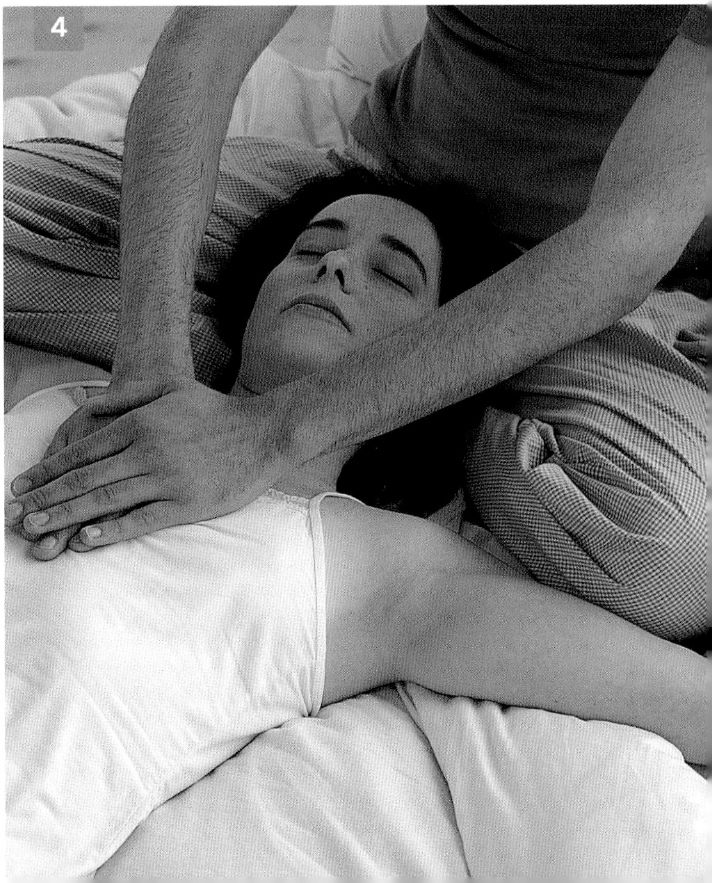
4

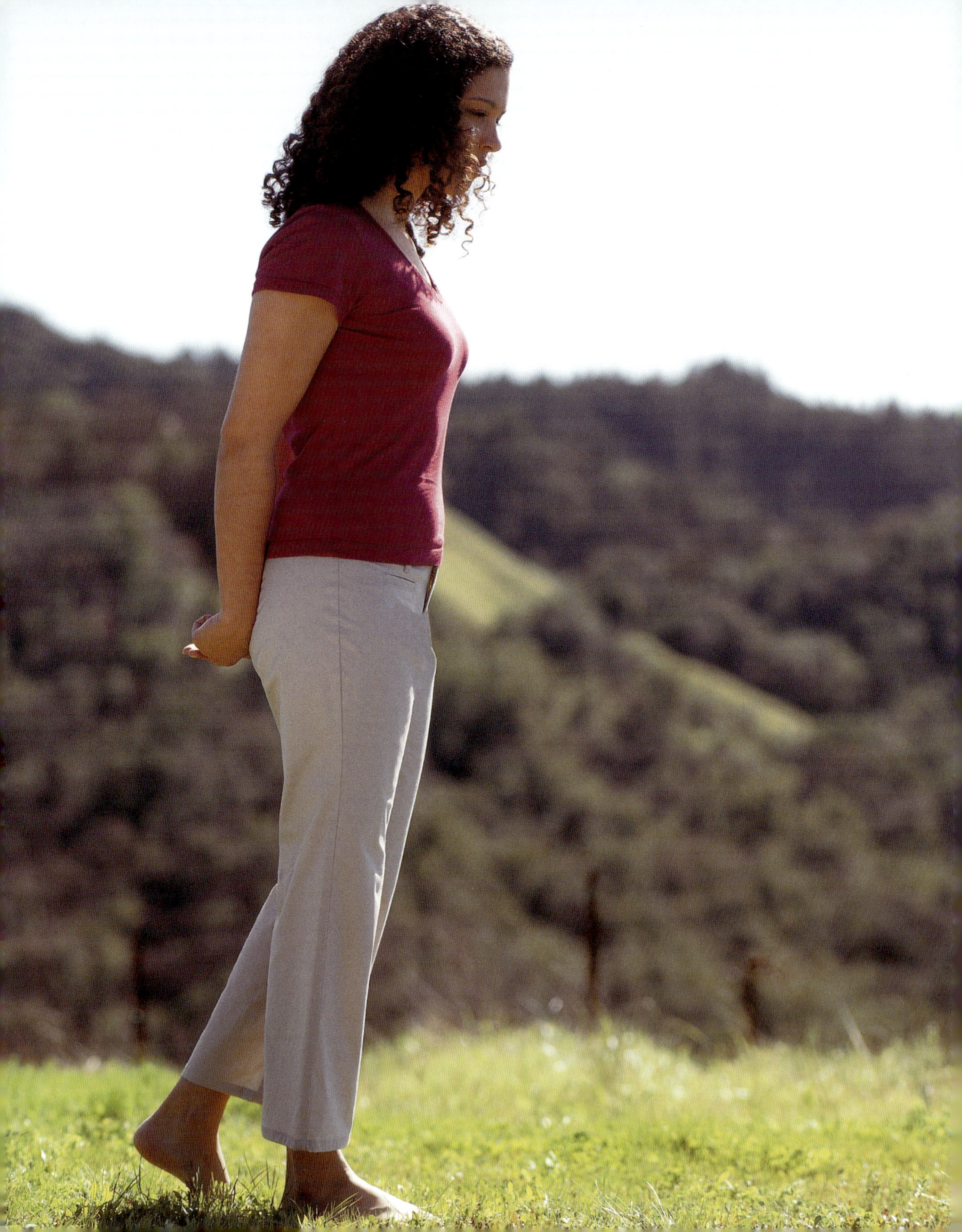

Meditation beim Gehen

Gehen kann eine Form von Meditation sein. Nutzen Sie das bewusste Empfinden der Bewegung, um Ihre Gedanken zu klären und Ihren Körper intensiv zu spüren.

Bevor Sie losgehen halten Sie Ihre Hände auf eine bequeme Weise, z. B. lose an der Seite herabhängend, hinter dem Rücken verschränkt oder in betender Haltung auf dem Herzen. Machen Sie sich bewusst, wie Ihre Füße den Boden berühren und Ihre Körpermuskeln arbeiten, um Sie aufrecht zu halten. Gehen Sie erst langsam und setzen Sie Ihre Füße von der Ferse zu den Zehen auf. Schlagen Sie die Augen nieder und verscheuchen Sie alle Gedanken aus Ihrem Kopf – nur das Empfinden der Bewegung soll bleiben. Fühlen Sie, wie sich Ihre Füße auf den Boden setzen und sich wieder erheben. Versuchen Sie, beim Gehen Ihre Muskeln zu entspannen. Lassen Sie Ihr geistiges Auge durch Ihren Körper wandern und registrieren Sie wie jeder Teil zu der fließenden Bewegung beiträgt. Wenn Sie wollen, können Sie jeden Schritt mit einem Atemzug oder der Wiederholung eines Mantra synchronisieren. (Das Mantra kann irgendein Wort oder Satz sein, das oder der eine besondere Bedeutung für Sie hat.)

Gehen Sie nun auf diese Weise 20 bis 30 Minuten. Wenn Sie bereit sind, die Meditation zu beenden, bleiben Sie einfach einen Moment stehen. Atmen Sie mehrere Male tief ein und aus, vergegenwärtigen Sie sich den Unterschied zwischen Stillstehen und Bewegung und fühlen Sie, wie Ihr Gewicht auf dem Boden ruht. All das sollte zu einem Gefühl des inneren Friedens führen.

Viele Menschen üben diese Form der Meditation auch gern in einer Gruppe aus. Eine Person bestimmt dann die Route und das Schritttempo. Ansonsten bewegt sich jeder frei (gemäß der oben beschriebenen Methode), um sich auf die stille Meditation zu konzentrieren. Achten Sie aber darauf, dass Sie zu Ihrem Vorder- und Hintermann einen Abstand von jeweils zwei bis drei Metern halten, damit weder Sie noch die anderen abgelenkt werden, oder um Zusammenstöße zu vermeiden, die möglich sind, weil ja jeder tief in sich versunken ist.

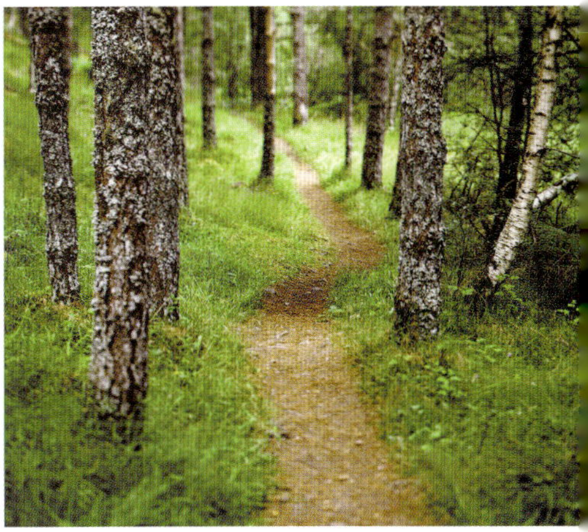

Der Weg zum Frieden
Anfangs sollte die Meditation im Gehen am besten in der freien Natur ausgeführt – oder zumindest an einem ruhigen Platz, wo weder Verkehr noch laute Geräusche oder Menschenmengen Sie ablenken. Wenn Sie etwas mehr Übung in dieser Form der Meditation haben, können Sie wahrscheinlich Ihre Umgebung vollkommen »abschalten« und überall, selbst auf geschäftigen Straßen der Stadt, im Gehen meditieren.

Eingerolltes Blatt

Diese an die Haltung eines Embryos erinnernde Yoga-Stellung entspannt vollkommen und dehnt außerdem Nacken, Rücken, Hüften und Spann.

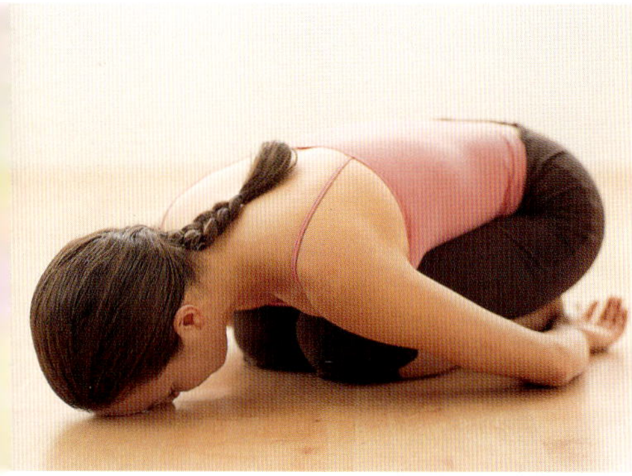

Eine gesunde Dehnung
Für die Ausgangsposition strecken Sie die Hände nach hinten, wobei die Handflächen nach oben zeigen. Diese Position ist zwar Bestandteil der Übung, kann aber auch für sich genommen, wundervoll zum Ausruhen genutzt werden. Sie entspannt angenehm nach einem harten Tag oder nach einem anstrengenden Training. Atmen Sie tief und denken Sie an nichts, während Sie Ihre inneren Kräfte sammeln.

Knien Sie sich hin und setzen Sie sich dann auf Ihre Fersen. Beugen Sie sich soweit nach vorne, dass Ihre Brust die Oberschenkel berührt und Ihre Stirn auf dem Boden ruht. Falls Sie den Kopf nicht bis zum Boden bringen können, legen Sie sich ein festes Kissen darunter. Wenn es Ihnen schwer fällt, auf Ihren Fersen zu sitzen, legen Sie ein zusammengerolltes Handtuch zwischen Oberschenkel und Waden.

Aus dieser Position heraus strecken Sie die Arme mit leicht gebeugten Ellenbogen etwa schulterbreit nach vorne. Ziehen Sie sich so weit wie möglich nach vorne, ohne den Po von den Schenkeln zu heben. Stützen Sie sich dabei mit den Handflächen auf dem Boden ab, um den Po so fest wie möglich auf Ihre Fersen zu drücken. Entspannen Sie Ihre Muskeln und atmen Sie tief. Bleiben Sie 1 oder 2 Minuten in dieser Position. Führen Sie dann die Arme rückwärts neben Ihren Körper. Bleiben Sie in dieser vollkommen entspannenden Stellung so lange, wie es Ihnen angenehm ist.

MEHR ALS EINE ÜBUNG

Für indische Yogis hat diese Übung eine weitaus größere Dimension als bei uns im Westen. Die Stellung drückt Demut und Hingabe aus. Für Menschen des Westens sind derartige Gesten im Alltag fremd geworden. Im asiatischen Raum dagegen beherrscht die Religion noch in weitaus stärkerem Maße das Leben der Menschen, sodass ein Kniefall als tief empfundene Anerkennung der göttlichen Gegenwart gilt. Die nach innen gerichtete Konzentration verbindet den Übenden mit sich selbst, während die ausgestreckten Arme die Verbindung mit dem Göttlichen herstellen. Die gesamte Position kann als Verkörperung des Gebets betrachtet werden und ermöglicht in ihrer Geschlossenheit ein Abgrenzen gegenüber dem Tohuwabohu der profanen Welt.

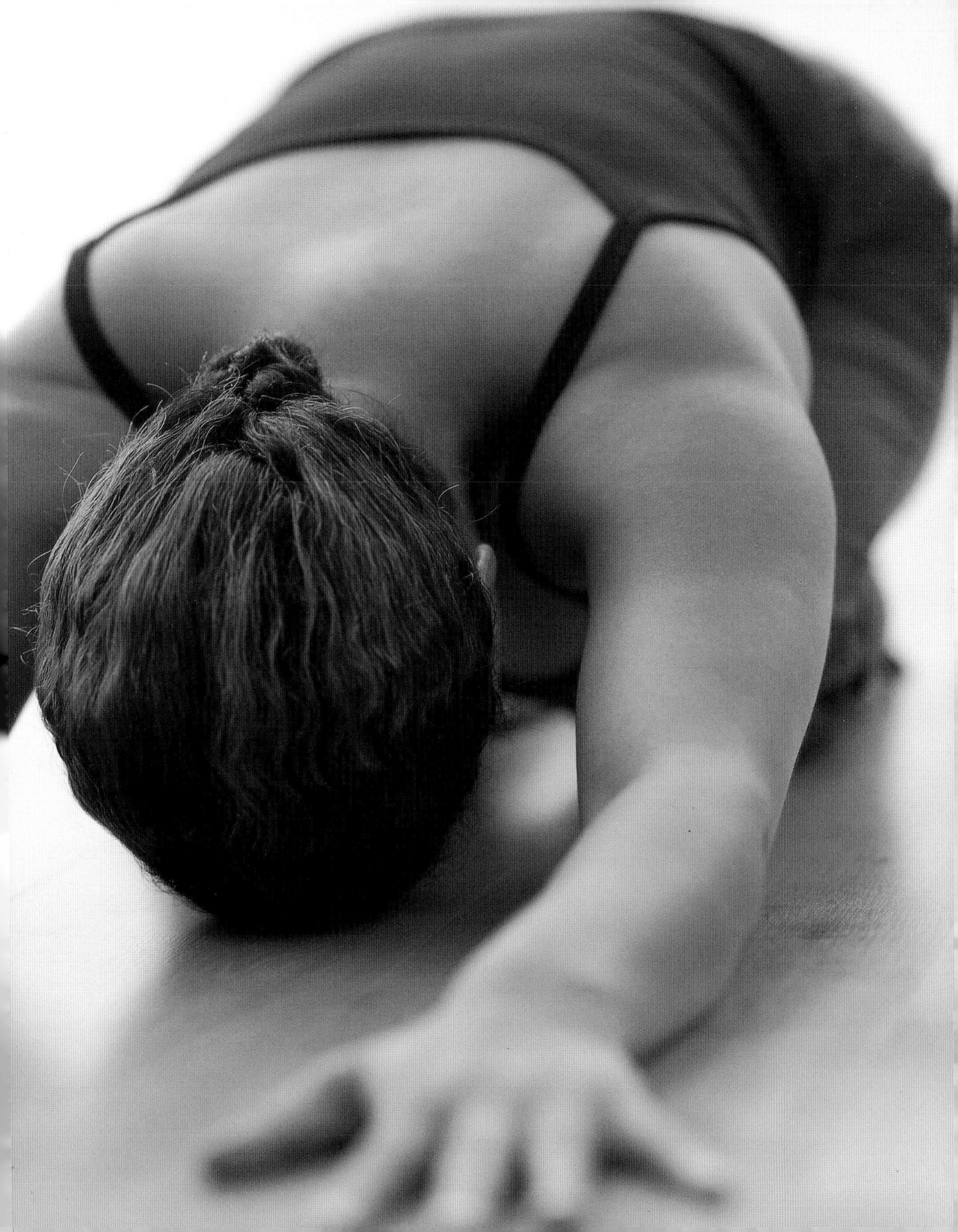

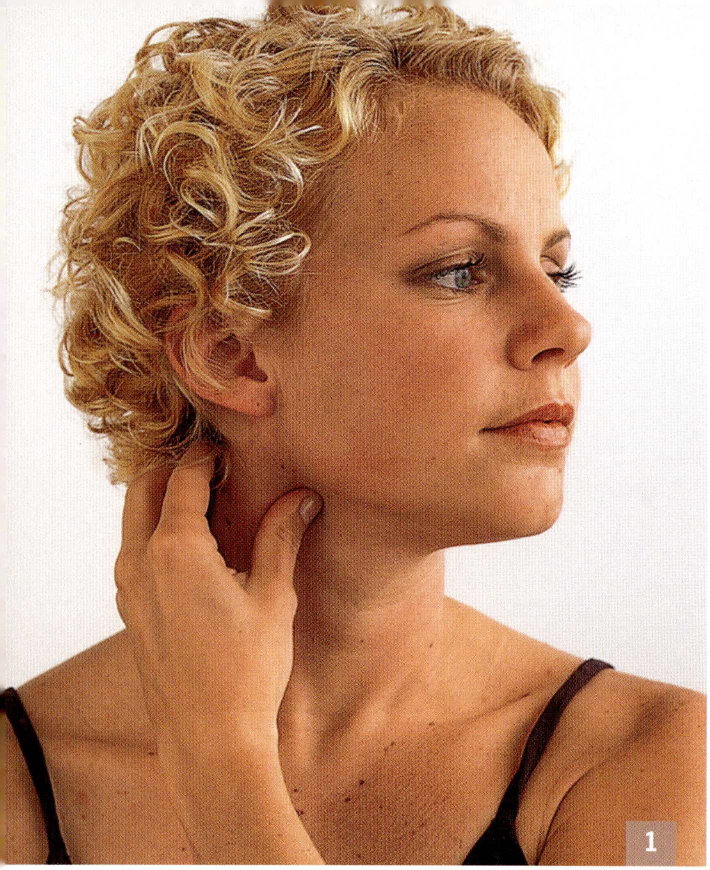
1

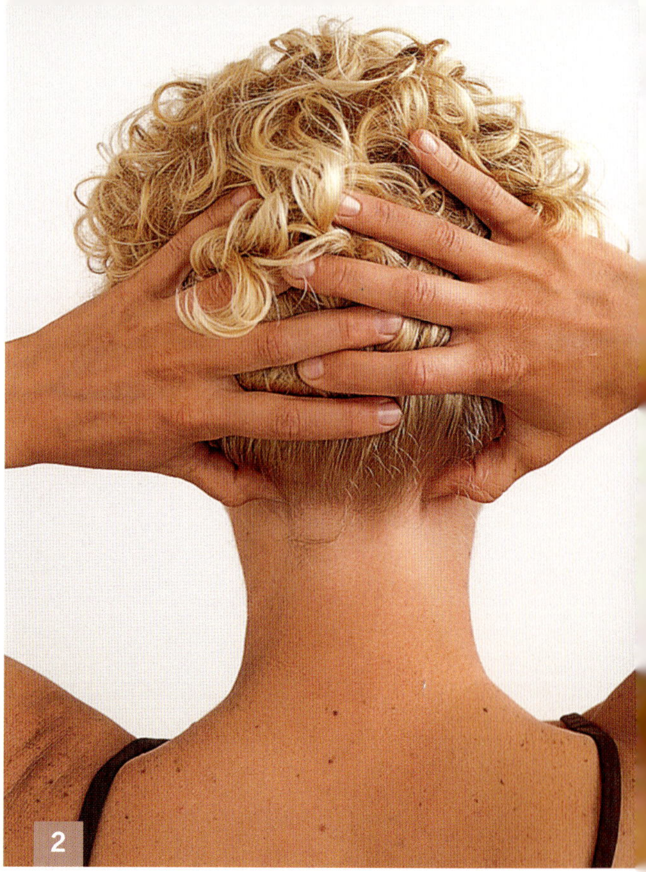
2

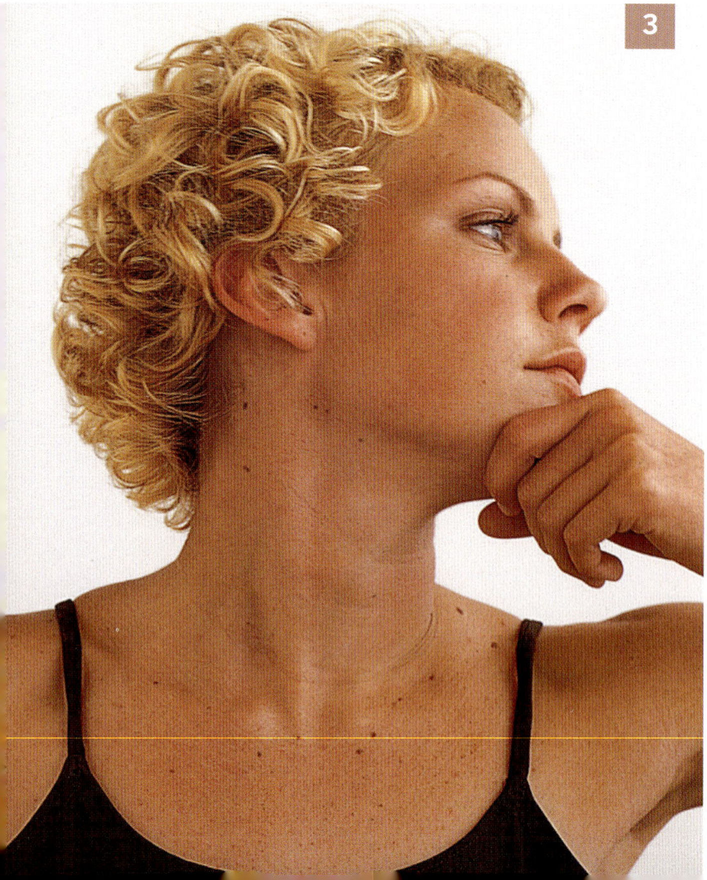
3

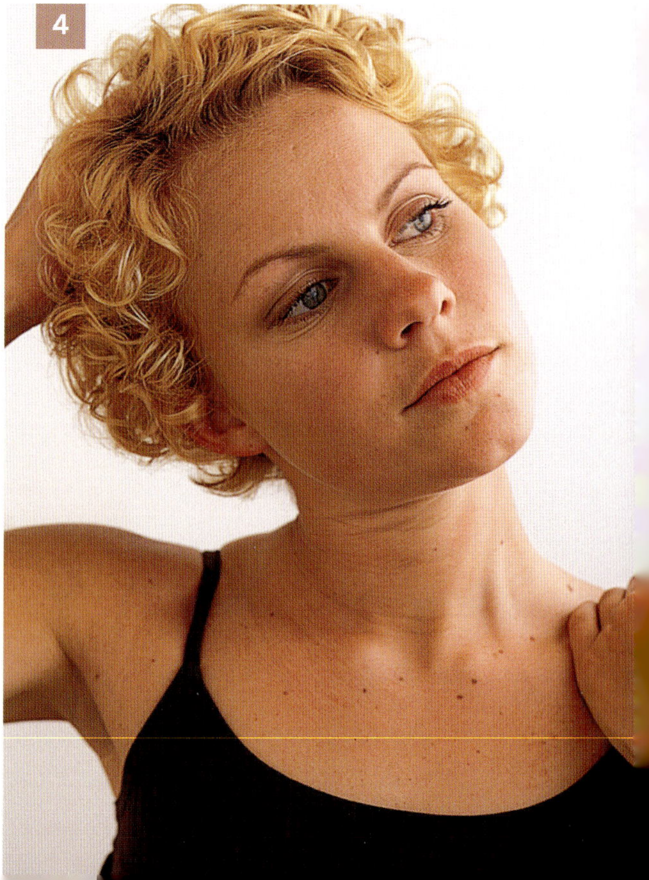
4

Nackendehnung

Falls niemand greifbar ist, der bei Ihnen eine entspannende Nackenmassage ausführen kann, können Sie die folgenden Übungen ohne Probleme allein durchführen.

1 Wenden Sie den Kopf zur Seite, um den Kopfnicker zu finden. Dies ist ein Muskel, der von Brust- und Schlüsselbein in einem Winkel über den Hals führt und hinter dem Ohr an der Schädelbasis endet. Nehmen Sie den Muskelstrang unterhalb des Ohres zwischen Daumen und Finger. Üben Sie einen leichten Druck aus, während Sie Ihren Kopf langsam 3-mal von einer Seite zur anderen drehen. Führen Sie Ihre Hand etwa 3 cm tiefer und drehen Sie wiederum den Kopf. Arbeiten Sie sich auf diese Weise bis zur Schulter hinunter. Führen Sie die Massage genauso auf der anderen Seite des Halses aus.

2 Legen Sie nun Ihre gespreizten Hände ineinander geschoben auf Ihren Hinterkopf, sodass Ihr Daumen auf dem Schädelansatz ruht. Führen Sie mit dem Daumen kreisende Bewegungen aus. Dann ziehen Sie Ihre Hände etwas auseinander und setzen den Daumen neben die soeben gedrückte Stelle. Verfahren Sie so, bis Sie mit dem Daumen hinter dem Ohr angelangt sind. Wenn Sie an besonders schmerzende Punkte gelangen, pressen Sie fest darauf, während Sie 3-mal tief durchatmen.

3 Umfassen Sie jetzt Ihr Kinn und drehen Sie Ihren Kopf soweit wie möglich nach links. Sie sollten dabei aufrecht stehen oder sitzen und weder die Schultern noch das Becken drehen. Halten Sie die am weitesten gestreckte Position drei Atemzüge lang. Wenden Sie den Kopf wieder nach vorne und führen Sie die Übung auf der anderen Seite durch. (Äußerste Vorsicht, wenn es im Nacken knirscht oder Ihnen diese Dehnung unangenehm ist. Sofort aufhören!)

4 Legen Sie die linke Hand auf die linke Schulter und führen Sie mit der rechten den Kopf zur rechten Schulter hin. Die Übung mit gewechselten Händen in die andere Richtung ausführen. Atmen Sie tief und langsam. Überdehnen Sie die Halsmuskulatur nicht!

Der Stress sitzt im Nacken

Haben Sie sich jemals gewundert, warum Ihnen bei Stress Ihr Nacken und Ihre Schultern wehtun? Zum Teil liegt es daran, dass der Körper automatisch in eine Kampfstellung geht, wenn er sich angegriffen fühlt. Viele Körperteile sind in diesen komplizierten Mechanismus der Selbsterhaltung eingebunden, darunter auch die Schultern, die sich nach vorne ziehen, um eine kleinere Angriffsfläche zu bieten oder die wichtigen Organe wie Herz oder Lunge zu schützen. Auch der Hals tritt dabei in Aktion, indem wir ihn wie ein Kampfhahn vorstrecken. Unter Stress behalten wir diese Kampfposition bei und verkrampfen uns dermaßen, dass die Muskeln versteifen und in der Folge zu schmerzen beginnen.

Aktiver Rückzug

Wenn uns alles auf die Nerven geht, hilft uns die Tai-Chi-Übung »Abwehrender Affe«, das Gleichgewicht wiederzufinden, und zwar tatsächlich und im übertragenen Sinn.

Taktischer Rückzug
Häufig glauben wir, Kampf und Angriff seien die einzigen Möglichkeiten zu gewinnen. Doch das Tai Chi lehrt uns, das eine Balance zwischen Nachgeben, oder Yin, und Vorstoß, oder Yang, bestehen muss (s. S. 82). Zwar ist es wichtig auf Aktionen eines Gegners verteidigend und abwehrend zu reagieren, aber manchmal ist es der bessere Weg, den Rückzug anzutreten statt auf aggressive Weise zu versuchen zu gewinnen.

1 Stellen Sie sich aufrecht hin. Setzen Sie Ihren linken Fuß nach vorne, wobei nur die Zehen den Boden berühren. Beide Knie sind leicht gebeugt das Gewicht liegt auf dem hinteren Bein. Platzieren Sie Ihre Arme so übereinander, als ob Sie einen Riesenball halten. Achten Sie darauf, dass Ihre Wirbelsäule hoch aufgerichtet ist und der Hals lang. Blicken Sie geradeaus.

2 Setzen Sie Ihren linken Fuß nach hinten, wobei Sie beide Hände, einen weiten Bogen beschreibend, öffnen.

3 Verlagern Sie Ihr Gewicht auf den linken Fuß, während Sie den rechten mit leicht gebeugtem Knie nach vorne setzen, wobei wiederum nur die Zehenspitzen den Fußboden berühren. Führen Sie Ihre rechte Hand etwa bis auf Ohrhöhe nach vorne (so als ob Sie die Hand einem entfernten Objekt entgegenstrecken), während Sie den linken Arm so senken, dass die linke Hand mit der Handfläche nach oben auf Nabelhöhe ist. Wiederholen Sie die Schritte 1 bis 2 auf der anderen Seite, d. h. nun setzen Sie den rechten Fuß nach vorne, während sich der linke Arm unten befindet. Führen Sie die Übung auf beiden Seiten 2-mal durch.

MEDITATION IN BEWEGUNG

Den Menschen im Westen fällt es ausgesprochen schwer, zu meditieren, weil die Ablenkungen der Umgebung sie nicht loslassen. Das Tai Chi bildet für Sie wahrscheinlich den idealen Mittelweg, um einerseits die innere Ruhe zu finden und andererseits im wahrsten Sinne des Wortes in Bewegung zu bleiben. Für viele kann es der Einstieg in die Kraft spendende Yoga-Meditation sein, die sich durch den äußerlich wie innerlich ruhenden Körper auszeichnet.

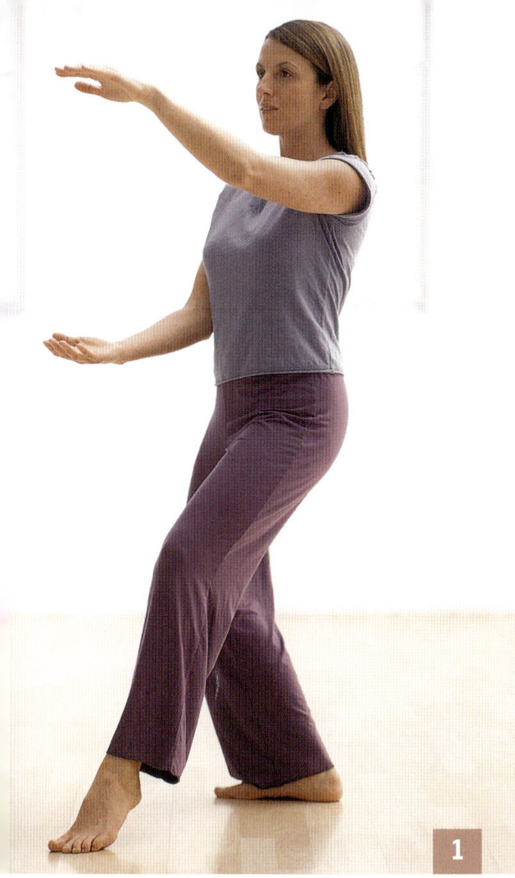

1

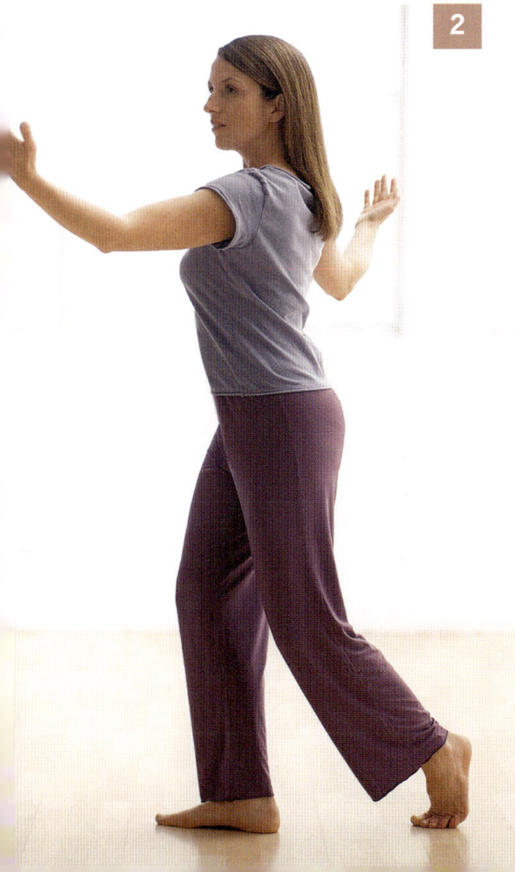

2

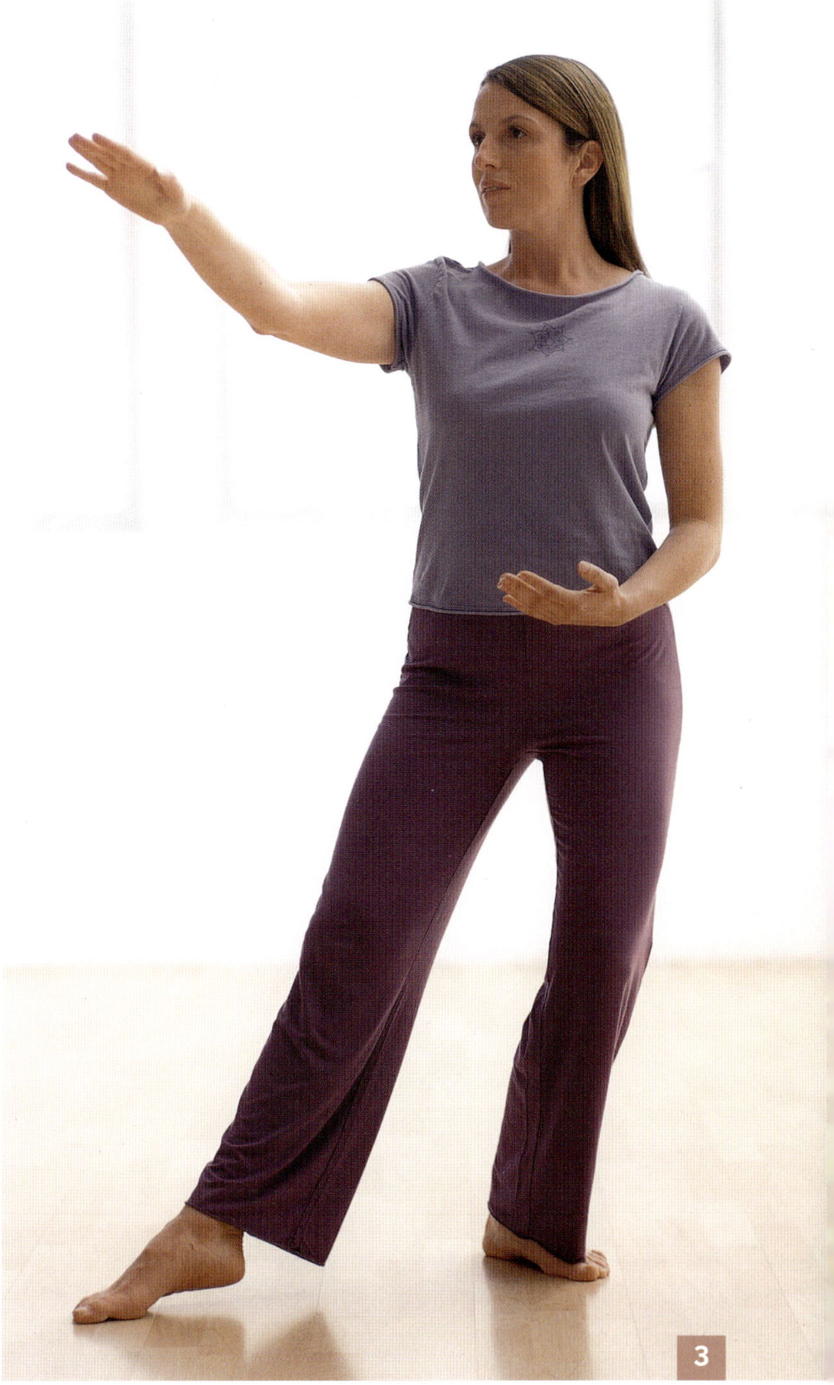

3

Entspannen

Ein Buch lesen, etwas Besonderes essen, ein bisschen länger schlafen – all dies gehört für viele Menschen zum Entspannen. Jeder hat natürlich eine andere Vorstellung, was er zur Entspannung tun möchte. Was immer es ist, es sollte etwas Einfaches, Genussvolles sein – kurzum: Spaß machen.

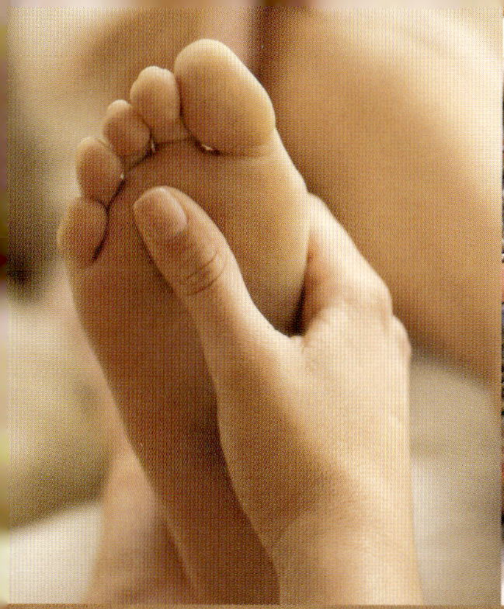
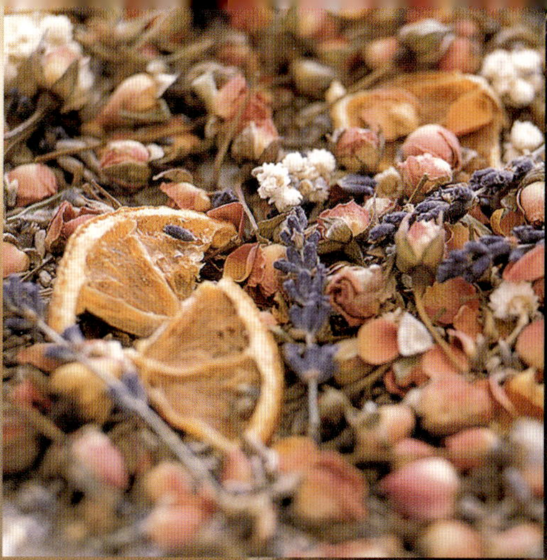
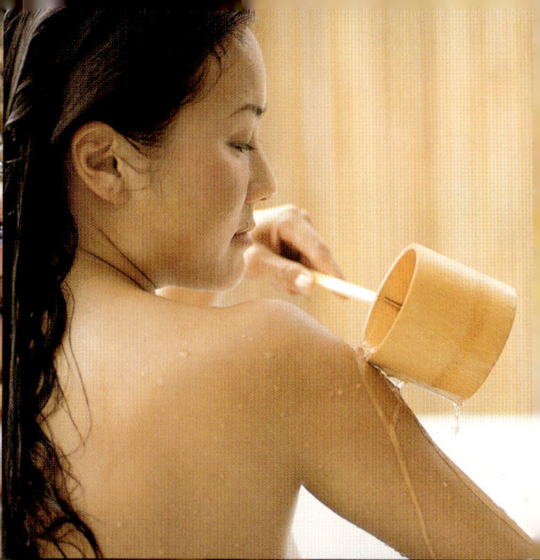
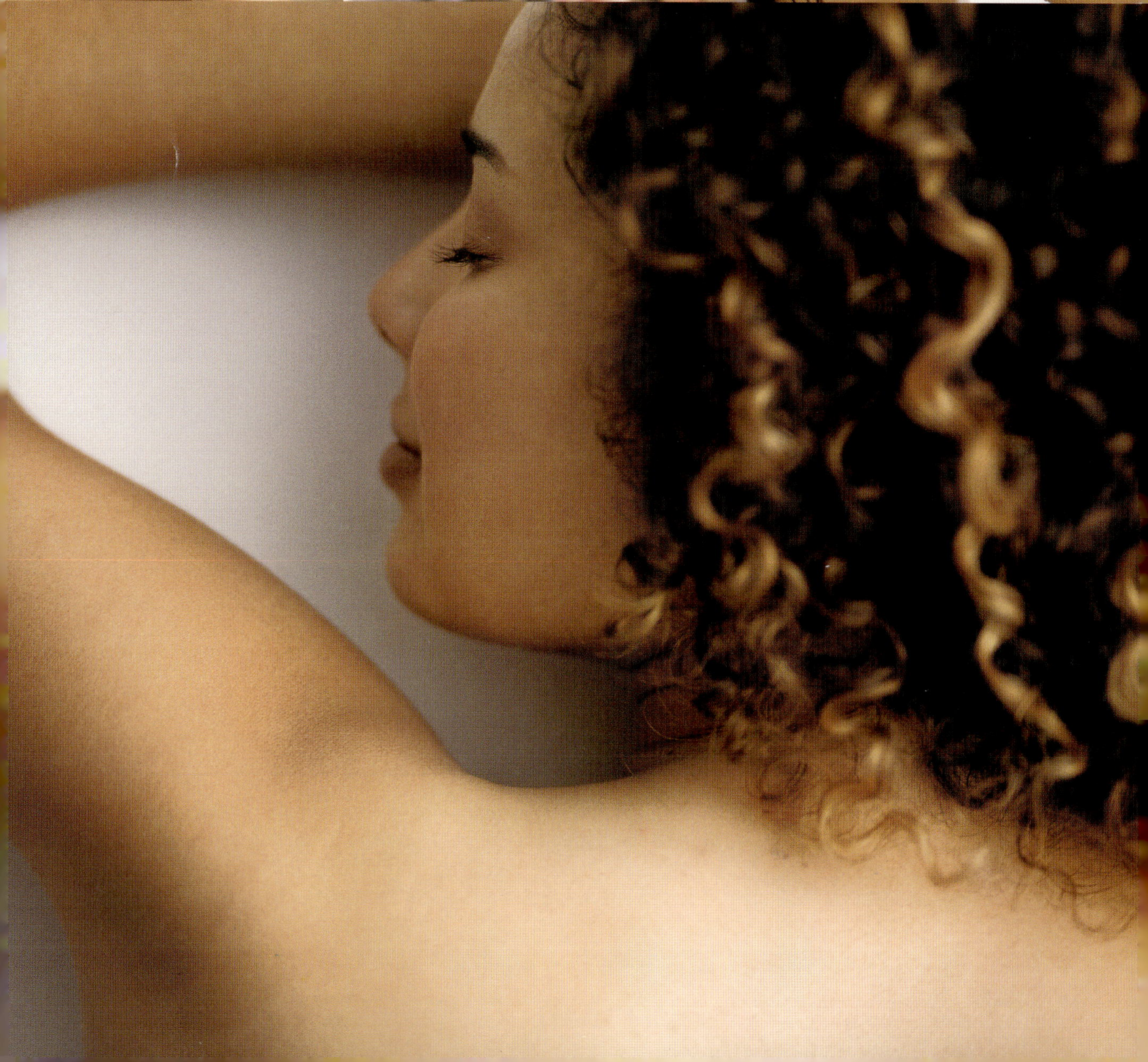

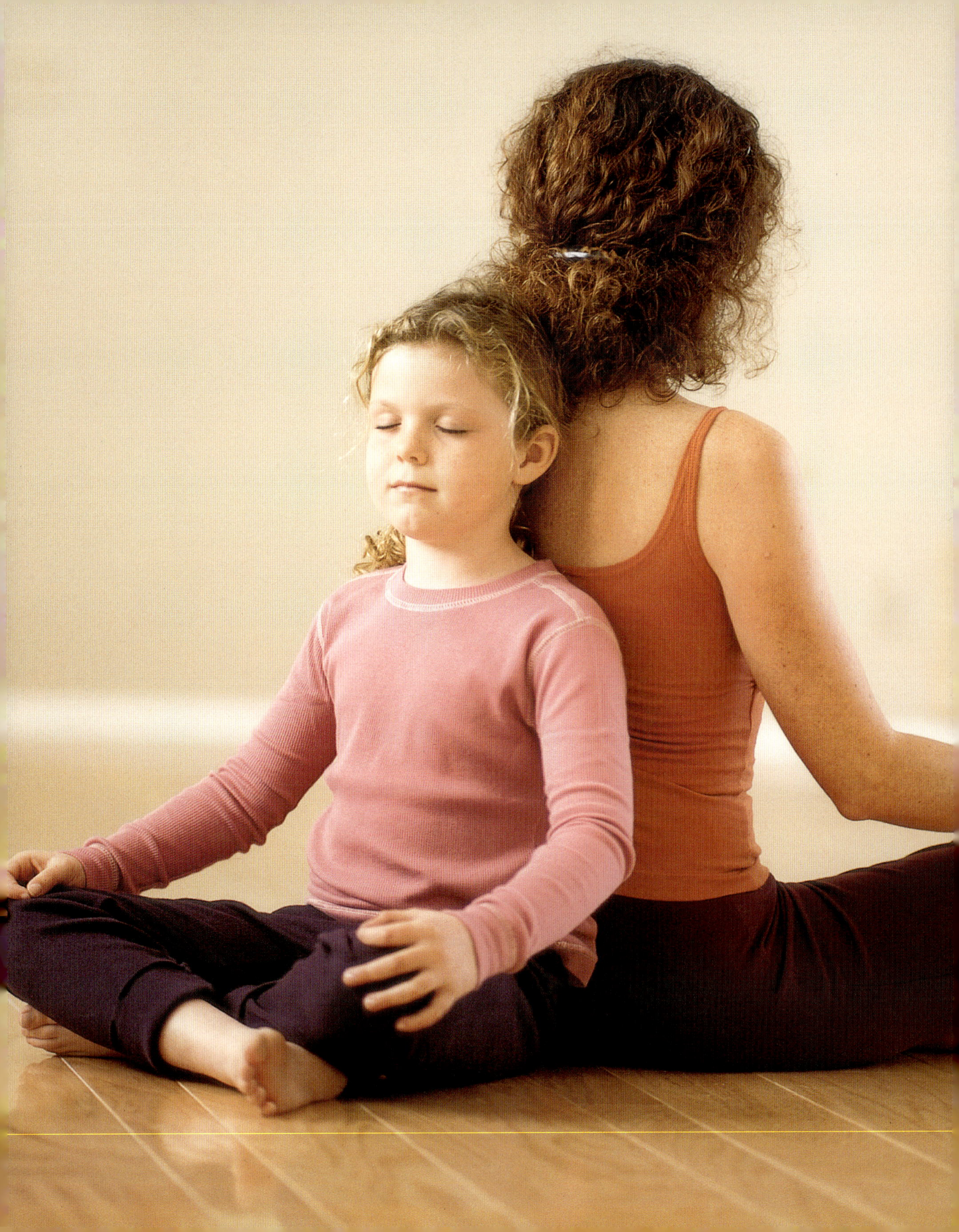

Entspannen

Jeder von uns hat eine andere Vorstellung von Entspannung. Für die einen gehört unbedingt die alte Jogginghose dazu, nach der der Mülleimer schon seit Monaten schreit. Für andere gibt es nichts Schöneres, als urplötzlich ein Gericht auf den Tisch zu bringen, das seit sechs Generationen in der Familie herumgeistert – und mitunter scheußlich schmeckt. Andere wiederum versammeln die gesamte Familie und Nachbarschaft um sich herum, während manche die absolute Stille und Einsamkeit suchen.

Unsere Aktivitäten können noch so unterschiedlich sein, eines haben sie gemeinsam: Es geht uns darum, den Geist zu beleben, die Seele zu streicheln und diese verflixten Spannungen aus dem Körper zu vertreiben. Entspannung bringt neue Hoffnung, die ganzen Wirren und Anstrengungen des Lebens doch noch zu bewerkstelligen, und lässt die Sorgen auf ein erträgliches Maß schrumpfen.

Die in diesem Kapitel vorgeschlagenen Aktivitäten bringen Sie vielleicht auf neue Ideen, wie Sie sich und ihren Körper zu Entspannung führen. Auf jeden Fall werden Sie dabei unterstützt, Ihre eigenen Kräfte zur Entspannung zu mobilisieren.

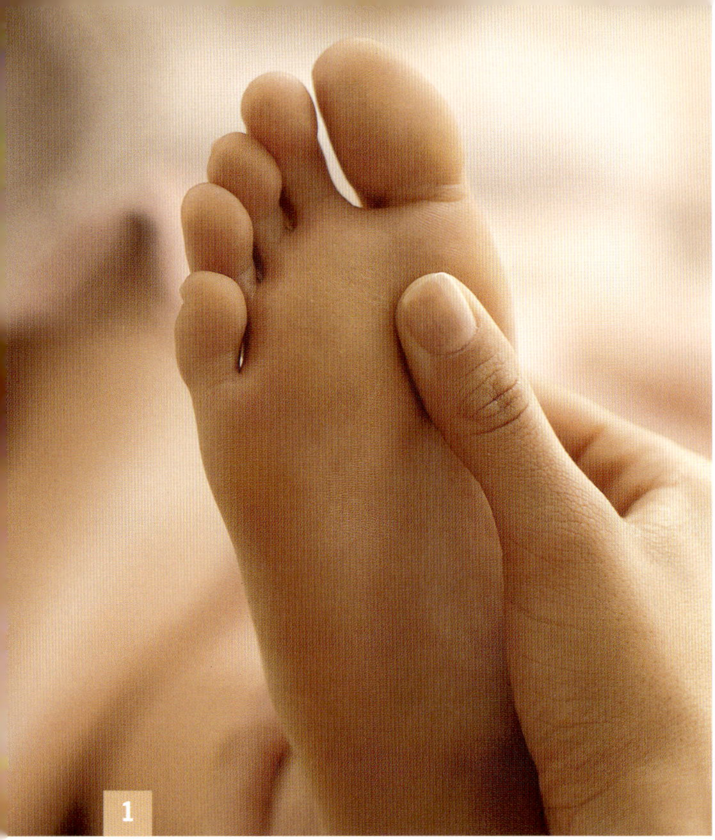
1

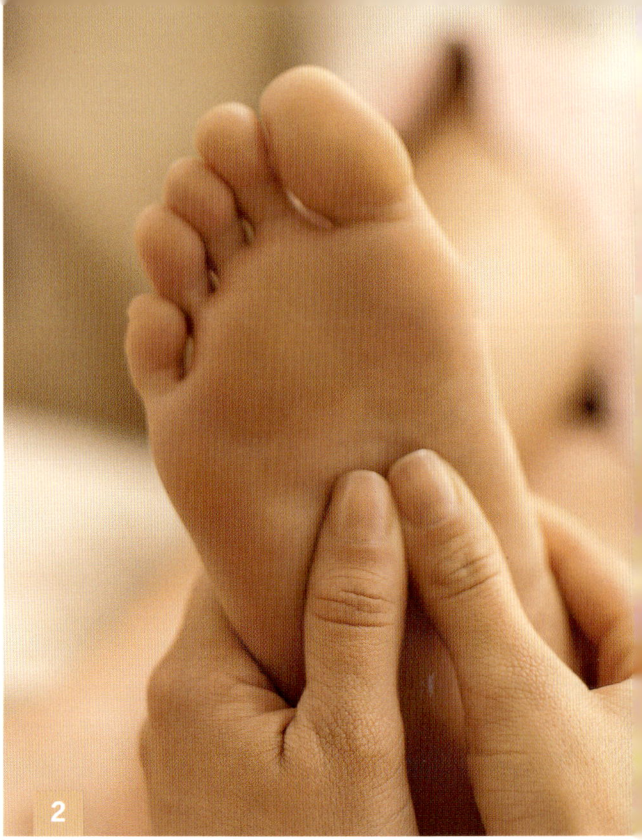
2

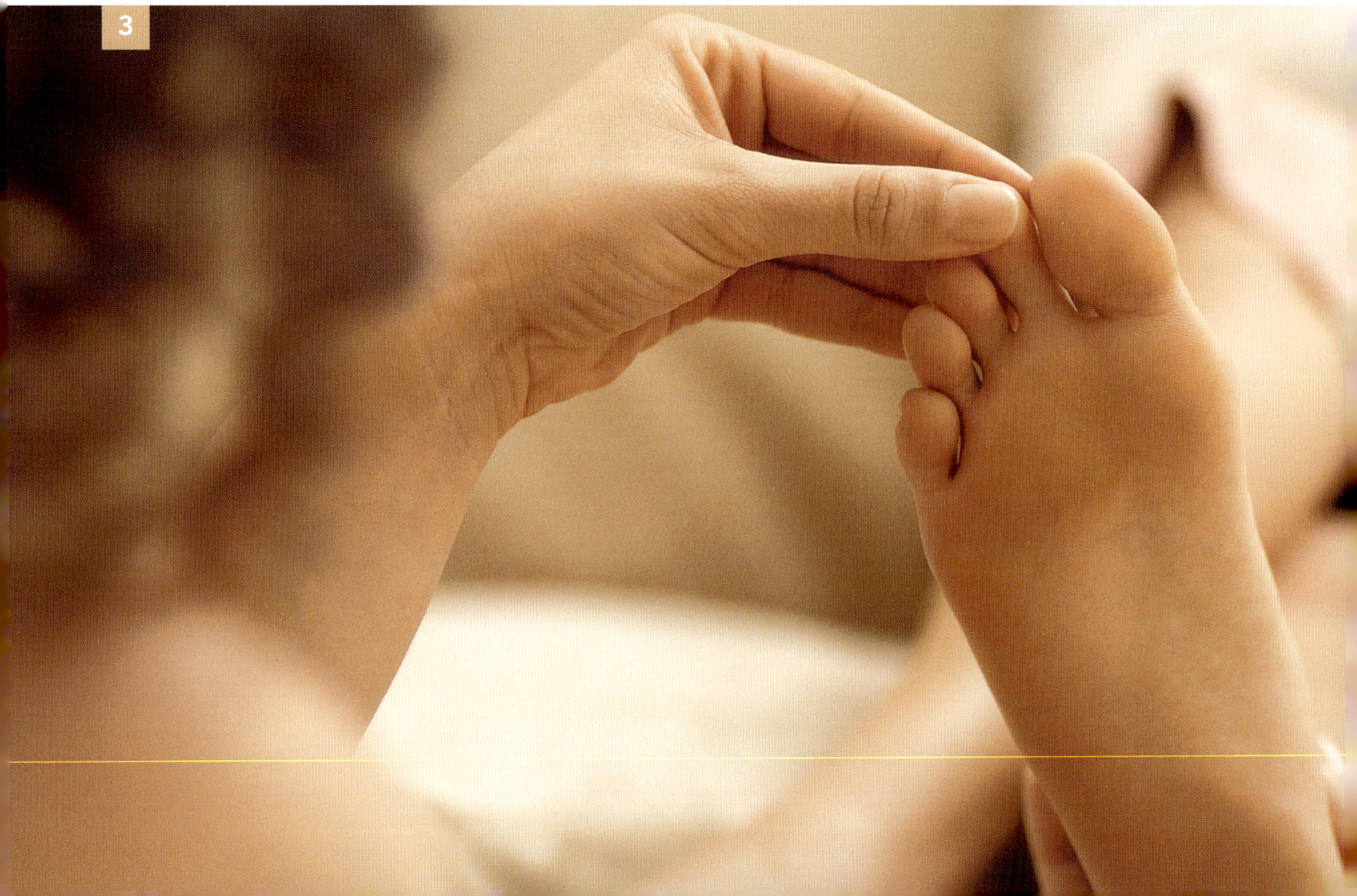
3

Reflexzonen der Füße

In der Reflexzonentherapie geht man davon aus, dass der Druck auf bestimmte Punkte der Füße Einfluss auf die ihnen zugeordneten Organe hat.

Die Fußreflexzonenmassage eignet sich ausgezeichnet, um Spannungen jeder Art aus dem Körper zu vertreiben. Sie eröffnet Ihnen mit einiger Sicherheit eine neue Dimension im Bereich der Gesundheitsmaßnahmen (Handreflexzonenmassage, s. S. 44). Bitten Sie einen Freund oder eine Freundin, eine Massage auszuführen. Die Anleitung richtet sich an den Ausführenden:

1 Setzen Sie sich in eine bequeme Position, in der Sie den Fuß zum massieren problemlos halten können. Zum Aktivieren der Reflexzone drücken Sie den Daumen auf die Ferse und beginnen Sie von hier aus in überlappenden Kreisen die Fußsohle bis kurz vor dem Ballen zu massieren. Dann setzen Sie den Daumen an den Ballenansatz und drücken ihn fest in die Zwischenräume der Mittelfußknochen. Führen Sie ihn mehrfach mit Druck auf und ab.

2 Umfassen Sie den Fuß mit beiden Händen, wobei beide Daumen auf der Mitte der Fußsohle ruhen. Führen Sie nun die Daumen mit Druck über die Fußballen und dann in den Zwischenraum zwischen großer und zweiter Zehe. Lockern Sie den Griff und gleiten mit leichtem Druck zu den Fersen. Diesen Schritt 2-mal wiederholen.

3 Massieren Sie nun jede einzelne Zehe, indem Sie jede zwischen Daumen und Zeigefinger nehmen und von der Wurzel bis zur Spitze fahren. Versuchen Sie dabei kreisende Bewegungen zu machen. Zum Abschluss legen Sie eine Hand auf den Rist, die andere auf die Fußsohle. Führen Sie zarte Streichbewegungen aus. Sie können Schritt 1 bis 3 mehrmals an jedem Fuß wiederholen.

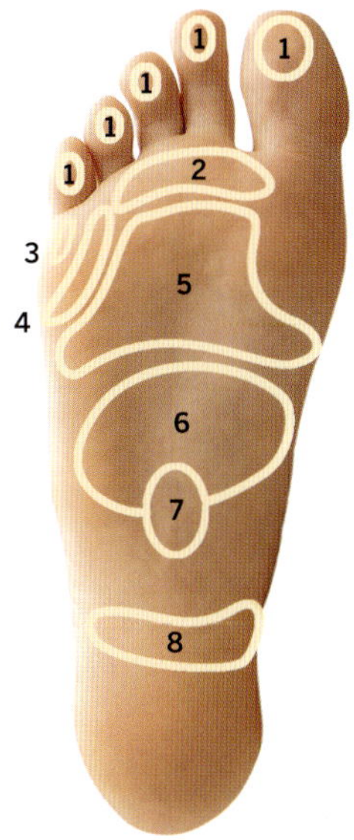

Die Reflexpunkte des rechten Fußes
Zu den wichtigsten Reflexpunkten auf der rechten Fußsohle zählen:

1 Nasenneben- und Stirnhöhlen, Kopf und Gehirn
2 Augen und Ohren
3 Arme
4 Schultern
5 Lunge und Brust
6 Leber
7 Nieren
8 Ischiasnerven

»Wiegender Hüftsitz«

Die Entspannung der Hüften und die Dehnung der Wirbelsäule ergeben bei dieser Yoga-Stellung überraschende emotionale Reaktionen.

Ein Sturm der Gefühle
In der Tradition des Yoga betrachtet man die Hüften als Sitz der Verletzlichkeit. Das bedeutet, dass die Lösung von körperlichen Spannungen in diesem Bereich auch zum Hochkommen angestauter Gefühle führt, dazu zählen Angst, Ärger und Sorge. Das kann auf Sie ziemlich beunruhigend wirken. Lassen Sie jedoch die Gefühle erst einmal zu – und dann einfach wieder los (anstatt daran zu klammern). Sie werden spüren, welche Erleichterung und geistige Klarheit Ihnen das bringt.

Sitzen Sie aufrecht mit gestreckten Beinen auf dem Boden. Ziehen Sie Ihr rechtes Bein an und führen Sie es angewinkelt an die Brust. Halten Sie dabei Ihren Rücken so aufrecht wie möglich. Drücken Sie das Bein an Ihre Brust und wiegen Sie es sanft (wie ein Baby). Ihre Kniescheibe sollte in der Ellenbogenbeuge liegen, genauso wie der Fuß. Während des Wiegens atmen Sie 5- bis 8-mal tief ein und aus. Dann führen Sie die Übung mit dem anderen Fuß durch. Halten Sie Ihr Bein jedoch immer nur so, dass Sie keinerlei Schmerz verspüren.

Diese Yoga-Stellung dehnt die Hüfte und ist auf das zweite Chakra, das Sakral-Chakra, ausgerichtet (s. S. 244). Dieses Chakra liegt direkt unterhalb des Bauchnabels und beeinflusst die Kreativität, die Sexualität, die Fruchtbarkeit, die Sinnlichkeit und Gefühle wie Ärger, Furcht und den Mutterinstinkt. Yogis glauben, dass dieses zweite Chakra den Frauen zu mehr Kraft, Kreativität und Sinnlichkeit verhilft, wenn es sich in Balance befindet und nicht blockiert oder hyperaktiv ist.

GELENKIGE HÜFTEN: GUT FÜR DEN RÜCKEN

Eine schlechte Haltung, falsches Heben und eine sitzende Lebensweise führen häufig zu Schmerzen im unteren Rückenbereich (Lendenwirbelbereich). Die Wurzeln dieses Rückenprobleme liegen oft genug in den Hüften. Vor allem das ständige Sitzen, bei der Arbeit, im Auto oder auch am Abend zu Hause, verursacht eine Verkürzung der Hüftmuskeln, die für das Beugen und Strecken des Körpers zuständig sind. Diese Muskelpartie kann durch Beinübungen, Treppensteigen und Radfahren gekräftigt werden. Übungen, die für mehr Beweglichkeit der Hüften sorgen, helfen auch Ihrem Rücken.

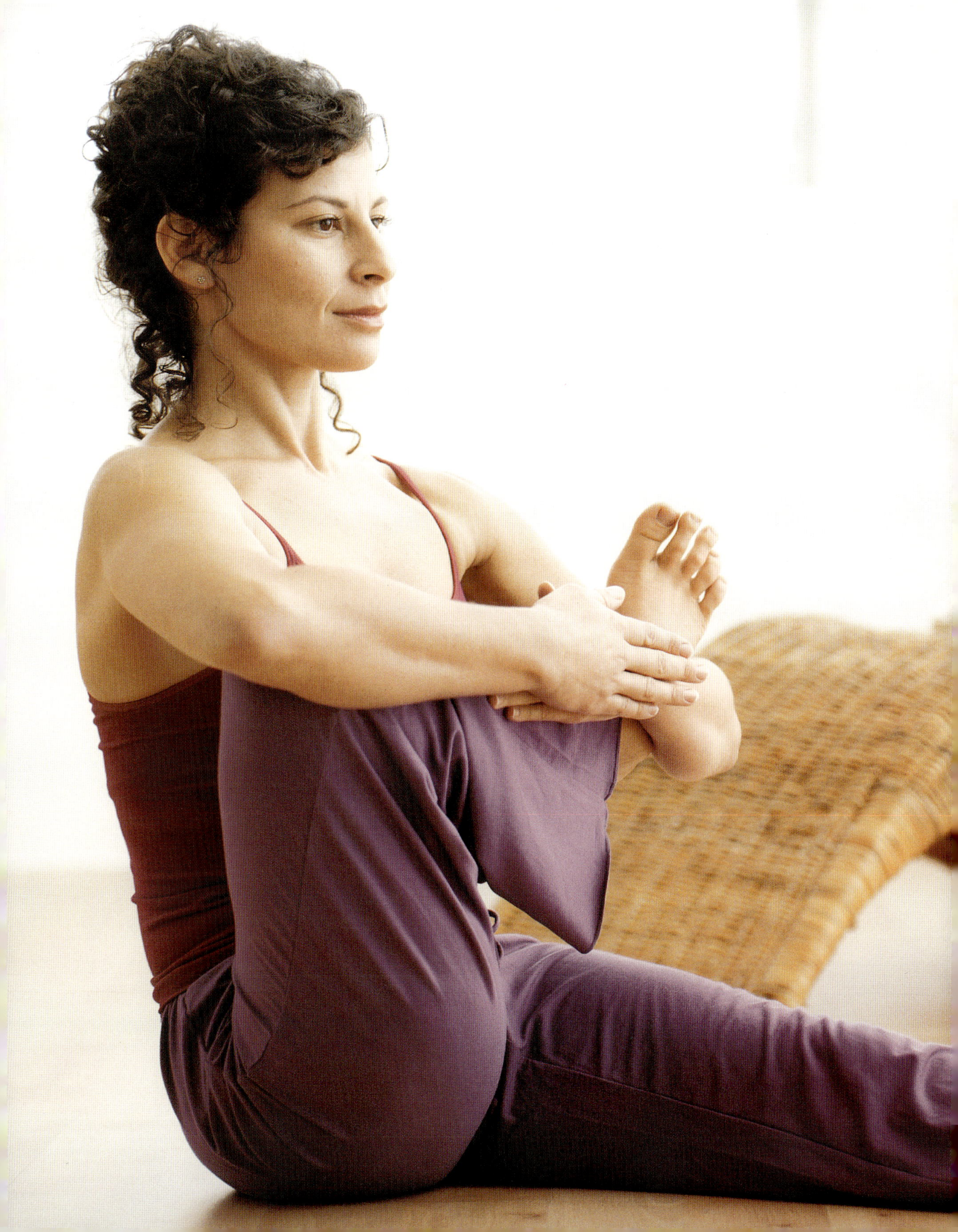

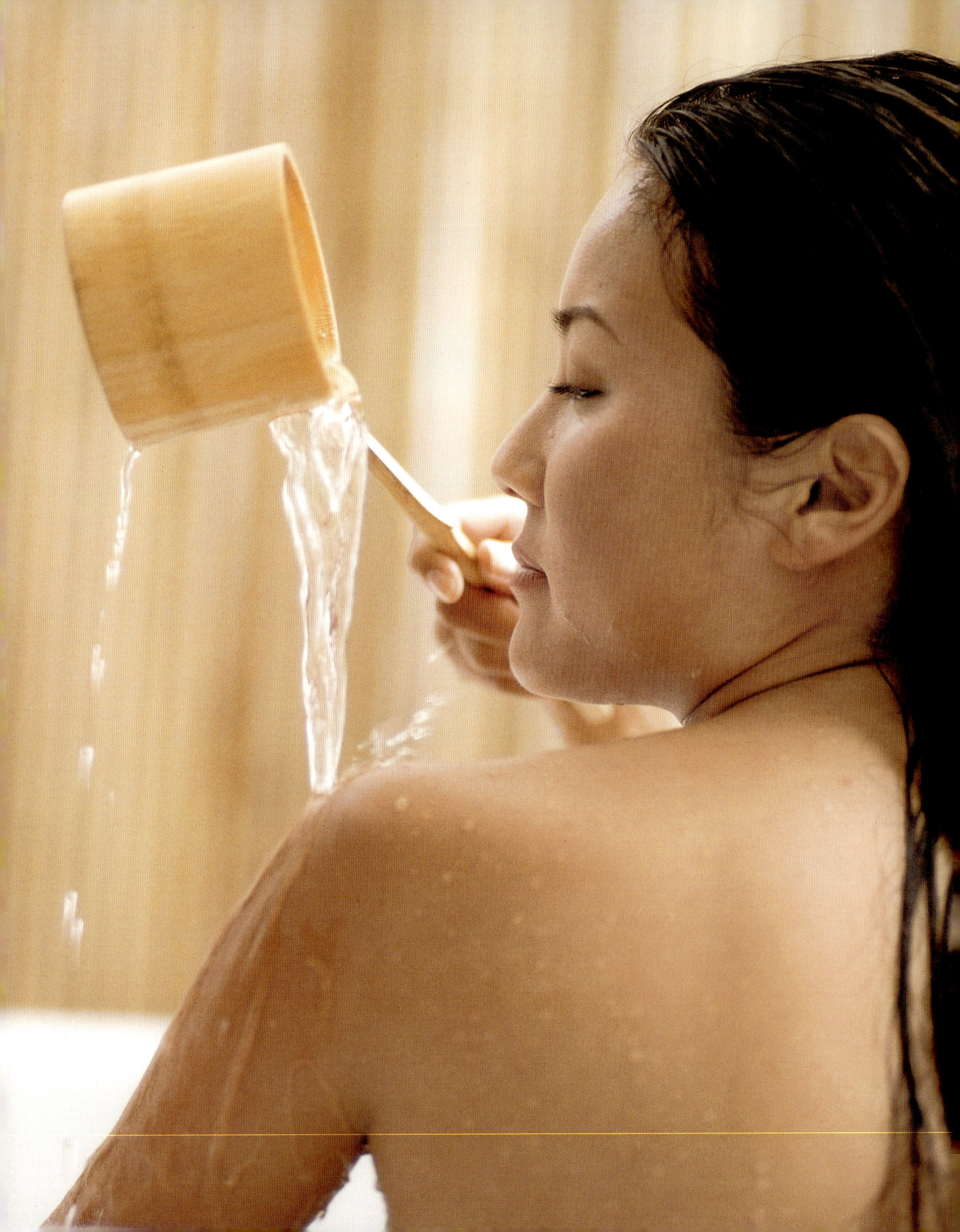

Spa für die Seele

Wenn es darum geht, die Querelen des Alltags abzuschütteln, gibt es nichts Besseres als ein Bad, vor allem wenn man dafür duftende Zusätze benutzt.

Wichtig: Heiße Bäder sind nur für Menschen geeignet, deren Kreislauf damit zurechtkommt. Füllen Sie Ihre Badewanne mit warmem Wasser, dass so heiß sein sollte, dass Sie nur langsam »untertauchen« können. Fügen Sie dem Badewasser ein ätherisches Öl hinzu, das gleich mehrere Vorteile mit sich bringt. Die nebenstehende Badezusatzmischung enthält z. B. Kamille, die hilft, Ihre Haut mit Feuchtigkeit anzureichern, das Lavendelöl entspannt und das Geraniumöl hellt Ihre Stimmung auf. Legen Sie sich für ein paar Minuten vollkommen bewegungslos in die Badewanne, schließen Sie Ihre Augen und atmen Sie tief. Dann richten Sie sich auf und übergießen Ihre Schultern und Ihre Rückenmitte mithilfe einer Schöpfkelle. Nehmen Sie bewusst wahr, wie das rinnende Wasser Ihre Muskeln entspannt und Ihren Geist beruhigt. Gießen Sie langsam Wasser über Ihren Kopf, ohne dabei Ihr Gesicht zu benetzen. (Ätherische Öle brennen in den Augen.) Übergießen Sie dann Ihre Arme mit Wasser. Führen Sie die Güsse langsam, methodisch – als eine Form von Meditation – aus und stellen Sie sich dabei vor, all ihre Sorgen wegspült. Bleiben Sie noch 10 Minuten in der Wanne – in völliger Entspannung.

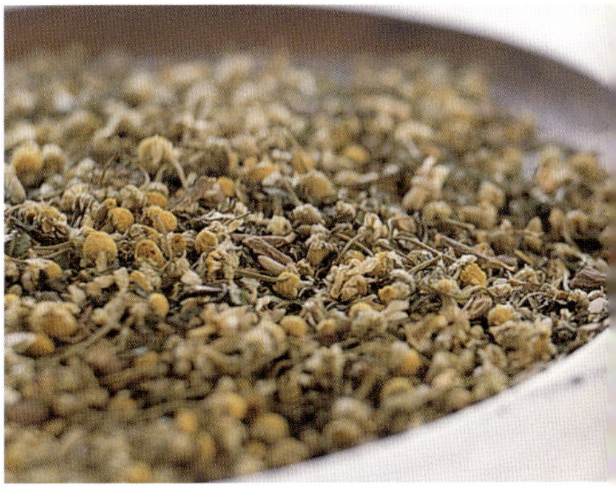

Entspannender Badezusatz

1 Teelöffel Mandelöl

3 Tropfen Kamilleöl

3 Tropfen Lavendelöl

2 Tropfen Geraniumöl

ALLES FÜR DEN BADESPASS

Badesalz besteht meistens aus Meersalz und ähterischen Ölen bzw. anderen Düften; sie öffnen die Poren, sodass auch Giftstoffe ausgeschieden werden. *Badeschaum* ist ein duftender, stark schäumender Ersatz für Seife. *Badeöl* ist eine Mischung aus ätherischen Ölen bzw. anderen Düften und einem leichten Trägeröl. Es reichert Ihre Haut mit Feuchtigkeit an. *Badegel/Duschgel* ist eine Art flüssige Seife. *Badetees* sind Teebeutel, die mit getrockneten Kräutern gefüllt und für unterschiedliche therapeutische Zwecke dienlich sind.

Besänftigende Kamille

Traditionell gilt Kamille als ein Rund-um-Beruhigungsmittel. Als Tee getrunken, entspannt sie den Körper und fördert den Schlaf. Auch bei einem verdorbenen Magen kann sie gut tun. Als ätherisches Öl wird sie häufig bei Schlafstörungen und Nervosität verwendet. Sie hat eine entzündungshemmende Wirkung und kann gereizte oder von der Sonne verbrannte Haut beruhigen.

Duftende Potpourris

Eine Mischung getrockneter sommerlicher Blüten mit duftenden Ölen beträufelt, verbreitet einen herrlichen, optimistischen Duft im ganzen Raum.

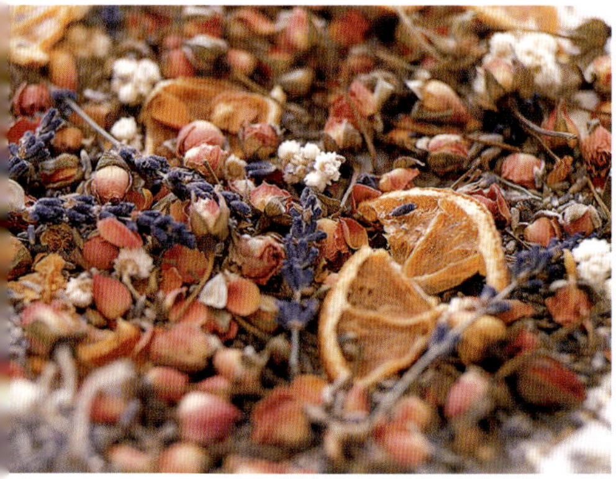

Potpourri für die Seele
Mischen Sie sich ein Potpourri, von dem Sie das Empfinden haben, es streichle Ihre Seele, wenn Sie am Abend auf Ihrem Sofa sitzen oder auch tagsüber am Schreibtisch. Gut dafür eignen sich getrocknete Orangenscheiben, Lavendel und die Blütenblätter von Rosen und Jasmin. Ein paar Tropfen der entsprechenden Öle verstärken den Duft und lassen ihn länger anhalten.

Die unter dem Namen Potpourri bekannten Mischungen aus aromatischen Pflanzenteilen genießen große Beliebtheit. Die Zusammenstellung ist sehr individuell und enthält neben den ganzen Blüten auch Blütenblätter, Früchte, Laub, Gewürze und Rindenstücke. Man besprengt sie mit ätherischem Öl, wodurch sich der Duft der Bestandteile und der des Öls auf wundervolle Weise mischen. Die Zutaten für ein Potpourri erhalten Sie in Geschenk- oder Kunstgewerbeläden, wo oft auch schon fertige Mischungen angeboten werden. Wer die Geduld und einen dunklen trockenen, luftigen Platz zur Verfügung hat, kann sich eigene Mischungen herstellen. Wichtig dabei ist, dass die Pflanzen nicht schimmeln. Ideal als Unterlage, auf der sie die zu trocknenden Pflanzenteile ausbreiten, ist simples Zeitungspapier. Es saugt die Feuchtigkeit, die aus den Pflanzen austritt auf, und schützt den Untergrund vor eventuell austretenden Pflanzensäften. Wenn Sie das Potpourri gemischt und mit ätherischem Öl beträufelt haben, müssen Sie etwa zwei bis drei Wochen warten, bis es seinen Duft voll entfaltet.

Das fertige Potpourri geben Sie in eine hübsche Glasschale und besprengen es mit Ihrem Lieblings-Aromaöl. Achten Sie nur unbedingt darauf, dass Sie den Behälter für Kinder unerreichbar aufstellen, da die Bestandteile giftig, hautreizend oder anderweitig gesundheitsschädlich sein können. Sie können die Pflanzenmischung auch in einen kleinen Leinenbeutel einnähen und sie im Kleiderschrank als Duftsäckchen deponieren. Für einen bestimmten Zweck lassen sich auch die Pflanzen, aus denen ätherisches Öl gewonnen wird, trocknen. Als Stimmungsheber nimmt man Rosmarin, Salbei, Zeder, Zitrone und Lavendel. Zur Beruhigung eignen sich Kamille, Bergamotte, Lavendel und Muskateller-Salbei.

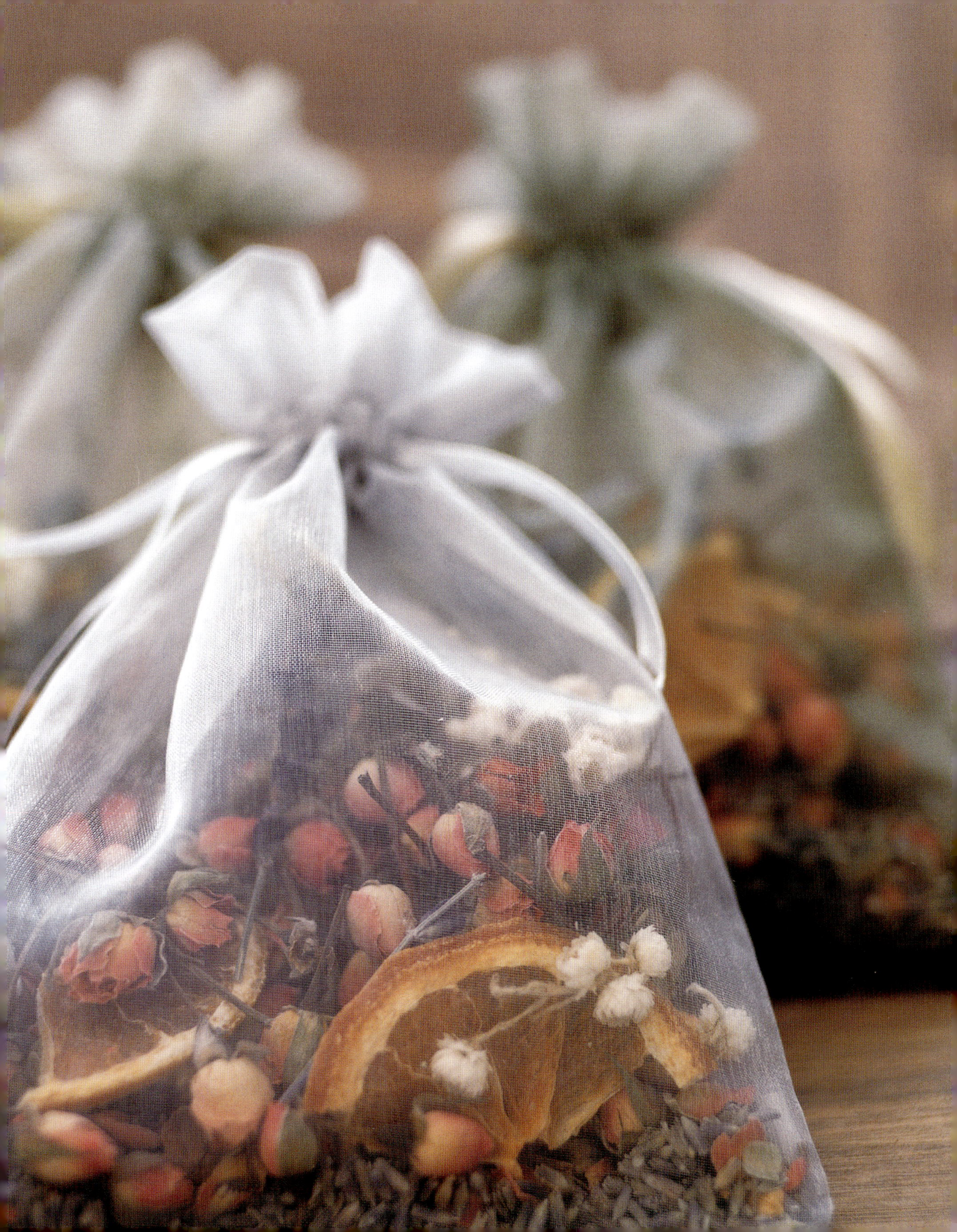

Handauflegen

In der ayurvedischen Lehre gehört das Handauflegen zu den traditionellen Heilmethoden (Heilung durch Kraftübertragung oder Geistheilung).

Heilende Hände
Viele Heiler, die der Energielehre anhängen, glauben, dass wir in der rechten Hand eine positive elektrische Ladung und in der linken eine negative haben. Wenn man jemanden mit beiden Händen gleichzeitig berührt, entsteht durch die unterschiedliche Ladung ein leichter elektrischer Strom. Nach Ansicht der Heiler kann diese feine Energie in der berührten Person Energieblockaden lösen und deren körpereigene Energie so zum Fließen bringen, dass sie sich ausgeglichener, gesunder und wohler fühlt.

Diese Anweisung richtet sich an die Person, die das Handauflegen in den folgenden vier Schritten ausübt:

1 Reiben Sie Ihre Hände 20 Sekunden lang, um sie zu erwärmen. Legen Sie beide Hände so unter den Kopf der Person, dass die Daumen über ihren Ohren liegen. Üben Sie keinen Druck aus; es geht nur darum, den Kopf zu halten, um Entspannung und innere Ruhe herbeizuführen.

2 Nun legen Sie Ihre rechte Hand oberhalb des Nabels auf den Bauch und Ihre linke auf die Stirn. Während Sie die linke Hand still halten, wiegen Sie die rechte Hand mit so viel Druck, dass sich die Hüften leicht bewegen. 20 Sekunden wiegen, 20 Sekunden Pause und so 5 Minuten lang fortfahren.

3 Nun wenden Sie sich dem Rücken zu. Die Person, der Sie die Hand auflegen, sollte eine sehr bequeme Stellung dabei einnehmen. Legen Sie eine Hand oberhalb der Pospalte auf und die andere am Halsansatz. Bewegen Sie nun mit der unteren Hand die Hüften sanft hin und her. 20 Sekunden bewegen, 20 Sekunden Pause, wobei beide Hände an Ort und Stelle bleiben. Wiederholen Sie diese Abfolge mehrere Minuten lang, bis der Atem der liegenden Person gleichmäßig, ruhig und tief wird.

4 Legen Sie nun Ihre Hände übereinander und halten sie ein paar Zentimeter über den unteren Rücken der liegenden Person. Sie dringen damit nach Ansicht der traditionellen Heiler in das Energiefeld der Person ein. Dann senken Sie Ihre Hände auf den Rücken und wiegen sie sanft hin und her – wieder im Wechsel zwischen Wiegen und Pause. Nach etwa fünf Atemzügen heben Sie Ihre Hände in die Ausgangsposition. Vielleicht spüren Sie beide Wärme oder ein Prickeln – das sind Zeichen dafür, dass die Energien in Bewegung geraten sind.

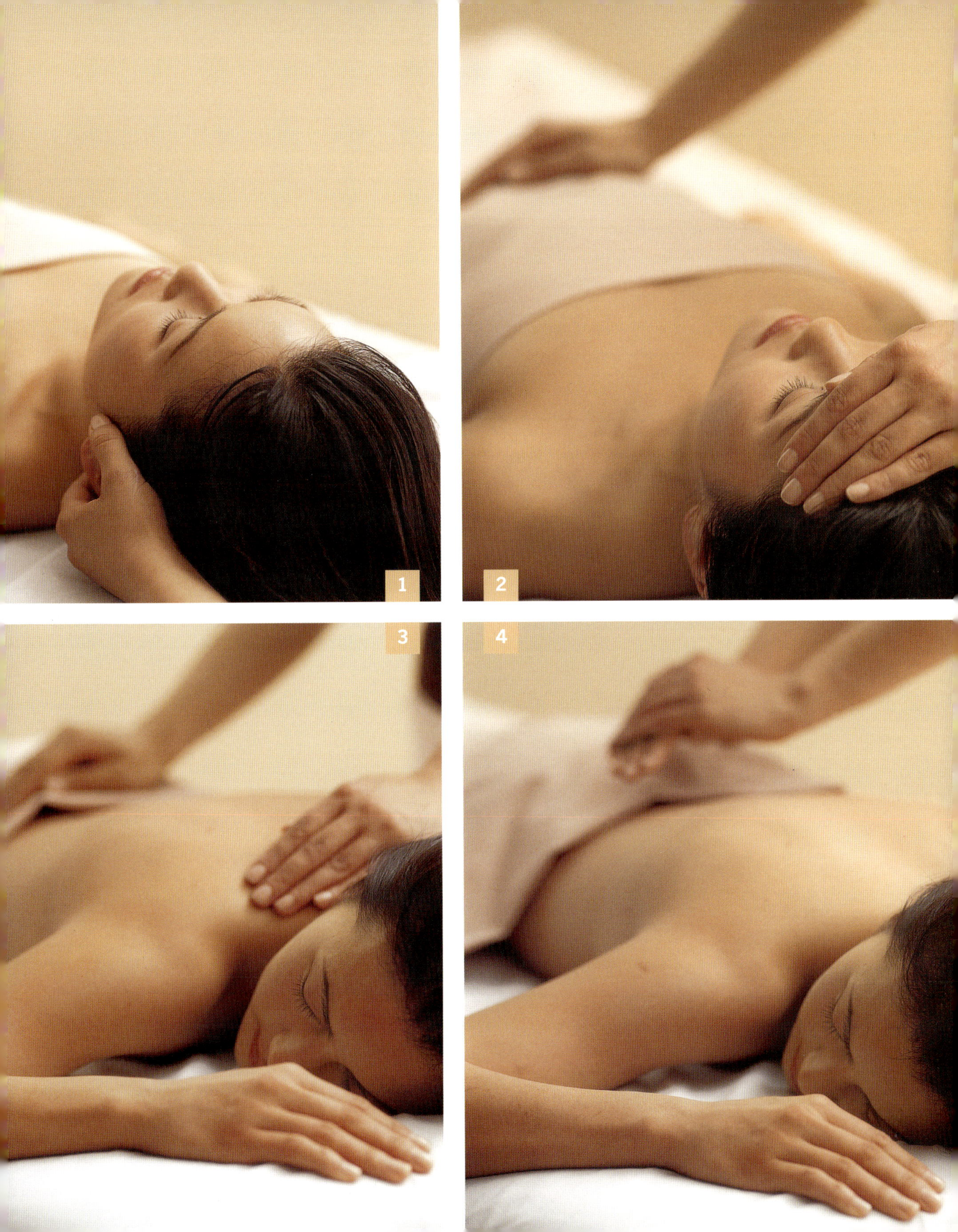
1
2
3
4

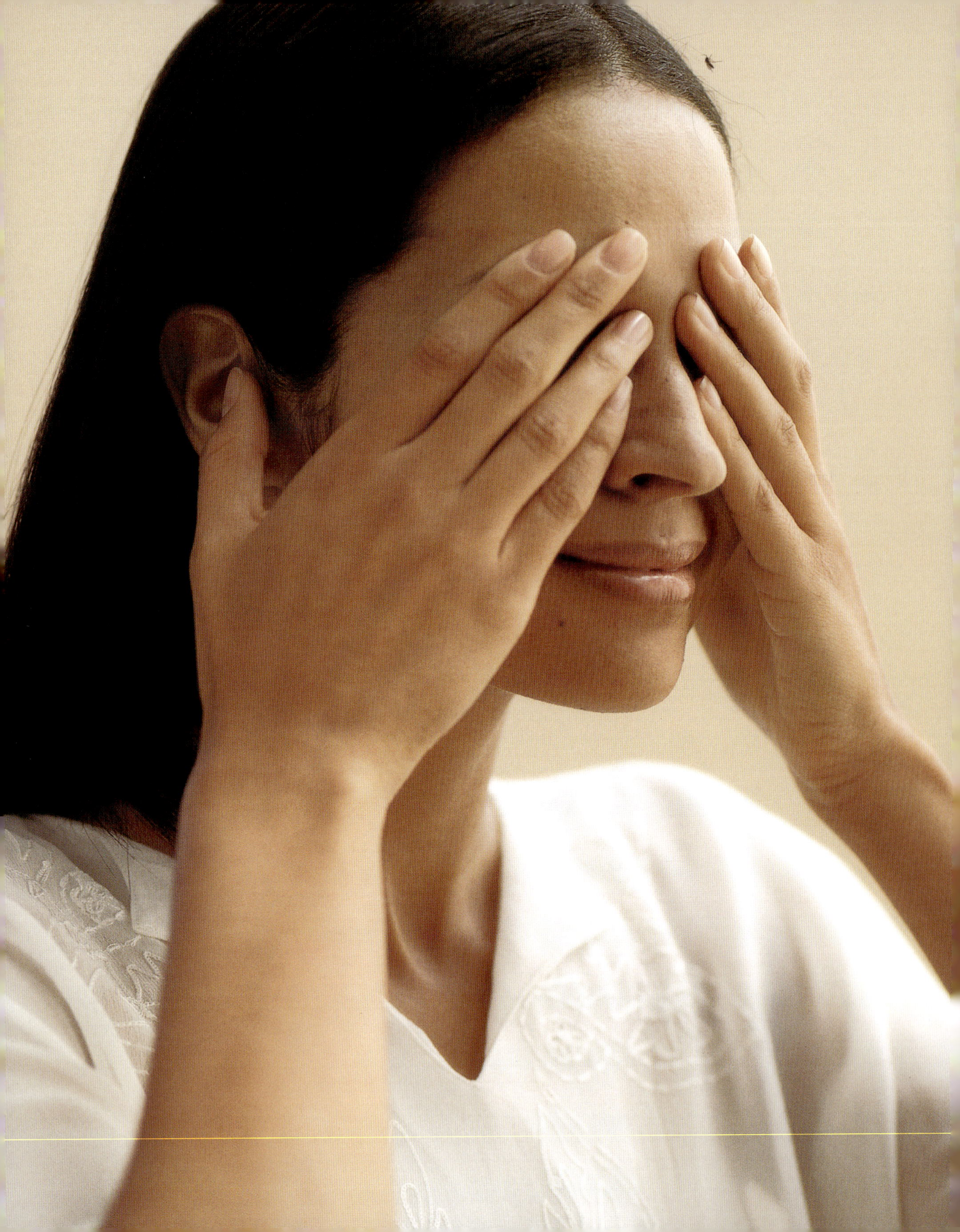

Biene

Die positiven Schwingungen, die man bei dieser Atemübung sogar hört, klären den Geist und beruhigen die Seele – von Kindern und Erwachsenen.

Bhramari pranayama – der Biene – schreibt man zahlreiche Wirkungen zu. Diese Atemübung kann Meditationsübungen unterstützen, aber auch Spannungen lösen, Ärger vertreiben, den Blutdruck senken, Schlafstörungen lindern und eine »unbeschreiblich Seligkeit im Herzen des Yogi« hervorrufen. So steht es im *Hatha Yoga Pradipika,* dem Yoga-Handbuch, das im 15. Jahrhundert von einem indischen Yogi verfasst wurde. Wenn Sie das Gefühl haben, dringend Ruhe zu benötigen, machen Sie diese Übung. Sie können sie sogar zusammen mit Ihren Kindern ausführen.

Setzen Sie sich in eine Art Lotussitz oder in den »richtigen «, wenn Sie ihn beherrschen. Bedecken Sie mit den Händen Ihre Augen und halten Sie sich mit den Daumen die Ohren zu. Atmen Sie tief ein. Dann atmen Sie langsam durch die Nase aus und summen Sie dabei so, dass Sie ein leichtes Kitzeln am Gaumen spüren. Lassen Sie den Atem so lange summend fließen, wie Sie können. Wiederholen Sie diese Atemzüge 3- bis 6-mal, dann legen Sie Ihre Hände auf Ihre Knie, schließen die Augen und genießen die innere Ruhe, die sich bei dieser Übung einstellt.

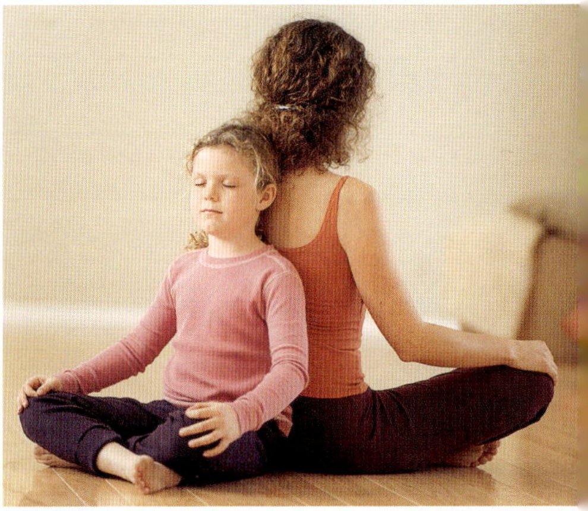

Die Schönheit der Stille
Gemeinsame Atemübungen mit Ihren Kindern vertiefen die Vertrautheit und das Zusammengehörigkeitsgefühl und vermitteln Ihnen beiden ein größeres körperliches und emotionales Bewusstsein füreinander. Bei den gemeinsamen Atemübungen achten Sie darauf, dass es Ihrem Kind gut geht. Zählen Sie laut oder sprechen Sie von Zeit zu Zeit mit ihm, um sich dessen sicher zu sein.

YOGA UND KINDER

Kinder können sich schon ab dem Alter von vier Jahren mit Yoga beschäftigen. Sie lernen Ihren Körper und Ihre Gefühle bewusster wahrzunehmen, entspannen und konzentrieren sich leichter. Es verleiht ihnen eine bessere Körperhaltung und fördert ihr Koordinations- und Gleichgewichtsvermögen. Manche Kinder bekommen Yoga-Unterricht, weil sie unter chronischen Schmerzen oder Krankheiten wie Asthma leiden. Achten Sie darauf, dass Ihr Kind nur Yoga-Lehrer unterrichten, die Trainingserfahrung mit Kindern haben.

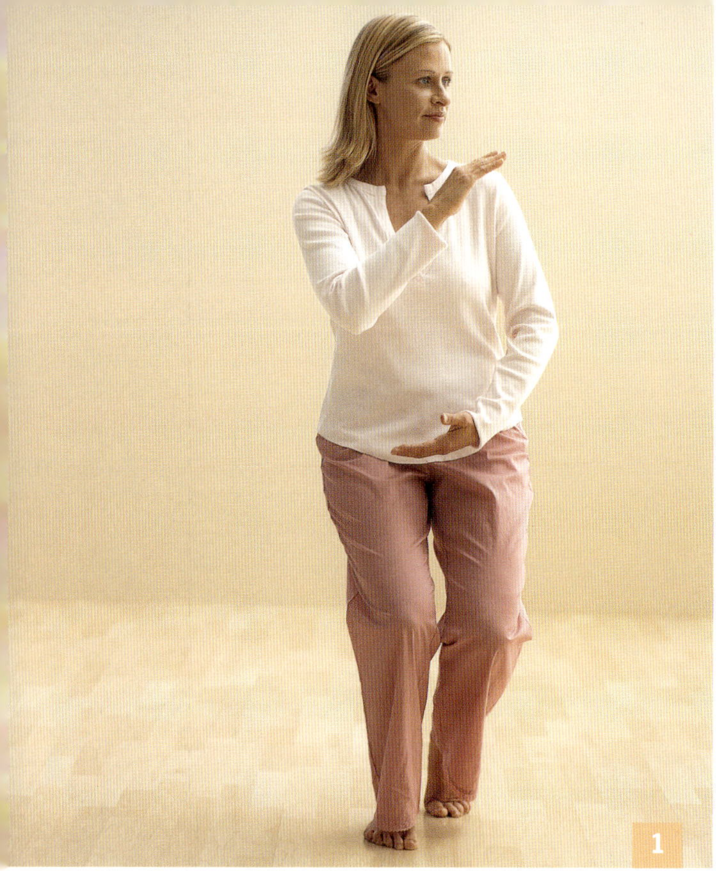
1

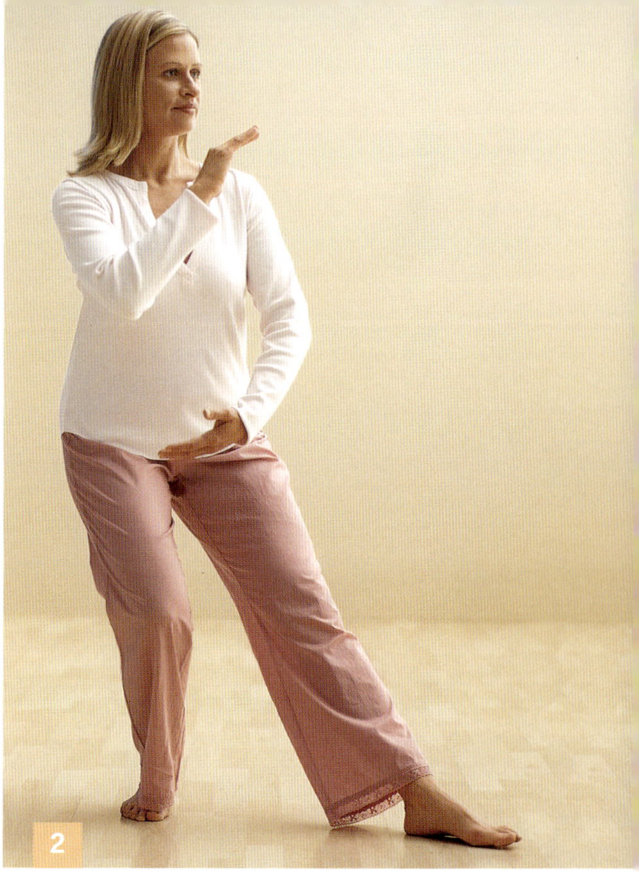
2

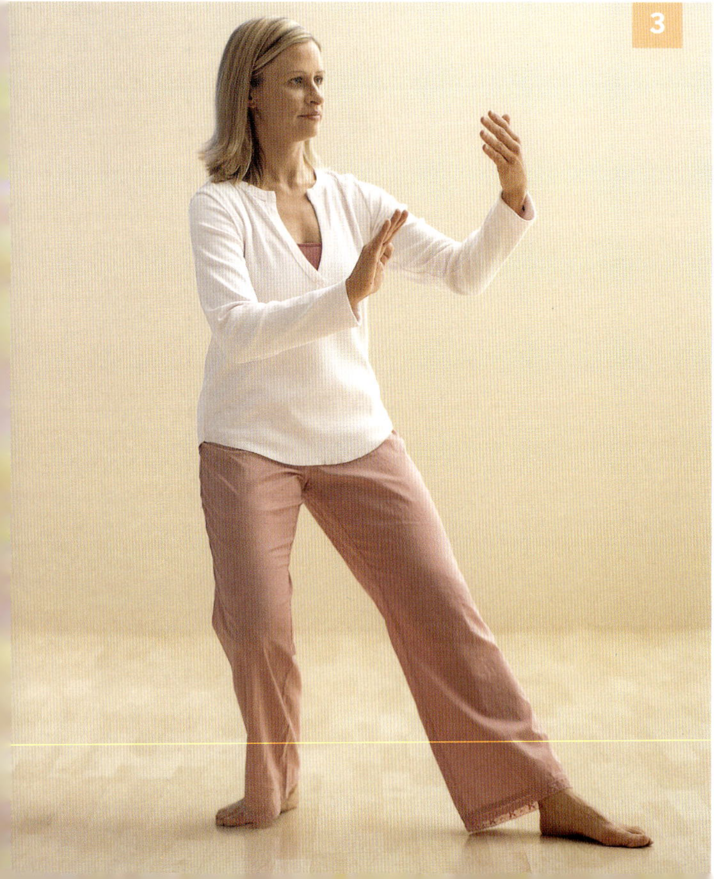
3

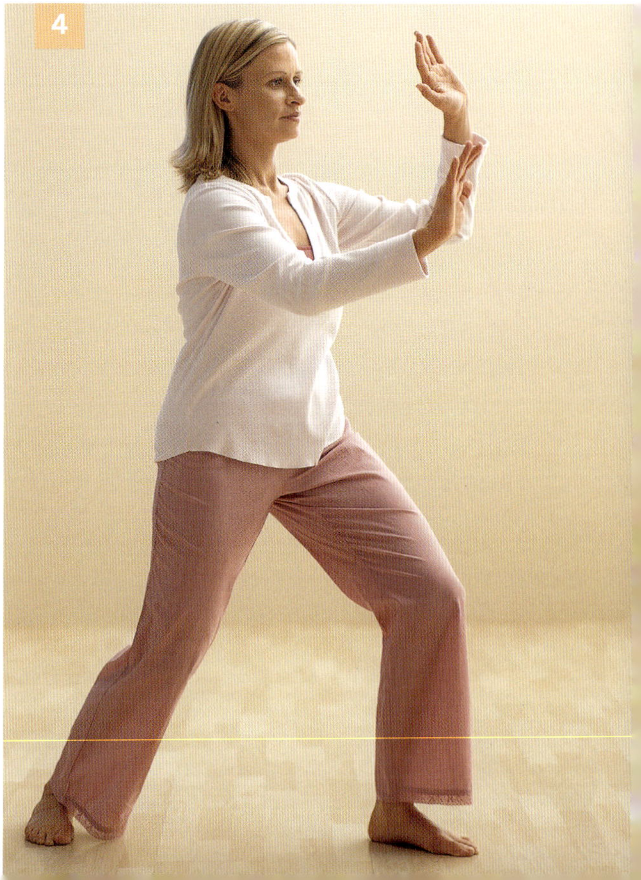
4

Weberschiffchen

Die Ausgeglichenheit, Zuwendung und das Pflichtbewusstsein, die viele Frauen auszeichnen sind Sinnbild für diese Tai-Chi-Übung.

1 Stellen Sie Ihre Füße hintereinander. Heben Sie Ihren rechten Arm vor Ihrem Körper bis auf Schulterhöhe. Die Ellenbogen sind gebeugt und die Handfläche zeigt nach unten. Den linken Arm senken Sie bis zum Beinansatz, ebenfalls mit gebeugtem Ellenbogen und nach unten weisender Handfläche.

2 Stellen Sie Ihren linken Fuß nach vorn, wobei Sie Ihr Gewicht voll auf den rechten Fuß verlagern. Halten Sie Ihre Arme so, dass sich beide Handflächen in einer Linie übereinander befinden.

3 Ziehen Sie Ihre Hüfte zurück, während Sie Ihren linken Arm hochheben und die Handfläche Ihrem Gesicht zuwenden. Den rechten Arm heben Sie so, dass er sich etwa auf Brusthöhe befindet und die Handfläche nach außen weist.

4 Führen Sie nun beide Hände nach vorne, die Handflächen weisen nach vorn und die Finger nach oben. Das Gewicht auf das linke Bein verlagern, dies dabei beugen. 3-mal die Schritte 1 bis 4 wiederholen.

Warum Weberschiffchen?
Nach dem alten chinesischen Weltbild ist die Erde ein Quadrat, das auf den vier Füßen einer Schildkröte ruht und vom Himmel wie ein Schildkrötenpanzer überspannt wird. Die vier Eckpunkte des Quadrats weisen in die vier Himmelsrichtungen. Einer chinesischen Legende zufolge soll eine treue Magd unermüdlich an vier Webstühlen gearbeitet haben, die den Unsterblichen des Taoismus gehören. Sie bewegte sich von Weberschiffchen zu Weberschiffchen, um die Webstühle in Gang zu halten. Daher wird diese Tai-Chi-Übung in alle vier Richtungen ausgeführt.

TAI CHI RUND UM DIE WELT

Im Ursprungsland des Tai Chi, in China, gibt es nur wenige Menschen, die Tai Chi nicht kennen und die Zahl derer, die es ausüben, geht in die Millionen. In den letzten Jahren hat sich diese meditative Körper-Geist-Trainingsform im Westen vor allem bei den Frauen durchgesetzt. Inzwischen wissen die meisten auch, dass Tai Chi die Muskeln aufbaut und das Herz-Kreislauf-System trainiert. Besonders wird geschätzt, dass Tai Chi dazu verhilft, unter Stress die Gefühle unter Kontrolle zu halten und die Ruhe zu bewahren. Männer waren sehr lange der Ansicht, Tai-Chi könne dies nicht leisten. Inzwischen wächst ihr Interesse, zumal Spitzensportler sich dieser Trainingsform zuwenden und als Vorbild dienen.

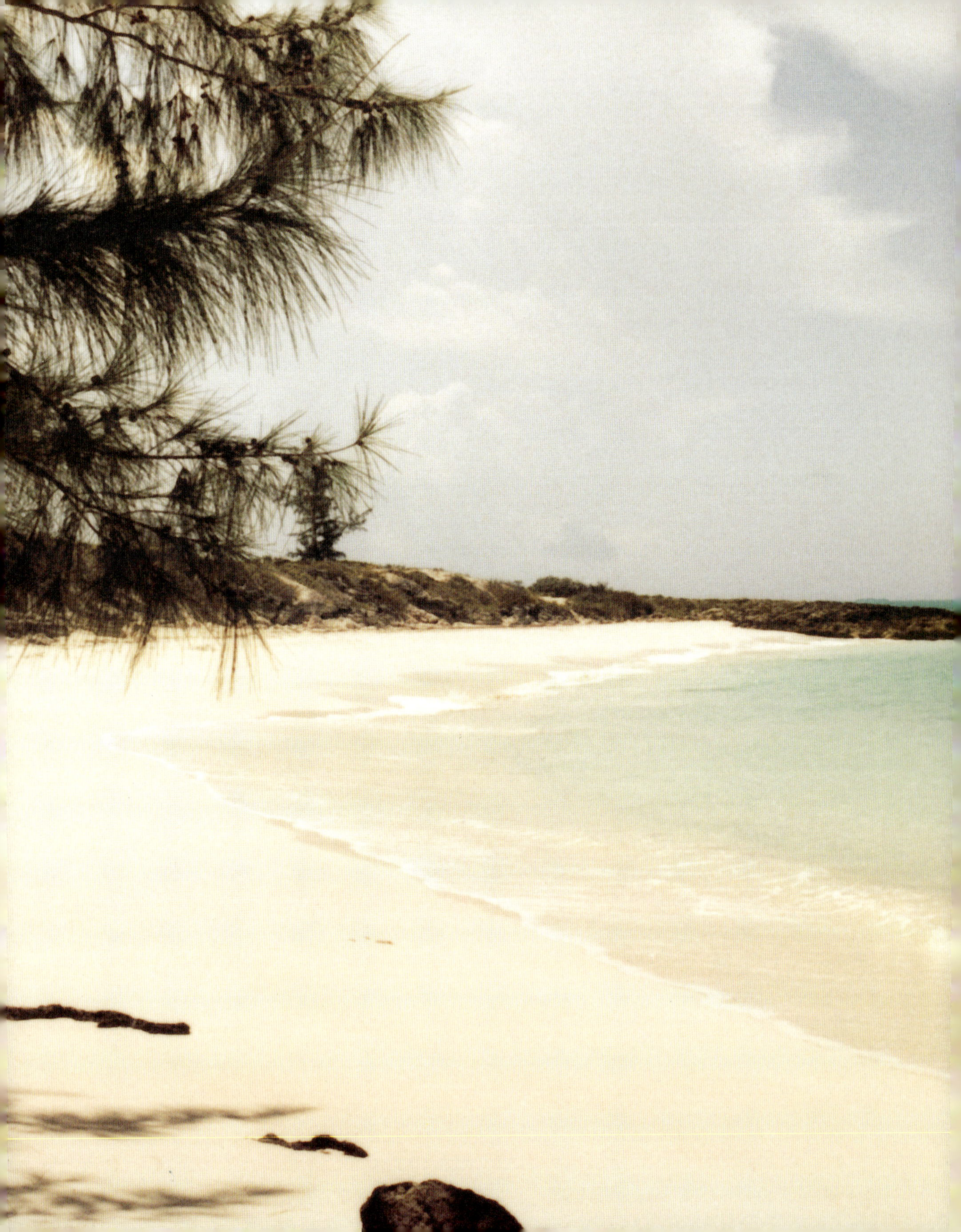

Suchen Sie sich in Ihrem Zuhause oder an einem Arbeitsplatz ein stilles Eckchen, in dem Sie zehn Minuten für sich sein können. Nach Möglichkeit setzen Sie sich in einen komfortablen Lehnsessel, bei dem Sie Ihre Unterarme und Hände auf den Seitenlehnen ruhen lassen können. Schließen Sie Ihre Augen und beginnen Sie langsam und tief zu atmen. Versuchen Sie alle Gedanken aus Ihrem Kopf zu vertreiben und konzentrieren Sie sich ausschließlich auf Ihren Atem. Machen Sie sich jede Faser Ihres Körpers bewusst. Beginnen Sie an den Fußsohlen und arbeiten Sie sich langsam, bis zu Ihrem Scheitel hinauf. Ihr Körper sollte dabei entspannt sein und trotzdem kontrolliert genug, um aufrecht sitzen zu können.

Die große Flucht

Nun sind Sie bereit für die große Flucht. Stellen Sie sich Ihren Lieblingsplatz vor, an dem Sie sich glücklich und vollkommen wohl fühlen. Für die meisten Menschen liegt solch ein Platz an einem weißen Strand mit Palmen und blauem Meer. Stellen Sie sich vor, wie Sie an diesem Strand entlangmarschieren. Fühlen Sie den Sand unter Ihren Füßen und die laue Luft, die Ihr Haar umspielt. Hören Sie dem rhythmischen Schlagen der Wellen zu und genießen Sie den Duft exotischer Blumen, die in der Nähe dieses Strandes wachsen. Legen Sie Ihr Badetuch in den Sand und ruhen Sie sich umschmeichelt von der Sonne darauf aus. Nach einer Weile gehen Sie ins Meer und schwimmen, bis Sie müde sind. Kehren Sie zurück zu Ihrem Handtuch, strecken Sie sich darauf aus und spüren Sie, wie die Luft über Ihren feuchten Körper weht. Dann packen Sie Ihr Handtuch ein und setzen Ihre Tagesarbeit fort, in dem Bewusstsein, dass Sie jederzeit in Ihr einzigartiges Paradies flüchten können.

Lachs mit Weinsauce

Servieren Sie dieses geschmackvolle Lachsgericht mit Kartoffelpüree und Gemüse – und Sie werden spüren, wie köstlich gesunde Nahrung schmecken kann.

Zutaten

¼ trockener Rotwein (Merlot, Pinot Noir oder Beaujolais)

¼ l fettarme Hühnerbrühe

3 Esslöffel Rotweinessig

2 Esslöffel zerkleinerte Schalotten

Salz und weißer Pfeffer

90 g gekühlte, ungesalzene Butter, in 6 Stücke geschnitten

4 Lachsfilets mit Haut, je 170–230 g

Olivenöl

- Für 4 Portionen
- Vorbereitung: 15 Minuten
- Kochzeit: 40 Minuten

Nährwerte pro Portion
Der Atlantische Lachs ist fettarmer als der Pazifische.

Kalorien	507
Kilojoules	2121
Eiweiß	35 g
Kohlenhydrate	2,5 g
Fett gesamt	39 g
Gesättigte Fette	15 g
Cholesterin	147 mg
Natrium	261 mg
Ballaststoffe	0,04 g

Lachs ist der Liebling der gastronomischen Welt, bei Spitzenköchen ebenso beliebt wie bei Herzspezialisten, die ihn unter der »Nahrung, die dem Herz gut tut« ganz oben einreihen.

Servieren Sie dieses Gericht mit geschmortem Mischgemüse (dreierlei Sorten sollten es schon sein). Reichen Sie dazu eine Portion selbst gemachtes Kartoffelpüree aus mehlig kochenden Kartoffeln – und mit Buttermilch, fettarmer Milch oder Hühnerbrühe angerührt. Sie werden eine höchst befriedigende Mahlzeit einnehmen, die mit Vitaminen, Omega-3-Fettsäuren und Proteinen vollgepackt ist – wirklich gut! Falls Ihnen Wildlachs zu teuer ist, können Sie getrost Zuchtlachs nehmen, er schmeckt genauso gut – und ist, was seine Nährstoffe betrifft, nicht wesentlich schmalspuriger ausgestattet.

1 Mischen Sie in einem Topf den Wein mit Hühnerbrühe, Essig und Schalotten. Zum Kochen bringen. Bei mittlerer Hitze 25 Minuten garen, bis die Flüssigkeit auf etwa einen Achtelliter reduziert ist.

2 Die Sauce durch ein feines Sieb passieren und zurück in den Topf gießen. Mit Salz und Pfeffer würzen.

3 Die Sauce fast bis zum Siedepunkt erhitzen. Vom Herd nehmen und die Butter löffelweise mit einem Schneebesen unterschlagen, bis die Sauce leicht dicklich wird. Warm halten.

4 Den Grill auf mittlere Hitze vorheizen. Die Lachsfilets mit Öl einpinseln und mit Salz und Pfeffer würzen. Mit der Hautseite nach unten 6 bis 8 Minuten grillen. Den Fisch wenden und weitere 3 bis 4 Minuten braten, bis er seinen Glanz verloren hat.

5 Den Lachs vom Grill nehmen, die Haut entfernen und auf Tellern anrichten. Sofort zusammen mit Sauce servieren.

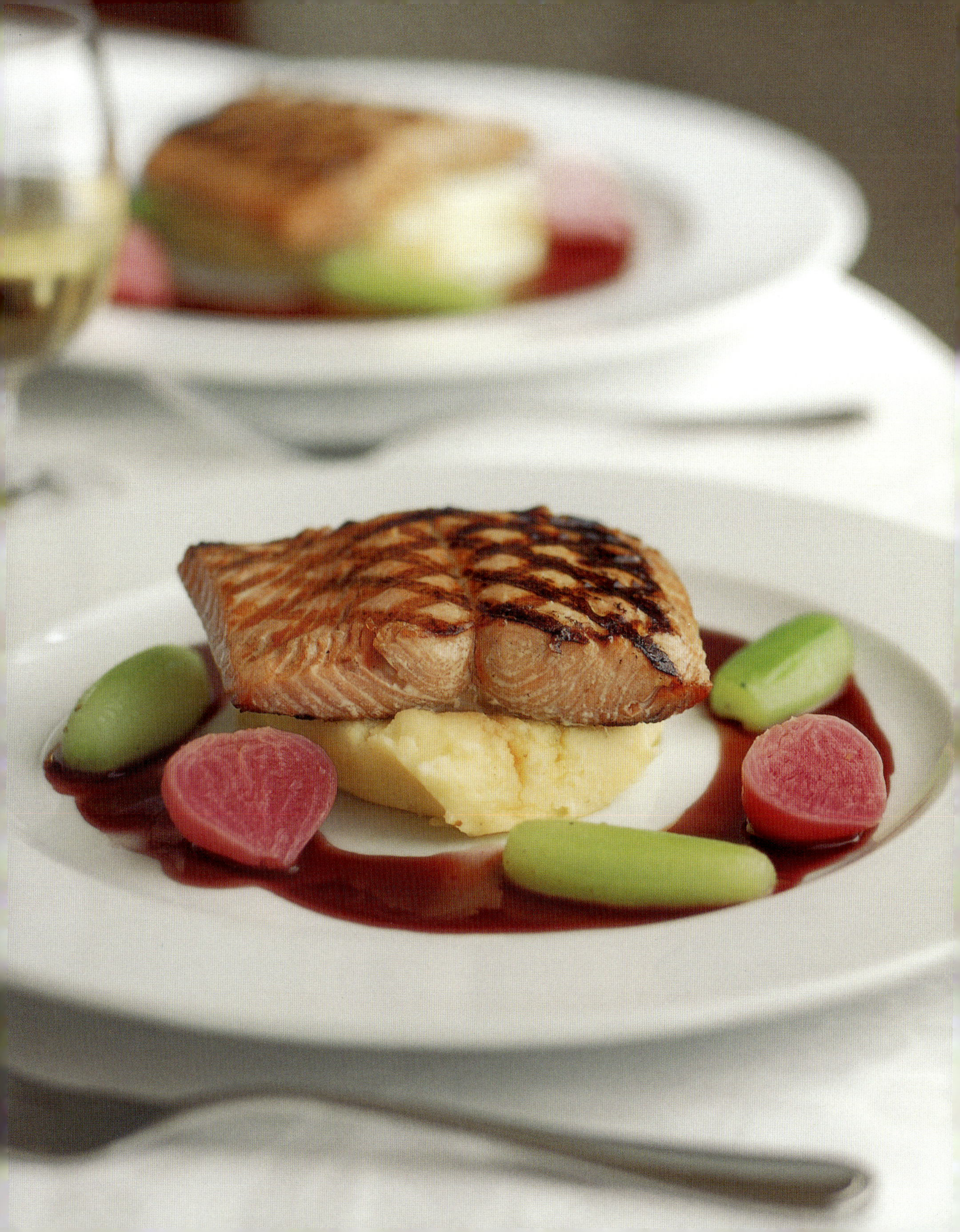

Verführen

»Verführung ist die ständig sprudelnde Quelle der Liebe.« Wie wahr diese Volksweisheit ist, weiß jeder, der in einer Beziehung lebt. Doch wie schnell der Alltag unsere Verführungskünste lahm legt, ist ebenfalls jedem gut bekannt. Doch so weit muss es erst gar nicht kommen!

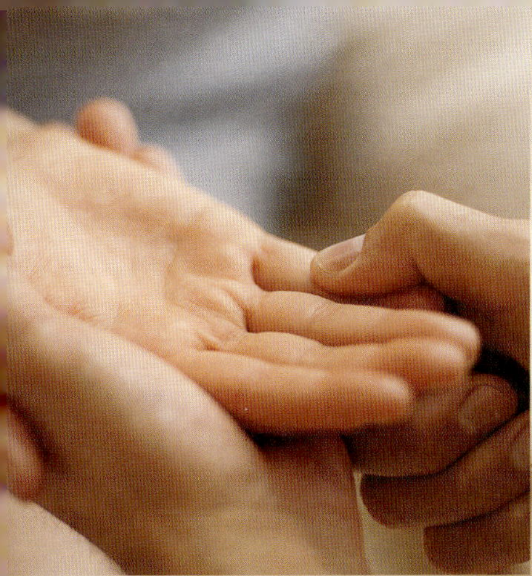
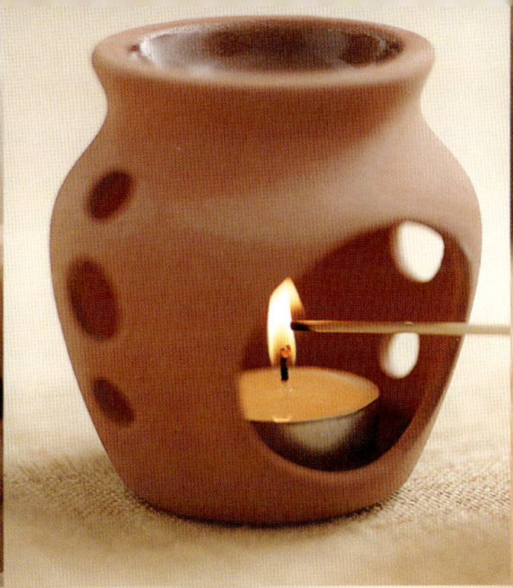
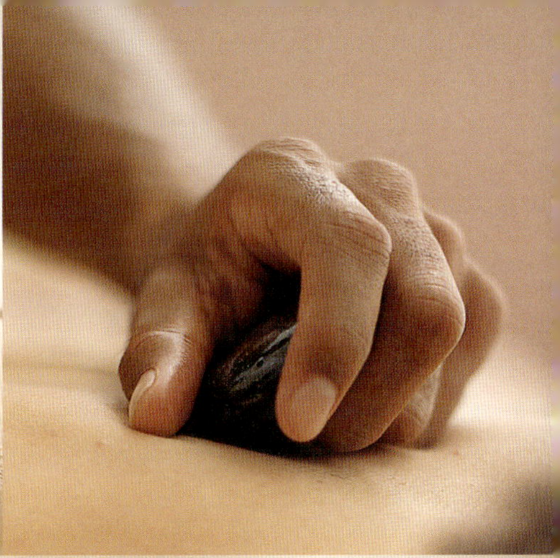
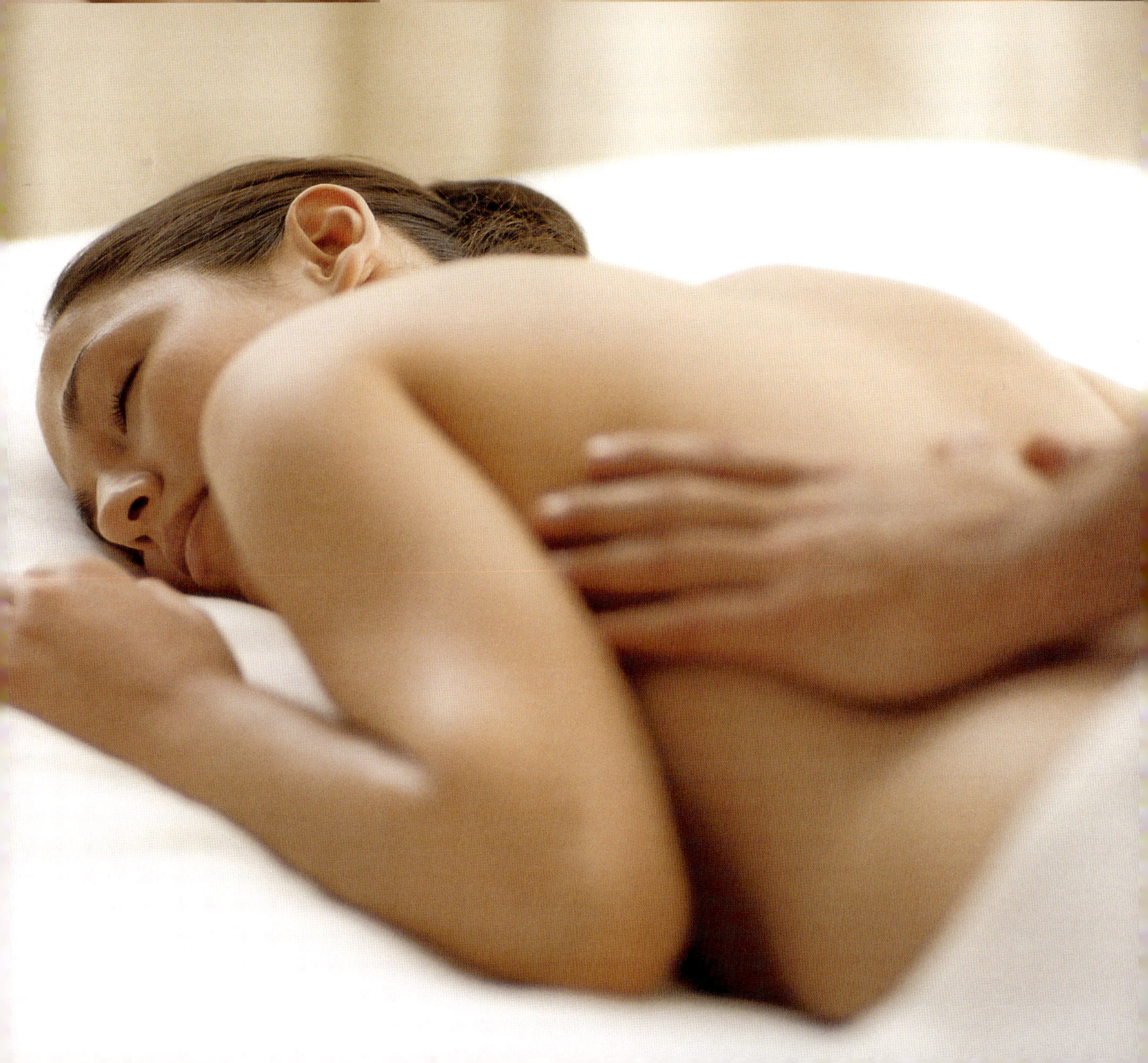

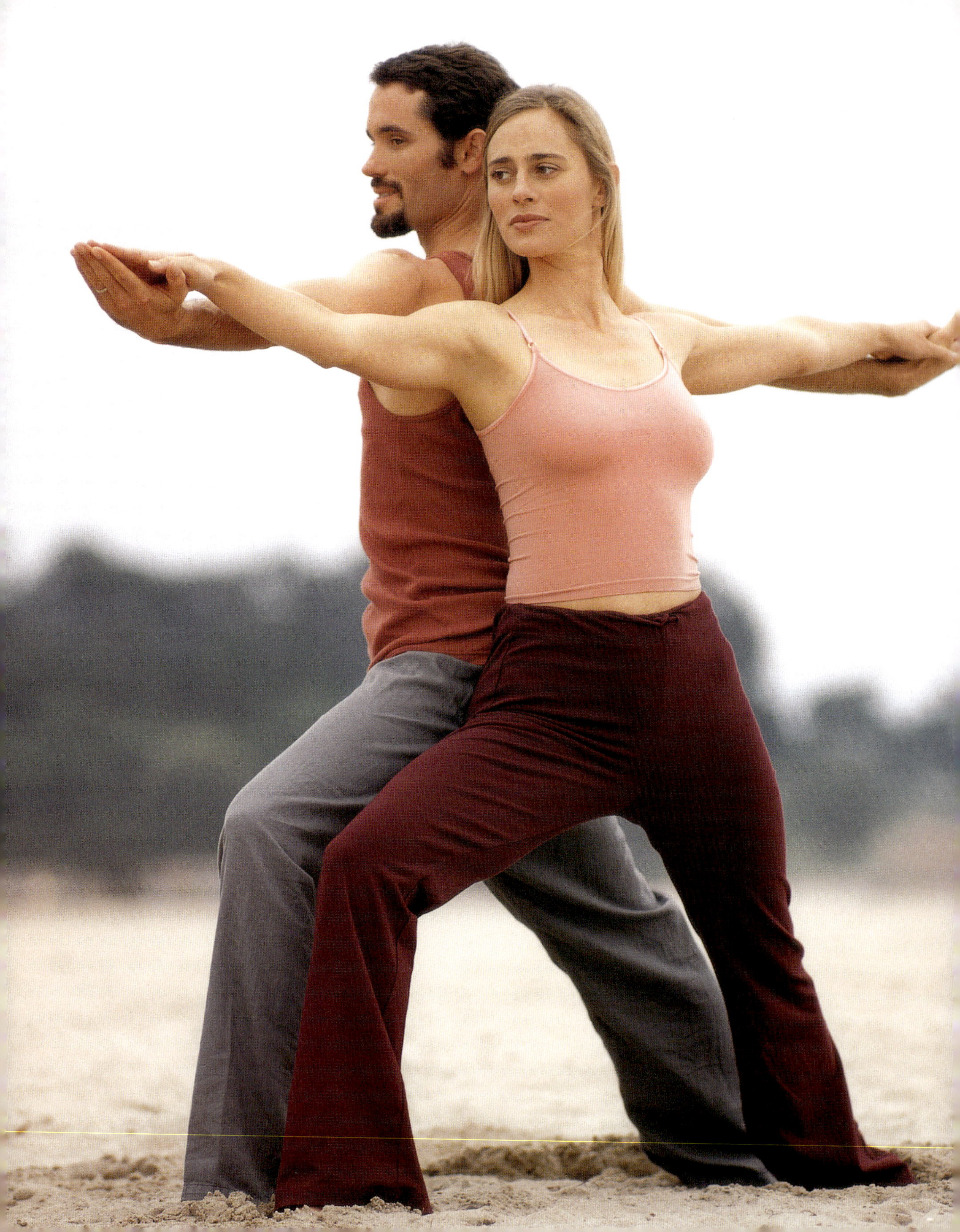

Verführen

Eine Beziehung, eine Partnerschaft muss genauso gepflegt werden wie ein lebender Organismus. Im ersten Feuer der Liebe fällt es uns nicht schwer, dem anderen genügend Aufmerksamkeit zu widmen und romantische Stunden miteinander zu verbringen. Doch im Lauf der Zeit überlagert der Alltag unsere lodernden Gefühle. Kinder, Haushalt, Freunde, Beruf und viele andere Pflichten nehmen unsere ganze Kraft in Anspruch – und unsere Lust, den Partner liebevoll zu verführen, bleibt auf der Strecke.

Lassen Sie Ihre Liebe nicht im Trott versinken! Oft genügt schon eine kleine Geste, um die einzigartige Vertrautheit, die Sie innig mit Ihrem Partner verbindet, zu pflegen. Ein zärtlicher Kuss am Morgen, ein kurzes Telefonat am Mittag oder ein Lieblingsgericht am Abend. Dies und vieles mehr kann unsere Gefühle am Lodern halten. Und ab und zu sollten Sie die Routine vollkommen durchbrechen und sich etwas Zeit für Verführerisches nehmen, zum Beispiel eine Massage mit warmen Steinen, ein aphrodisisches Essen bei Kerzenlicht, Partnerschaftsübungen ... Viele Anregungen finden Sie in diesem Kapitel, die einen wecken die sexuelle Lust, die anderen intensivieren das Gefühl der Verbundenheit und der tiefen Liebe.

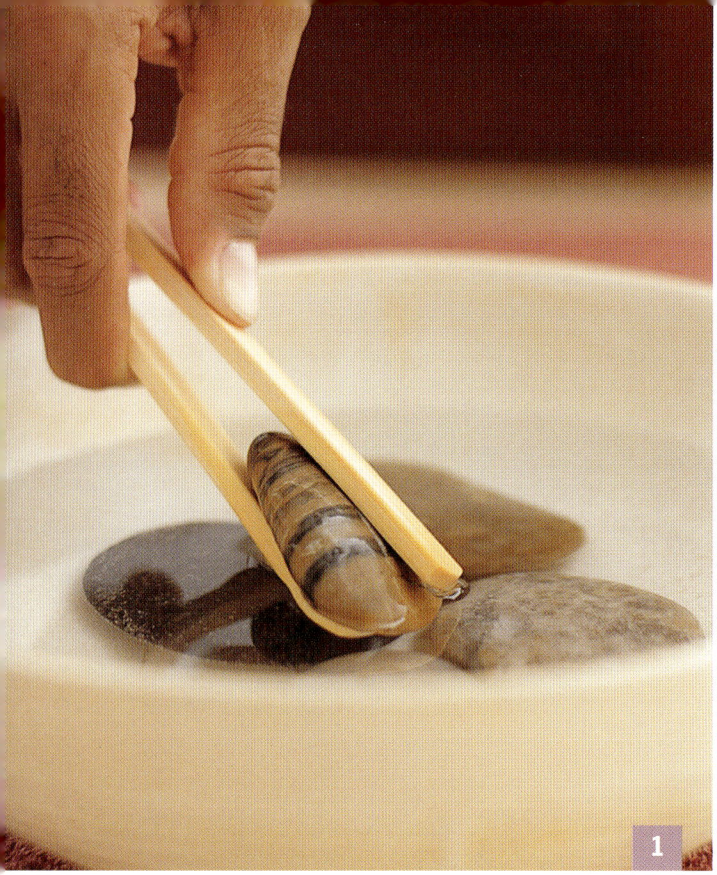
1

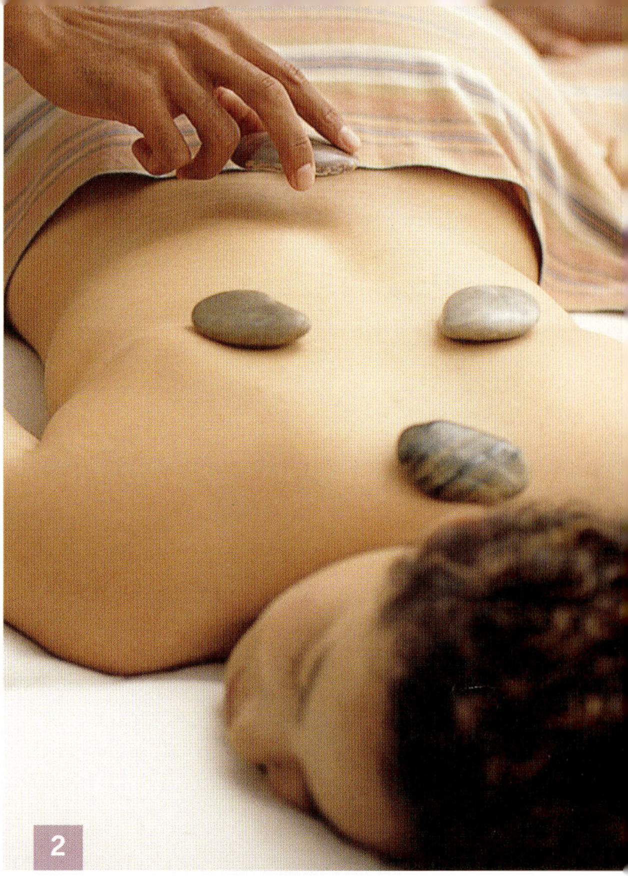
2

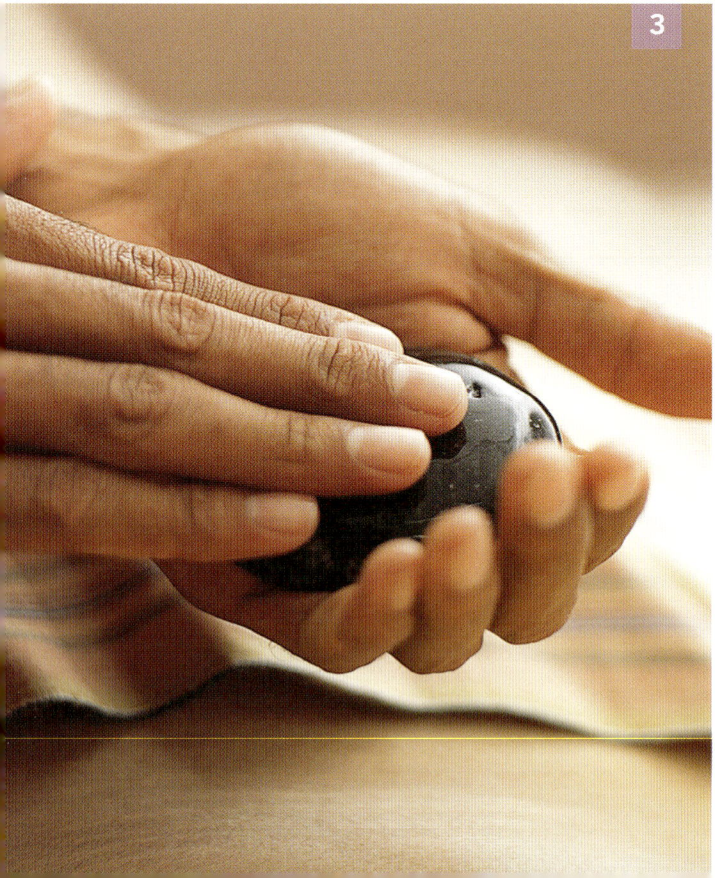
3

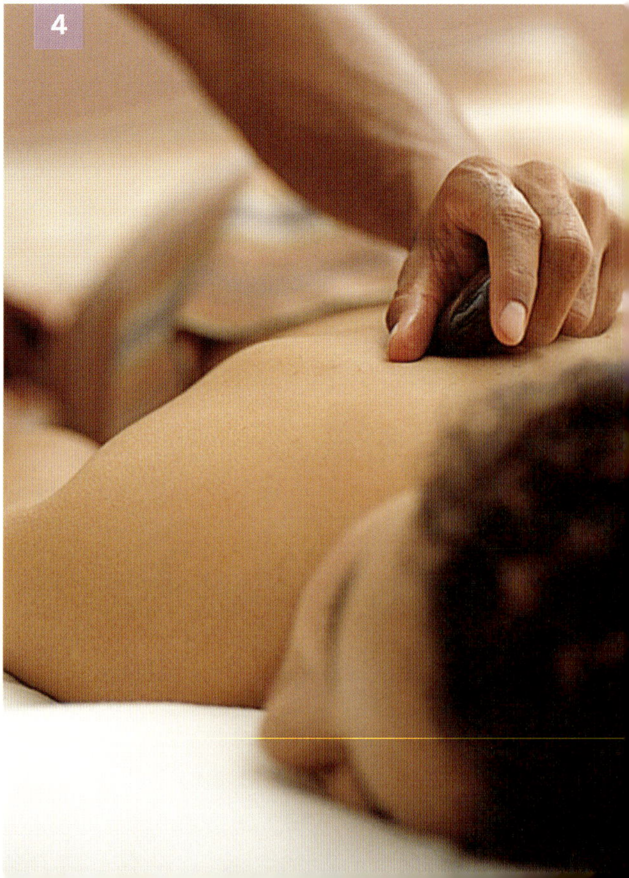
4

Heiße Steine

Erwärmte Steine – vom Partner auf die Energiepunkte des Körpers gelegt – entspannen wohlig. Und es ist ein neuer Weg, einander liebevoll zu berühren.

Die nachfolgende Anleitung ist für Ihren Partner gedacht. Legen Sie sich auf den Bauch ins Bett oder auf eine weiche Matte. Strecken Sie Ihre Arme mit den Handflächen nach oben neben dem Körper aus.

1 Legen Sie sieben flache, glatte Kieselsteine (darunter einen faustgroßen) in eine Schüssel und gießen Sie kochend heißes Wasser darüber. Nehmen Sie die Steine nacheinander mit einer Zange heraus. Bevor Sie einen Stein auf den Körper Ihrer Partnerin legen, immer vorsichtig prüfen, ob er nicht zu heiß ist. Die beiden ersten Steine platzieren Sie auf den Handflächen Ihrer Partnerin.

2 Je einen Stein legen Sie auf die Muskeln unterhalb der Schulterblätter. Ein Stein kommt auf den Nackenansatz. Und den vorletzten Stein setzen Sie ans Ende der Wirbelsäule, oberhalb der Gesäßspalte. (Der faustgroße Stein bleibt im heißen Wasser.) Dann lassen Sie Ihre Partnerin zehn Minuten lang die Wärme der Steine genießen. Da die Steine auf Energiepunkten liegen, wird sie spüren, wie ihre Energie wächst und die Spannung aus dem Körper weicht.

3 Anschließend nehmen Sie den faustgroßen Stein aus dem Wasser. Trocknen Sie ihn ab und reiben Sie ihn rundum mit etwas Massageöl ein. Noch genussvoller ist es für Ihre Partnerin, wenn Sie dieses Öl vorher mit ein paar Tropfen eines ätherischen Öles mischen. Gut eignen sich dafür Rosen-, Jasmin- oder Ylang-Ylang-Öl.

4 Führen Sie den eingeölten Stein mit leichtem Druck neben der Wirbelsäule von unten nach oben über den Rücken Ihrer Partnerin. Niemals direkt auf die Wirbelsäule drücken! Fahren Sie dann entlang des Schulterblattes. Wiederholen Sie diesen Bewegungsablauf mit verstärktem Druck (aber nur so fest, wie es Ihre Partnerin als angenehm empfindet). Verfahren Sie auf der anderen Rückenseite genauso.

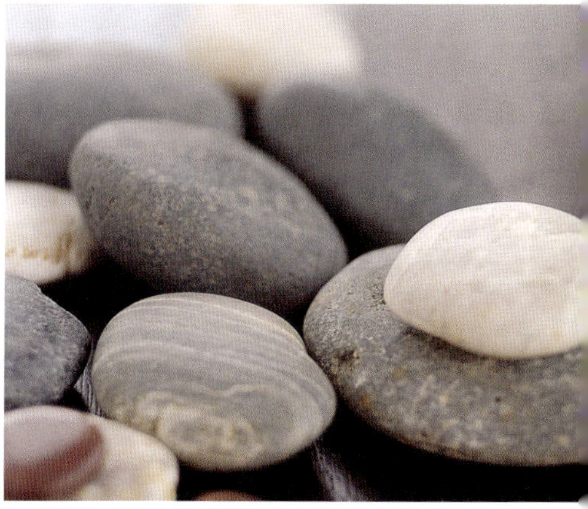

Die richtigen Steine
Steine für diese Massage finden Sie im Gartencenter, in Baustoffgeschäften oder an einem steinigen Strand. Achten Sie darauf, dass die Steine nicht zu schwer und damit unbequem für Ihre Partnerin sind. Waschen Sie die Steine vor der Verwendung für die Massage gründlich.

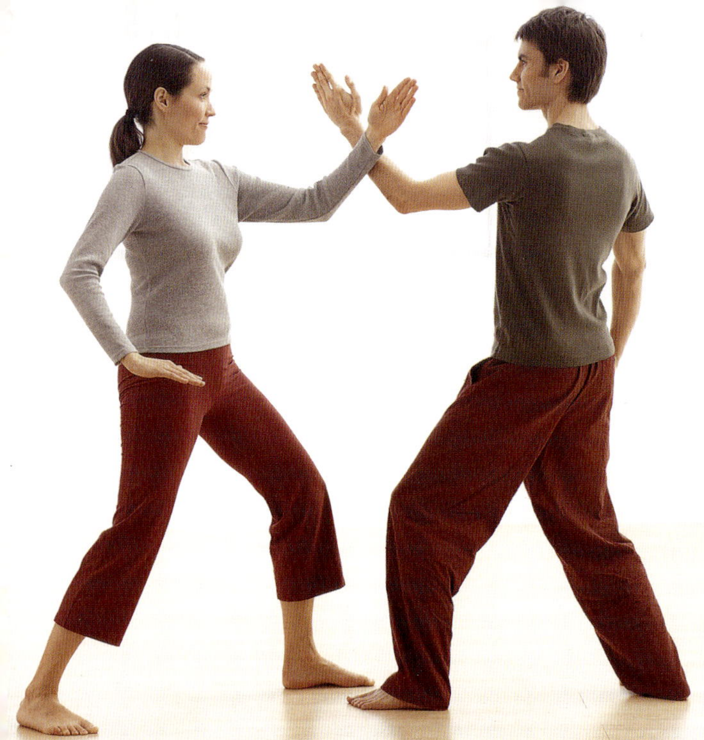

1

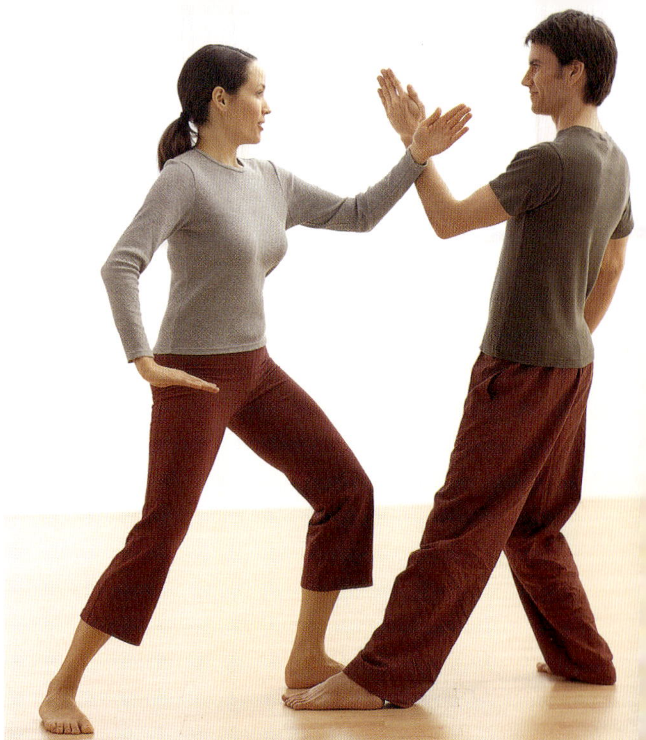

2

3

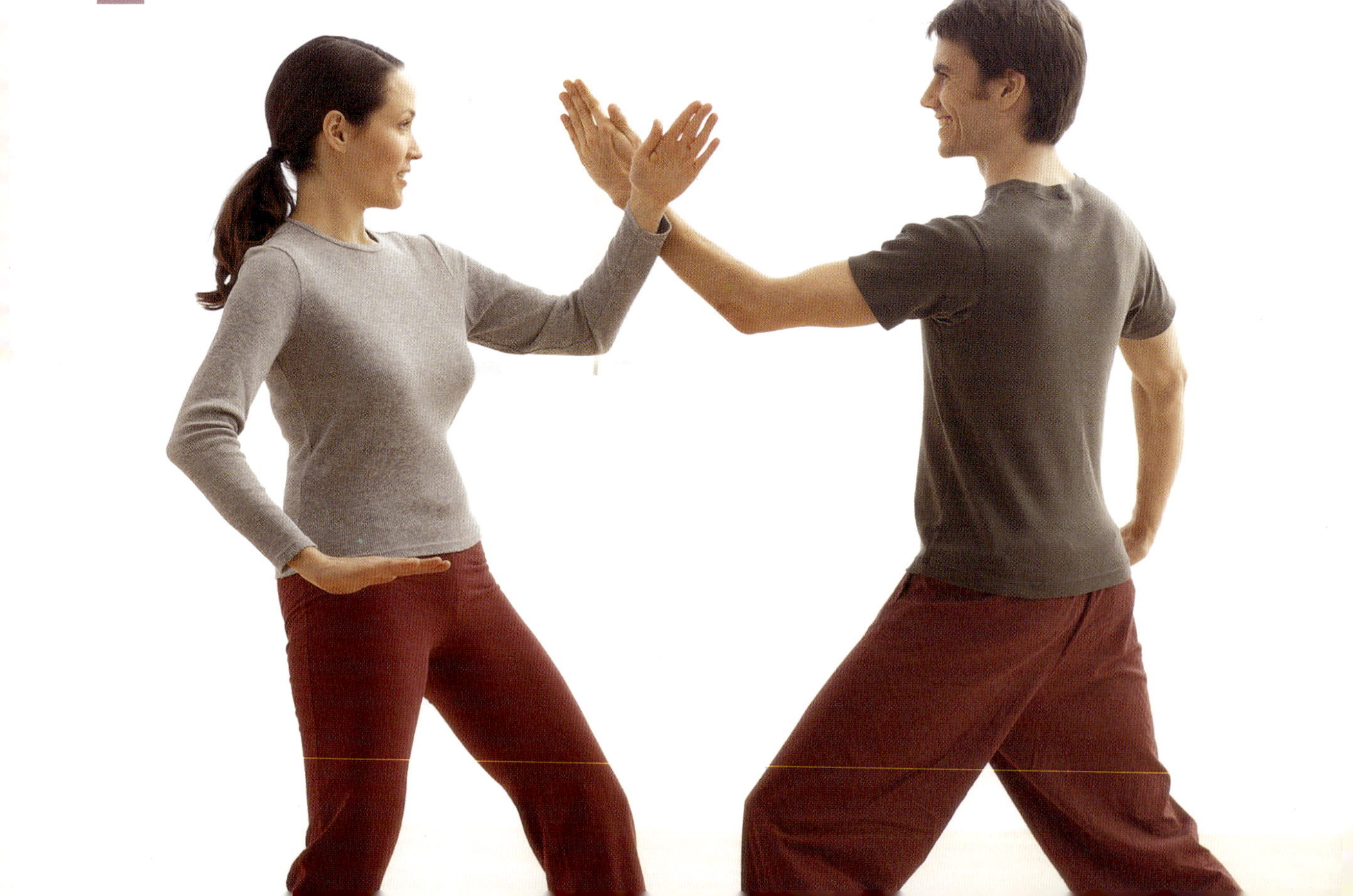

»Handgefecht«

Handgefechte sind Bestandteil der Kampfkünste. In Verbindung mit einer Tai-Chi-Übung sind sie aber als Sensibilisierung für die Bewegungen des Partners gedacht.

1 Für die Grundposition stellen Sie und Ihr Partner sich eine Armlänge voneinander entfernt hin. Machen Sie beide mit dem linken Bein einen Ausfallschritt. Beide Knie sind dabei leicht gebeugt, die Hüften und der Brustkorb sollten nach vorne gerichtet sein. Heben Sie beide den linken Arm und winkeln Sie ihn mit ausgestreckten Fingern so an, dass sich Ihre Unterarme unterhalb des Handgelenks wie zwei Schwerter überkreuzen und dabei berühren. Die andere Hand führen Sie mit leicht angewinkeltem Ellbogen und flach nach unten weisender Handfläche auf Hüfthöhe. Ihre Schultern sollten entspannt sein, nicht hochgezogen oder verschoben.

2 Drücken Sie nun Ihren Unteram leicht gegen den Ihres Partners, wobei Sie das Gewicht auf Ihr vorne stehendes Bein verlagern. Ihr Partner gibt dem Druck nach, indem er mit dem Körper zurückweicht und das Gewicht auf sein hinten stehendes Bein verlagert. Ihre Füße müssen bei allen Bewegungen an Ort und Stelle bleiben!

3 Jetzt ist Ihr Partner an der Reihe, seinen Unterarm gegen Ihren zu drücken und sein Gewicht auf sein vorne stehendes Bein zu verlagern. Nun reagieren Sie mit Nachgeben, Zurückweichen bzw. Gewichtsverlagerung auf das hintere Bein. Verfahren Sie abwechselnd weiter so. Wechseln Sie zwischendurch immer wieder mal das Bein und den Arm. Nehmen Sie bei diesem Wechsel erst einmal konzentriert die Grundposition ein, bevor Sie wieder mit dem Drücken des Arms beginnen. Und führen Sie die gesamte Übung langsam aus!

Sie werden schnell merken, dass sich durch die wechselnde Gewichtsverlagerung eine Bewegung der Hände ergibt. Versuchen Sie einen gemeinsamen Rhythmus zu finden. Denken Sie dabei an die Räder einer Lokomotive oder – genauer gesagt – an die Pleuelstangen der Räder, dann haben Sie eine bildlich Entsprechung vor Augen. Lassen Sie während dieses »Handgefechtes« Ihre Knie stets gebeugt, bewegen Sie Ihre Füße nicht von der Stelle. Schauen Sie sich gegenseitig in die Augen. Und hören Sie auf, sobald Sie sich angestrengt fühlen.

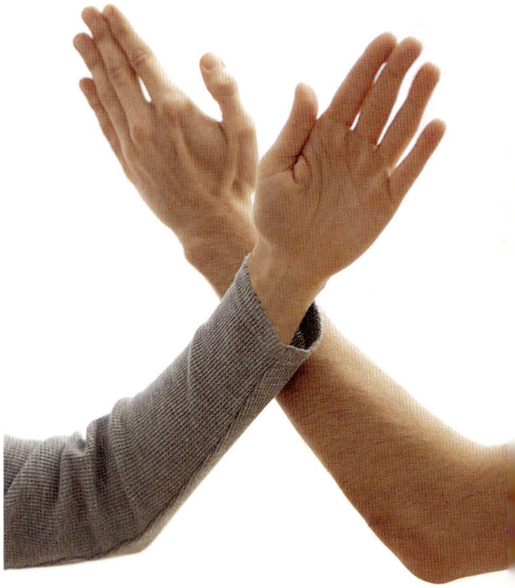

Die Armhaltung
Während der Übung können Ihre Unterarme beim Drücken, Nachgeben und Zurückweichen in derselben Position bleiben. Natürlicher ist es aber, wenn sich die Arme wie Pleuelstangen bewegen. Es sollten aber nur sehr kleine, sanfte Bewegungen sein, bei denen Sie nicht über Ihre Handgelenke hinausgehen oder gar bis zu Ihren Ellenbogen gelangen.

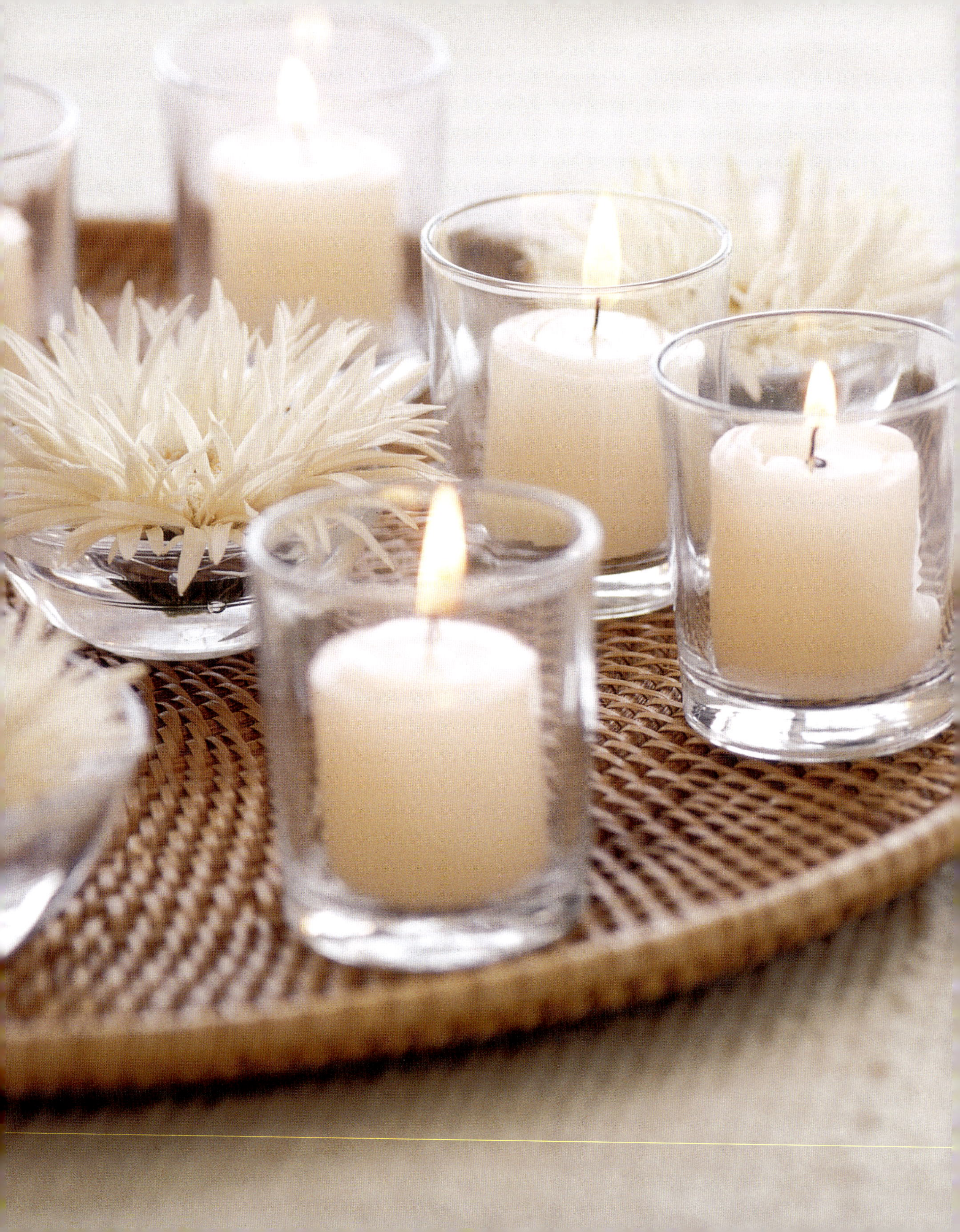

Obwohl wir Kinder eines technologischen Zeitalters sind, wissen wir die Romantik von flackerndem Kerzenlicht hoch zu schätzen. Ein nur mit Kerzen beleuchteter Raum versetzt uns schnell in eine gefühlvolle Stimmung. Das warme Kerzenlicht schafft eine intime, fast magische Atmosphäre, der wir uns nicht entziehen können. Es verwandelt Ihre Küche in ein kleines Café, Ihr Bad in ein Luxus-Spa – und Ihr Schlafzimmer vielleicht in den siebten Himmel.

Romantisches Licht

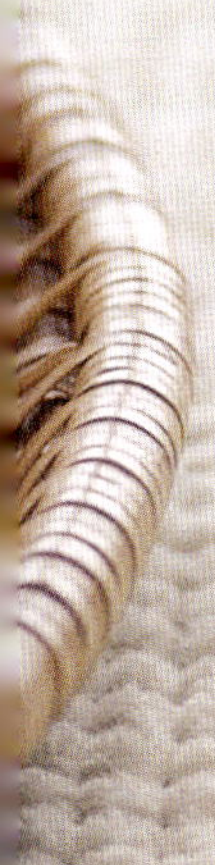

Und wenn Sie dazu noch ätherische Öle verdampfen lassen, ist das Verführ-Szenario perfekt. In Body Shops finden Sie eine reichliche Auswahl an Duftkerzen, die mit diesen Ölen getränkt sind. Fürs Schlafzimmer eignet sich beispielweise eine Ylang-Ylang-Kerze ausgezeichnet. Dem betörenden Duft dieser in Indonesien beheimateten »Blume der Blume« (Ylang-Ylang) schreiben die Einheimischen schon von alters her aphrodisische Wirkung zu. Doch vor allem beruhigt und entspannt dieses Öl – und es baut uns auf, genau wie das Vetiveröl. Auch Kerzen mit dem Duft von Jasmin, Sandelholz, Neroli, Patchouli, Weihrauch, Geranium oder Rose entführen uns in das Gefühl der Liebe und der Vertrauheit.

Sie können Duftkerzen auch leicht selber machen (Zutaten gibt es im Bastelgeschäft), indem Sie dem Wachs ein paar Tropfen ätherisches Öl hinzufügen. Oder Sie tropfen das Öl neben den Docht einer normalen Kerze. Ätherische Öle sind leicht entflammbar. Achten Sie daher unbedingt darauf, dass Kerzen oder Duftlampen nie in der Nähe brennbarer Materialien stehen!

Hand aufs Herz

Gemeinsame Yoga-Übungen fördern die Verbundenheit, denn Sie nehmen dabei den Körper des anderen auf eine ganz besonders bewusste und innige Weise wahr.

Botenstoff der Liebe
Nach dem ersten Blitz der sexuellen Anziehungskraft werden Ihre Gefühle von dem Hormon Oxytocin bestimmt. Es wird auch das Liebeshormon oder der Botenstoff für die Zärtlichkeit genannt. Forscher haben herausgefunden, dass dieses Hormon eng mit der Sexualität zusammenhängt. Wichtig für Paare, die schon lange zusammen sind: Inniger Hautkontakt, wie Streicheln, ruft dieses Hormon, das uns in eine lustvolle Stimmung versetzt, in wenigen Augenblicken hervor. Nutzen Sie die Chemie Ihres Körpers für ein erfülltes Liebesleben!

Stellen Sie sich einander gegenüber, ohne dass Ihre Körper sich berühren. Legen Sie beide jeweils die rechte Hand auf das Herz des anderen und die linke in Taillenhöhe auf dessen Rücken. Atmen Sie langsam und tief. Schauen Sie sich in die Augen und konzentrieren Sie sich vollkommen aufeinander. Atmen Sie tief ein und stellen Sie sich dabei vor, wie Energie aus der Tiefe Ihres Bauches hochsteigt und dann wie ein Kronreif Ihren Kopf umringt. Beim Ausatmen stellen Sie sich vor, wie die Energie wieder langsam in Ihrem Körper hinabsinkt. Im nächsten Schritt versuchen Sie zu spüren, wie Ihre Energie den Körper Ihres Partners (und umgekehrt) durchströmt.

Führen Sie diese Übung so lange aus, wie Sie sich beide dabei wohl fühlen. Genießen Sie die tiefen Gefühle der innigen Verbundenheit, der Liebe und Vertrautheit, die sie bei dieser intimen, meditativen Übung spüren werden. Mit diesem Austausch der Energieströme können Sie sogar Ihre eigenen Gefühle des Glücks und Wohlbefindens auf den anderen übertragen.

DIE CHEMIE DER LIEBE

Selbst die größten Romantiker in der Liebe stimmen der Aussage zu: »Die Chemie muss stimmen.« Tatsächlich werden unsere Sexualität und unsere Gefühle von chemischen Reaktionen unseres Körpers gesteuert. Reproduktive Hormone wie Testosteron (das sowohl im männlichen als auch im weiblichen Körper vorhanden ist) spielen bei der Partnersuche eine gewichtige Rolle. Forscher sind der Meinung, dass ein spezieller Bereich in unserer Nase auf Pheromone (Lockstoffe) reagiert und uns den passenden Partner signalisiert. Weitere Stoffe im Gehirn wie die Neurotransmitter Dopamin oder Serotonin haben Einfluss auf unsere Glücksgefühle – in jeder Hinsicht.

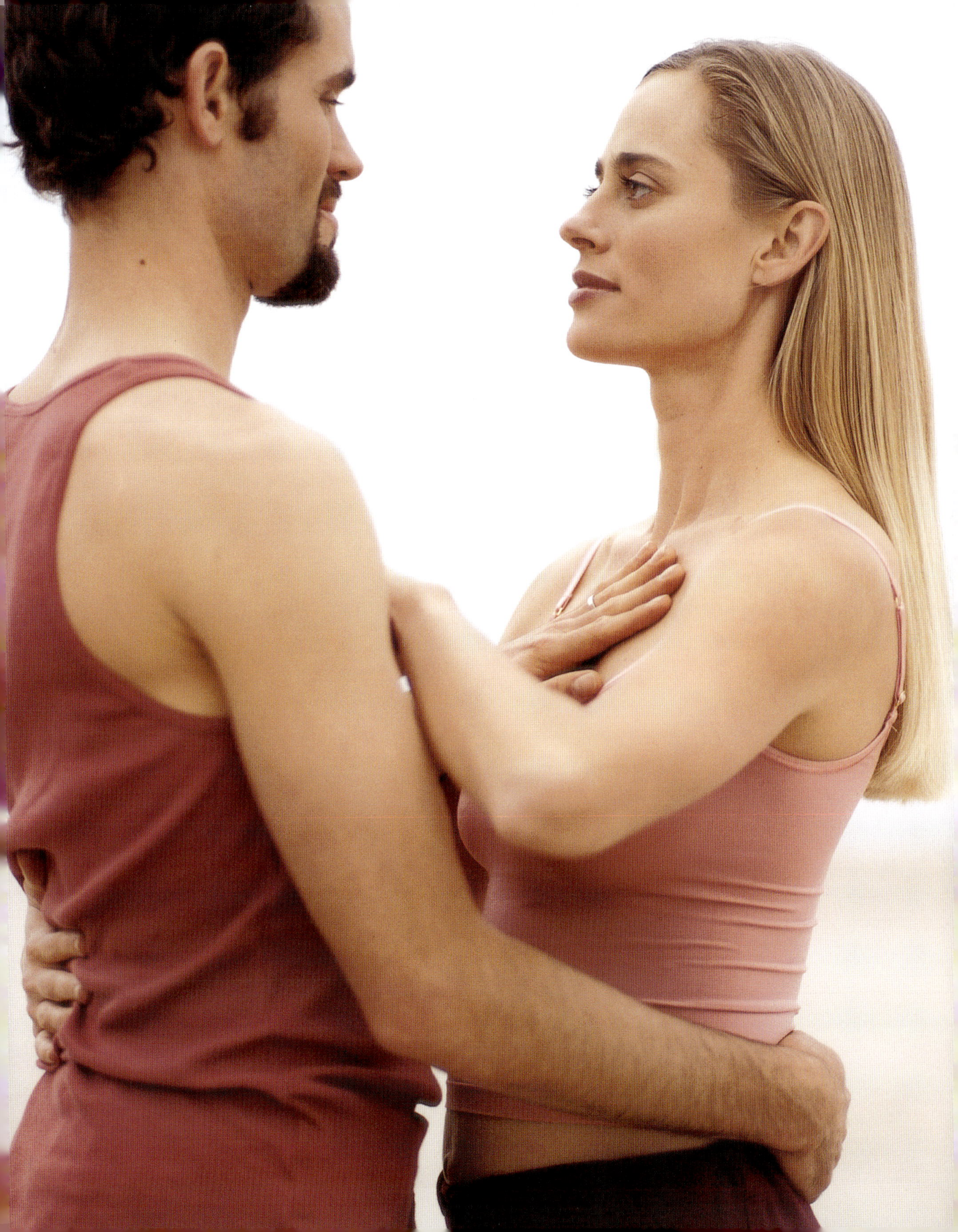

Shampoo für zwei

Wenn Sie und Ihr Partner sich gegenseitig die Haare waschen, erwecken die damit verbundenen Berührungen und die aufmerksame Zuwendung sehr schöne Gefühle.

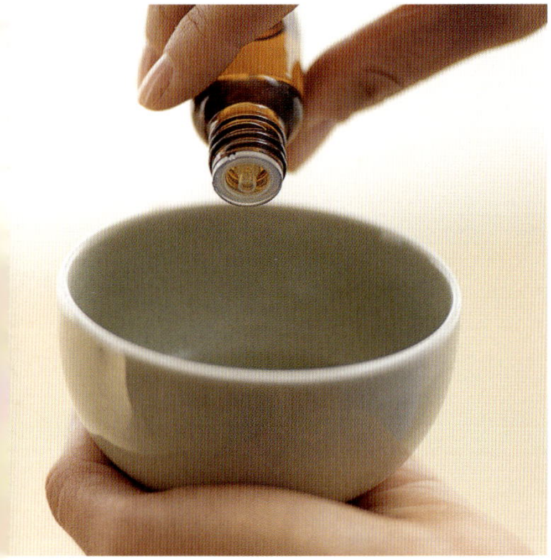

Sinnliches Shampoo

170–220 ml duftfreies Shampoo

10 Tropfen Ylang-Ylang-Öl

8 Tropfen Sandelholzöl

2 Tropfen Lavendelöl

Beim Friseur ist die Kombination aus wohlriechendem Shampoo, einer sanften Kopfmassage und den wohlig warmen Wasserstrahlen für die meisten Menschen ein wahrer Genuss. Doch dieser lässt sich zu Hause noch steigern, indem Sie und Ihr Partner sich gegenseitig die Haare waschen. Wenn Sie sich viel Zeit dafür nehmen, können Sie sich durch die Zuwendung und die Berührungen, die mit diesem praktischen Vorgang verbunden sind, auf wundervolle Weise gegenseitig verwöhnen – und verführen. Verwenden Sie ein Shampoo, das anregende ätherische Öle enthält (wie im Shampoo-Rezept links).

Feuchten Sie die Haare mit warmem Wasser gründlich an. Verreiben Sie etwas Shampoo zwischen Ihren Händen und arbeiten Sie es vom Haaransatz bis in die Haarspitzen ein. Massieren Sie dann mit Ihren Fingerspitzen in sanften, kreisenden Bewegungen die gesamte Kopfhaut. Waschen Sie die Haare zum Abschluss mit warmem Wasser aus und wickeln Sie ein Handtuch um den Kopf. Der Schwerpunkt liegt nicht im »Reinigungsakt«, sondern in der Fürsorge, in dem aufmerksamen, liebevollen Sichkümmern um den anderen.

NICHT DER SCHAUM MACHT'S

Es ist ein weit verbreiteter Irrtum, dass die Reinigungskraft eines Shampoos von der Menge des Schaums, die beim Haarewaschen entsteht, abhängt. Gerade die besten und wirksamsten Shampoos enthalten verhältnismäßig wenig schäumende Waschsubstanzen (Tenside), da sie dem Haar die natürlichen Fette entziehen. Außerdem belasten Sie die Umwelt (umweltfreundliche Shampoos gibt es in allen Body Shops). Im Allgemeinen reicht es völlig, wenn Sie Ihr Haar mit einem walnussgroßen Klecks Shampoo waschen.

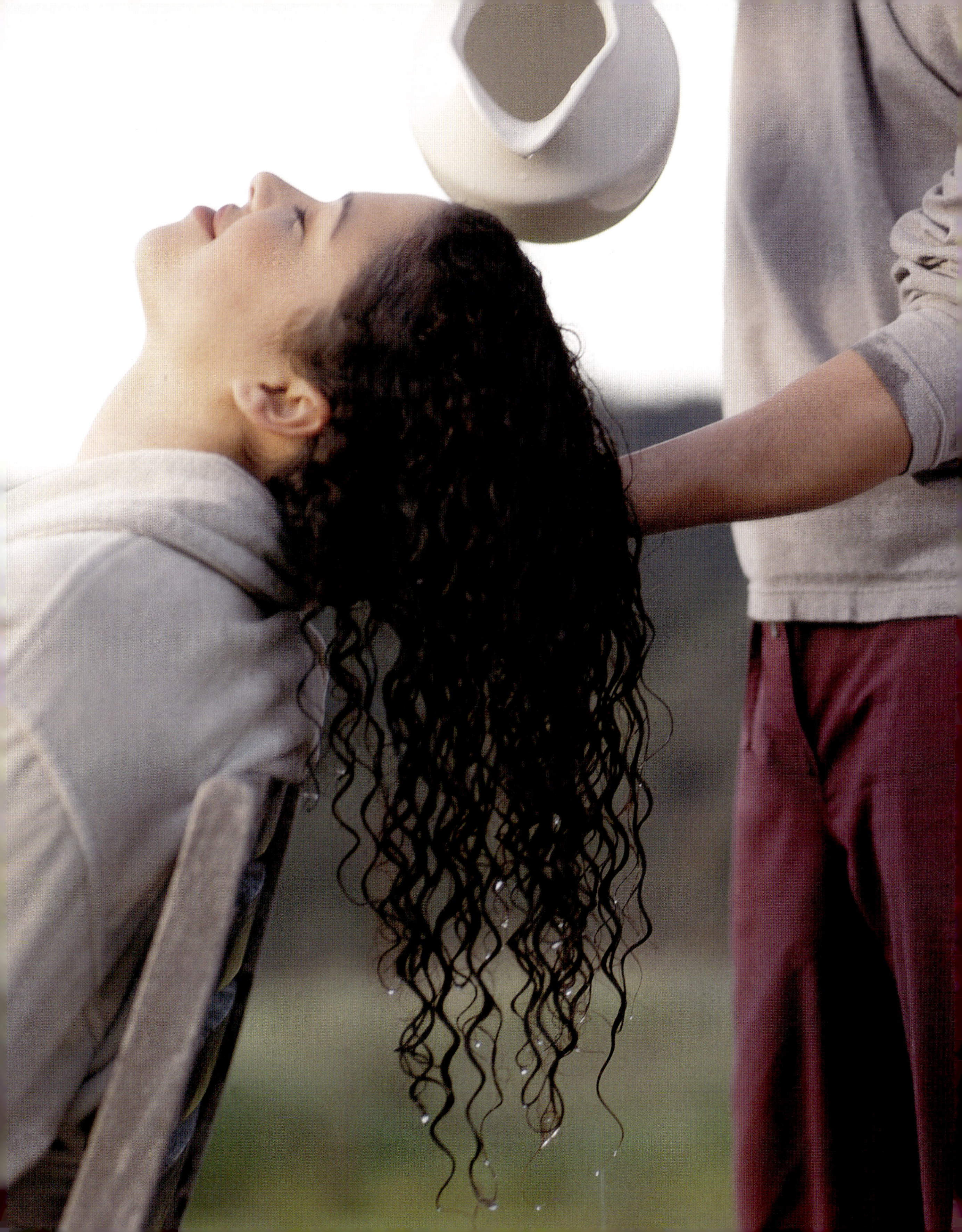

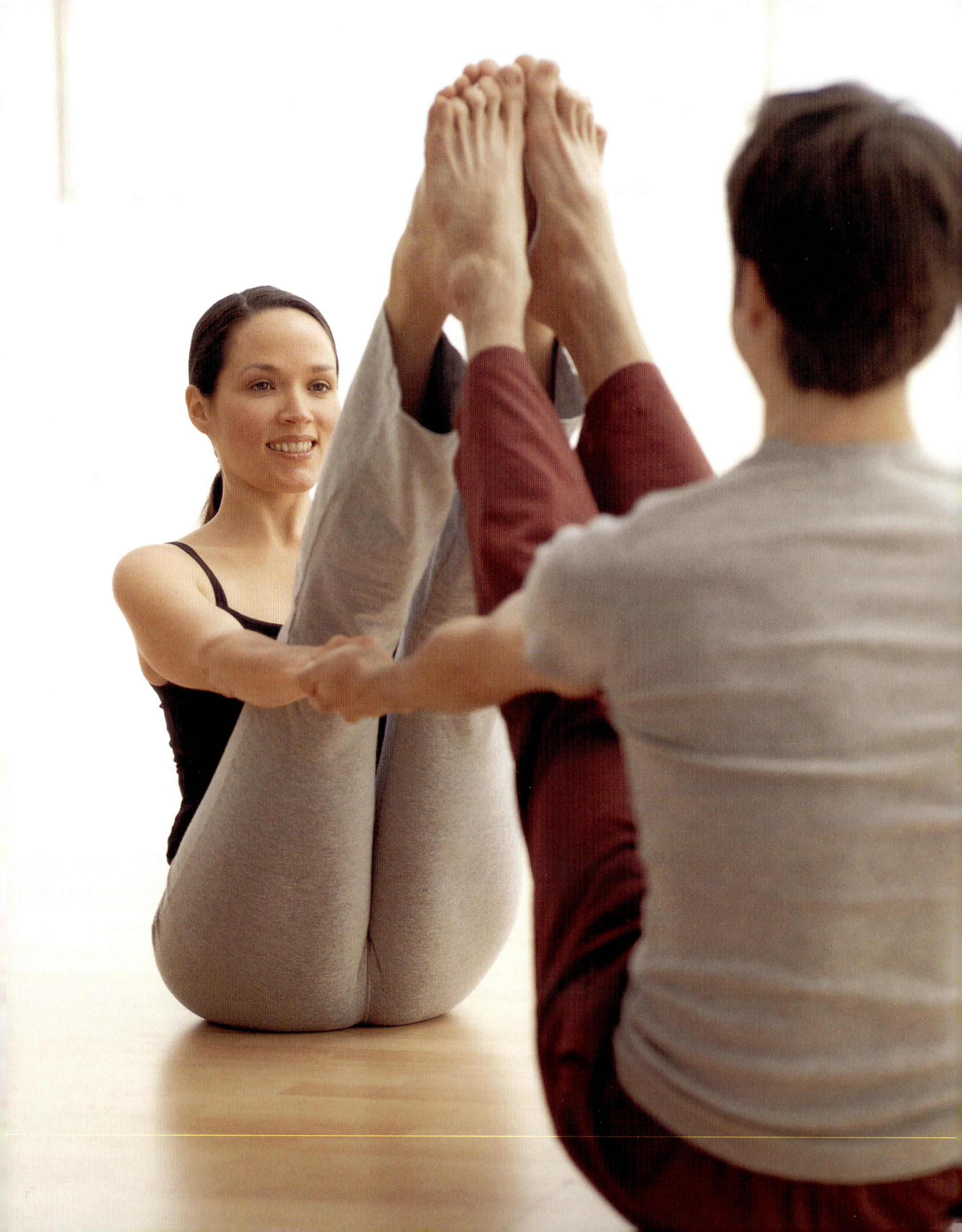

Das Boot für zwei

Bei dieser Yoga-Übung verbinden sich die Gefühle der Verbundenheit und Nähe mit einem wohl tuenden Stretching (Dehnen). Was kann es Besseres geben?

Bei dieser Übung nehmen Sie und Ihr Partner gemeinsam die Yoga-Position *Navasana* – das Boot – ein. Ihren Namen trägt sie, weil sie an ein Segelboot erinnert. Alleine ausgeführt ist diese Stellung sehr anstrengend, da sie kräftige Bauchmuskeln erfordert (und diese auch trainiert). Führt man sie nicht korrekt aus, kann der untere Rücken geschädigt werden. Zu zweit ist es einfacher, weil Sie sich gegenseitig stützen können, was gleichzeitig zusammen mit dem körperlichen Kontakt die emotionale Verbundenheit fördert.

Für die Grundposition setzen Sie sich einander gegenüber auf den Boden, aber nur so weit voneinander entfernt, dass Sie mit ausgestreckten Armen die Hände des anderen fest greifen oder dessen Handgelenke umfassen können. Winkeln Sie beide ein Bein so an, dass sich Ihre Zehen berühren. Das andere strecken Sie beide so aus, dass Ihre Fußsohlen aneinander liegen. Nun hebt jeder das angewinkelte Bein (siehe Foto links). Halten Sie den Rücken gerade, blicken Sie sich in die Augen und atmen Sie tief und langsam. Halten Sie die Position für 20 Sekunden (oder eine Minute). Wiederholen Sie diese Übung nur so lange, wie es Sie beide nicht anstrengt.

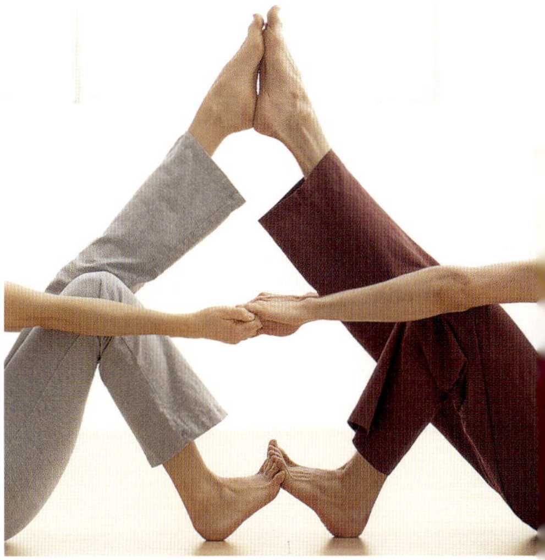

Eines nach dem anderen
Gehen Sie nach dem Strecken des angewinkelten Beines mit dem zuvor gestreckten in die Grundposition zurück. Versuchen Sie nicht, beide Beine gleichzeitig anzuwinkeln und dann zugleich zu strecken. Das kann Ihren unteren Rücken zu stark belasten! Achten Sie – wie bei jeder Partnerübung – darauf, dass sie sich gegenseitig helfen, sich in den Bewegungen aufeinander einstellen und sich beide wirklich wohl fühlen. Erzwingen Sie nichts und führen Sie diese Übung hochkonzentriert und langsam aus.

SICH NÄHER KOMMEN MIT YOGA

Das Sanskritwort *yoga* bedeutet so viel wie »zusammenbinden«. Im *Hatha-Yoga* (der im Westen gebräuchlichsten Form) wird das Gleichgewicht und die Harmonie von Körper und Geist angestrebt. Es geht aber auch um die Einheit bzw. Vereinigung von entgegengesetzen Elementen, wie heiß und kalt oder männlich und weiblich. Positionen wie »Das Boot für zwei« oder »Der Baum« geben Paaren die Möglichkeit, Yoga gemeinsam auszuüben (und die wundervolle meditative Nähe zu spüren). In Yoga-Zentren gibt es Kurse, in denen man die zahlreichen Partner-Positionen unter guter Anleitung lernen kann.

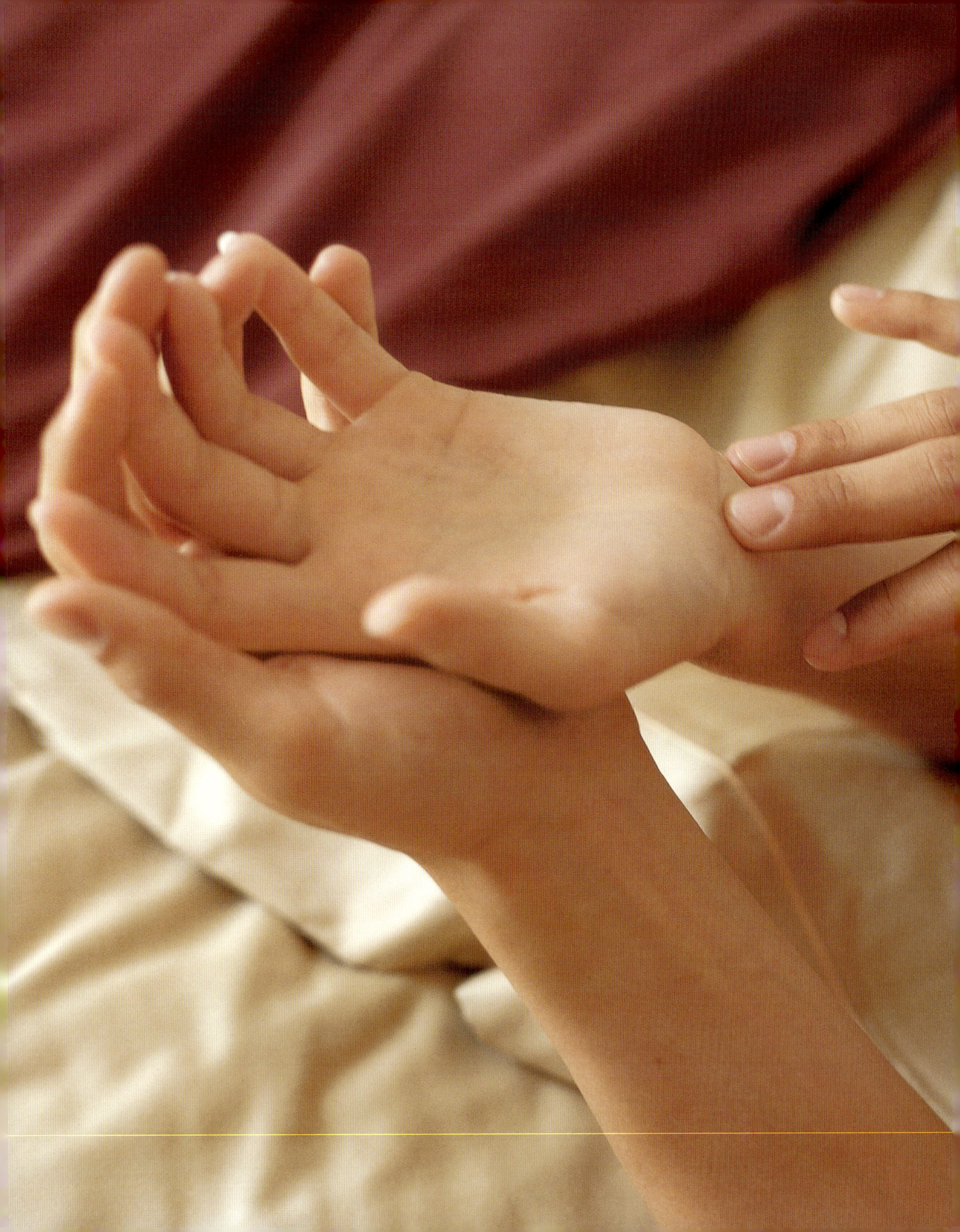

Sinnliche Massage

Wecken Sie die Sinneslust durch eine sanfte Massage. Vor allem das zärtliche Streicheln der erogenen Zonen führt Sie und Ihren Partner auf einen lustvollen Weg.

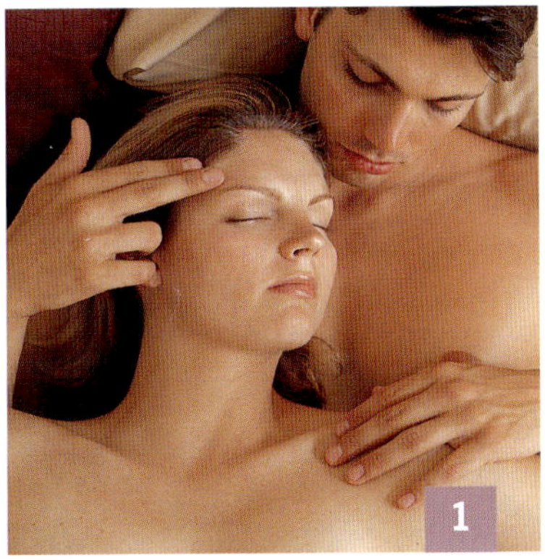

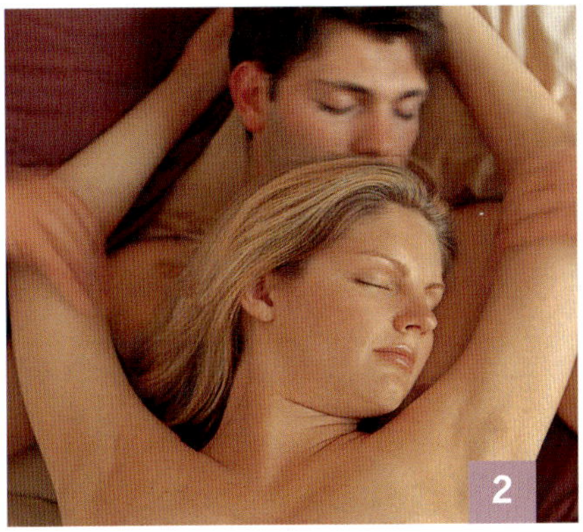

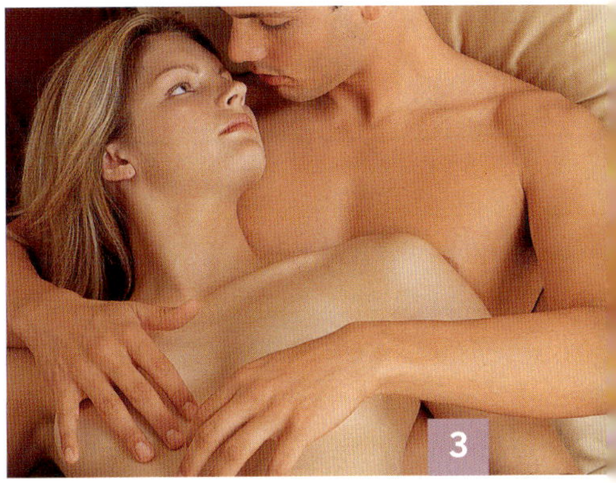

Setzen Sie sich mit Ihrem Partner ins gemütliche Bett oder auf ein bequemes Sofa. Lehnen Sie sich an seine Brust und bitten Sie ihn, wie folgt zu verfahren:

1 Beginnen Sie an der Stirn. Streichen Sie mit den Spitzen von Zeige- und Mittelfinger sanft darüber. Gleiten Sie dann entlang der Schläfen über die Wangenknochen. Überqueren Sie den Nasensattel, um auf die andere Gesichtsseite zu gelangen. Nach dem Weg über die dortigen Wangenknochen führen Sie Ihre Finger über die Lippen. Widmen Sie dem Lippenbereich besonders zärtliche Aufmerksamkeit, bevor Sie die Ohrmuscheln liebevoll streichelnd »erforschen«.

2 Streichen Sie über die Innenseite der Arme bis zum Handgelenk hinunter und gleiten Sie über jeden einzelnen Finger.

3 Wenden Sie sich dem Bauch zu, umkreisen mehrmals den Nabel, um dann über die Hüften und die Taille zu den Brüsten zu gelangen. Entdecken Sie die Punkte, an denen Ihre Berührungen Ihre Partnerin am stärksten stimulieren – und die sie natürlich intensiv streicheln.

Wie fest darf eine Berührung sein?
Besprechen Sie mit Ihrer Partnerin, wie stark der Druck bei der Massage sein darf. Zu sanft sollte die Berührung nicht ausfallen, weil Sie sonst Ihre Partnerin eher kitzeln als stimulieren. Doch einige Frauen sind empfindlich und verlieren bei einer zu harten Hand, schnell die Lust, deshalb ist die Absprache wichtig.

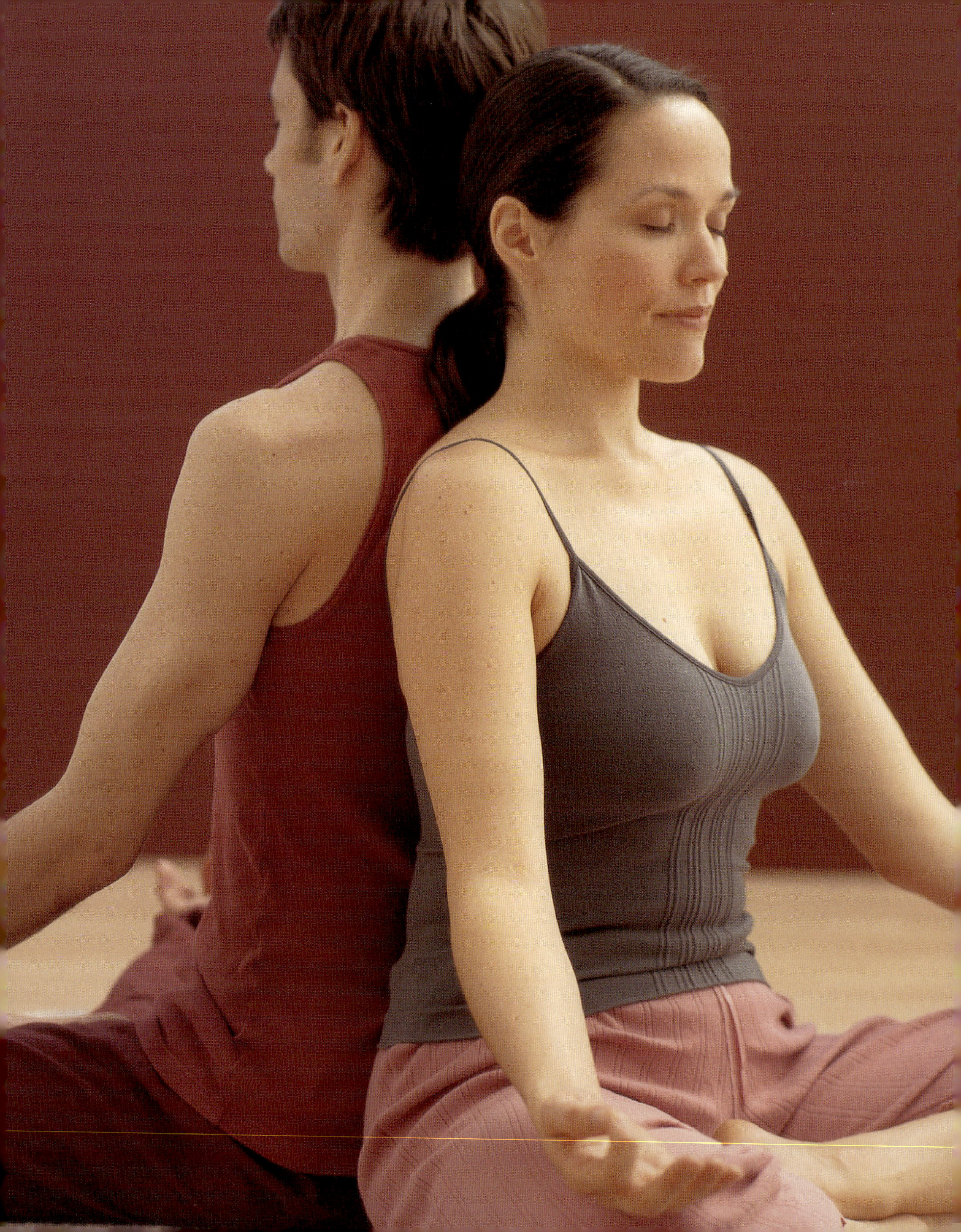

Atemaustausch

Mit einem geliebten Menschen verbinden uns Gedanken, Träume, Lust und Leidenschaft. Mit dieser Yoga-Übung vereinen Sie sich innig durch synchronisiertes Atmen!

Setzen Sie sich Rücken an Rücken auf das Bett oder auf den Fußboden. Das Licht sollte gedämpft und der Raum ruhig sein. Nur eine leise instrumentale Musik oder eine CD mit Naturgeräuschen, wie dem Plätschern eines Wasserfalls, dürfen die Stille untermalen. Nehmen Sie den Schneidersitz ein (oder – falls Sie ihn beherrschen – den klassischen Lotussitz). Die Hände liegen mit den Handflächen nach oben auf den Knien, wobei die Spitzen von Daumen und Zeigefinger sich berühren. Schließen Sie die Augen und und konzentrieren Sie sich auf den Atem des anderen. Atmen Sie tief und langsam; versuchen Sie und Ihr Partner die Atemzüge zu synchronisieren, also gleichzeitig einzuatmen und auszuatmen.

VARIANTE: Sitzen und atmen Sie wie oben beschrieben. Strecken Sie dabei beide Ihre Wirbelsäule. Legen Sie und Ihr Partner die rechte Hand auf das linke Knie und die linke auf den Boden neben den Körper. Beim Ausatmen drehen Sie sich beide gleichzeitig nach links, ohne Ihre Rücken voneinander zu lösen. Bleiben Sie ein paar Atemzüge lang in dieser Position. Dann kehren Sie in die Ausgangsposition zurück, wechseln die Hände und drehen sich nach rechts.

Der Genuss des Loslassens
Das Schöne an Yoga-Übungen ist, dass Ihr Körper schon nach wenigen Minuten auf die tiefen, meditativen Atemzüge mit intensiv spürbarer Entspannung reagiert. Bei Partnerübungen erleben Sie gemeinsam, wie die Schultern leicht absinken und alle Spannung aus ihnen entweicht.

SEX UND ATMUNG

Gemeinsam ausgeführte Atemübungen verstärken das Gefühl der Verbundenheit, können aber auch die sexuelle Lust stimulieren. Beides wird im Tantra ebenfalls angestrebt, das leider im Westen fast immer nur als »Kunst der sexuellen Ekstase« betrachtet wird. Das ist nicht falsch, doch in der tantrischen Tradition ist der Weg genauso wichtig wie das Ziel. Und dieser Weg führt über das bewusste Atmen, das alle Sinne schärft, den Körper reinigt und ihn so auf den Liebesakt vorbereitet. Wenn ein Paar synchronisiert atmet, verbinden sich nach tantrischer Philosophie die weiblichen und männlichen Energieströme.

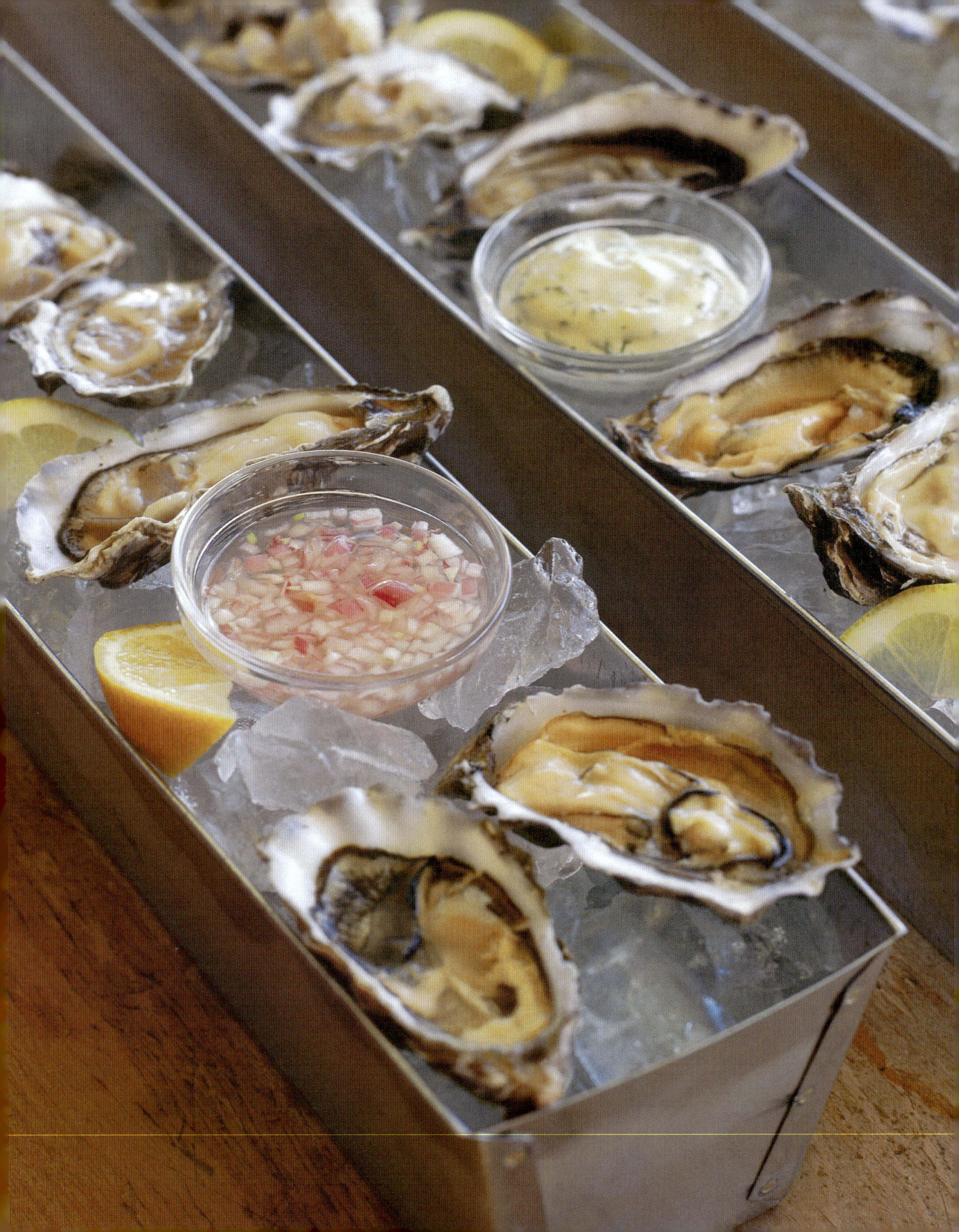

Austern für Liebende

Ein Teller frischer Austern, begleitet von ein paar delikaten Saucen, versetzen Sie in die richtige Stimmung für einen romantischen Abend zu Hause.

Puristen essen frische Austern pur. Doch zwei köstliche Saucen als Dip erhöhen garantiert den Genuss. Die einfache Sherry-Sauce bringt die pikante Note, während die Crème-Fraîche-Sauce einen Hauch von Schlemmerei bietet. Die klassischen Begleiter für so ein Essen sind Roggenbrot oder Pumpernickel und Champagner. Lassen Sie die Austern vom Fischhändler fachgerecht öffnen und nehmen Sie die Austernflüssigkeit mit (sie wird mit den Austern serviert).

1 Für die Sherry-Sauce mischen Sie den Sherry-Essig und die Schalottenwürfel in einer kleinen Schüssel. Würzen Sie mit ein, zwei Prisen weißem Pfeffer und einem Tropfen Jalapeño-Sauce.

2 Für die Crème-Fraîche-Sauce mischen Sie Crème Fraîche, Senf, Dill, Zitronenzesten, Zitronensaft und Kurkuma in einer kleinen Schüssel. Mit je einer Prise Salz und weißem Pfeffer würzen.

3 Für die Austern bedecken Sie eine Servierplatte mit zerstoßenem Eis und legen die Austern darauf. Stellen Sie die beiden Saucen dazu und servieren Sie sofort.

NAHRUNG, DIE SIE IN STIMMUNG BRINGT

Trüffel, Schokolade, Kaviar, Feigen, Honig, Spargel, Meeresfrüchte (insbesondere Austern), Pflaumen und Kamelmilch sollen aphrodisisch wirken. Aber gibt es einen wissenschaftlichen Beweis, dass sie tatsächlich die Libido entzünden? Leider nicht! Und diese Wissenschaftler sind Spielverderber, behaupten sie doch, Küchenaphrodisiaka seien blanker Volksglaube: »Es gibt keinen wissenschaftlichen Beweis, dass irgendein Essen oder ein Getränk das sexuelle Verlangen erhöhen kann.« Lassen wir uns davon nicht irritieren, schon die Zubereitung eines besonderen Gerichtes ist ein Ausdruck von Zuneigung – und das (zusammen mit ein bisschen Aberglaube) stimuliert fast jedes Paar.

Zutaten

2 Esslöffel Sherry-Essig

1 Esslöffel fein gewürfelte Schalotten

Weißer Pfeffer

1 Tropfen grüne Jalapeño-Sauce

⅛ l Crème fraîche

1 Teelöffel Dijon-Senf

2 Teelöffel zerkleinerter frischer Dill

½ Teelöffel Zitronenzesten

1 Teelöffel Zitronensaft

⅛ Teelöffel Kurkuma

Salz

1 Dutzend sehr frische Austern

- Für 2 Portionen
- Vorbereitung: 10 Minuten

Nährwerte pro Portion

Die Angaben beziehen sich auf 6 Austern und 2 Saucen als Dip.

Kalorien	179
Kilojoules	750
Eiweiß	7 g
Kohelnhydrate	6 g
Fett gesamt	13 g
Gesättigte Fette	7 g
Cholesterin	72 mg
Natrium	180 mg
Ballaststoffe	0 g

Relaxen

Egal, auf welchen »gefürchteten runden« Geburtstag Sie zusteuern, lassen Sie sich davon nicht irritieren. Üben Sie sich lieber in der Kunst der Entspannung – im Relaxen –, um Ihr inneres Gleichgewicht und Ihr allgemeines Wohlbefinden zu stärken.

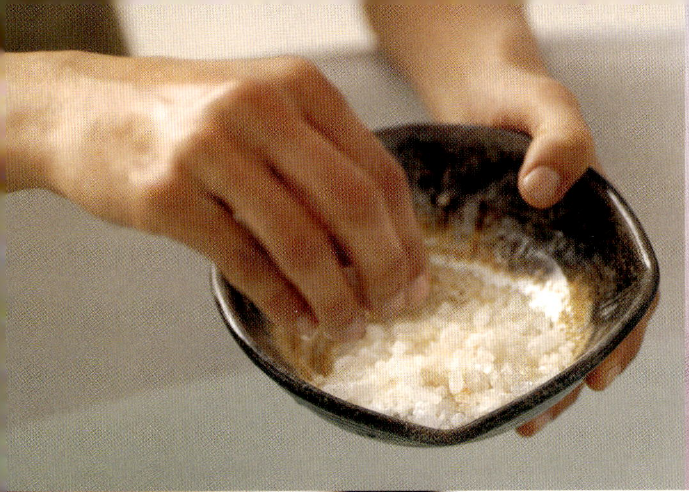
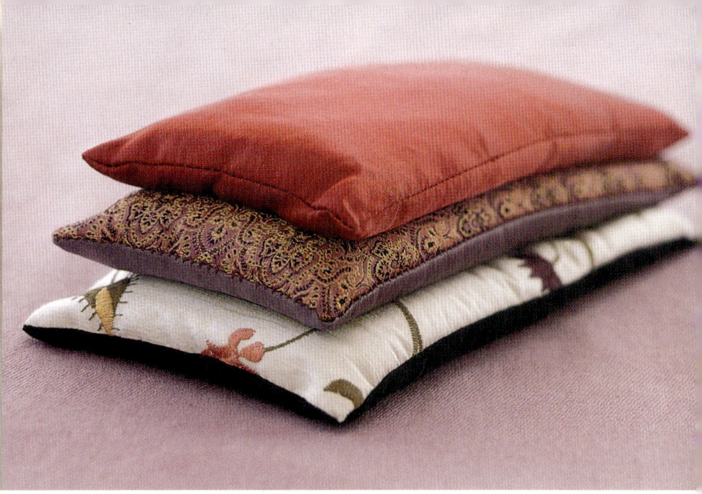
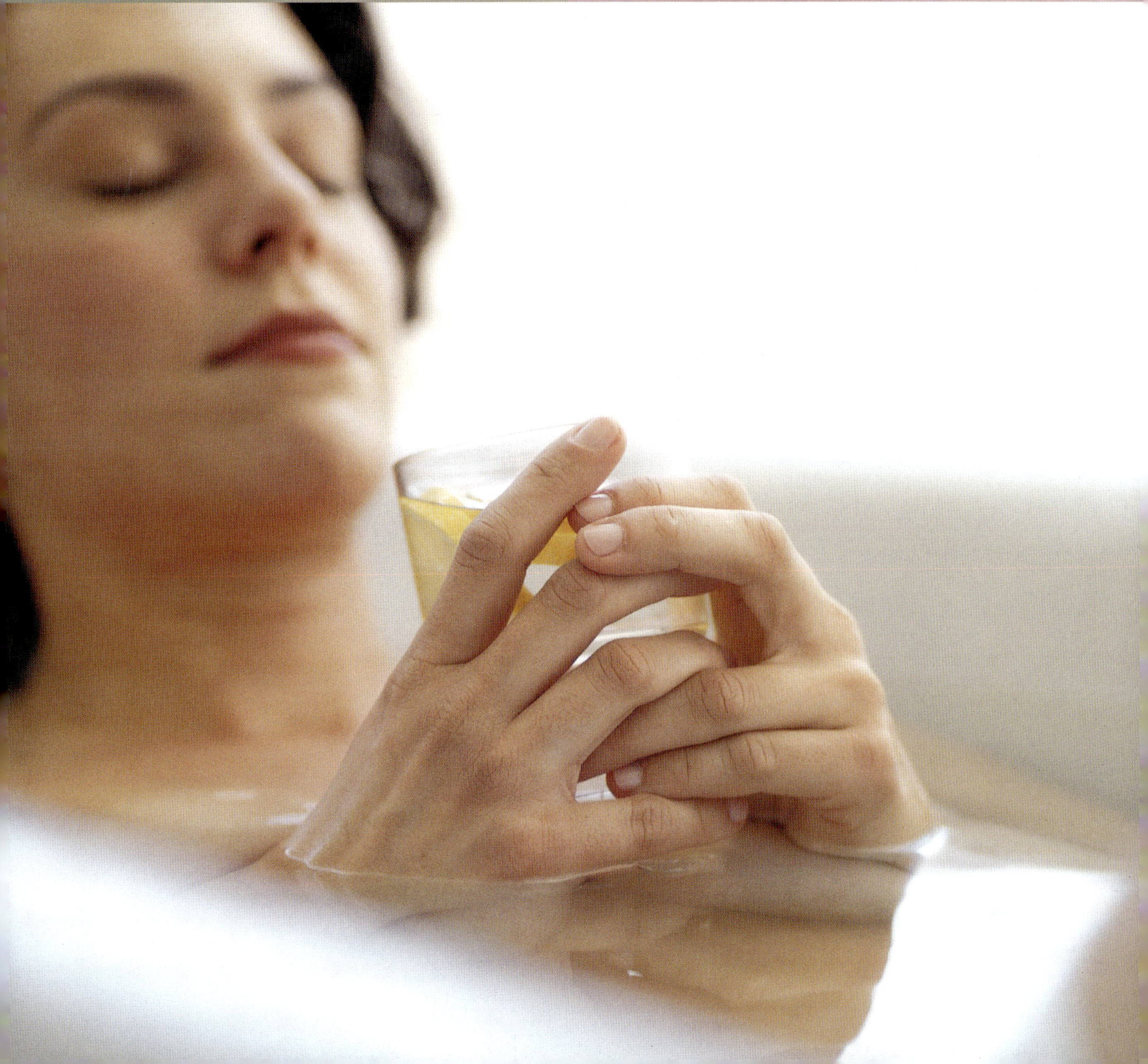

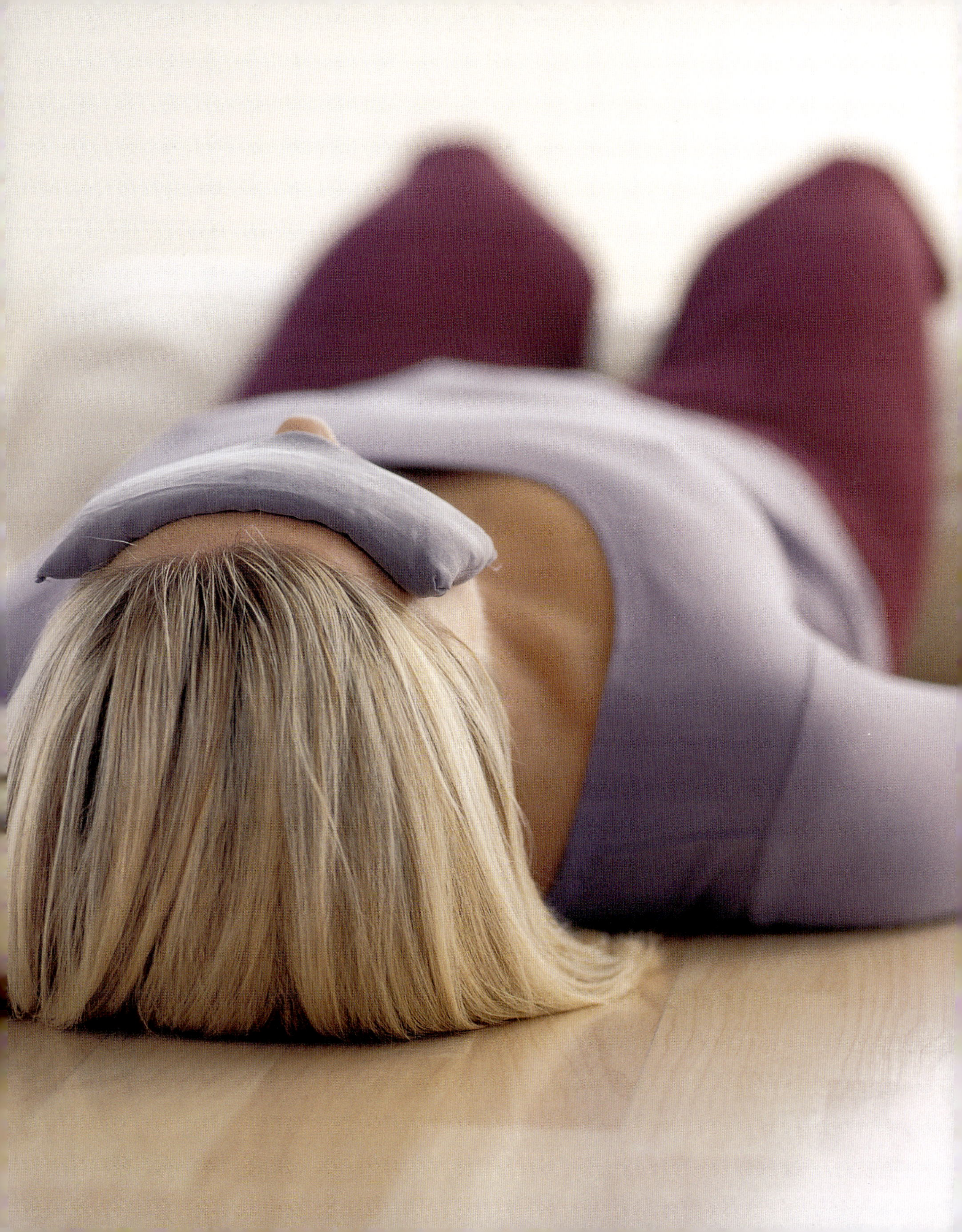

Relaxen

So wie sich Ihre Muskeln nach einem Krafttrainings erholen müssen, braucht Ihr ganzes Wesen Zeit, um sich nach Perioden intensiver Anstrengungen und dem Wirbelwind von Aktivitäten, die Ihren Tag kennzeichnen, zu lockern. Wie es heißt so richtig: »Nur Arbeit und kein Spiel ist für den stärksten Menschen zu viel.« Erschöpfung, Unlust und Frust sind vorprogrammiert.

Ein bisschen Zeit zum Tagträumen, Entspannen und einfach »in die Luft gucken« macht sich erstaunlich gut bezahlt. Ihre Gedanken werden klarer, Ihr Körper erholt sich und Ihr Geist schwingt sich in nie geahnte Höhen empor. Auf den folgenden Seiten finden Sie viele Vorschläge, die Ihnen helfen werden, Ihren persönlichen Weg zur wahren Entspannung zu entdecken. Vielleicht entscheiden Sie sich für eine wohlige Rückenmassage, für eine Tai-Chi-Übung, die Ihrer Kraft Auftrieb gibt, oder für eine befreiende Yoga-Atemübung. Denken Sie daran: Es ist ebenso wichtig, die Dinge gehen zu lassen, wie sie zu tun. Loslassen ist oft der beste Weg, um das Richtige zu tun. Ein entspannter Körper bewegt sich freier. Ein ruhiger Kopf kommt mit den Gedanken leichter zurecht. Und ein gelassenes Herz fühlt die Emotionen besser, die uns menschlich machen.

Chi sammeln

Tai-Chi-Ausübende glauben, dass sie die Menge von Chi, der Lebensenergie, in Ihrem Körper erhöhen können, indem sie es aus der Luft und dem Universum sammeln.

Quellen des Chi
Gemäß östlicher Traditionen speisen mehrere Quellen unser Chi. Jeder erbt eine bestimmte Menge von seinen Eltern, diese Art des Chi nennt man Jing. Weiteres Chi kommt aus unserer Nahrung, wobei gesundes Essen mehr Chi enthält als ungesundes. Einen wichtigen Teil unseres Chi erhalten wir aus der Luft, die wir atmen (je weniger verschmutzt, umso besser) – und aus dem Universum.

1 Stehen Sie aufrecht mit angespannten Gesäßmuskeln. Die Knie sind leicht gebeugt, das Kinn entspannt, die Füße stehen hüftbreit auseinander und die Arme hängen locker herab.

2 Während Sie langsam in die Hocke gehen, formen Sie mit Ihren Armen einen großen Kreis, ohne dass sich Ihre Hände berühren, (so, als ob Sie einen Wasserball aufheben würden). Ellenbogen, Handgelenke und Knie sollten entspannt und die Arme gerundet bleiben.

3 Richten Sie sich langsam wieder auf. Führen Sie dabei die Hände vor den Bauch, als ob Sie die Luft aus dem Ball drücken wollten.

4 Blicken Sie nach oben und heben Sie die Arme so, als würden Sie den Riesenball in die Höhe heben. Führen Sie Ihre Arme wiederum zum Bauch, als ob Sie den Ball entleeren wollten. Die Arme locker herabfallen lassen und die Übung 3 bis 5 Minuten lang wiederholen.

DIE SIEBEN CHAKREN

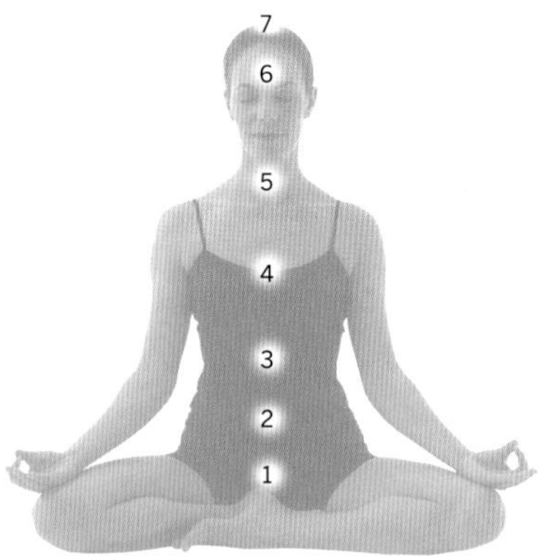

Im Tai Chi, Yoga und in der östlichen Medizin geht man davon aus, dass *prana* (die Lebenskraft) in Kanälen durch den Körper fließt, in denen *chakras* (Räder oder Knotenpunkte) Energiezentren bilden, die unser physisches und psychisches Wohlbefinden beeinflussen.

CHAKRA	SITZ	BEEINFLUSST
1./Wurzel...	Kreuzbein	Sicherheit, Wohlbefinden
2./Sakral...	Oberhalb des Nabels	Sinnlichkeit, Fruchtbarkeit
3./Solar-Plexus...	Sonnengeflecht	Persönlichkeit, Selbstwert
4./Herz...	Herz	Liebe, Freigiebigkeit
5./Hals/Kehl...	Kehle	Kreativität, Kommunikation
6./Stirn...	Stirnmitte	Intuition, Bewusstheit
7./Kronen...	Scheitel	Spiritualität

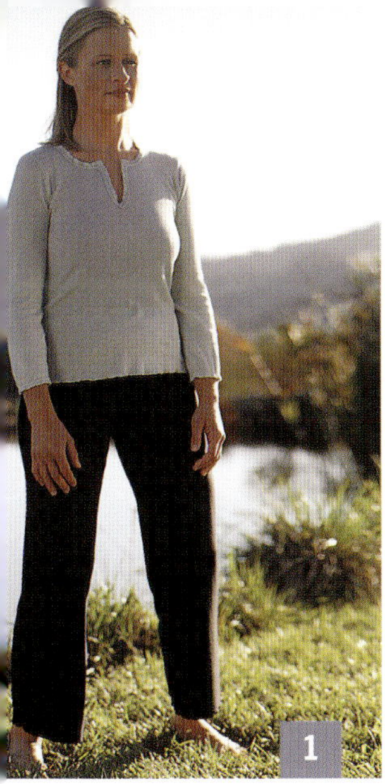
1

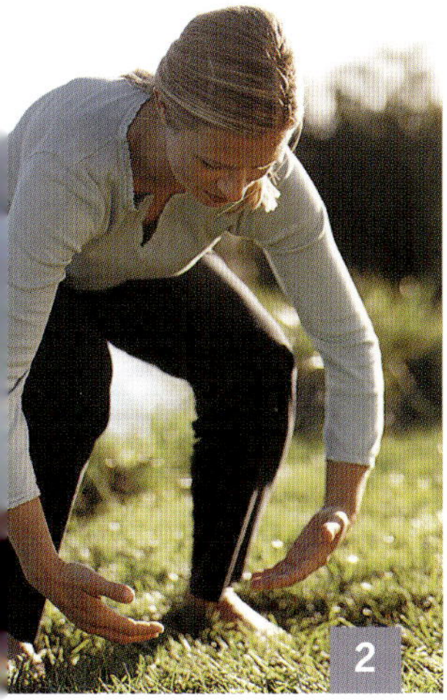
2

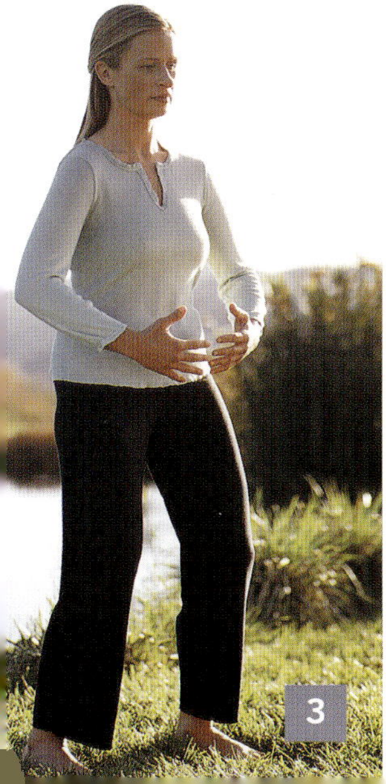
3

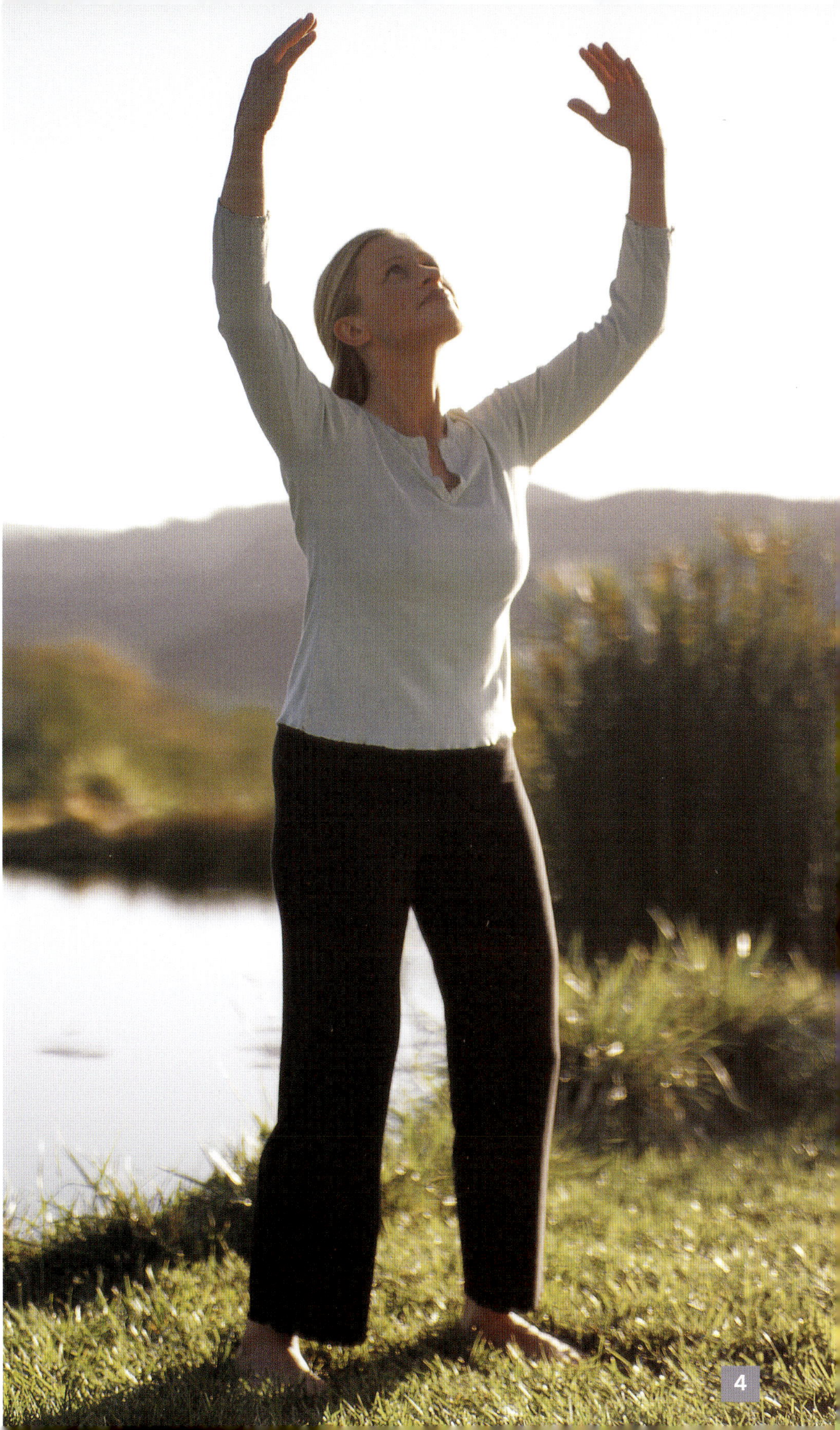
4

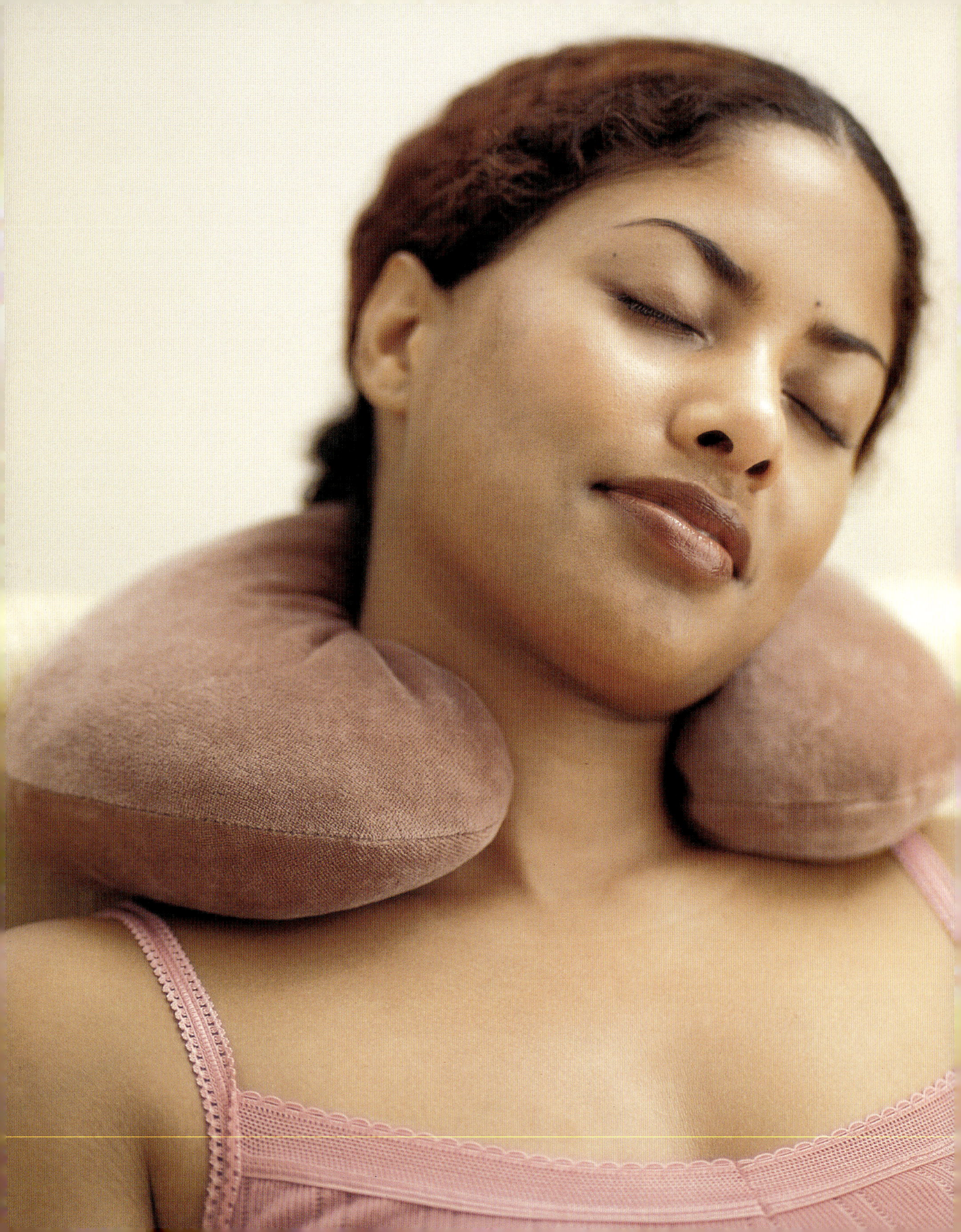

Nackenwickel

Nach einem harten Tag gönnen Sie sich einen warmen, duftenden Nackenwickel. Er lindert Muskelschmerzen und entspannt wundervoll Ihren Nacken.

Gewiss muss niemand Sie davon überzeugen, dass sich der Stress des Tages in Nacken und Schultern festsetzt. Wie ein Messer jagt der Schmerz durch die Nackenmuskeln, wenn man versucht, den Hals zu drehen. Selbst das Achselzucken wird zur Qual. Jede Muskelfaser scheint total verspannt zu sein – und schmerzt höllisch. Besorgen Sie sich für einen duftenden, warmen Nackenwickel ein Nackenkissen, das mit Reis oder Dinkel und getrockneten, aromatischen Kräutern gefüllt ist (selber nähen oder im Body Shop kaufen). Die körnige Kissenfüllung übt einen subtilen Druck auf die Muskeln aus, was sie lockert. Der Kräuterduft beruhigt gereizte Nerven und die Wärme löst Verspannungen und lindert Schmerzen.

Um die entspannende Wirkung dieser Behandlung zu fördern, geben Sie ein paar Tropfen ätherisches Öl auf das Kissen. Wählen Sie einen beruhigenden Duft, der zu den in Ihrem Kissen bereits vorhandenen Kräutern passt. Hier einige Beispiele: Jasmin harmoniert sehr gut mit Lavendel, Kamille ergänzt Rosmarin. Bergamotte ist ein besonders wohltuender und beruhigender Duft, der mit vielen anderen aromatischen Ölen in Einklang steht, z. B. Zypressen-, Ingwer-, Palmkern-Wacholder-, Zitronen-, Neroli-, Ylang-Ylang- oder Geraniumöl. Reines ätherisches Öl sollten Sie mit Trägeröl verdünnen, bevor Sie es auf das Kissen sprenkeln, um Hautreizungen zu vermeiden.

Suchen Sie sich einen Sitzplatz, auf dem Ihr Kopf gestützt wird, z. B. einen Sessel mit hoher Rückenlehne. Erhitzen Sie das Kissen gemäß Anleitung des Herstellers und legen Sie es in Ihren Nacken (es reicht bis über die Schultern). Zurückgelehnt entspannen Sie sich nun etwa 10 Minuten, bis das Kissen abgekühlt ist. Die Spannung weicht aus den Muskeln und die Schmerzen sind verschwunden – zumindest bis Sie den Herausforderungen des nächsten Tages entgegentreten.

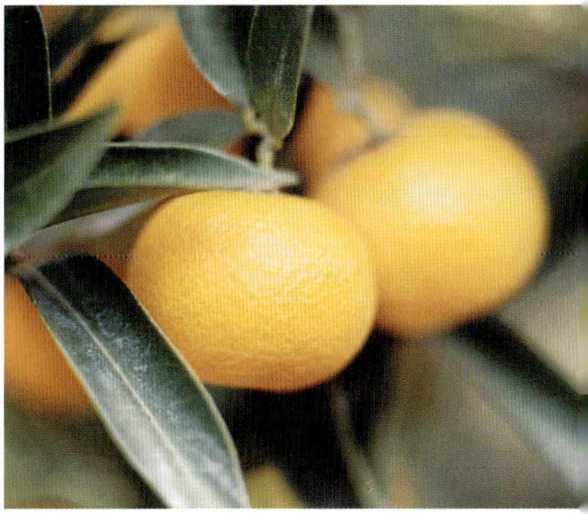

Wundervolle Bergamotte
Das zitrusfruchtige Aroma der Bergamotte gibt dem bekannten Tee Earl Grey seinen charakteristischen Geschmack. Das ätherische Öl, das aus der Schale der vollreifen Frucht gewonnen wird, benutzt man schon seit der Renaissance für medizinische Zwecke und die Hautpflege. Der Duft des Bergamotte-Öls wird als äußerst anregend, stimmungsaufhellend und schmerzlindernd betrachtet. Aromatherapeuten empfehlen es zur Behandlung von Angstzuständen, stressbedingten Muskelschmerzen und zur Linderung leichter Depressionen.
Vorsicht: Bergamotte-Öl erhöht die Lichtempfindlichkeit der Haut!

Der Berg

Die Yoga-Stellungen, die das Gleichgewichtsgefühl fördern, helfen Ihnen, die Wechselwirkung zwischen Bewegung und Reglosigkeit besser zu verstehen.

Schwierige Balance

Yoga-Stellungen werden schwieriger, wenn man sie mit geschlossenen Augen ausführt. Es ist komplizierter, als Sie vielleicht denken, die Balance zu halten, wenn Sie keinen Bezugspunkt sehen. Öffnen Sie sofort die Augen, wenn Ihnen schwindlig wird!

Nehmen Sie die Grundstellung ein (siehe Foto rechts): Stehen Sie mit den geschlossenen Füßen aufrecht. Ihre Arme hängen entspannt herab. Der Hals ist lang (in einer Linie mit der übrigen Wirbelsäule). Spannen Sie die Muskeln auf der Vorderseite der Oberschenkel an, um Ihre Knie zu stabilisieren und zu vermeiden, dass sie nachgeben. Ihr Kinn steht ungefähr im rechten Winkel zum Hals; das Gesicht ist nach vorne gerichtet. Entspannen Sie die Schulterblätter; die Spitzen sollten nach unten weisen, was die Schultern weit und locker hält. Entspannen Sie die Gesichts- und Halsmuskeln. Schließen Sie die Augen und halten Sie die Position mehrere Atemzüge lang, während Sie sich die Beständigkeit und Ruhe eines Berges vorstellen.

Betender Berg ist eine Variante der Berg-Stellung. Nehmen Sie dazu die oben beschriebene Position ein und falten Sie die Hände wie zum Beten vor der Brust (die flachen Handflächen aneinander gelegt, die Finger zeigen nach oben). Verteilen Sie Ihr Gewicht gleichmäßig auf beide Füße. Diese Stellung mehrere Atemzüge lang beibehalten.

DREIECK DER BALANCE

Bei der Berg-Stellung oder ähnlichen Stellungen können Sie das Gleichgewicht mit geschlossenen Augen besser halten, wenn Sie Ihren Blick innerlich auf einen festen Punkt in Augenhöhe richten. Stellen Sie sich dazu ein Dreieck vor, das sich zwischen Ihren Augen, dem gewählten Blickpunkt und Ihrem Schwerpunkt (genau unter Ihrem Nabel) bildet. Lernen Sie, auf diese Art die Balance zu halten, erreichen Sie eine neue Ebene der Balance und können die Freiheit körperlicher und geistiger Gelassenheit genießen. Versteifen Sie sich aber nicht zu sehr auf diese Vorstellung. Falls Sie Schwierigkeiten beim Balancieren haben, üben Sie die Yoga-Stelllungen an einer Wand. So wie Ihr Körper und Geist sich stärken, werden Sie mit der Zeit die äußere Stütze aufgeben können.

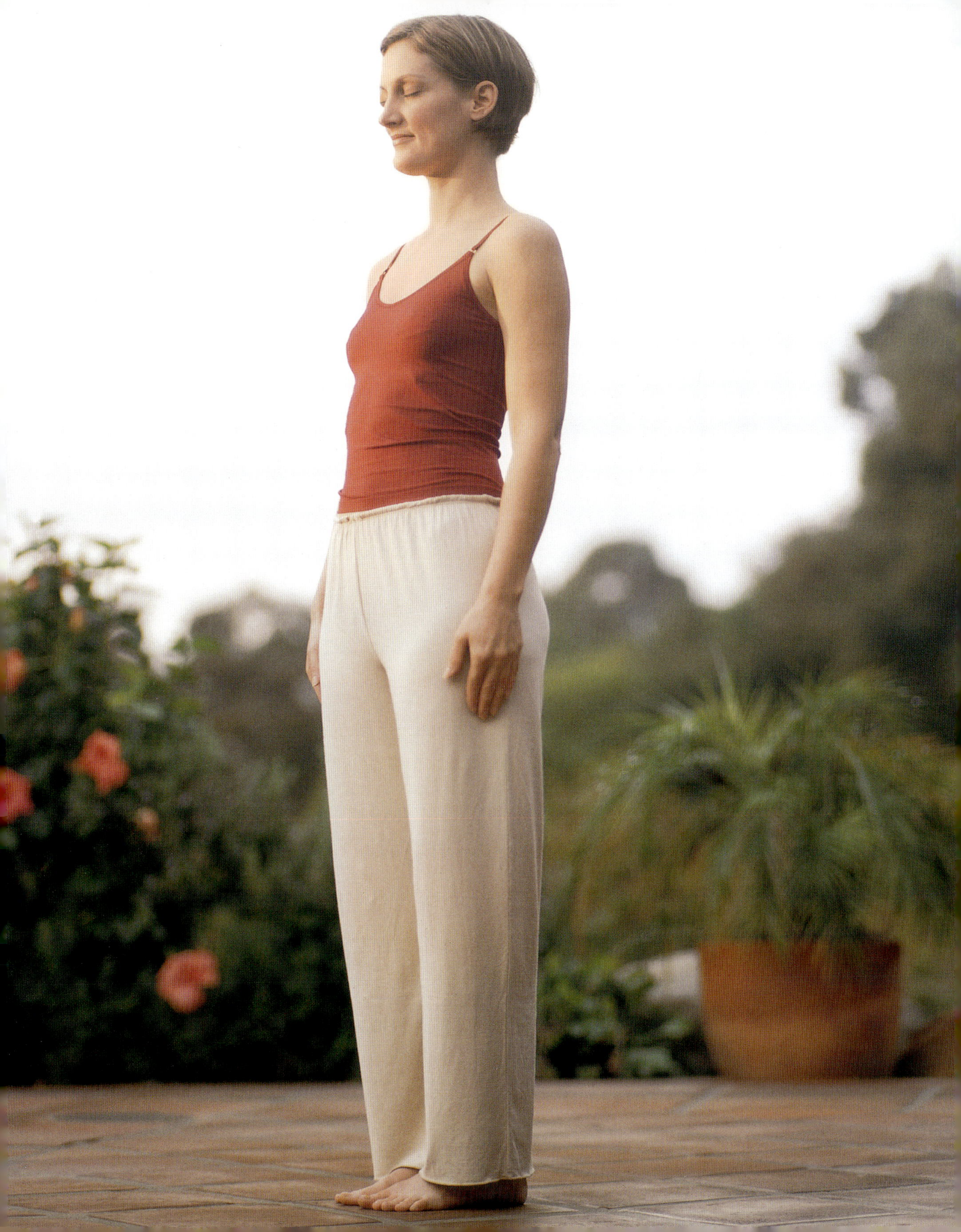

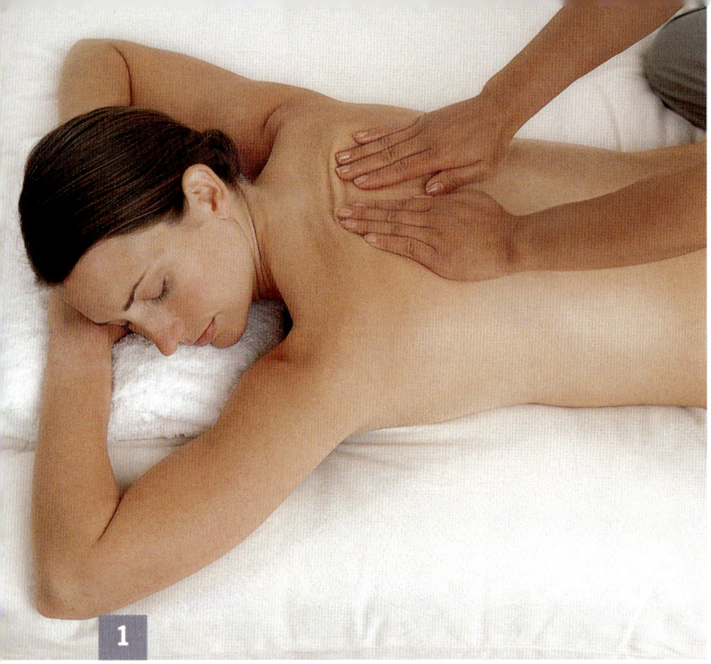
1
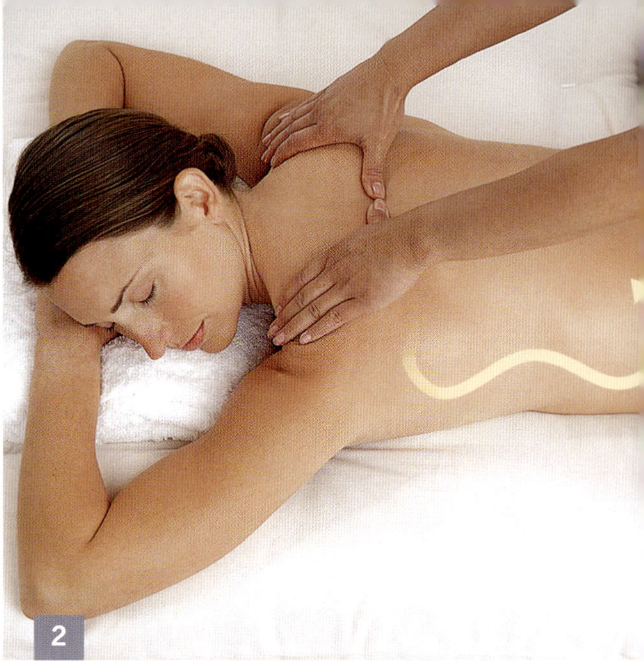
2
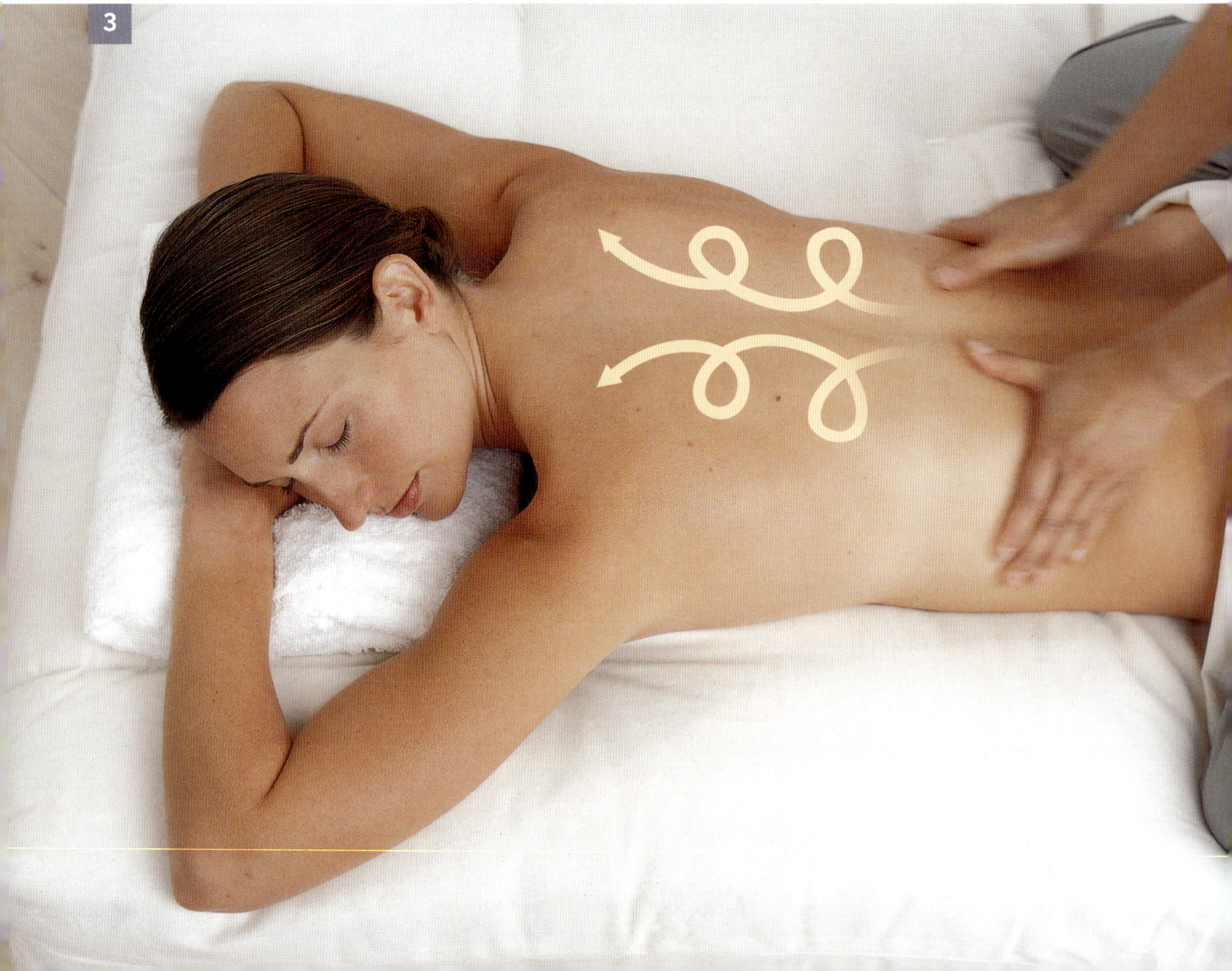
3

Gut für den Rücken

Ganz gleich, ob Ihr Rücken heftig schmerzt oder Sie nur Verspannungen lösen wollen, diese Massage hilft Ihnen, die Muskeln zu lockern.

Bitten Sie Ihren Partner oder eine Freundin, diese einfache Massage auszuführen. Die Anleitung richtet sich an den Massierenden:

1 Wärmen Sie das Massageöl (siehe Rezept rechts) in Ihrer Hand. Gleiten Sie mit beiden Händen zugleich entlang der gut spürbaren Muskelstränge, die neben der Wirbelsäule verlaufen. Üben Sie dabei mit Fingerspitzen und Handflächen einen festen Druck aus, der aber der Massierten angenehm sein muss. Vom Halsansatz aus führen Sie die Hände über die Schultern.

2 Von den Schultern aus gleiten Sie über die Rippen zu den Hüften. Legen Sie dann unterhalb der Gürtellinie eine Hand an die Körperseite und ziehen Sie die Muskulatur mit wechselnden Händen in Ihre Richtung. Wiederholen Sie 4-mal Schritt 1 und 2.

3 Umfassen Sie den Körper unterhalb der Taille, wobei die Daumen auf den Muskelsträngen neben der Wirbelsäule liegen. Führen Sie nun Ihre Hände bis zu den Schultern, während Sie mit den Daumen kreisende Bewegungen ausführen. Diesen Schritt 3-mal wiederholen.

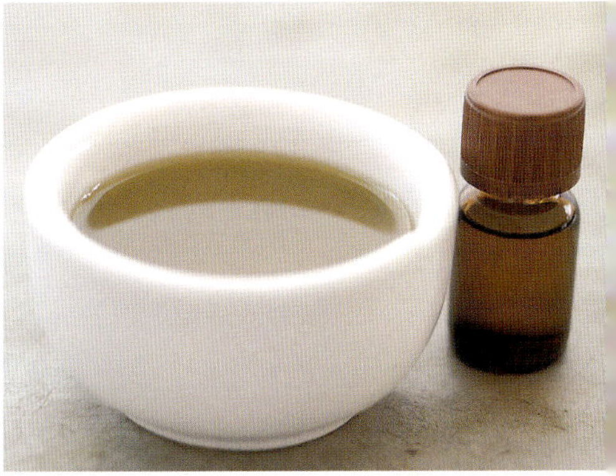

Massageöl für den Rücken

- 60 ml Trägeröl (z. B. Mandel-, Traubenkern- oder Jojoba-Öl)
- 12 Tropfen Lavendelöl
- 8 Tropfen Muskateller-Salbeiöl
- 5 Tropfen Ylang-Ylang-Öl

DER RÜCKENSCHMERZ DER FRAUEN

Rückenschmerzen unterscheiden sich bei Männern und Frauen. Bei Frauen dauert der Schmerz meistens länger und beeinträchtigt stärker ihre Aktivitäten. Frauen überlasten ihren Rücken häufig durch zu schwere körperliche Arbeit. Bei Männern beruht der Schmerz oft auf einer Verletzung und sie sind generell rückfallgefährdeter. Während im Allgemeinen die Ursachen für Rückenschmerzen sehr komplex sind, ist es bei schwangeren Frauen eindeutig durch die Verlagerung des Schwerpunktes, wodurch die Schultern zurückgezogen werden und das Rückgrat ins Hohlkreuz geht.

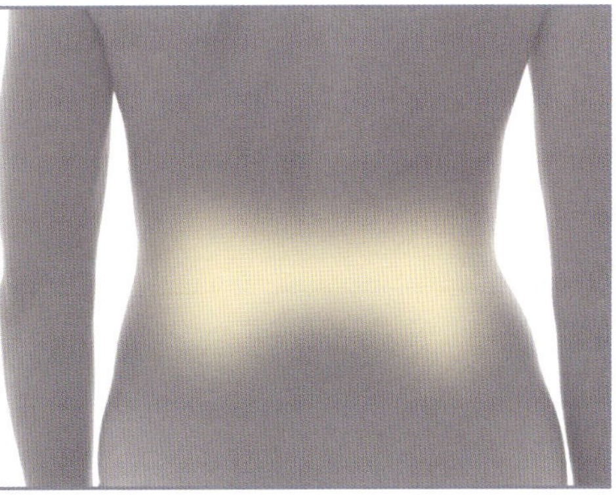

Spa für zu Hause

Die Wohltaten der Wasseranwendungen können Sie auch ohne luxuriöses Spa einfach zu Hause genießen, wenn Sie sich ein regenerierendes Mineralbad gönnen.

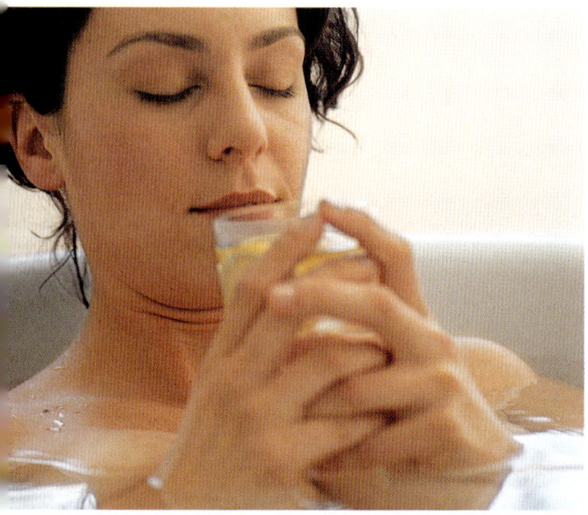

Frisch von der Quelle
Um die Bezeichnung »Mineralwasser« zu erhalten, muss das Wasser aus einer unterirdischen Quelle stammen und außerdem eine bestimmte Menge an Mineralstoffen enthalten. Eine Verordnung definiert im deutschsprachigen Raum präzise die Inhaltsstoffe und die Abfüllung des Quellwassers.

Eine Kur im Bad beinhaltete noch vor rund einem halben Jahrhundert schlicht und einfach »Wasseranwendungen«. In den klassischen Kurbädern wie Bad Ems, Karlsbad oder Bad Ischl scharten sich die Kurgäste um Brunnen, aus denen ihnen das Heilwasser unablässig entgegensprudelte. Wassertreten war noch nicht ganz so modern und Whirlpools gehören eigentlich schon in die Generation, die etwas mit dem Begriff Spa anzufangen weiß. Wie auch immer man es bezeichnet, Wassertherapie im weitesten Sinn gehört zu den wirksamsten Heil- und Linderungsmitteln bei neurologischen Krankheiten, Magen-Darm-Beschwerden, Arthritis, gynäkologischen Problemen und Atemwegserkrankungen. In unserer Zeit wird Spa auch als Jungbrunnen betrachtet. Ob das hier beschriebene Mineralbad Sie verjüngt, ist nicht so sicher. Auf jeden Fall fühlen Sie sich danach um ein ganzes Stück wohler und wundervoll entspannt.

Füllen Sie Ihre Badewanne so hoch wie möglich mit warmem Wasser und geben Sie eine Hand voll eines duftenden Bademineralsalzes hinzu. Setzen Sie sich mit einem Glas voll Mineralwasser, in dem eine Scheibe Zitrone schwimmt, nun in die Badewanne. Ideal ist es, wenn Sie eine Nackenstütze (mit Saugnäpfen angebracht) verwenden. Lehnen Sie sich zurück und verharren Sie 20 Minuten entspannt und langsam und tief atmend.

Nippen Sie immer wieder an Ihrem Mineralwasser, um Ihrem Körper ausreichend Flüssigkeit zuzuführen. Nach dem Bad trocknen Sie sich gut ab, kuscheln sich in einen Bademantel und trinken nochmals in Ruhe ein bis zwei Gläser Wasser. Diese Wasserbehandlung wird so manches Gift aus Ihrem Körper vertreiben. Nehmen Sie sich danach noch die Zeit Ihren Körper mit kräftigen Strichen in eine dünne Schicht feuchtigkeitsspendende Hautcreme einzuhüllen.

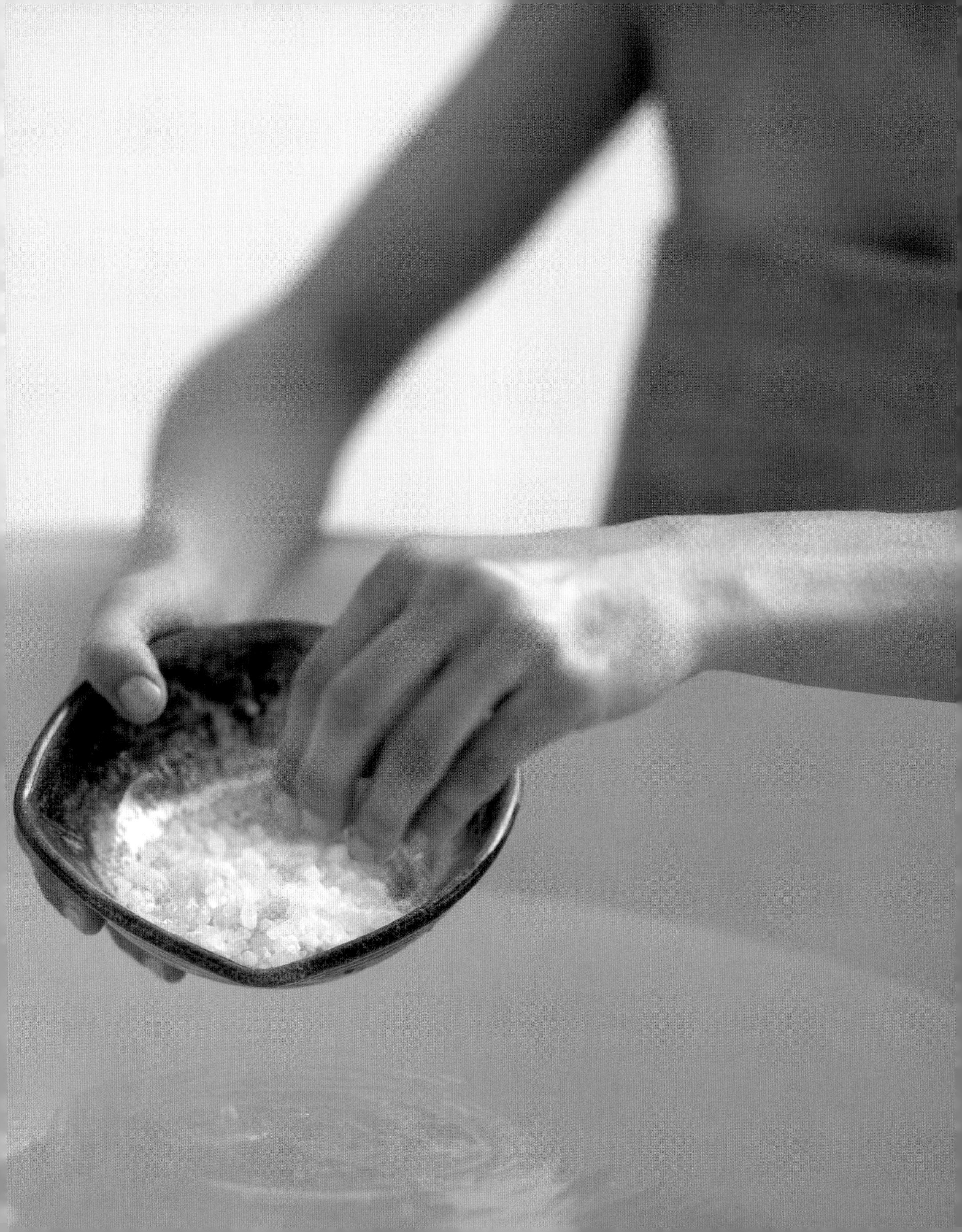

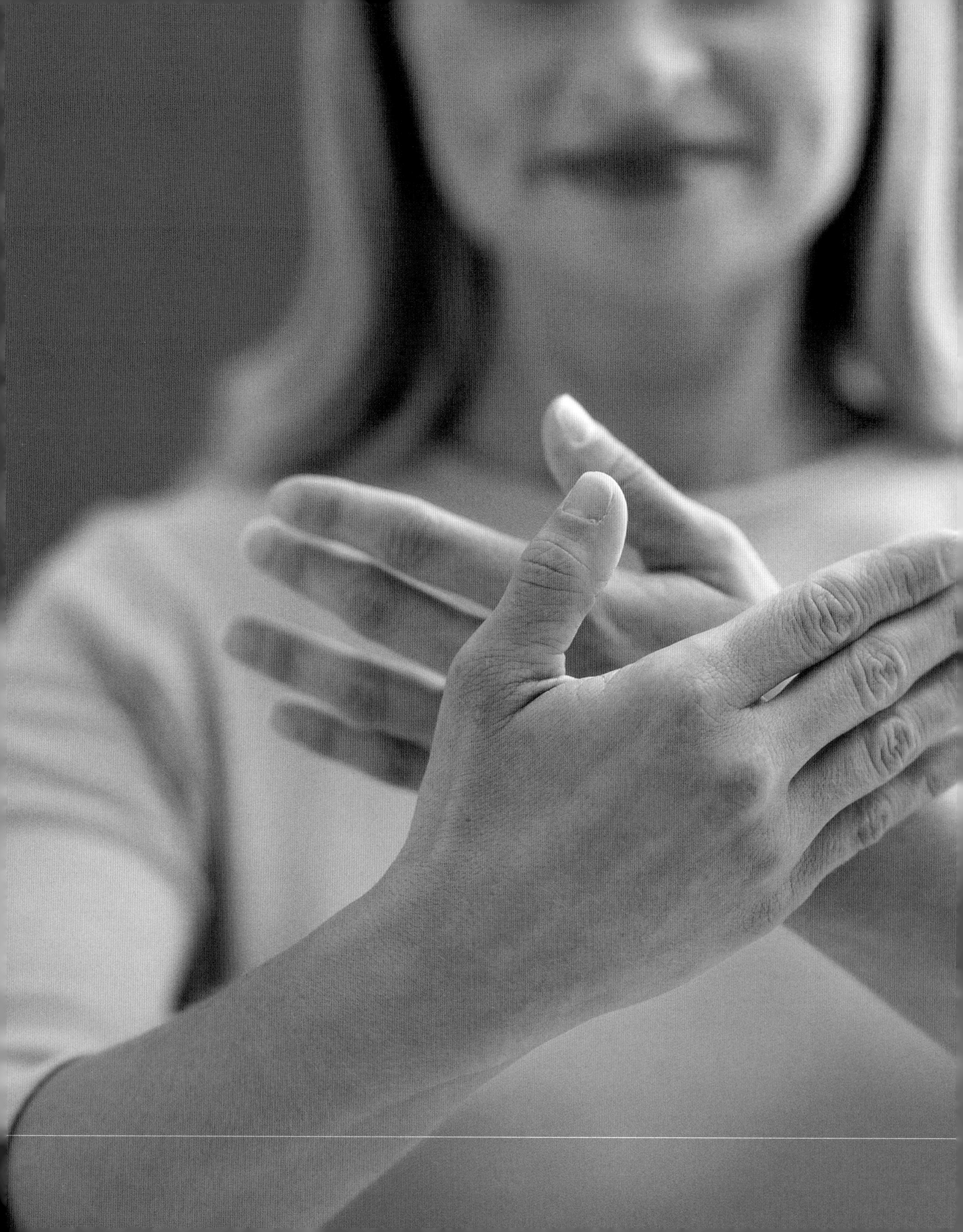

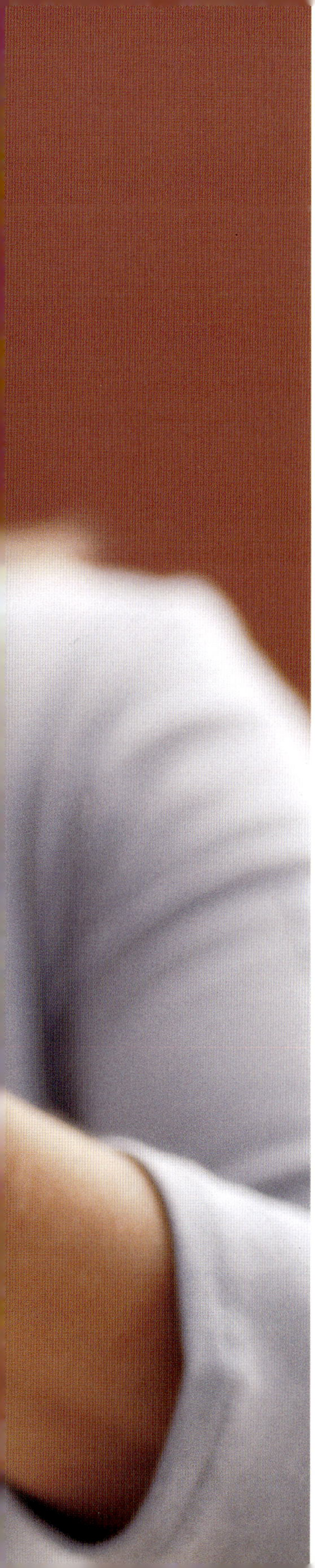

Entspannendes Tai Chi

Diese beruhigende, besänftigende und meditative Tai-Chi-Übung wird Ihnen helfen, sich zu entspannen – nach einer Tai-Chi-Stunde oder einfach nach einem langen Arbeitstag.

Das Gefühl einer angestauten Energie im Körper kennt gewiss jeder. Man könnte »platzen«; wir spüren eine bange Unruhe und fühlen uns schon durch Kleinigkeiten völlig überfordert. Abhilfe schafft die auf den folgenden Seiten beschriebene Tai-Chi-Übung, die auch von Tai-Chi-Lehrern gerne als Abschluss einer Tai-Chi-Stunde gewählt wird. Tai-Chi-Praktiker sind der Meinung, dass es wichtig ist, das Chi (die Lebensenergie) des Körpers nach der Ausführung einer Reihe von Tai–Chi-Bewegungen zu beruhigen. Diese uralte, nach innen gerichtete Form des Körpertrainings konzentriert sich darauf, den Lebensstrom zu sammeln und zu beleben. Wird er nicht beruhigt, kann die ausübende Person zerstreut oder unausgeglichen bleiben.

Die fließenden Armbewegungen in der folgenden Tai-Chi-Übung helfen, das Chi niederzudrücken und zu beruhigen. Stellen Sie sich vor, Sie würden ein zerknittertes Betttuch oder Tischtuch glätten. Manche Tai-Chi-Lehrer vergleichen diese Bewegungen auch mit der untergehenden Sonne. Was immer Sie sich vergegenwärtigen, denken Sie daran: Das Hauptziel ist, die Energie im Körper zu behalten, sie aber auf eine sanfte, meditative Weise zu entspannen.

WARUM TAI CHI ÄLTEREN BESONDERS NÜTZT

Schon nach den ersten zwei Wochen Ihres Tai-Chi-Trainings werden Sie sich entspannter und graziöser fühlen. Der erstaunliche Erfolg zeigt sich nach mehreren Monaten. In einer US-Studie heißt es: »Gleichgewicht und Beweglichkeit steigen bei älteren Frauen merklich an, nachdem sie drei Monate Tai Chi ausgeübt hatten.« In einer anderen in den USA ausgeführten Studie fand man heraus, dass sich ältere Erwachsene nach einem sechsmonatigen Tai-Chi-Kurs körperlich wesentlich selbstsicherer fühlten, insgesamt viel beweglicher waren und mehr Kraft sowie ein deutlich besseres Gleichgewichtsgefühl hatten.

Schritt-für-Schritt-Übung ►

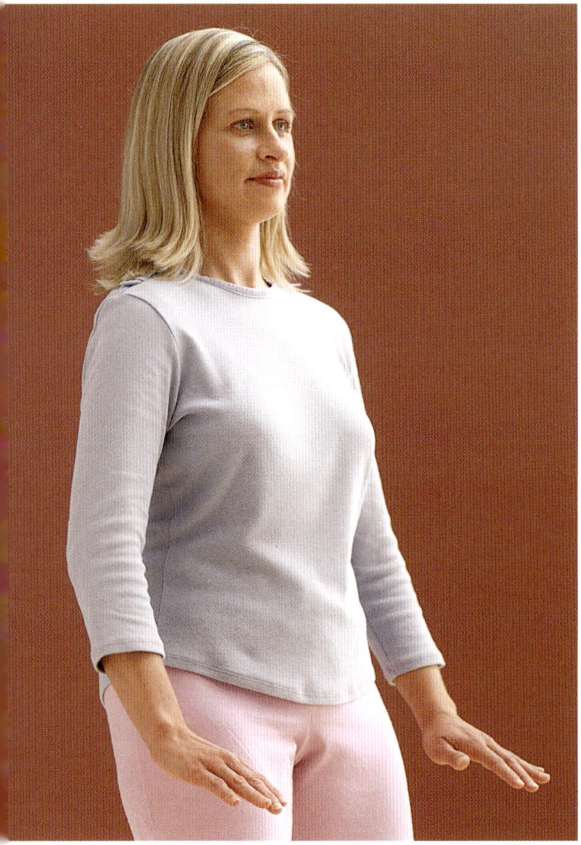

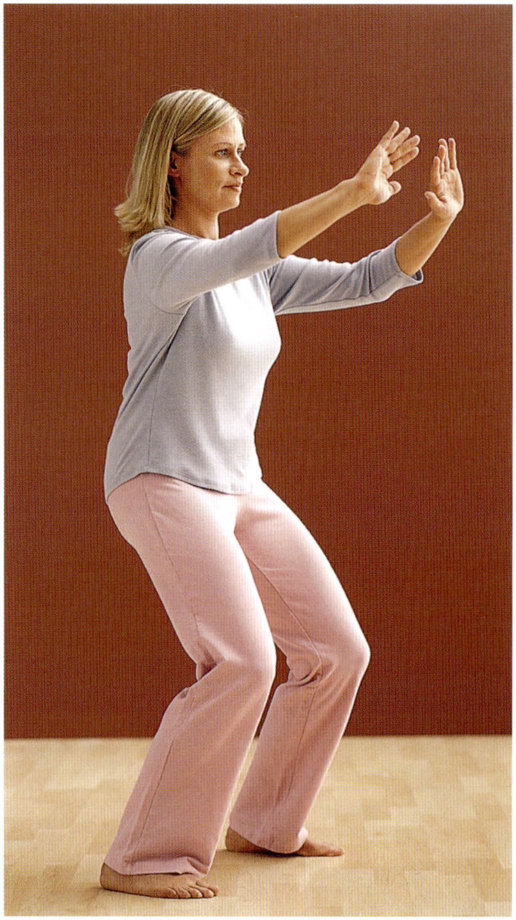

1 Stellen Sie sich mit hüftbreit stehenden Füßen und nach vorne weisenden Zehen aufrecht hin. Die Arme hängen entspannt herab, wobei die Handflächen parallel zum Boden stehen. Ihr Blick ist nach vorne gerichtet. Gehen Sie mit leicht angespannten Gesäßmuskeln in die halbe Hocke. Ihre Knie sollten entspannt sein. Während Sie nach unten sinken, beginnen Sie die Hände zu heben.

2 Leicht und natürlich atmend heben Sie nun die Hände weiter bis in Kinnhöhe, wobei Ihre Handflächen nach außen zeigen. Führen Sie anschließend Ihre Arme langsam nach außen und beschreiben Sie einen großen Kreis nach unten, bis sich die Hände in Brusthöhe wieder treffen. Halten Sie die Augen immer geradeaus gerichtet.

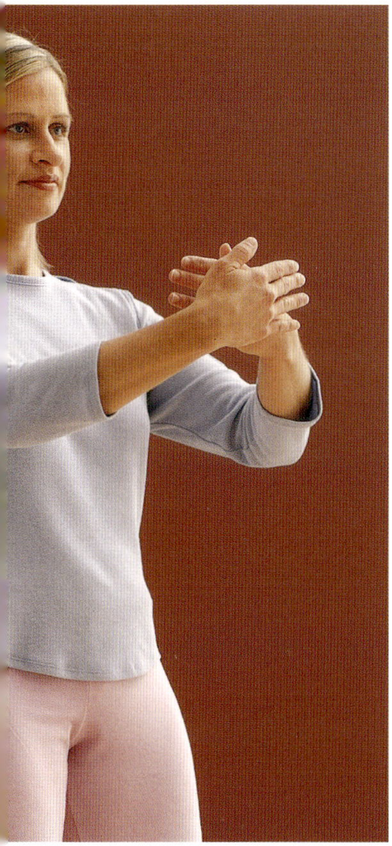

3 Halten Sie Ihre Hände mit leicht gebeugten Ellenbogen in Schulterhöhe über Kreuz, ohne dass sie sich berühren. Ihre Handflächen sind Ihnen zugewendet.

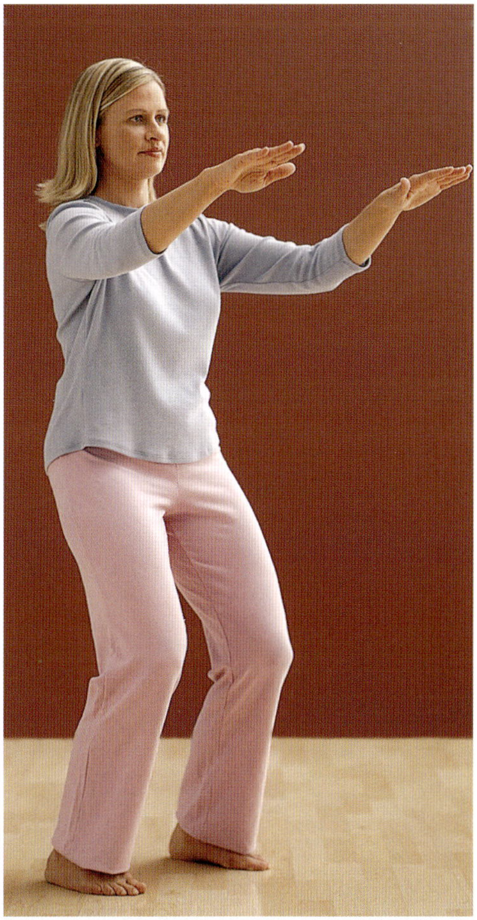

4 Drehen Sie die Handflächen parallel zum Boden und strecken Sie die Hände vor sich aus, so als ob Sie damit über eine Tischplatte streichen würden. Ihre Schultern sollten entspannt sein. Darauf achten, dass sie parallel zu den Hüften stehen und nicht hochgezogen sind.

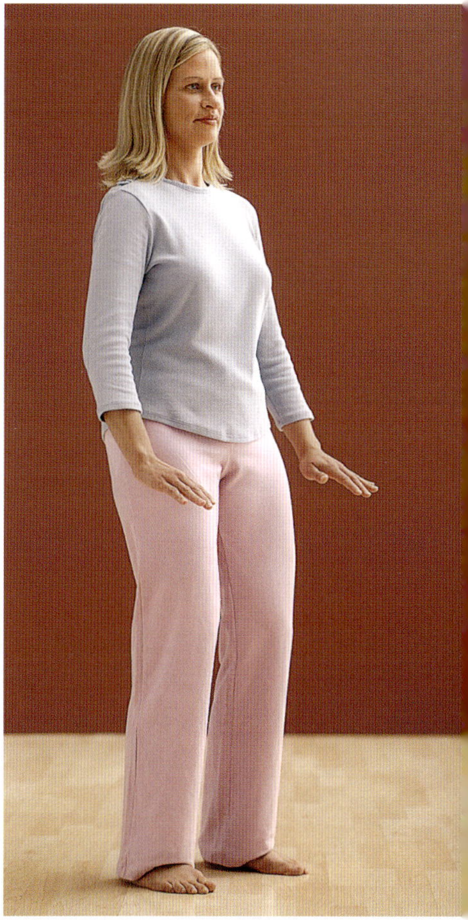

5 Stehen Sie weiterhin hüftbreit und erheben Sie sich aus der Hocke. Dabei lassen Sie Ihre Arme sinken, bis sie entspannt an Ihren Körperseiten ruhen. Zum Abschluss einen Fuß nach innen setzen, um die Füße zu schließen. 4-mal die Schritte 1 bis 5 wiederholen.

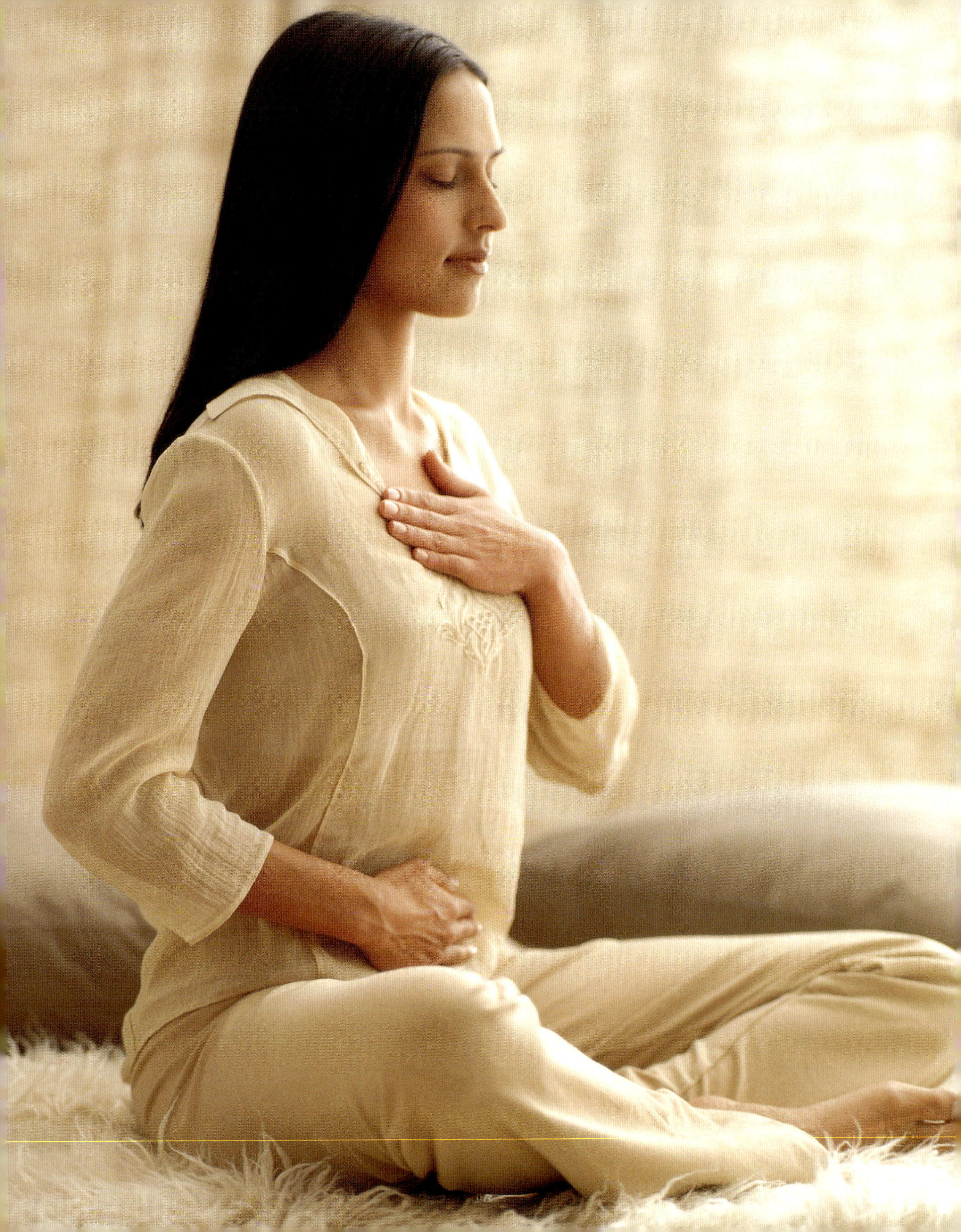

Tiefatmung

Diese traditionelle Yoga-Atmung verschafft Ihnen neue Energie, weitet Ihre Lungen und bringt Ihnen eine gute Portion Entspannung.

Der traditionellen Yoga-Atmung werden zahlreiche positive Wirkungen zugeschrieben. Sie hilft die Konzentration zu stärken, das Blut zu reinigen und mit Sauerstoff anzureichern und so viel *prana* (Lebenskräfte) zu sammeln, um mit sich und dem Himmel in Einklang zu kommen und zu bleiben.

Setzen Sie sich bequem auf die Erde und ziehen Sie beide Beine an Ihren Körper. Atmen Sie durch die Nase ein – bis tief in den Bauch hinein. Der Atem weitet Ihren Bauch und Brustkorb und hebt Ihre Schlüsselbeine (nicht Ihre Schultern) mit dem Aufsteigen Ihres Atems. Versuchen Sie die ganze Kapazität Ihrer Lunge auszunutzen. Beim Ausatmen sollten sich erst die oberen Lungen (der Bereich unter Ihren Schlüsselbeinen) leeren, dann der Bereich des Brustkorbes und schließlich Ihr Bauch senken. Anfangs wird es Ihnen schwer fallen, den Weg Ihres Atems zu kontrollieren. Zum Üben legen Sie eine Hand auf Ihren Bauch und die andere an Ihren Hals, so können Sie spüren, wie Ihr Körper sich beim Ein- und Ausatmen bewegt.

DIE KRAFT DER TIEFATMUNG

»Entspannen und tief atmen.« Diesen Ratschlag hören Sie überall, wo es um Körpertraining oder auch medizinische Behandlung geht. Es handelt sich dabei um einen ausgezeichneten Ratschlag, denn der Körper reagiert tatsächlich darauf (Hering-Breuer-Reflex): Wenn Sie tief einatmen, senden die Rezeptoren der Lungen dem Herz-Kreislauf-System das Signal zur Entspannung und zur Senkung der Herzfrequenzrate. Außerdem bringt die Tiefatmung mehr Sauerstoff ins Blut und »öffnet Ihre Brust«. Für Yogis ist dies mit der Stimulation des Herzchakras (s. S. 244) verbunden. Dieses Chakra beeinflusst Liebe und Sich-Öffnen. Tief und langsam atmen können Sie zu jeder Zeit, an jedem Platz und immer bringt es Ihnen Ruhe.

Atem ohne Ende

Die meisten Menschen atmen 12-mal pro Minute. Das macht etwa 17 000 Atemzüge pro Tag. Der menschliche Körper benötigt über 90 Liter Sauerstoff, um seine Funktionen aufrechterhalten zu können. Die meisten Atemzüge erfolgen unbewusst. Erst wenn wir intensiver atmen, gelangt mehr Sauerstoff in unsere Muskeln; z. B. beim Körpertraining. Bei körperlicher Belastung atmen wir 60-mal häufiger als normal.

Nackenmassage

Stress, Spannung, Ärger und so manche alltägliche Unbill sitzen Ihnen im wahrsten Sinne des Wortes im Nacken – und schmerzen. Schaffen Sie Abhilfe!

Massage für Eilige
Wenn es Ihnen an Zeit fehlt, um zu einem professionellen Masseur zu gehen, können Sie sich die Vorteile einer Massage auch zu Hause verschaffen. Sie brauchen nichts weiter dazu als einen Stuhl und eine zweite Person. Die Massage dauert in der Regel nicht länger als 15 Minuten. Ihre Wirkung dagegen können Sie zumindest während des nächsten Tages genießen. Es sei denn, Ihre Nackenmuskulatur ist dermaßen verspannt, dass Ihnen nur die geübten Hände eines Fachmannes helfen können. In diesem Fall kann man von einer »Heim-Massage« nur abraten, sie kann mehr Schaden als Nutzen anrichten. Wie bei allen den Körper betreffenden Übungen heißt es auch hier: Aufhören, wenn es schmerzt!

Bitten Sie Ihren Partner oder eine Freundin, folgende entspannende Nackenmassage auszuführen. Sie setzen sich umgekehrt auf einen Stuhl und stützen Ihre Arme auf der Lehne ab, während der Massierende wie folgt verfährt:

1 Legen Sie die Arme auf die Schultern und pressen Sie einen Arm nach unten. Für drei Atemzüge halten, dann locker lassen. Dieselbe Abfolge mit dem anderen Arm wiederholen. Pressen Sie dann beide Unterarme gleichzeitig auf die Schultern, während die Massierte langsam und tief einatmet und ihre Schultern gegen Ihre Unterarme stemmt. Beim Ausatmen pressen Sie Ihre Unterarme fester nach unten, während die Massierte sich entspannt und den Kopf in einer kleinen Kreisbewegung dreht.

2 Fassen Sie den Nacken der Massierten, während diese ihre Ellenbogen auf die Stuhllehne setzt und mit beiden Händen ihren Kopf abstützt. Drücken Sie nun mit dem Daumen in die Muskulatur unterhalb des Haaransatzes. Drücken, wenn die Massierte einatmet, locker lassen, wenn sie ausatmet. Verfahren Sie weiter so, während Sie mit dem Daumen aufwärts am Haaransatz entlangwandern, bis sie oberhalb der Ohren angelangt sind. Diesen Schritt auf der anderen Kopfseite wiederholen.

3 Drücken Sie mit beiden Händen in die Muskulatur rechts und links der Halswirbelsäule. Gleiten Sie in kleinen kreisenden Bewegungen bis zum Halsansatz. 3-mal wiederholen.

4 Stützen Sie mit der einen Hand den Kopf der Massierten. Umfassen Sie mit der anderen den Hals und führen Sie mit den Fingern dieser Hand weiche Walkbewegungen rechts und links der Halswirbelsäule durch. Diesen Schritt 3-mal wiederholen.

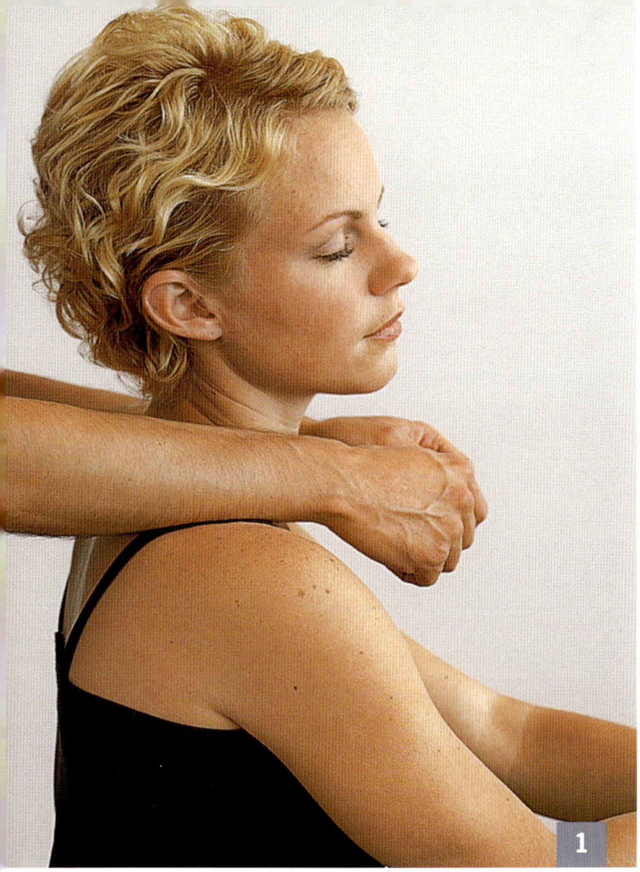
1
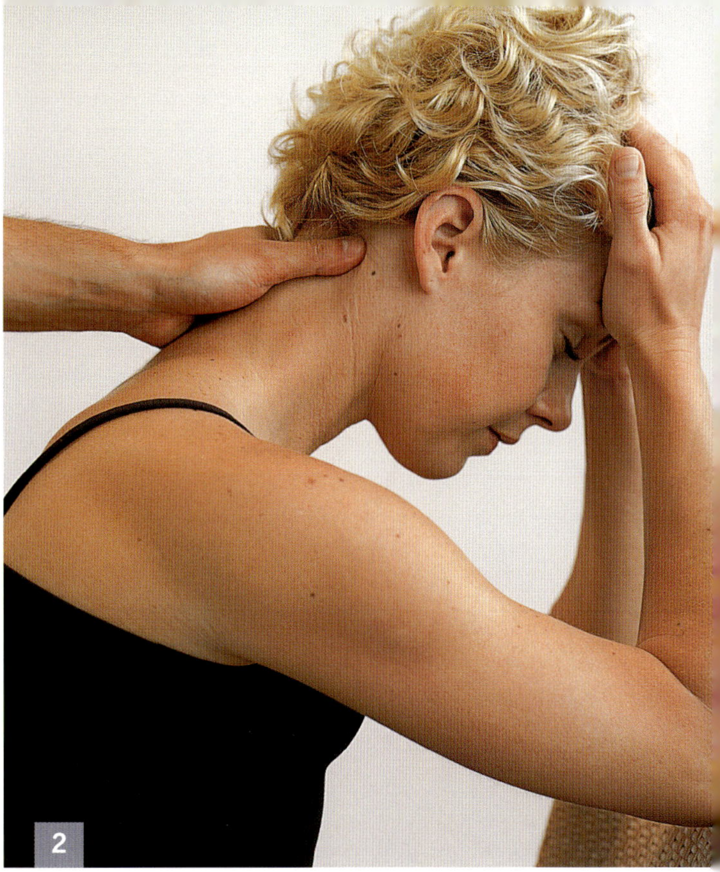
2
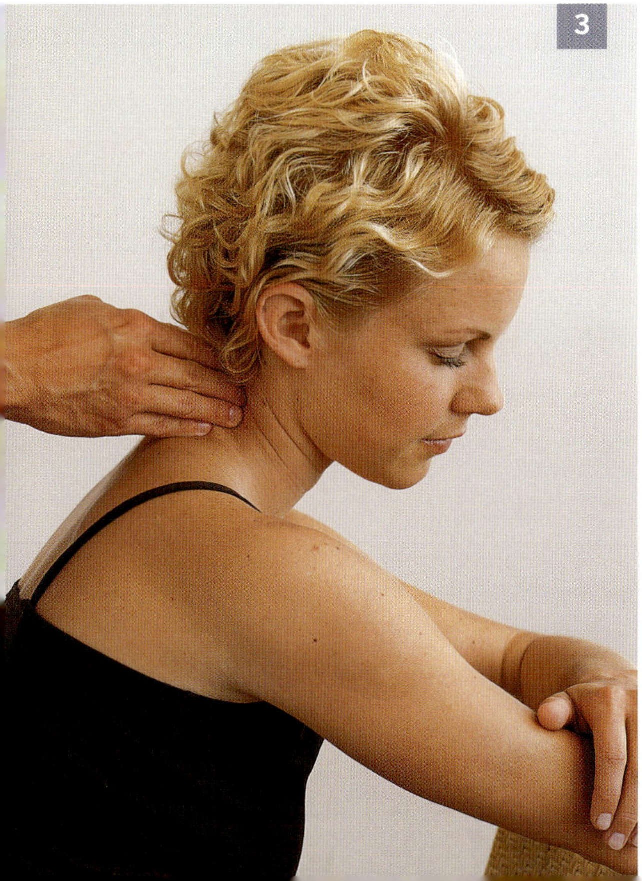
3
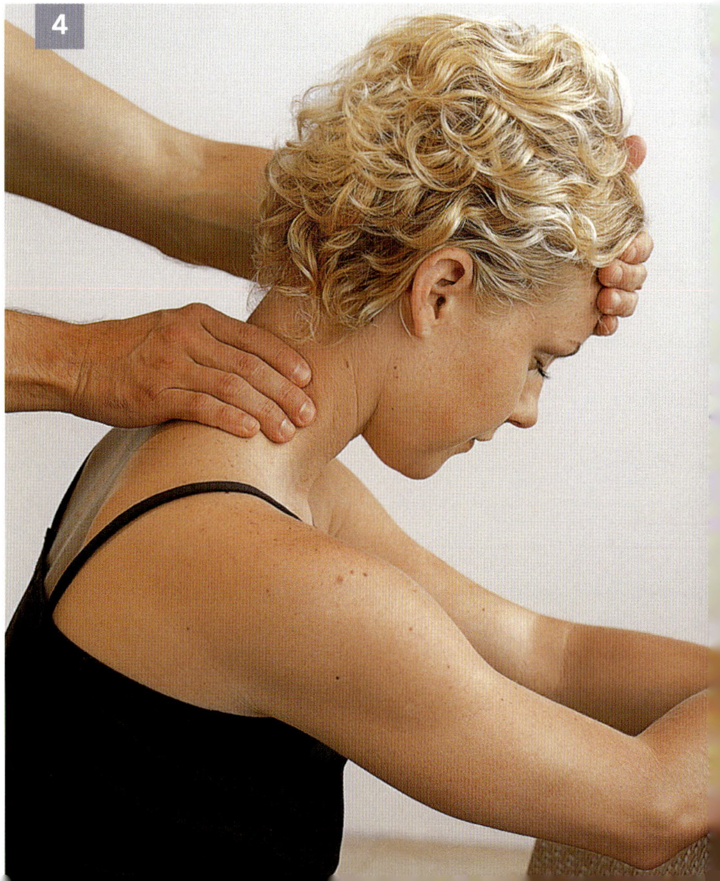
4

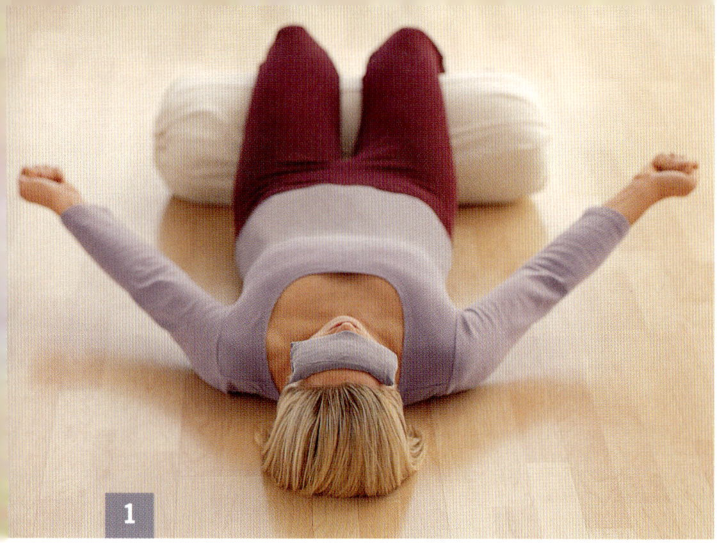

1

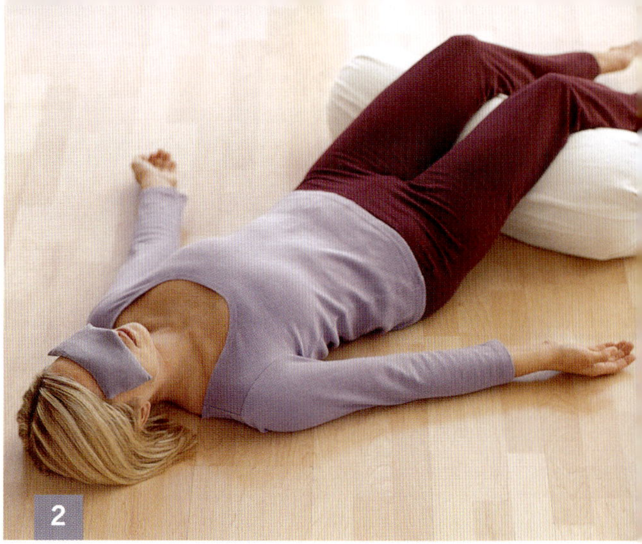

2

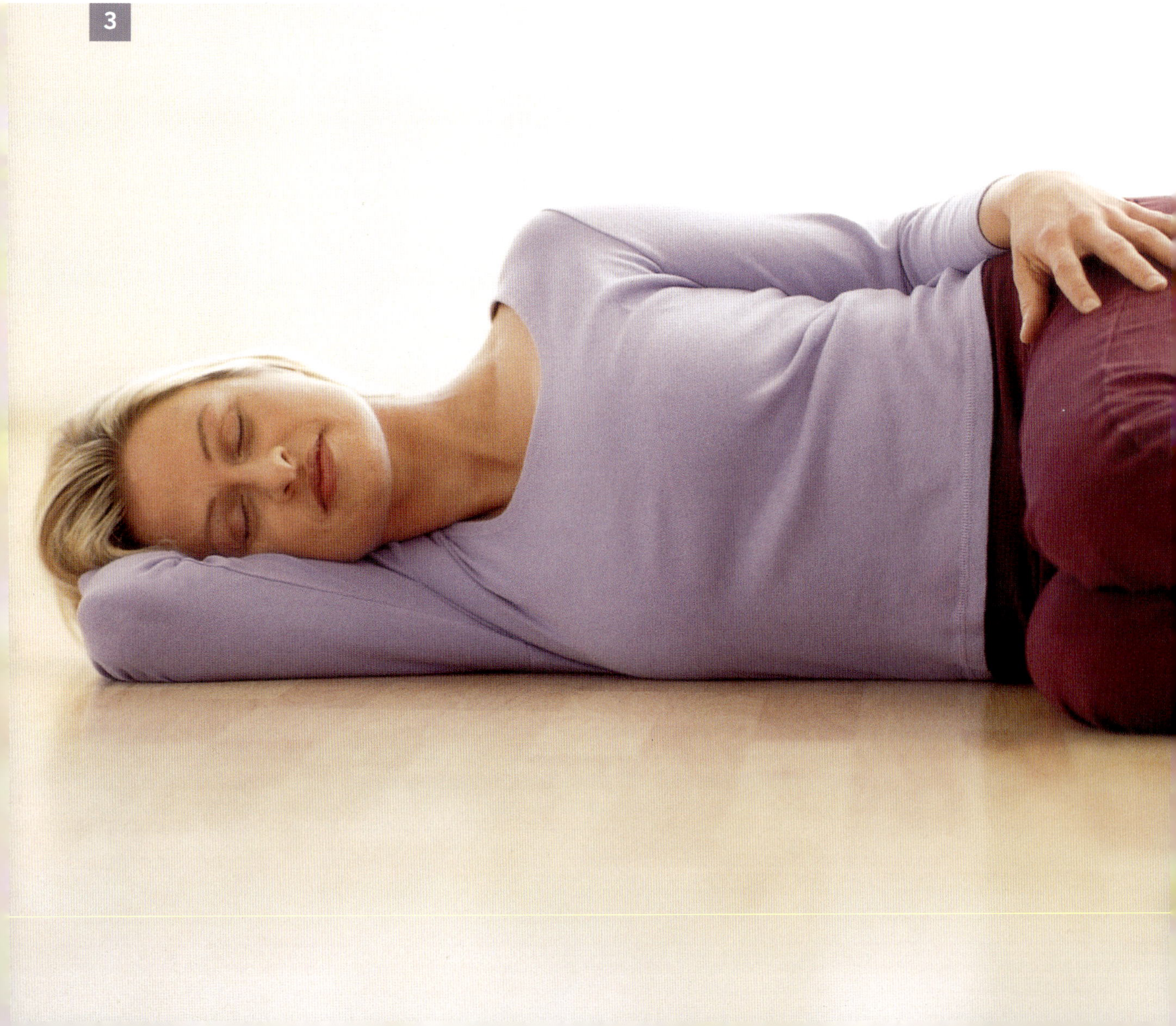

3

Glücksgefühle

Traditionell werden Yoga-Übungen mit einer tiefen Entspannung in Form von Meditation abgeschlossen, um all deren Nutzen im Körper zu verinnerlichen.

1 Legen Sie sich auf den Rücken. Am bequemsten ist es, wenn Sie Ihre angewinkelten Beine auf einem zusammengerollten Teppich oder einer festen Kissenrolle so abstützen, dass die Unterlage sich in den Kniekehlen befindet, während die Füße mit gestreckten Zehen in der Luft schweben. Bedecken Sie Ihre Augen mit einer Schlafmaske. Die Arme liegen ausgebreitet mit nach oben weisender Handfläche auf dem Fußboden. Atmen Sie ein, halten Sie den Atem an, während Sie Ihre Arme einige Zentimeter vom Boden abheben. Die Position einige Sekunden halten, ausatmen und in der Ausgangsposition entspannen. Nun heben Sie beim Einatmen die Beine; spannen dabei die Beinmuskulatur an. Ausatmen und die Beine entspannen. Einatmen, tief in den Bauch atmen, ausatmen und entspannen. In dieser Weise den Hals heben und nach rechts und links drehen.

2 »Scannen« Sie nun Ihren Körper, d. h. widmen Sie jedem Fleckchen einen Moment Ihrer Aufmerksamkeit. Wenn Sie in einem Bereich eine Spannung entdecken, stellen Sie sich vor, wie diese Spannung auf einer hohen Welle davonschwimmt. Konzentrieren Sie sich vollkommen auf Ihren Atem. Hören Sie ihm zu und lassen Sie sich von ihm wie auf einer Wolke davontragen – genießen Sie dieses Gefühl der Glückseligkeit.

3 Zum Ausklingen dieser Übung legen Sie sich auf die Seite, wobei Sie Ihren Kopf auf Ihrem nach oben angewinkelten Arm ruhen lassen. Ziehen Sie Ihre Beine an, wobei Sie die andere Hand auf dem Oberschenkel ablegen. Versuchen Sie, dabei so tief wie nur möglich zu atmen – genießen Sie die innere Ruhe, die in Ihnen aufkommt. Wenn Sie bereit sind, sich aufzurichten, bewegen Sie sich sehr langsam, stehen Sie langsam auf. Im ganzen Trubel Ihres Alltages wird diese glückselige Ruhe in Ihnen erhalten bleiben.

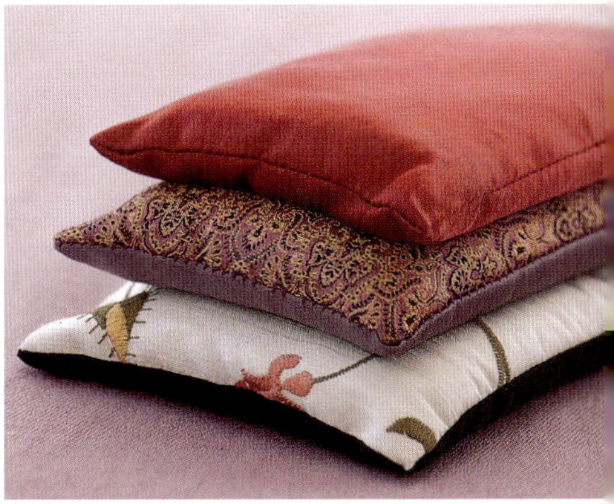

Schlafmaske
Die unter dem landläufigen Begriff Schlafmaske bekannten Augenmasken können Ihrer Meditation noch eine andere Dimension verleihen. Sie verwehren Ihnen den Blick in die Umgebung, sodass Sie sich leichter auf die Übungen und auf sich selbst konzentrieren können. In Reformhäusern, Apotheken oder in The Body Shop gibt es die unterschiedlichsten Modelle. Sie können die Augenmaske auch leicht selber aus weichem Stoff herstellen (siehe Foto 1 oder 2 links) und – wenn Sie wollen – mit aromatischen, beruhigenden Kräutern wie Lavendel und Kamille füllen.

Frühlings-Risotto

Schon die Zubereitung eines Risottos entspannt – wenn man sieht, wie schön der Reis aufquillt und sich mit den vitaminreichen Zutaten verbindet. Genuss pur!

Zutaten
500 g Fava-Bohnen-Kerne
8 Spargelstangen
2 bis 3 l Gemüse- oder Hühnerbrühe
60 ml Natives Olivenöl extra
1 mittelgroße Zwiebel
200 g Arborio-Reis
1 Knoblauchzehe
80 ml trockener Weißwein
1 kleiner Zucchino
60 g Parmesan
Salz und Pfeffer aus der Mühle
4 Esslöffel zerkleinerte Petersilie
1 Hand voll frischer Basilikumblätter

- Für 4 Personen
- Vorbereitung: 25 Minuten
- Kochzeit: 25 Minuten

Nährwerte pro Person
Fava-Bohnen sind fettarm, aber reich an Ballaststoffen und Eiweiß.

Kalorie	380
Kilojoules	1580
Eiweiß	15 g
Kohlenhydrate	57 g
Fette, gesamt	11 g
Gesättigte Fette	3 g
Cholesterin	10 mg
Natrium	900 mg
Ballaststoffe	7 g

Schneiden Sie den Spargel in kurze Stücke, die Zwiebel in feine Ringe, den Zucchino in feine Scheiben. Das Basilikum zerkleinern Sie grob, kurz bevor Sie es in den Risotto geben.

1 Fava-Bohnen werden Sie wahrscheinlich selten frisch bekommen, die getrockneten Kerne müssen Sie über Nacht einweichen. Frische Fava-Bohnen blanchieren Sie eine Minute lang in kochendem Wasser. Abkühlen lassen und die Haut der Bohnenkerne abziehen.

2 Den Spargel eine Minute blanchieren. Abgießen und die Spargelspitzen zum Garnieren beiseitelegen.

3 Die Hühnerbrühe erhitzen; sie darf aber nicht sprudelnd kochen.

4 Inzwischen in einer großen Pfanne bei mittlerer Hitze im Olivenöl die Zwiebeln zwei bis drei Minuten glasig braten. Den Reis und den Knoblauch hinzufügen und drei bis fünf Minuten unter Rühren braten, bis die Reiskörner glasig werden.

5 Den Wein zugießen und weiterrühren, bis der Reis die Flüssigkeit aufgesaugt hat. Unter ständigem Rühren nun die heiße Brühe nach und nach hinzufügen. Warten, bis der Reis die Flüssigkeit aufgesaugt hat, wobei er aber nicht trocken werden darf. Nach etwa 12 Minuten die Zucchini, die Bohnen und den Spargel hinzufügen. Weiterrühren und weitere Brühe hinzufügen, bis der Reis weich, aber noch körnig ist.

6 Die Pfanne vom Herd nehmen, den Parmesan unterrühren. Mit Salz und Pfeffer abschmecken. Die Petersilie und das Basilikum unterheben. Den Risotto in eine vorgewärmte Schüssel geben und mit den Spargelspitzen garnieren. Nach Belieben zusätzlich geriebenen Parmesan auf den Tisch stellen.

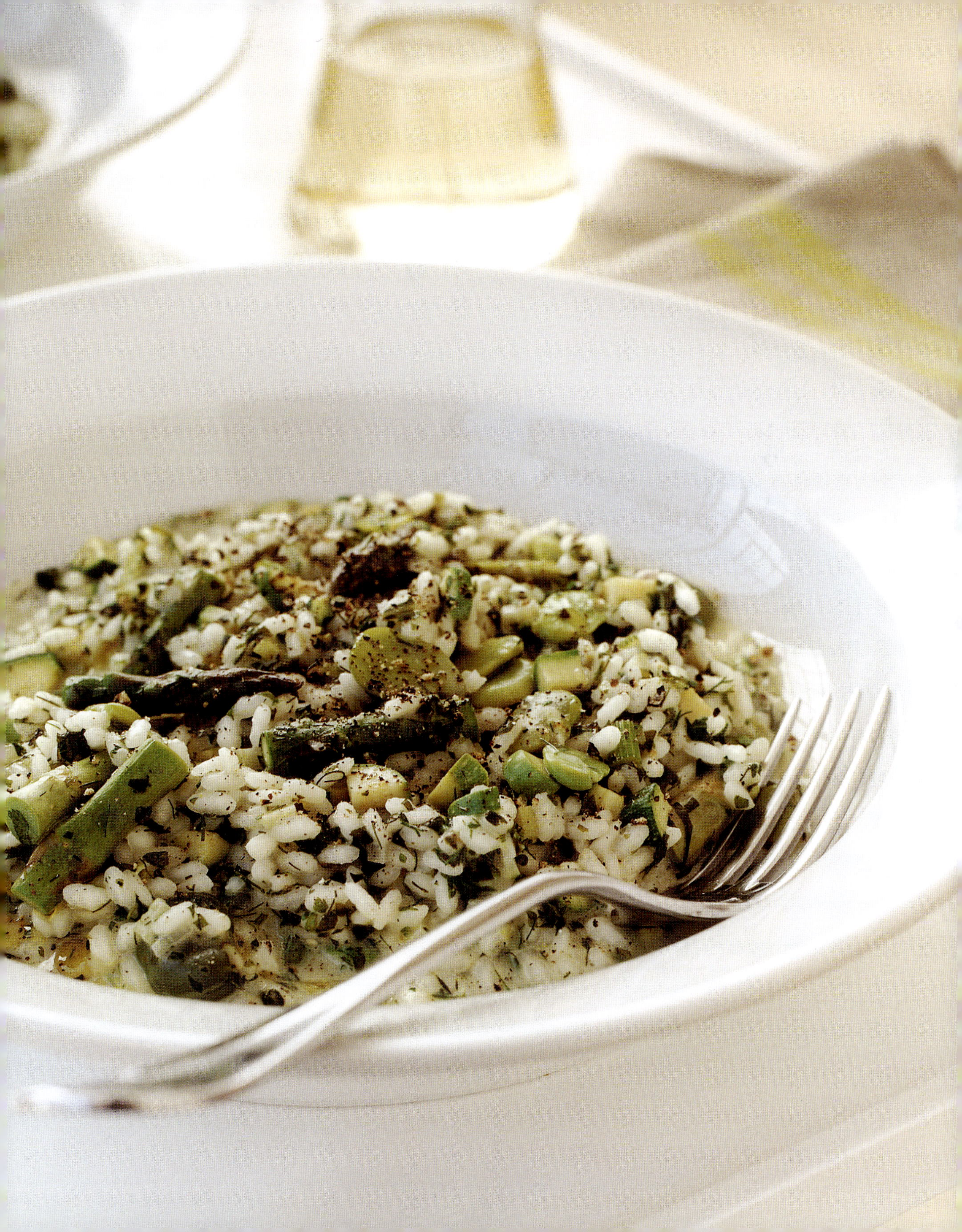

Verwöhnen

Häufig ist der Begriff »verwöhnen« mit Vergnügungen verbunden, die Schuldgefühle hervorrufen. Aber es gibt durchaus auch gesunde und erbauliche Genüsse, die Ihnen ein bisschen von dem geben, was Sie wirklich verdienen …

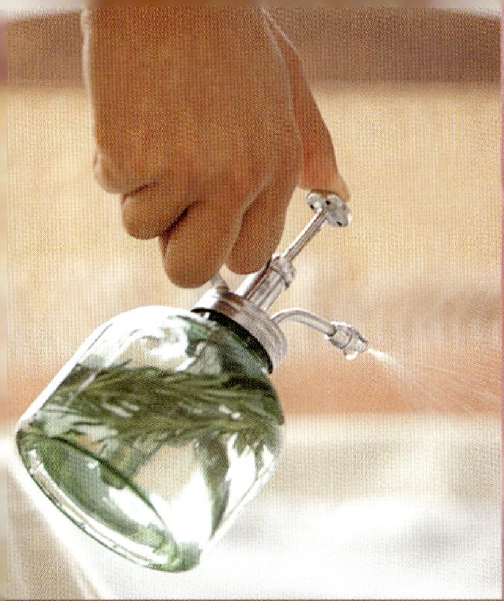
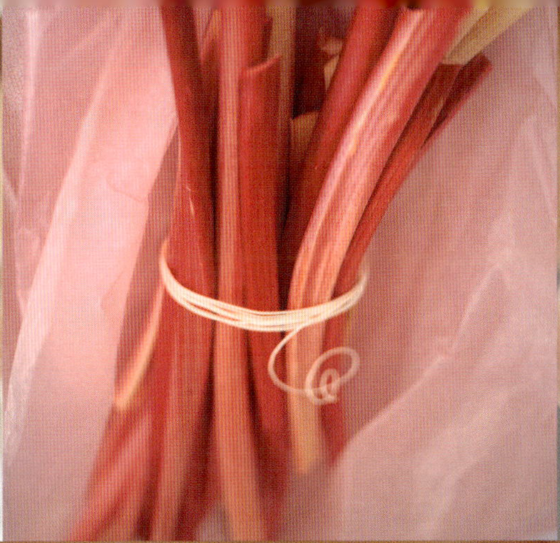
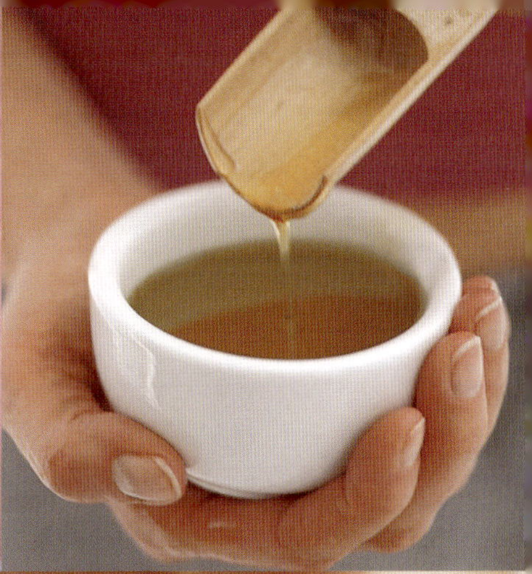
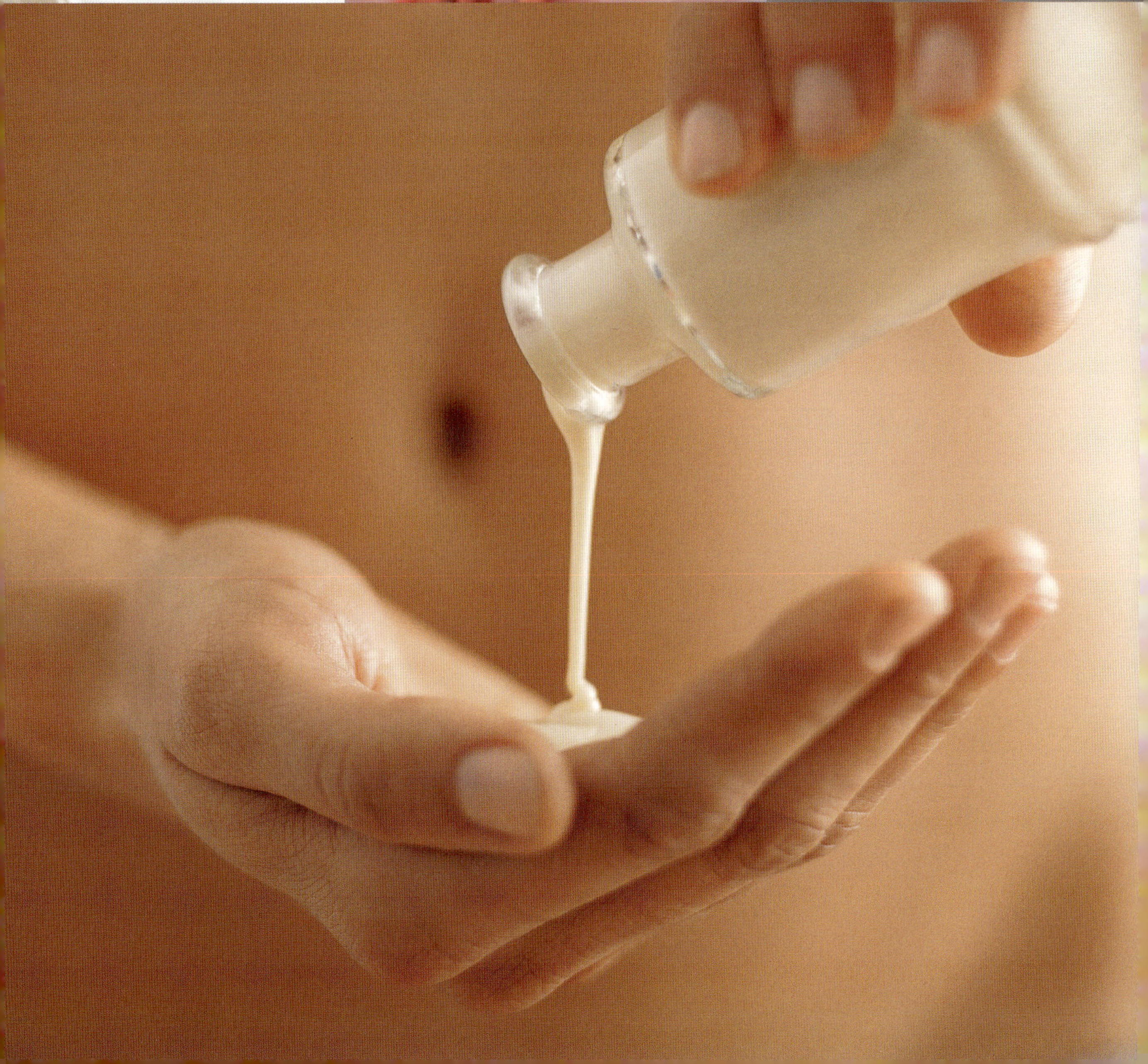

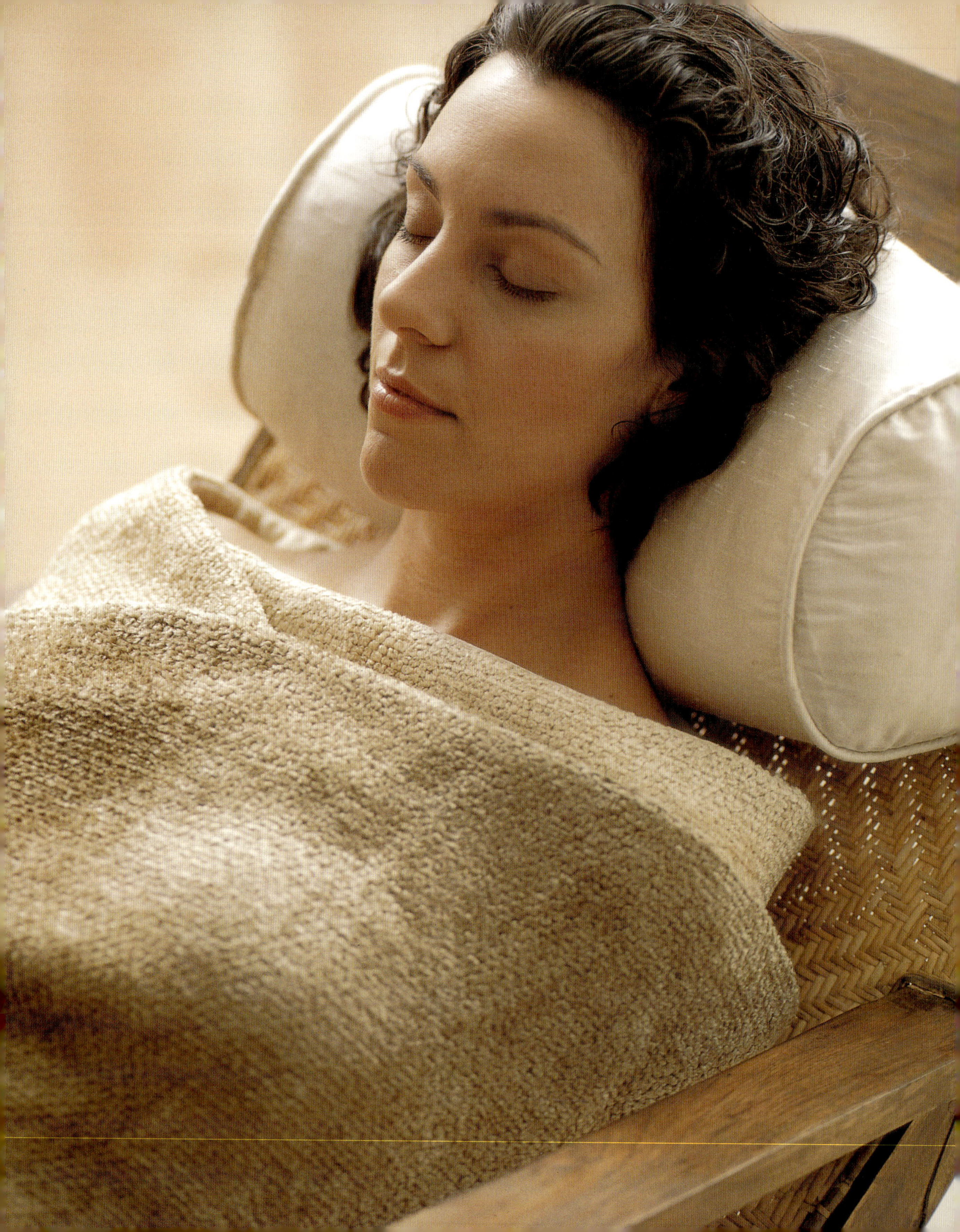

Verwöhnen

Als erwachsener Mensch weiß man ganz gut, was einem gefällt und schmeckt, welche Gesellschaft man bevorzugt und was man gerne tut. Nicht jeder gönnt sich diese Annehmlichkeiten des Lebens so ohne weiteres. Vor allem Frauen plagen mitunter Schuldgefühle. Doch irgendwann muss man sich einfach mal rundum verwöhnen – mit gutem Gewissen, denn jeder hat sich das verdient.

Die in diesem Kapitel beschriebenen Aktivitäten verwöhnen all Ihre Sinne, zum Beispiel mit einem herrlich duftenden Schlafzimmer oder einer Massage von dem geliebten Partner. Und bei den Vorschlägen für das Verwöhnen von Haut und Körper geht es um weit mehr als um einfache Körperpflege. Es sind ganzheitliche Kuren, die zwar etwas Zeit kosten, aber höchst erfreuliche Wirkungen zeigen. Sie finden auch Anregungen, wie Sie Ihren abgespannten, müden Körper beleben, wie Sie so weit abschalten können, dass Sie in der Lage sind, sich Ihrer Umgebung – oder einer echten Auszeit – ohne Stressgefühle zu widmen. Ganz gleich, welche Aktivitäten Sie auswählen, denken Sie immer daran: Sie sollten die Sinne verwöhnen, die Seele beruhigen und den Geist beleben. Und das Ziel dabei ist: Sie glücklich zu machen und Ihr Wohlbefinden zu verbessern.

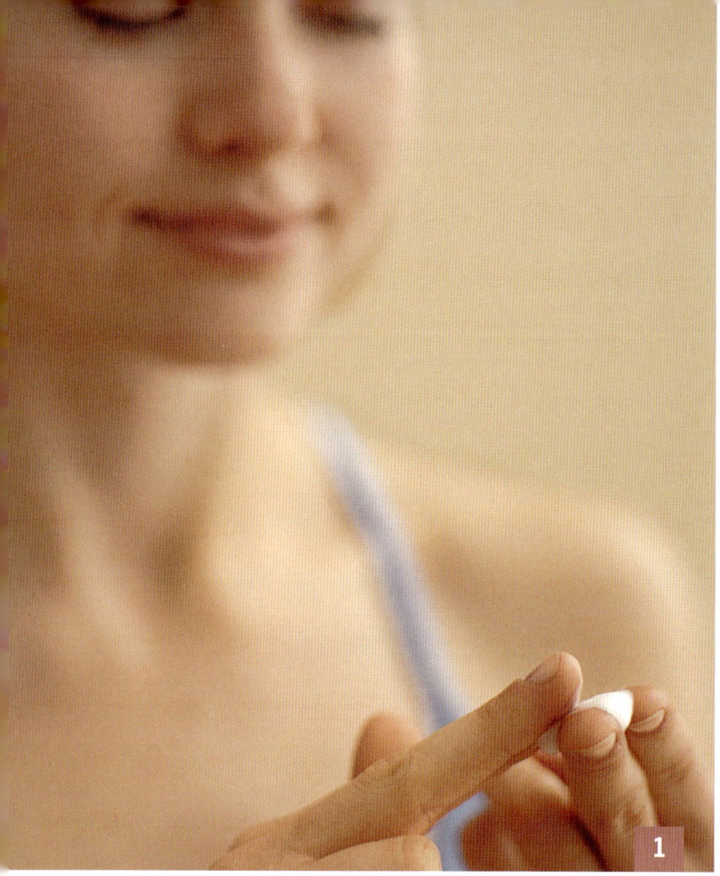
1

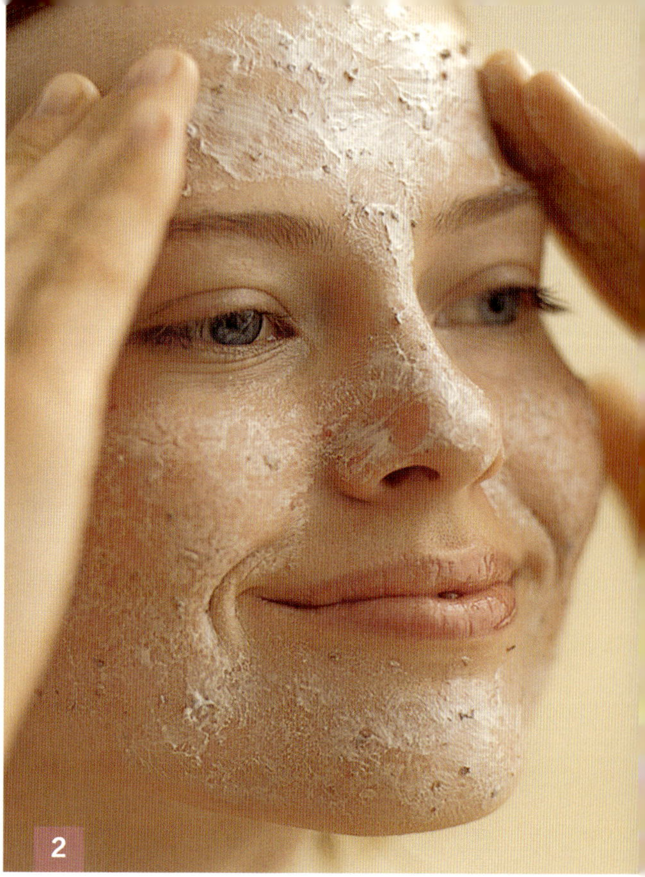
2

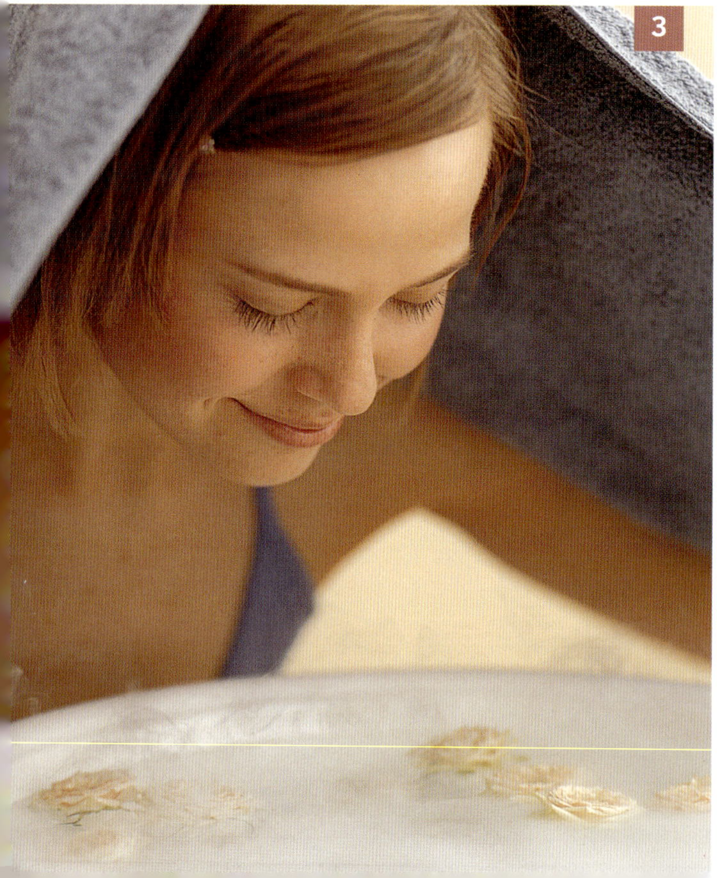
3

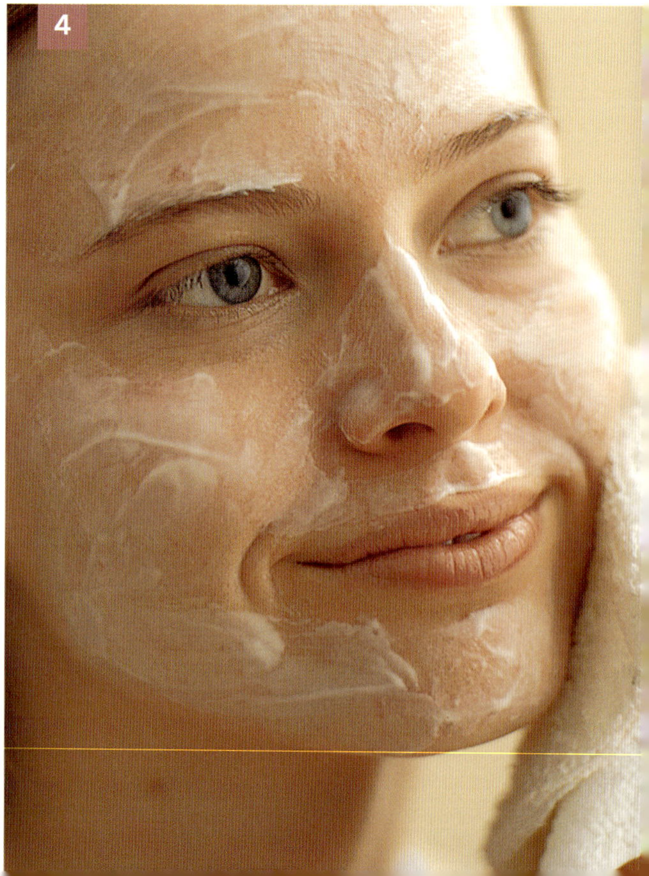
4

Luxus fürs Gesicht

Tägliche Hautpflege ist wichtig. Doch einmal in der Woche sollten Sie sich eine besondere Gesichtspflege gönnen, um eine gesunde Ausstrahlung zu sichern.

1 Beginnen Sie wie bei der täglichen Gesichtsreinigung und verwenden Sie dabei – genau wie für die folgenden Pflegeschritte – die für Ihren Hauttyp passenden Produkte (s. S. 54 und 56). Das Gesicht anfeuchten und Ihr gewohntes Reinigungsmittel auf Gesicht und Hals in kreisenden Bewegungen einmassieren. Mit lauwarmem Wasser abspülen und die Haut sanft trockentupfen.

2 Machen Sie nun ein Peeling. Es entfernt abgestorbene Zellen und Unreinheiten und beschleunigt die Zellerneuerung – eine glatte, strahlende neue Hautschicht kommt zum Vorschein. Verreiben Sie das Peelingmittel sanft mit den Fingern in kreisenden Bewegungen auf dem Gesicht, wobei die Augenpartie ausgespart wird. Mit lauwarmem Wasser gründlich abspülen und die Haut trockentupfen.

3 Füllen Sie eine Schüssel mit kochendem Wasser. Geben Sie ein paar Tropfen ätherisches Öl dazu (gründlich mischen). Für trockene Haut eignet sich eine Rosen-Weihrauch-Mischung, Lavendel ist gut für normale und trockene Haut, Kamille empfiehlt sich bei empfindlicher Haut und Zitrone bei fettiger Haut. Beugen Sie sich so über die Schüssel, dass zwischen Ihrem Gesicht und dem dampfenden Wasser etwa 30 Zentimeter Abstand sind. Legen Sie sich ein Handtuch über den Kopf, damit die ätherischen Dämpfe nicht zu schnell entweichen. Das Dampfbad sollte 5 bis 10 Minuten dauern.

4 Auf die vom Dampf noch feuchte Haut tragen Sie eine Maske auf, z. B. ein Feuchtigkeit spendendes, klärendes oder beruhigendes Produkt. Verteilen Sie eine kleine Menge in einer dünnen, gleichmäßigen Schicht auf dem Gesicht. 10 bis 20 Minuten einwirken lassen. Entfernen Sie die Maske mit einem nassen Tuch und tupfen Sie die Haut vorsichtig trocken. Wenn Ihre Haut nicht sehr fettig ist, tragen Sie zum Abschluss noch eine Feuchtigkeitscreme auf.

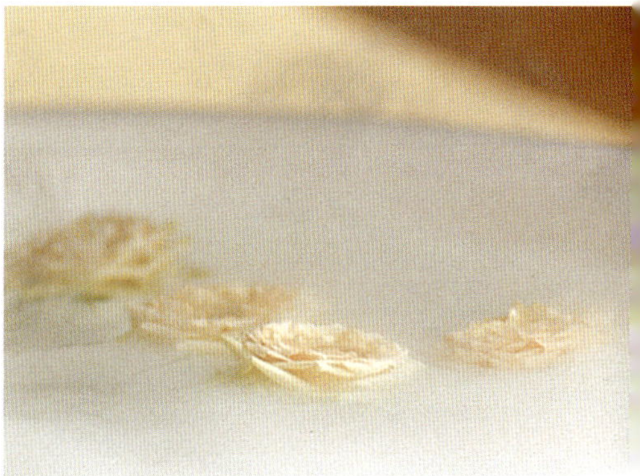

Optimale Pflege mit Rosenöl
Kühlend, entspannend und kräftigend wird Rosenöl für seine verjüngende Wirkung hoch geschätzt, besonders von Frauen mit trockener und reifer Haut. Leider ist es in unverdünnter Form ziemlich teuer, dafür aber auch hochwirksam. Dieses Öl mildert Fältchen, reichert die Haut mit Feuchtigkeit an, wirkt abschwellend und reinigt verstopfte Poren gründlich. Außerdem wirkt das süße Blütenaroma beruhigend und sorgt für erholsamen Schlaf.

Die Katze und die Kuh

Vorbilder für diese wohltuenden Yoga-Positionen, die den Rücken und die Kernmuskeln stärken, waren der Katzenbuckel und die Haltung einer Kuh.

Richtig heben
Das falsche Heben schwerer Gegenstände ist einer der häufigsten Gründe für Rückenverletzungen. Gehen Sie fürs Anheben schwerer Gegenstände mit geradem Rücken in die Hocke. Spannen Sie das Gesäß an, halten Sie den Gegenstand dicht am Körper. Nutzen Sie beim Aufstehen die Beinmuskeln – nicht die Rückenmuskulatur!

1 Für die Kuh-Position beginnen Sie auf allen Vieren: Die Hände unter den Schultern, die Knie unter den Hüften und die Ellbogen entspannt. Wenn Sie schwache Handgelenke haben, vermindern Sie den Druck, indem Sie eine Faust machen mit nach vorne gerichteten Daumen. Atmen Sie ein, drücken Sie den Bauch nach unten, wenn sich der Brustkorb weitet, und heben Sie Kopf und Steißbein ganz vorsichtig an, sodass ein leichtes Hohlkreuz entsteht.

2 Für die Katzen-Position atmen Sie aus, während Sie Ihr Zwerchfell und den Bauch anspannen. Heben Sie den Rücken an, während Kopf und Steißbein abgesenkt werden – wie eine buckelnde Katze.

Wiederholen Sie beide Schritte 4- bis 10-mal. Sie können damit auch das *mantra japa*, das Wiederholen eines Wortes oder eines Satzes verbinden. Ob stimmlos oder laut ausgeführt, es wird immer mit dem Atemrhythmus synchronisiert und hilft dabei, die Yoga-Positionen verstärkt als meditatives Erlebnis zu empfinden. Sie können beliebige Worte oder Sätze verwenden. Falls Ihnen nichts Passendes einfällt, nehmen Sie einfach das Sanskrit-Wort *shanti* (ausgesprochen: shaahntii) – es bedeutet »Frieden«.

DEN RÜCKEN SCHONEN	DAS SOLLTEN SIE TUN:	DAS SOLLTEN SIE VERMEIDEN:
Machen Sie häufig Pausen, um Ihren Rücken zu dehnen, wenn Sie längere Zeit am Schreibtisch oder Computer arbeiten bzw. anstrengende Hausarbeiten erledigen. Auch die nebenstehenden Tipps helfen Ihnen, Ihren Rücken zu schonen und die lästigen Rückenschmerzen zu vermeiden.	• Auf der Seite schlafen und dabei mit einem Kissen den Nacken stützen. • Beim Sitzen immer die Füße auf den Boden stellen. • Beim Sport oder bei der Hausarbeit auf eine gute Haltung achten. • Ihre Bauch- und Rückenmuskeln regelmäßig trainieren.	• Auf dem Bauch schlafen. • Die Beine beim Sitzen überkreuzen. • Ständig eine schwere Tasche tragen, die Sie einseitig belastet. • Sehr hohe Stöckelschuhe tragen. • Schuhe (Latschen), die dem Fuß keinen Halt geben, tragen.

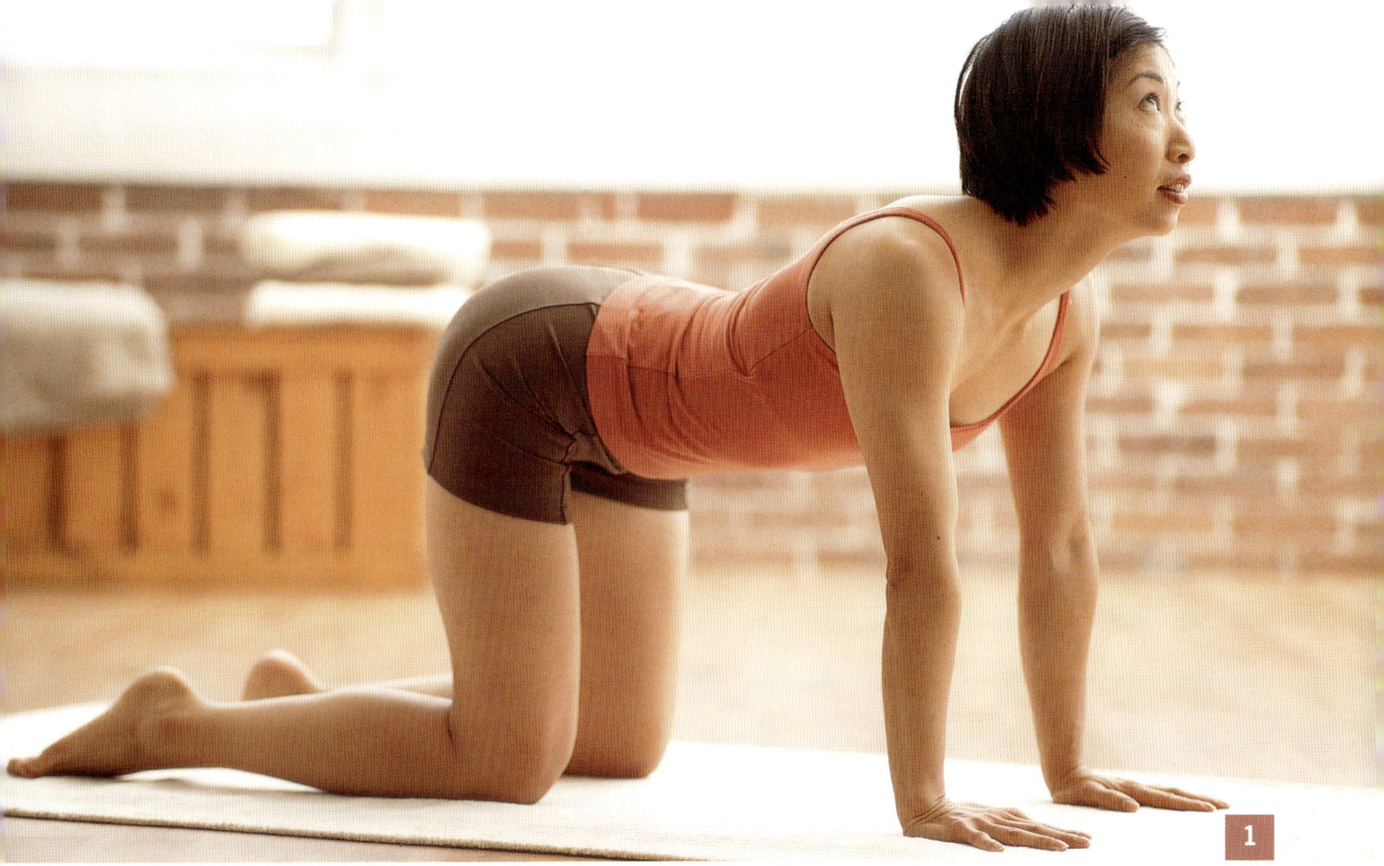

1

2

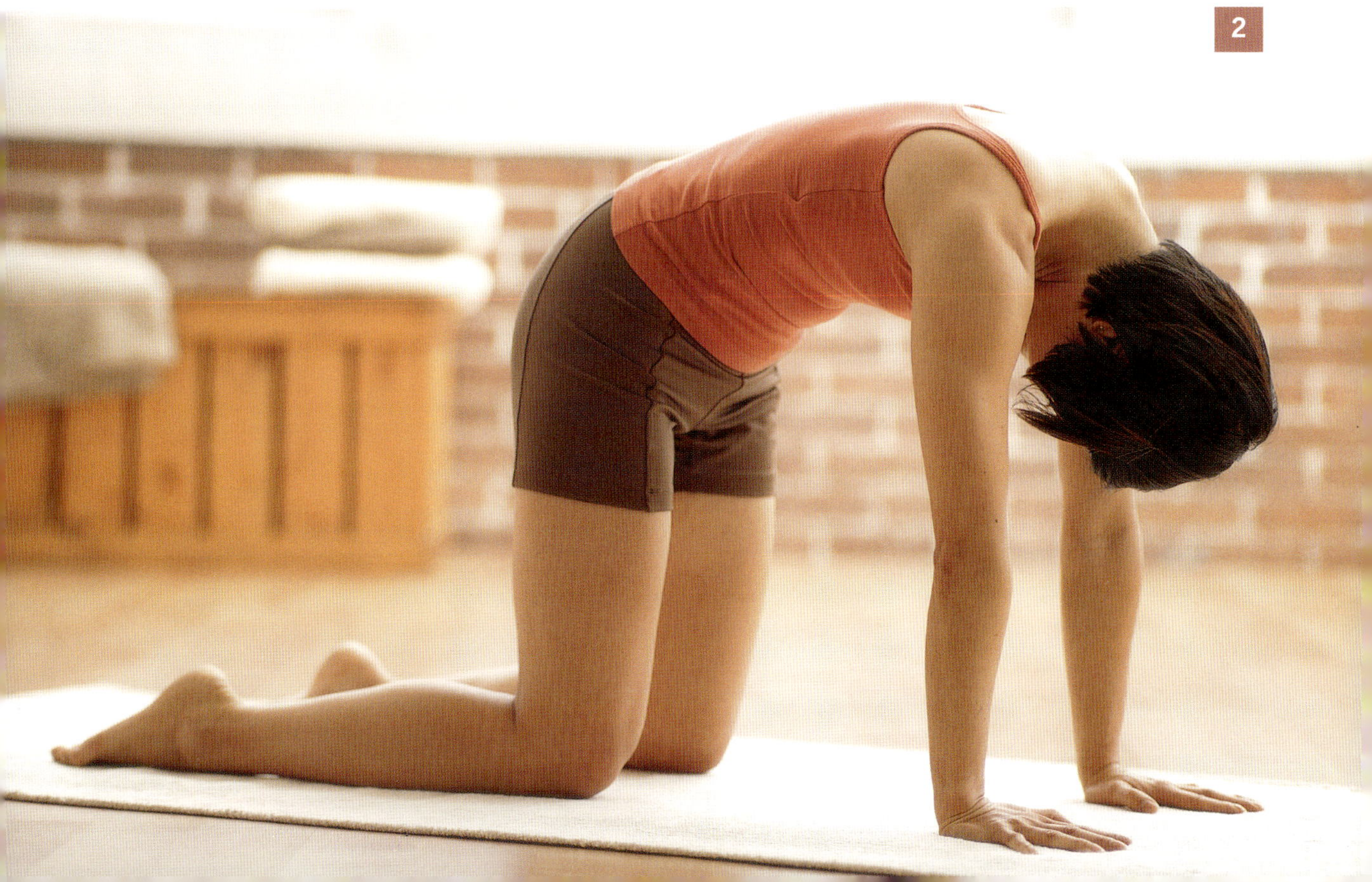

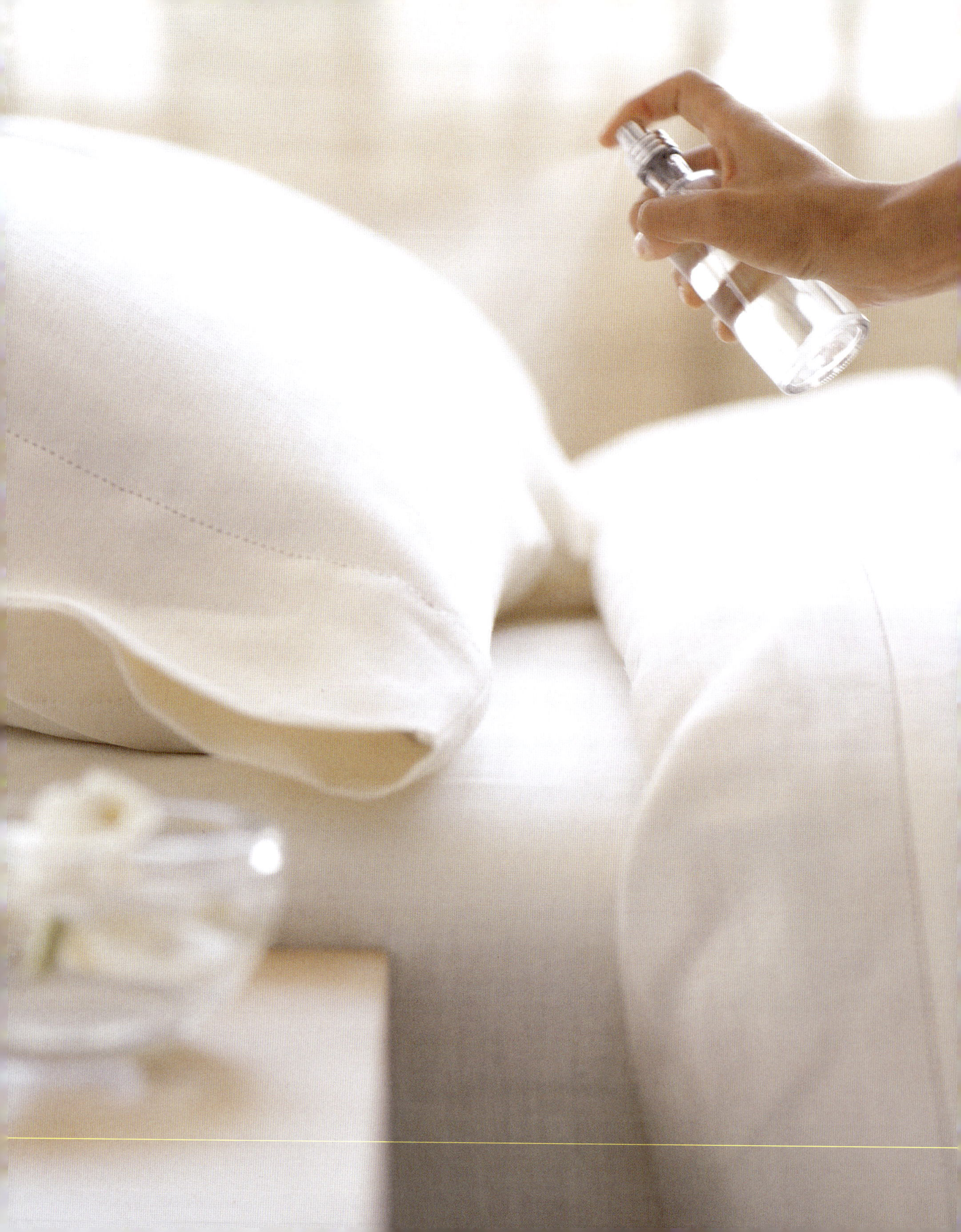

Duft zum Träumen

Der Duft ätherischer Öle im Schlafzimmer kann das Gefühl von Frische, Wärme, Verführung oder Frieden vermitteln – was immer Sie sich erträumen.

Als der Raum, in dem wir schlafen, träumen, lieben und uns zurückziehen, verdient das Schlafzimmer besondere Beachtung und etwas Kreativität. Man sollte es so einrichten, wie man es persönlich mag, damit es ein Ort der Zuflucht und zum Verwöhnen wird. Dabei hilft auch der richtige Duft.

Mit dem Versprühen ätherischer Öle im Schlafzimmer lassen sich unterschiedliche Wirkungen erzielen. Geben Sie Ihr Lieblingsöl oder eine Mischung in einen mit destilliertem Wasser gefüllten Zerstäuber. Sie können die Mischung in der Luft, auf den Bettlaken, Vorhängen oder dem Teppich versprühen. Verwenden Sie leichte, farblose Öle, um Flecken zu vermeiden, und besprühen Sie keine Holzmöbel.

Wählen Sie einen Duft Ihren Bedürfnissen entsprechend: Bergamotte oder Römische Kamille wirkt gegen Stress. Lavendel hilft beim Entspannen. Wenn Sie verliebt sind, soll der exotische Blütenduft Ylang-Ylang aphrodisierend wirken, ebenso wie Patchouli und Sandelholz. Mit Zitronen- oder Grapefruitöl wird der Raum erfrischt. Eukalyptus vertreibt muffigen Geruch – und Insekten.

»NICHT HEUTE NACHT, JOSEPHINE!«

Niemand weiß genau, ob Napoleon diese Worte tatsächlich jemals zu seiner Kaiserin gesagt hat. Grund dazu hätte er gehabt, denn Josephine schwärmte wohl für Moschus und tränkte angeblich die Tapete in ihrem Zimmer andauernd mit diesem durchdringenden, sinnlichen Duft. Statt das Feuer der Leidenschaft in Napeoleon zu wecken, verursachte er jedoch bei ihm nur rasende Kopfschmerzen. Kurzerhand ließ er die Wände des Damenzimmers mit Wasser abschrubben. Und Josephine übergoß er mit seinem Lieblingsduft: Veilchenparfum – die Blumen ließ er später auf ihr Grab pflanzen.

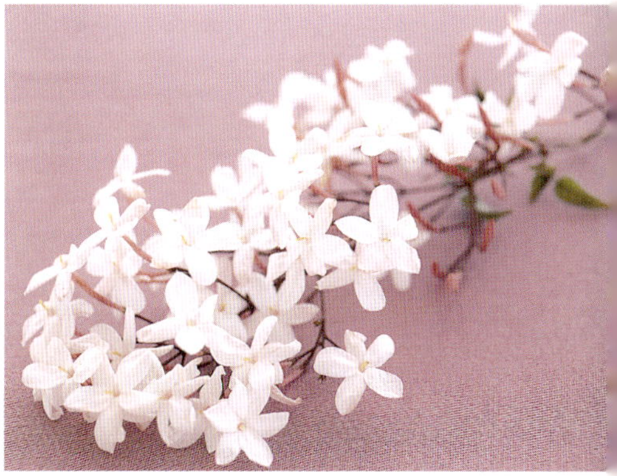

Duftmischung zum Verwöhnen

200 ml destilliertes Wasser
8 Tropfen Jasminöl
7 Tropfen Lavendelöl
7 Tropfen Sandelholzöl
3 Tropfen Vetiveriaöl

Massage am Kamin

Eine Massage ist ein wunderbarer Weg, dem Partner ganz nahe zu sein. Ein besonders romantisches Ambiente bietet ein warmes, knisterndes Kaminfeuer.

An einem kühlen Abend besitzt ein Kaminfeuer eine starke, urtümliche Anziehungskraft: Die Wärme wirkt entspannend, das Spiel von Licht und Schatten beruhigt auf fast hypnotische Weise und das Knacken des Holzes und sein Duft wecken unsere Sinne. Es ist der perfekte Ort für intime Berührungen. Machen Sie es sich am Feuer gemütlich und bitten Sie Ihren Partner um eine Massage.

Wenn Sie danach nicht zu müde und zu entspannt sind, sollten Sie sich revanchieren. Hier die Anweisung für Ihn (die dann natürlich auch für Sie gilt):

1 Gleiten Sie leicht und schnell über das Haar und kämmen Sie es sanft mit den Fingern durch. Beginnen Sie mit den ersten Strichen am Haaransatz an der Stirn und streichen Sie hinab bis zu den Haarspitzen. Dann fangen Sie die Streichbewegung an einer anderen Stelle des Haaransatzes an. Fahren Sie so fort, bis Sie den gesamten Kopf sanft gestreichelt haben.

2 Anschließend legen Sie die Handflächen auf den unteren Rücken Ihrer Partnerin. Nun mit sanftem Druck Richtung Nacken streichen, einen Bogen über die Schulterblätter beschreiben und seitlich zur Taille und zum unteren Rücken zurückkehren. Wiederholen Sie diese Bewegung und fordern Sie Ihren Partner auf, tief durchzuatmen, damit die Sorgen des Alltags mit jedem Atemzug entweichen können.

3 Um die Spannung zwischen Ihren Schulterblättern und in Ihrem Nackenbereich zu lösen, stützen Sie Ihren Partner mit einer Hand an der Schulter. Mit dem Daumen der anderen Hand drücken und massieren Sie die Muskeln zwischen dem Schulterblatt und der Wirbelsäule. Folgen Sie dem Rand des Schulterblattes von oben nach unten. Beginnen Sie mit leichtem Druck und verstärken Sie ihn erst, wenn Sie spüren, das sich die Muskeln entspannen.

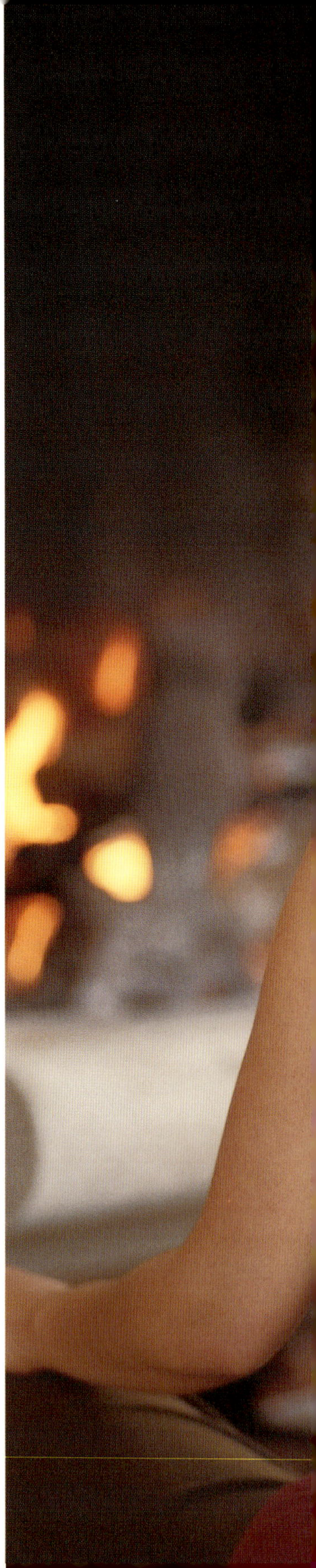

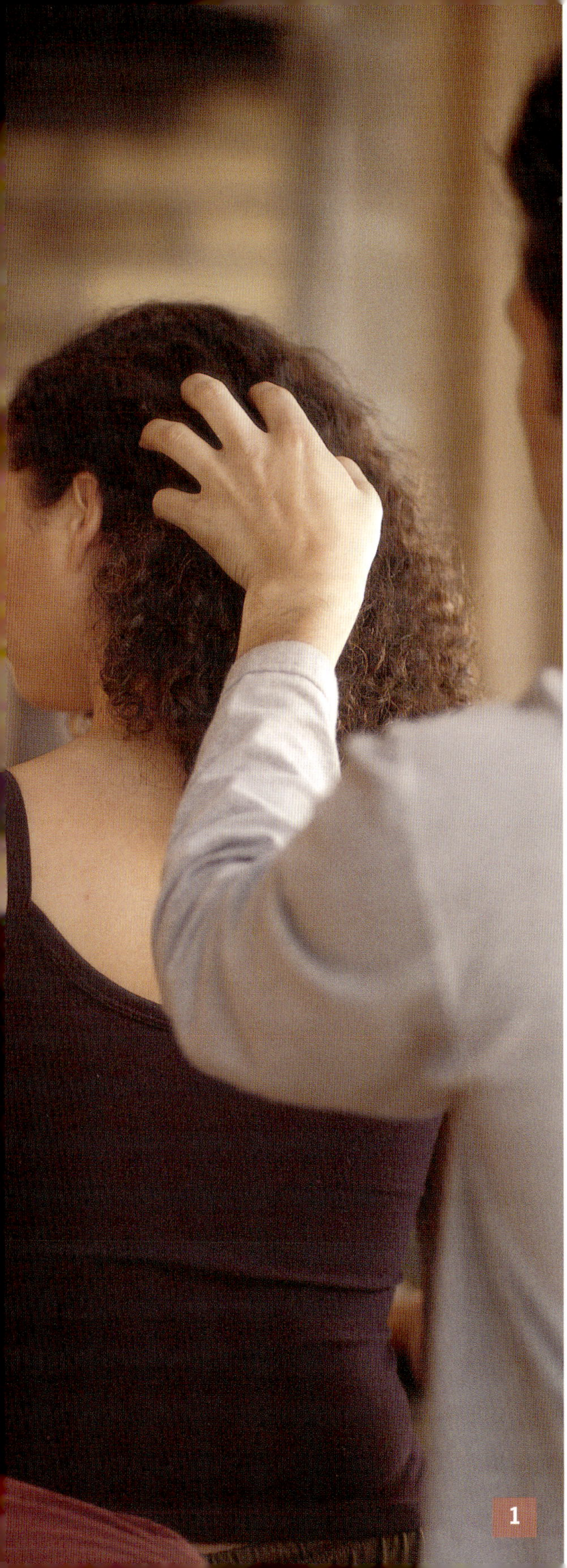
1

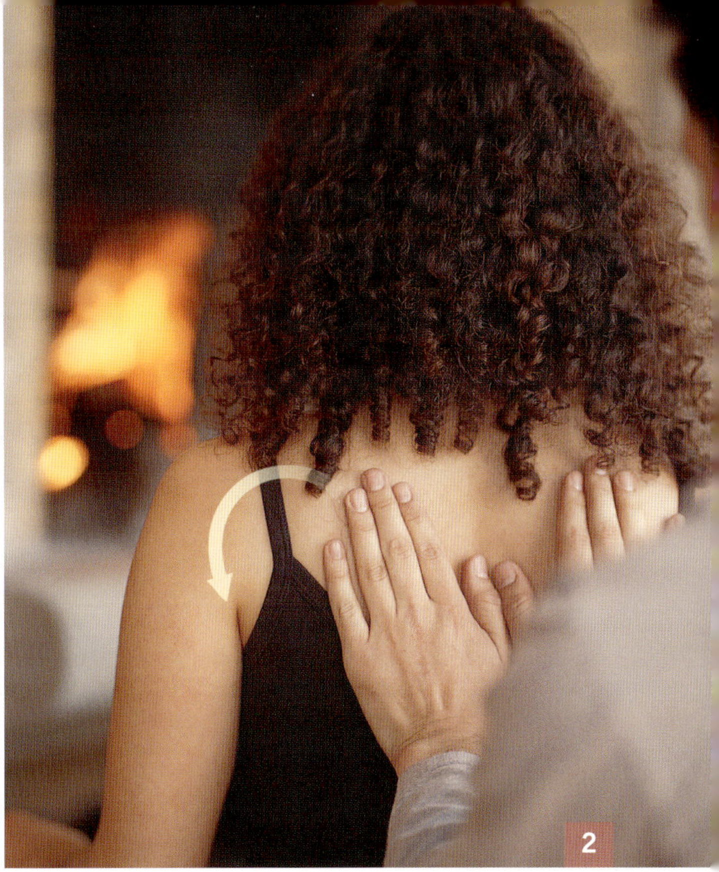
2

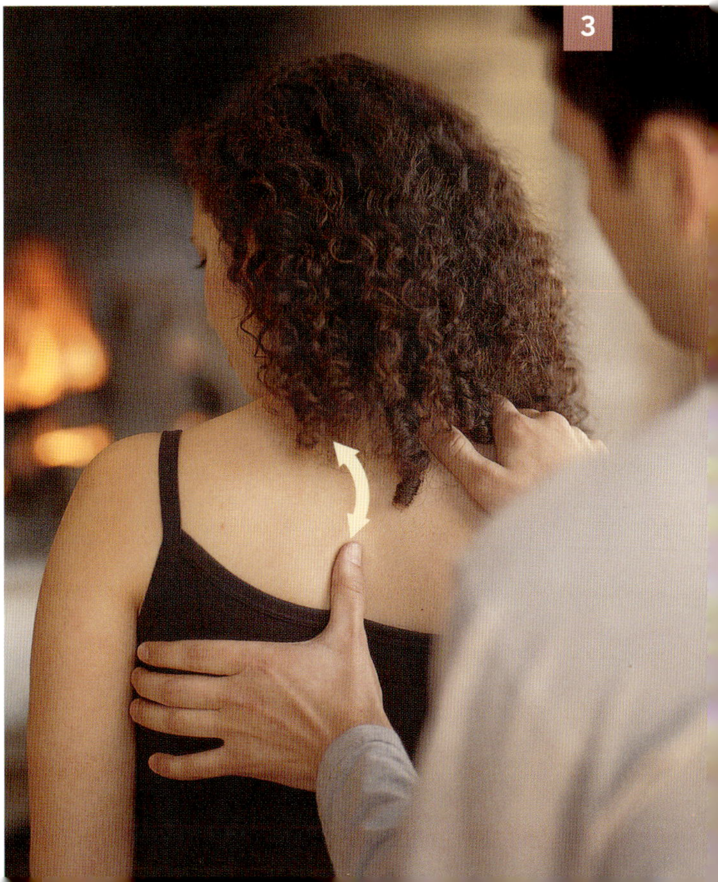
3

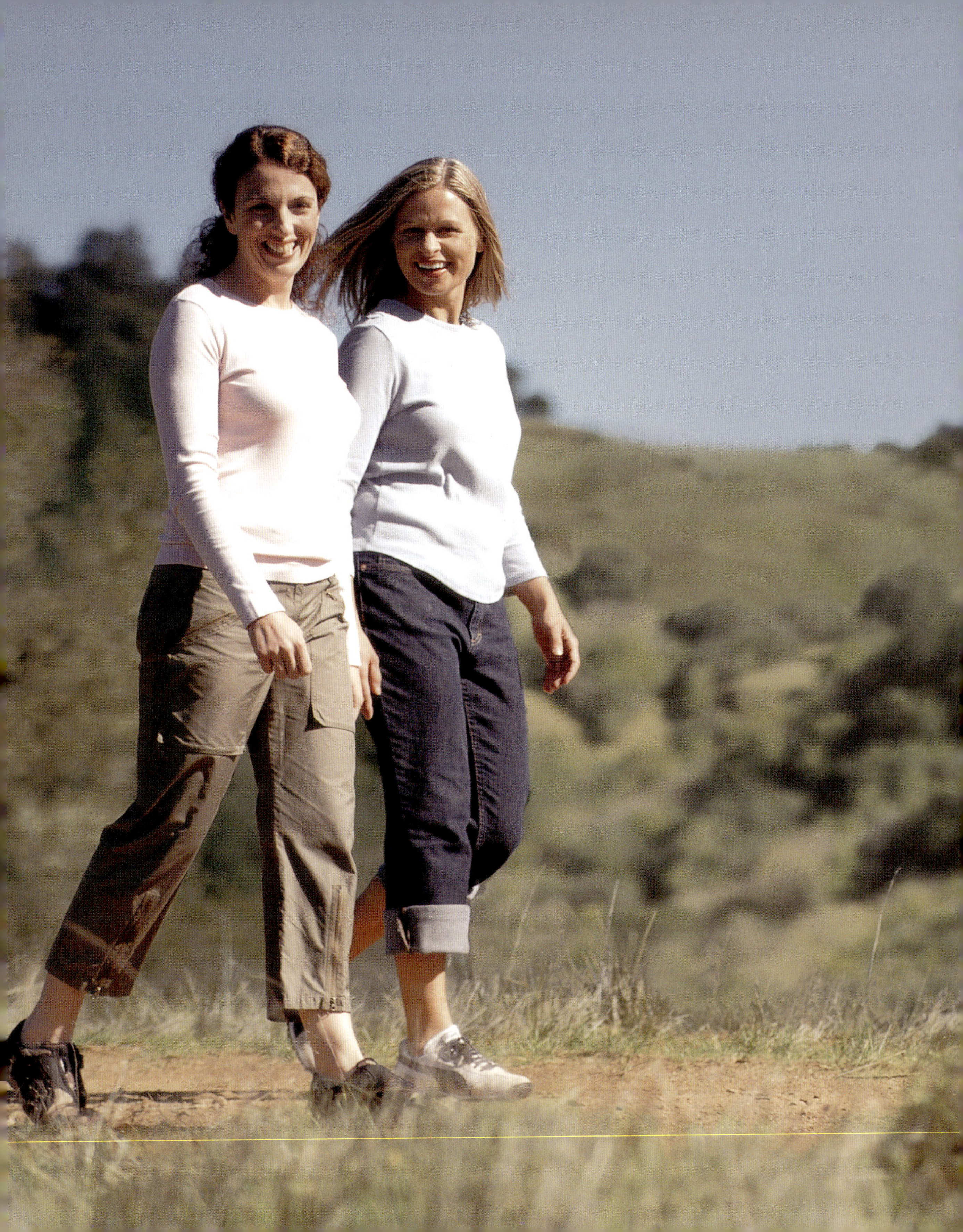

Viele Menschen sind heutzutage kaum mehr zu Fuß unterwegs. Oft beschränkt sich das Laufen auf den Weg zwischen Parkplatz oder der Haltestelle irgendeines Verkehrsmittels und dem Arbeitsplatz. Wir haben keine Zeit, keine Geduld – ja, häufig noch nicht einmal die richtigen Schuhe. So erscheint es gar nicht merkwürdig, dass ein Spaziergang von manchen Menschen geradezu als Luxus angesehen wird. Und genau diesen Luxus sollten Sie sich so oft wie möglich gönnen! Laufen in jeder Form ist eine ausgezeichnete, einfache sportliche Betätigung – und Balsam für Geist und Seele.

Die Laufkur

Wenn Sie zu Ihrer Arbeitsstelle laufen (oder wenigstens einen Teil des Weges) können Sie wunderbar Ihre Gedanken ordnen und Ihren Körper auf Touren bringen. Und nach den Mühen des langen Arbeitstages lassen sich auf dem Fußweg nach Hause die vom Sitzen steifen Glieder dehnen und Spannungen abbauen. Vielleicht schaffen Sie es auch, Ihre Kinder einmal in der Woche zur Schule zu begleiten. So haben Sie Gelegenheit, miteinander zu reden, sich an der Hand zu halten und Ihren Kindern zu zeigen, wie sehr Sie ihre Gesellschaft schätzen. Auf einem Spaziergang »um die vier Ecken« lernen Sie Ihre Nachbarschaft besser kennen, oder Sie entdecken sie neu – auf eine besonders vertraute, spontane Art. Erforschen Sie mit einer Freundin oder Ihrem Partner einen Park oder botanischen Garten. Schlendern Sie Hand in Hand, konzentrieren Sie sich aufeinander und widmen Sie sich gemeinsam der Umgebung. Schenken Sie den kleinen Schönheiten der Natur – wie dem Duft einer Rose – Ihre Aufmerksamkeit. Derartige Streifzüge entspannen und verbinden Menschen auf innige Weise.

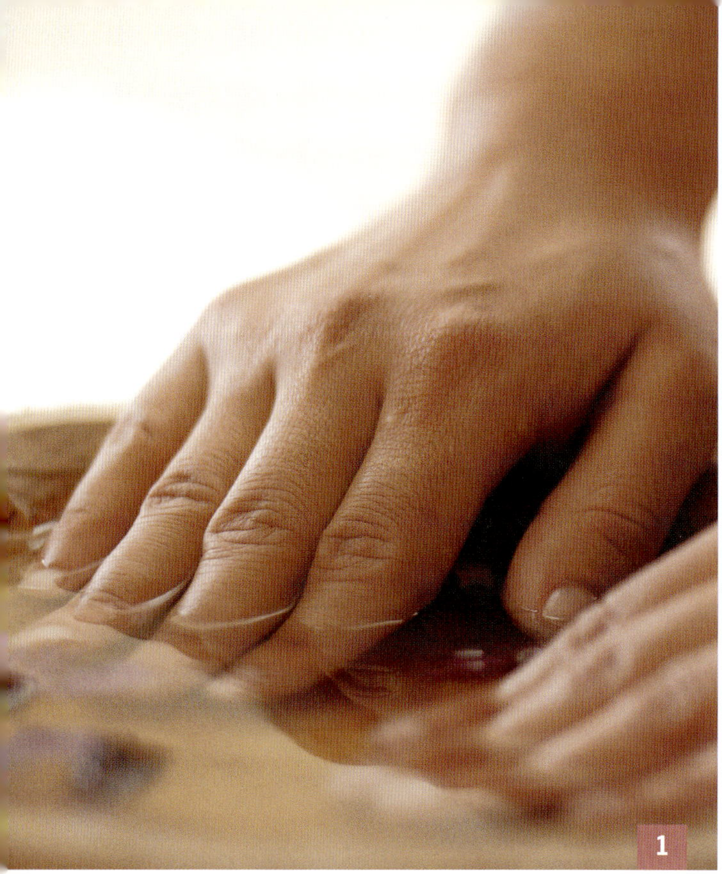
1

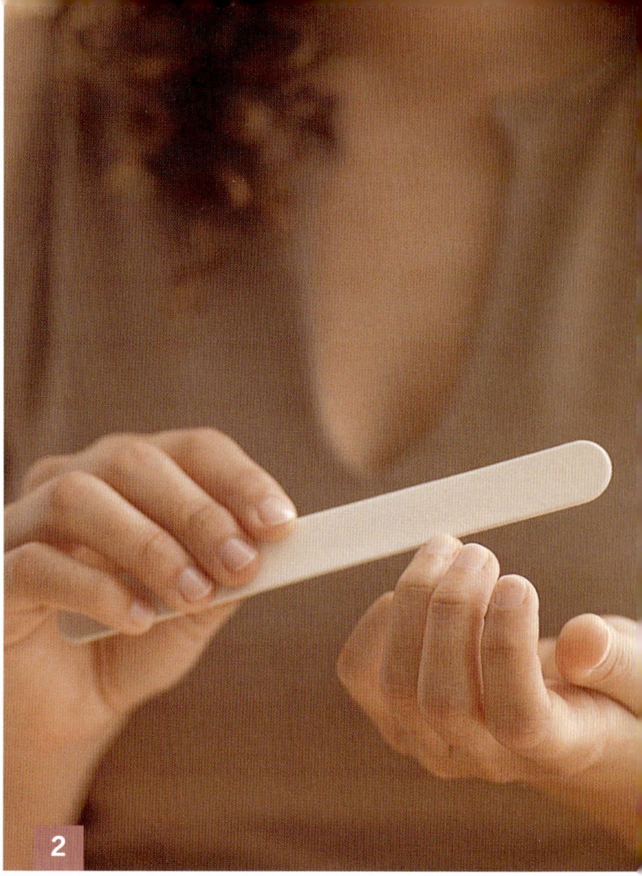
2

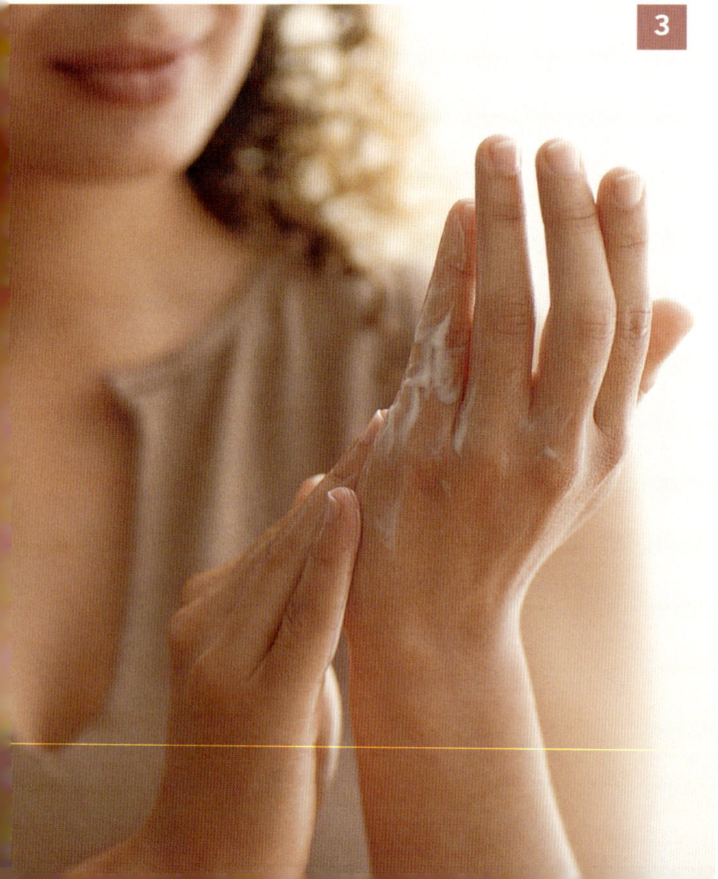
3

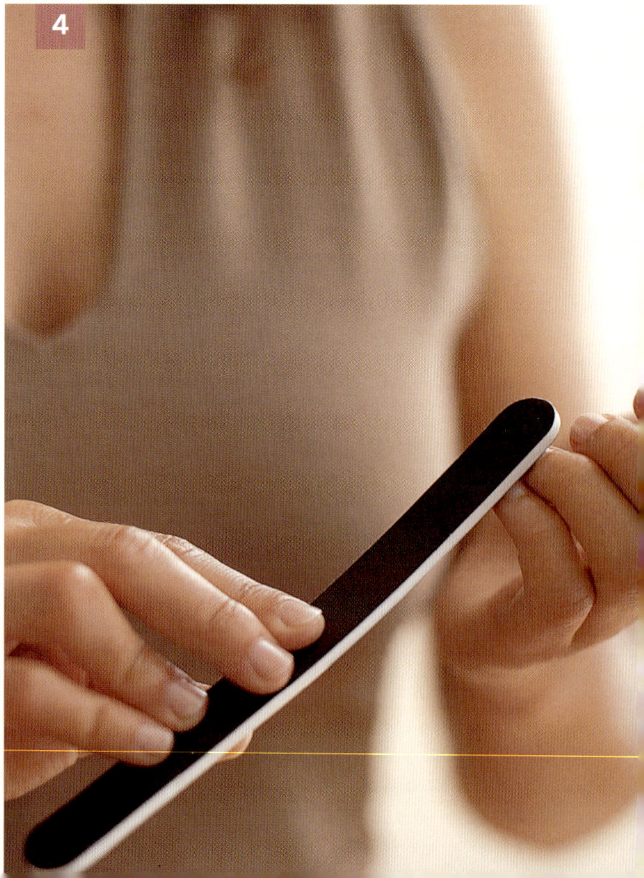
4

Maniküre zu Hause

Trockene, spröde Haut? Brüchige Nägel? Rissige Nagelhaut? Höchste Zeit, den Händen eine Maniküre zu gönnen, damit sie gut aussehen und sich gut anfühlen.

1 Füllen Sie zum Start eine mittelgroße Schüssel mit warmem Wasser. Geben Sie zwei Tropfen Lavendelöl hinein. Dieses Öl besänftigt, wirkt antibakteriell, reinigt und desinfiziert das Nagelbett (und duftet herrlich). Tauchen Sie die Fingerspitzen so tief ins Wasser, dass Nägel und Nagelhaut vollständig bedeckt sind. Baden Sie Ihre Finger mindestens fünf Minuten, damit die Nagelhaut und Nägel weich werden.

2 Feilen Sie die Nägel mit einer Sandblattfeile in Form und entfernen Sie alle scharfen Kanten. (Metallfeilen beschädigen die Nägel!) Beginnen Sie an einer Seite des Nagels und ziehen Sie die Feile in einer weichen, zügigen Bewegung mehrmals Richtung Nagelmitte. Auf der anderen Seite des Nagels ebenso verfahren. Die Feile nicht hin und her ziehen, dabei splittern die Nägel. Nach dem Feilen schieben Sie die Nagelhaut mit einem speziell dafür vorgesehenen Rosenholzstäbchen (im Body Shop erhältlich) sanft und vorsichtig zurück. Bei sehr empfindlicher Nagelhaut das Hölzchen mit einem Läppchen aus Baumwolle umwickeln. Die Nagelhaut nie abschneiden, weil die Verletzungsgefahr und demzufolge die Infektionsgefahr zu groß sind. Folgen Sie den natürlichen Konturen der Nägel und legen Sie so viel wie möglich des »Nagelhalbmondes« frei.

3 Da die Hände wenig Fettdrüsen besitzen, trocknet ihre Haut leicht aus und neigt zu vorzeitiger Alterung. Tragen Sie daher regelmäßig eine stärkende Lotion auf, die Vitamin E oder Hanföl enthält, um die Haut ausreichend mit Feuchtigkeit zu versorgen. Sonnenschutzmittel – täglich aufgetragen – beugt Faltenbildung und Altersflecken vor.

4 Verleihen Sie Ihren Nägeln mithilfe einer Polierfeile einen natürlichen Glanz. Beugen Sie die Finger gegen die Handfläche, strecken Sie dann immer nur einen Finger aus, um ihn mit schnellen, kurzen Hin- und Zurückbewegungen zu polieren.

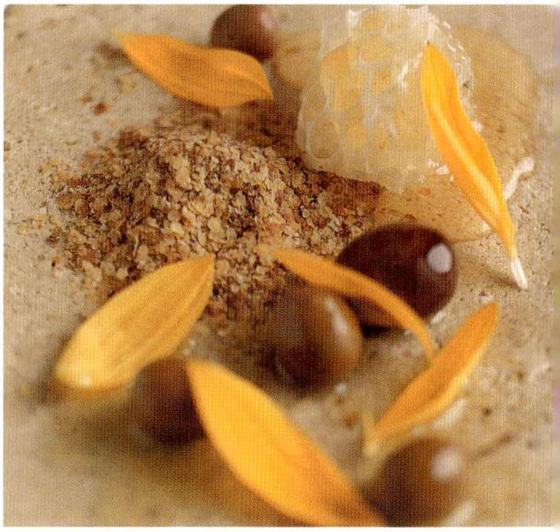

Intensivpflege für die Nagelhaut
Wenn Ihre Nagelhaut in einem schlechten Zustand ist, sollten Sie über Nacht ein intensiv wirkendes Pflegemittel auftragen. Gut dafür eignet sich folgendes bewährtes Hausmittel: Verrühren Sie in einer kleinen Schüssel einen Teelöffel Honig mit einem Teelöffel Sonnenblumen-, Weizenkeim- oder Olivenöl, bis die Mischung leicht cremig wird. Tauchen Sie Ihre Finger hinein und massieren Sie die Creme in Nagelbett und Nagelhaut gründlich ein. Ziehen Sie Baumwollhandschuhe (oder Baumwollsocken als Fäustlinge) an und lassen Sie das Pflegemittel bis zum nächsten Morgen einwirken.

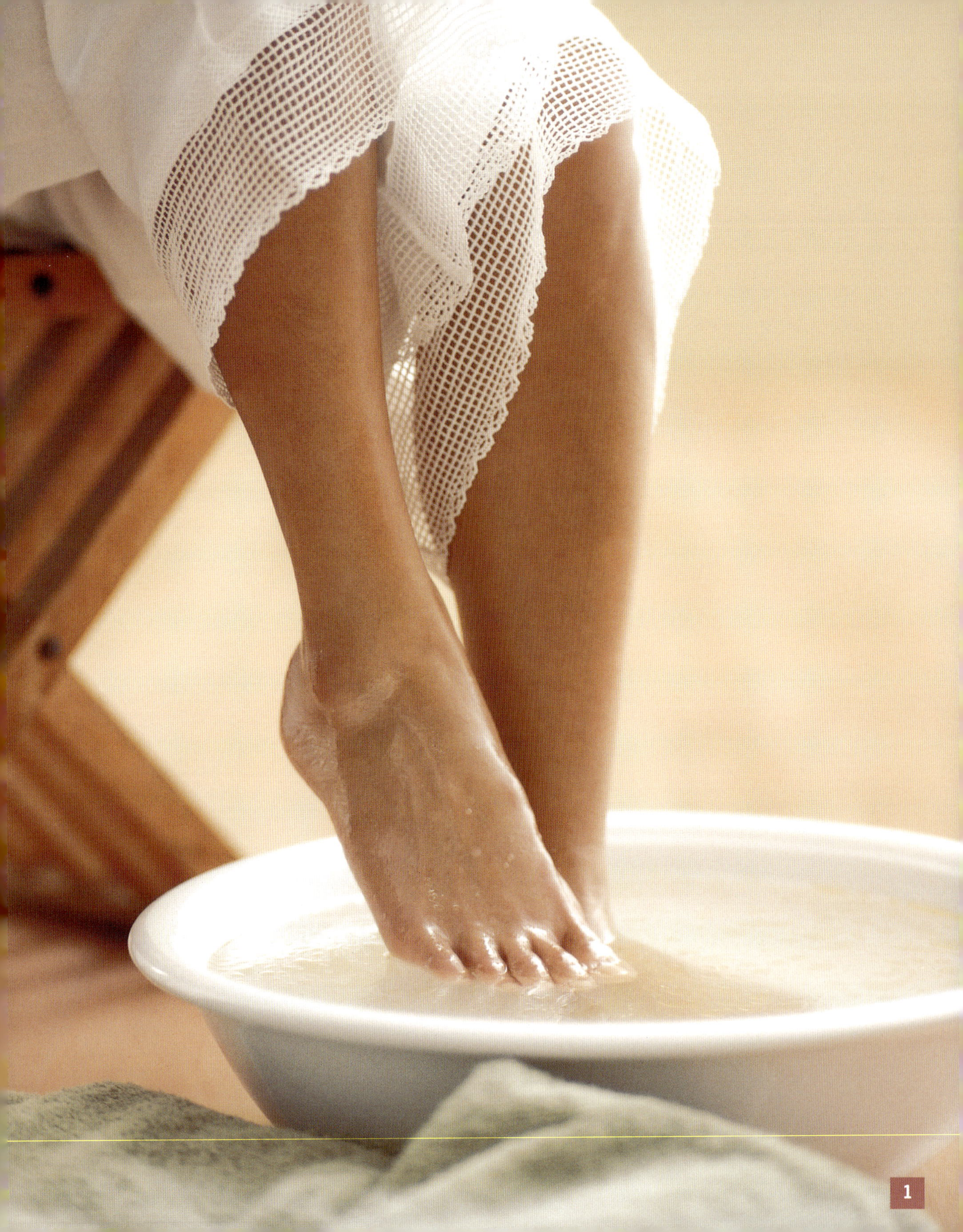

Pflege für trockene Füße

Ein Fußbad, das vorsichtige Entfernen der Hornhaut und eine über Nacht aufgetragene Feuchtigkeitscreme können bei trockenen oder rauen Füße wahre Wunder bewirken.

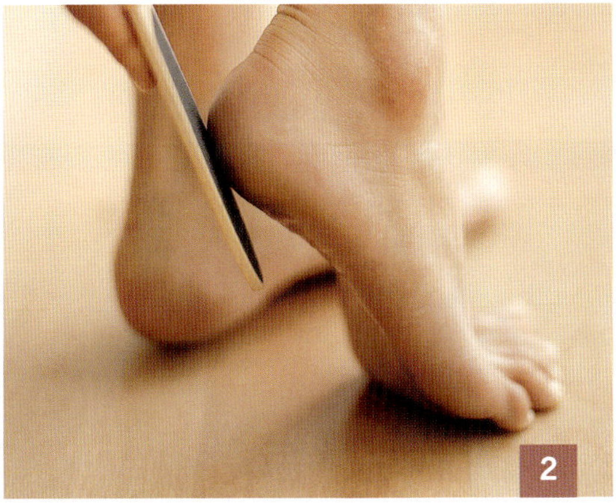

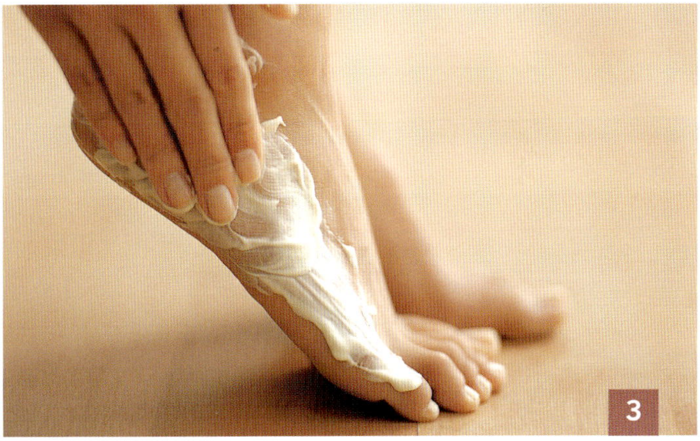

1 Füllen Sie für das Fußbad eine große Schüssel mit warmem Wasser und geben Sie fünf Tropfen Neroliöl und drei Esslöffel Olivenöl dazu. Das Ganze gründlich vermischen. Der Neroli-Blütenduft entspannt; das Olivenöl macht die Haut weich und wirkt bei schmerzenden Füßen lindernd. Die Füße 15 Minuten lang einweichen.

2 Während Ihre Füße noch feucht sind, entfernen Sie mit einem feinen Hornhauthobel die Hornhaut, die sich an den Fersen, Fußballen und am großen Zeh gebildet hat. Nehmen Sie sich einen Bereich nach dem anderen vor. Prüfen Sie immer wieder die Haut. Fühlt sie sich weich an, gehen Sie zur nächsten Problemzone über. (Sofort aufhören, wenn Schmerzen auftreten!) Sind Ihre Füße sehr trocken und rissig, bedarf es mehrerer Behandlungen. Wegen der Verletzungsgefahr nie einen groben Hobel nehmen, um die Hornhaut schnell zu entfernen!

3 Zum Abschluss cremen Sie Ihre Füße ein, z. B. mit Sheabutter-Balsam oder einem Mittel, das Hanföl enthält. Ziehen Sie dann Baumwollsocken an, um das Pflegemittel über Nacht einwirken zu lassen.

Falsche Schuhe

Schuhe sind für viele Fußprobleme verantwortlich. Spitze Schuhe, sehr hohe Absätze, ein nicht vorhandenes Fußbett und schlechter Sitz können Ihre Füße schädigen. Es bilden sich Schwielen, verdickte Ballen oder Hühneraugen, die meist erhebliche Schmerzen mit sich bringen. Auch Ihr Rücken leidet, wenn Sie Schuhe mit extrem hohen Absätzen tragen.

Intensiv-Haarpflege

Eine warme Ölpackung, die ätherische Öle enthält, bringt das Haar zum Glänzen, kräftigt es und lindert die Folgen von Fönen, Sonne oder anderer Strapazen.

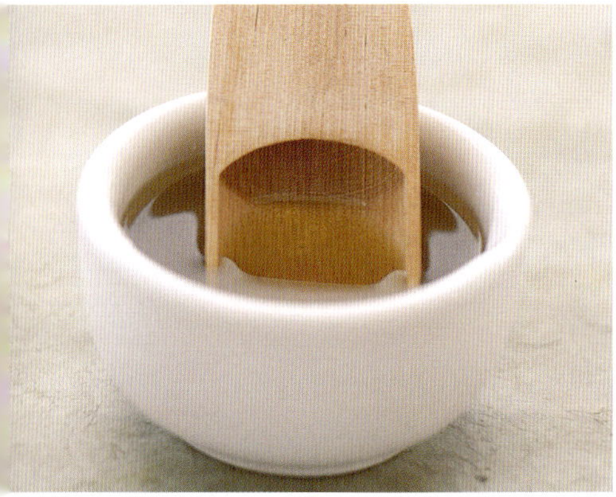

Rezept für eine Ölpackung

1 Teelöffel Paranussöl

1 Teelöffel Olivenöl

1 Teelöffel Sesamöl

½ Teelöffel Honig

2 Tropfen Geraniumöl

2 Tropfen Lavendelöl

1 Mischen Sie die im Rezept aufgeführten Zutaten in einer kleinen Schüssel oder Plastikflasche. Erwärmen Sie die Ölmischung in einem heißen Wasserbad einige Minuten lang. Warmes Öl dringt besser in das Haar ein und erzielt dadurch eine größere Wirkung.

2 Feuchten Sie Ihr Haar an, geben Sie das Öl auf die Hände und arbeiten Sie es vom Ansatz bis zu den Spitzen in das Haar ein.

3 Tauchen Sie ein Handtuch in warmes Wasser und wringen Sie es fest aus. Wickeln Sie das Tuch um Ihr Haar und lassen Sie das Öl etwa 15 Minuten einwirken. Nutzen Sie diese Zeit für ein wohliges Bad, zum Meditieren, zum Lesen oder für irgendetwas, was Sie entspannt. Waschen Sie anschließend Ihr Haar mit Ihrem gewohnten Shampoo und spülen sie es gründlich aus.

4 Kämmen Sie Ihr Haar mit einem breitzinkigen Kamm (durch Bürsten kann nasses Haar abbrechen). Gönnen Sie sich diese Behandlung alle paar Wochen – häufiger, wenn Ihr Haar trocken und brüchig ist, weniger oft, wenn es fettig oder fein ist.

EINE HAARSTRÄUBENDE GESCHICHTE

Wie Nägel, Federn und sogar die Barten der Wale bestehen Haare aus Keratin, einem Protein. Das Haar des Menschen ist kräftig – so kräftig wie ein Eisendraht, sagt man –, dennoch kann es durch chemische Behandlungen, Fönen, Sonne, Chlor und mechanische Belastung geschädigt werden. Stark geschädigtes Haar ist schuppig-rau und splissig. Es erholt sich niemals, man muss warten, bis es ausfällt und durch neues ersetzt wird. Pflegespülungen, Conditioner oder Ölpackungen können jedoch das Erscheinungsbild verbessern, das Haar glätten und ihm Glanz verleihen.

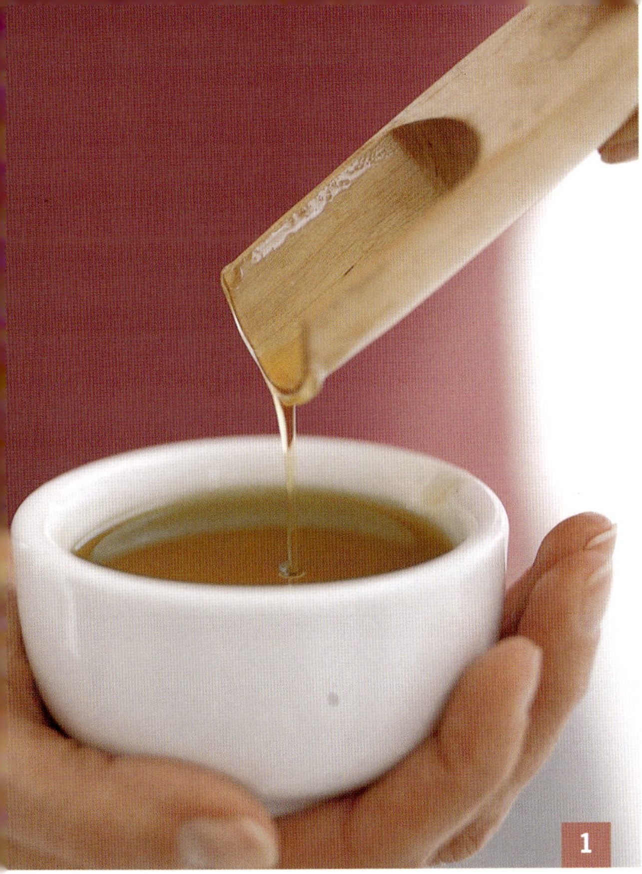
1

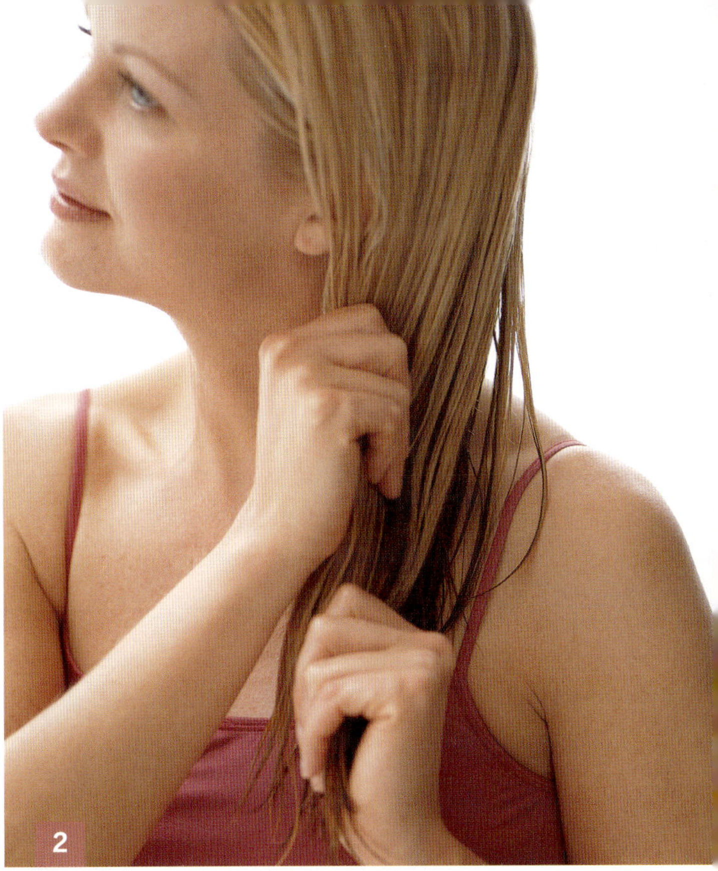
2

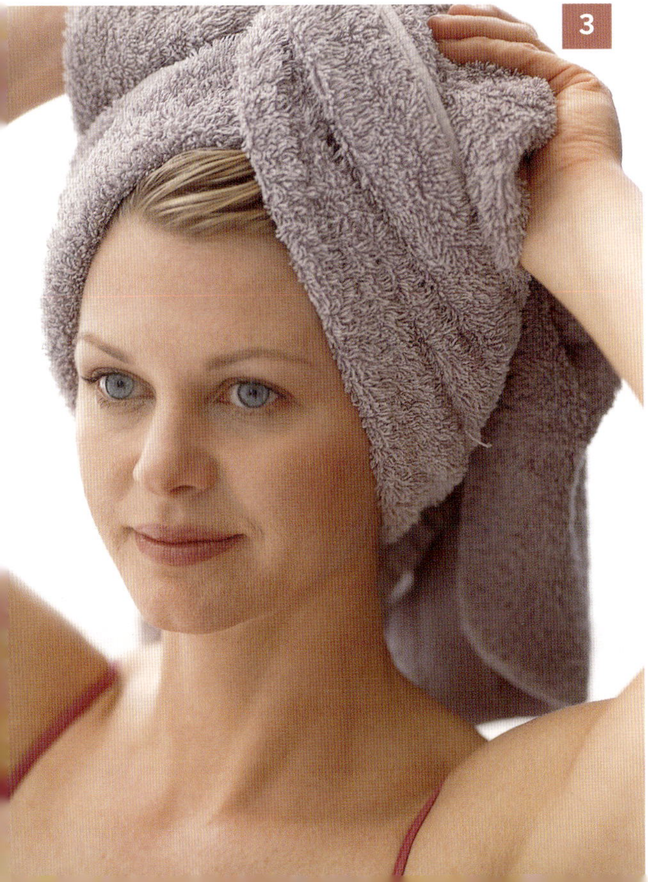
3

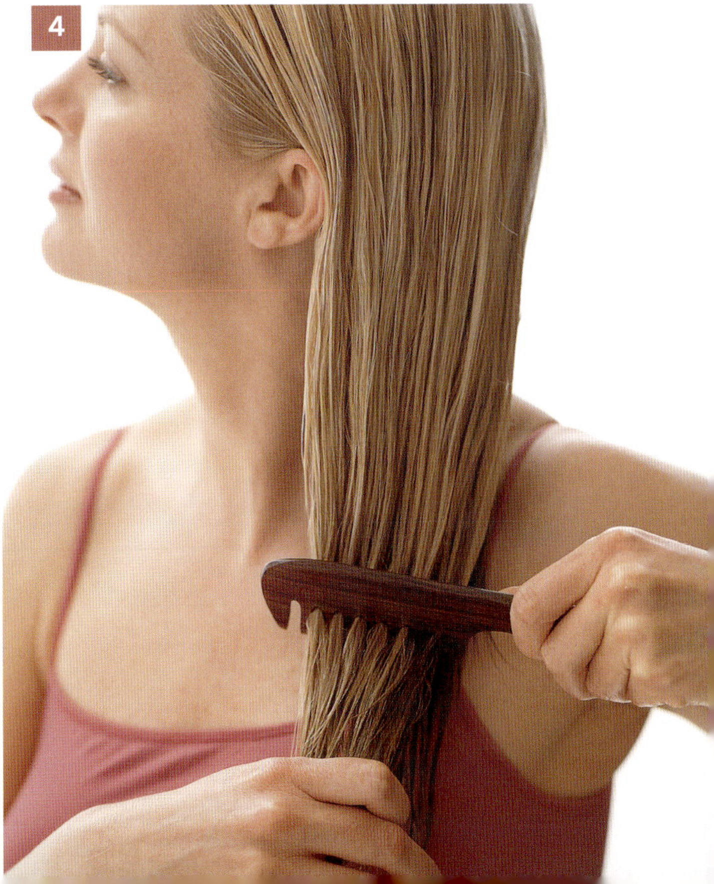
4

Kuscheln zum Erholen

Verwöhnen und erholen Sie sich nach einem Bad oder einfach zum Entspannen, indem Sie sich in eine Decke kuscheln. Genießen Sie die wohlige Wärme!

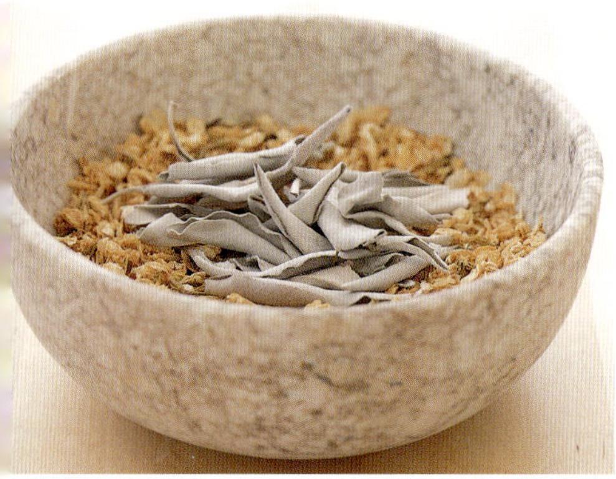

Erholsame Duftmischung

250 ml destilliertes Wasser

2 Tropfen Jasminöl

1 Tropfen Muskateller-Salbeiöl

Hilfreiche Duftpflanzen

Aromatherapeuten zufolge kann der sehr angenehm duftende Muskateller-Salbei hilfreich bei Depressionen und Angstzuständen sein. Außerdem gilt er als eine Art Aphrodisiakum. Von Jasminblüten weiß man seit langer Zeit, dass sie helfen, Ängste, Stress und depressive Stimmungen abzubauen und die Libido zu stärken.

Die Ruhezeit unter einer warmen Decke nach einem ausgiebigen Bad (s. S. 205) wird von vielen Fachleuten als der wichtigste Schritt des gesamten »Baderituals« betrachtet. Aber auch ohne ein Bad ist so ein gemütliches Einkuscheln immer gut, wenn man Ruhe nötig hat. Es stärkt das Nervensystem, der Herzschlag wird auf eine wohltuende Weise verlangsamt, die Verdauung reguliert sich – und der Körper arbeitet insgesamt reibungsloser und effizienter.

Zum Einkuscheln breiten Sie zwei, drei schwere Decken auf Ihrem Bett aus. Obenauf sollte eine besonders weiche Decke liegen, weil diese direkten Kontakt mit Ihrem nackten Körper hat. Legen Sie ein oder zwei Kissen zurecht, um Ihren Kopf in eine bequeme Position zu bringen. Ziehen Sie sich vollkommen aus, legen Sie sich auf die Decken und wickeln Sie sich fest ein. Ruhen Sie mit geschlossenen Augen 20 bis 30 Minuten.

Nutzen Sie die Zeit zum Meditieren, denken Sie an schöne Erlebnisse, freuen Sie sich auf Ihren nächsten Urlaub – aber machen Sie sich auf keinen Fall irgendwelche Sorgen.

Wenn Sie sich zusätzlich verwöhnen wollen, dann besprühen Sie die Decken mit Ihrem Lieblingsduftöl oder probieren Sie mal die links stehende erholsame Mischung aus. Sie können auch ein Badetuch mit der Ölmischung besprühen und auf die Decken legen. Es ist einfacher den Duft aus einem Handtuch als aus den dicken Decken herauszuwaschen. Bei kaltem Wetter können Sie zum Aufwärmen auch etwas Wasser auf das Badetuch oder die oberste Decke sprühen und diese zehn Minuten im Trockner erhitzen, bevor Sie sich damit zudecken. Um die Wärme länger zu erhalten, legen Sie am besten eine Wärmflasche oder eine Heizdecke ins Bett.

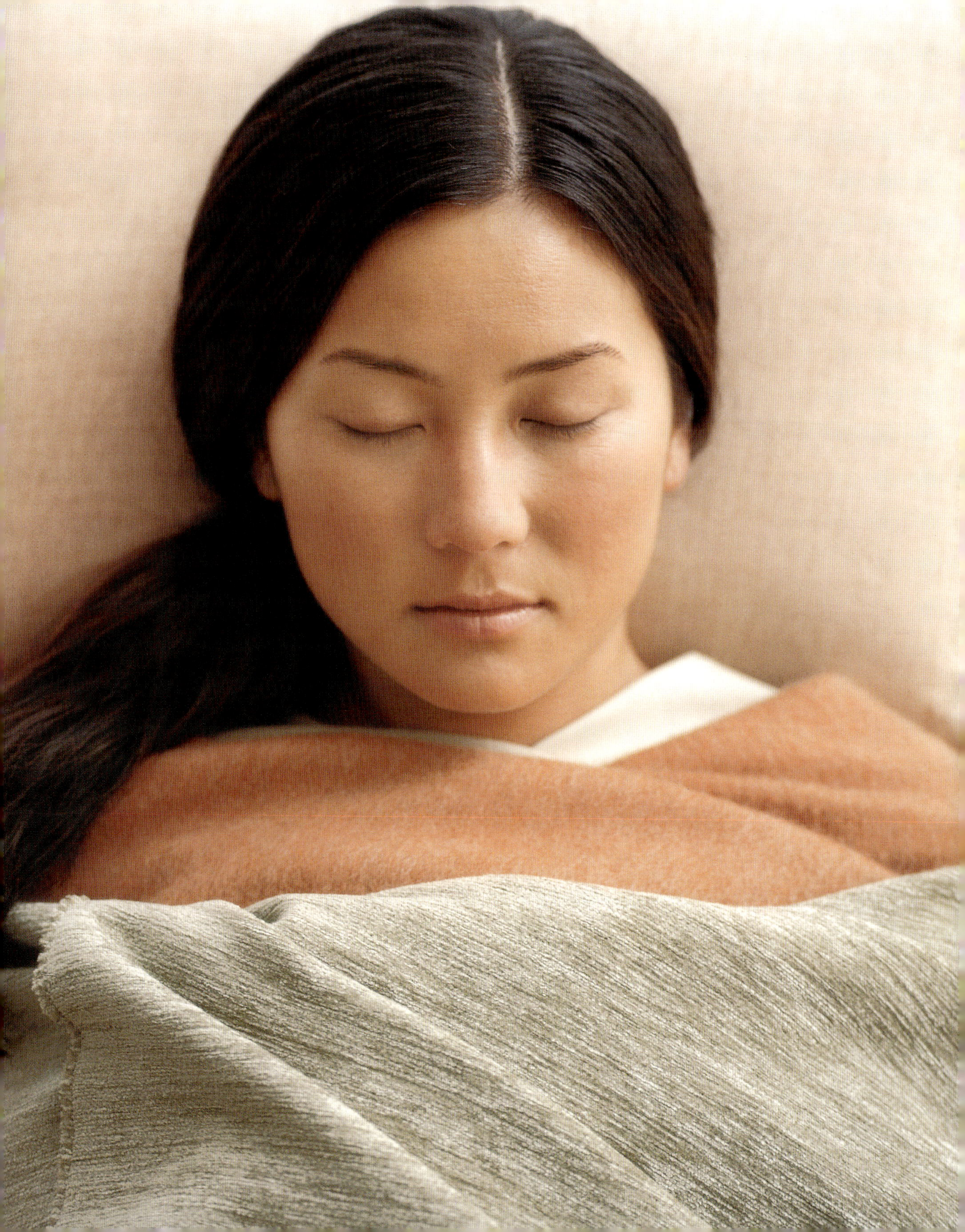

Rhabarberkaltschale

Dieses leichte, erfrischende Dessert aus frischen roten Rhabarberstängeln schmeckt unverschämt gut und hat zudem erstaunlich wenig Fett und Kalorien.

Zutaten

350 g frischer Rhabarber, in 1 cm dicke Scheiben geschnitten
200 g Erdbeeren, in dünne Scheiben geschnitten
375 ml Wasser
125 ml Orangensaft
4 Esslöffel Zucker
2 Teelöffel abgeriebene Orangenschale
2 Esslöffel Triple-Sec-Likör
Crème fraîche oder Vanille-Joghurt (nach Belieben)

- Für 4 Portionen
- Vorbereitung: 10 Minuten
- Kochzeit: 10 Minuten und 2 Stunden Kühlzeit

Nährwerte pro Portion
Ein leckeres Dessert ohne Fett und Cholesterin.

Kalorien	120
Kilojoules	502
Eiweiß	1 g
Kohlenhydrate	28 g
Fett gesamt	0,5 g
Gesättigte Fette	0 g
Cholesterin	0 mg
Natrium	5 mg
Ballaststoffe	1 g

Kaltschalen bringen einen Hauch von Süße und Raffiniertheit in ein sommerliches Abendessen. Diese Rhabarberkaltschale kann am Vortag zubereitet und im Kühlschrank aufbewahrt werden. Zeigen Sie die appetitliche rötliche Farbe des Rhabarbers, indem Sie das Gericht in Glasschälchen servieren. Heben Sie ein paar Scheiben der Erdbeeren zum Garnieren auf.

1 Vermischen Sie in einem mittelgroßen Suppentopf den Rhabarber und die Erdbeeren mit Wasser, Orangensaft und Zucker. Aufkochen, die Temperatur verringern und das Ganze 10 bis 12 Minuten unter gelegentlichem Umrühren köcheln lassen, bis der Rhabarber und die Erdbeeren sehr weich sind.

2 Den Topf vom Herd nehmen und die Orangenschale und den Likör unter das Obst rühren. Das Ganze im Mixer fein pürieren.

3 Die Kaltschale in eine Schüssel gießen, abdecken und mindestens 2 Stunden in den Kühlschrank stellen. Zum Servieren nach Belieben mit Crème fraîche oder Joghurt und Erdbeerscheiben garnieren.

RHABARBER FÜR EIN GESUNDES HERZ

Rhabarber ist süß-säuerlich und bestens geeignet für die Zubereitung von Kuchen, Konfitüre, Saucen und anderen kulinarischen Kreationen. Das Gemüse mit den roten Stängeln ist auch gut fürs Herz. In einer kanadischen Studie hat man Folgendes festgestellt: Bei Männern mit hohen Cholesterinwerten, die ein Mittel aus den Ballaststoffen des Rhabarbers zu sich nahmen, sank der Wert des LDL-Cholesterins (des »schlechten«) um 9 bis 20 Prozent. Ein anderer Vorteil: Rhabarber enthält viel Kalium und reichlich Vitamin C. (Vorsicht: Blätter und Wurzeln sind giftig, daher dürfen nur die Stängel gegessen werden!)

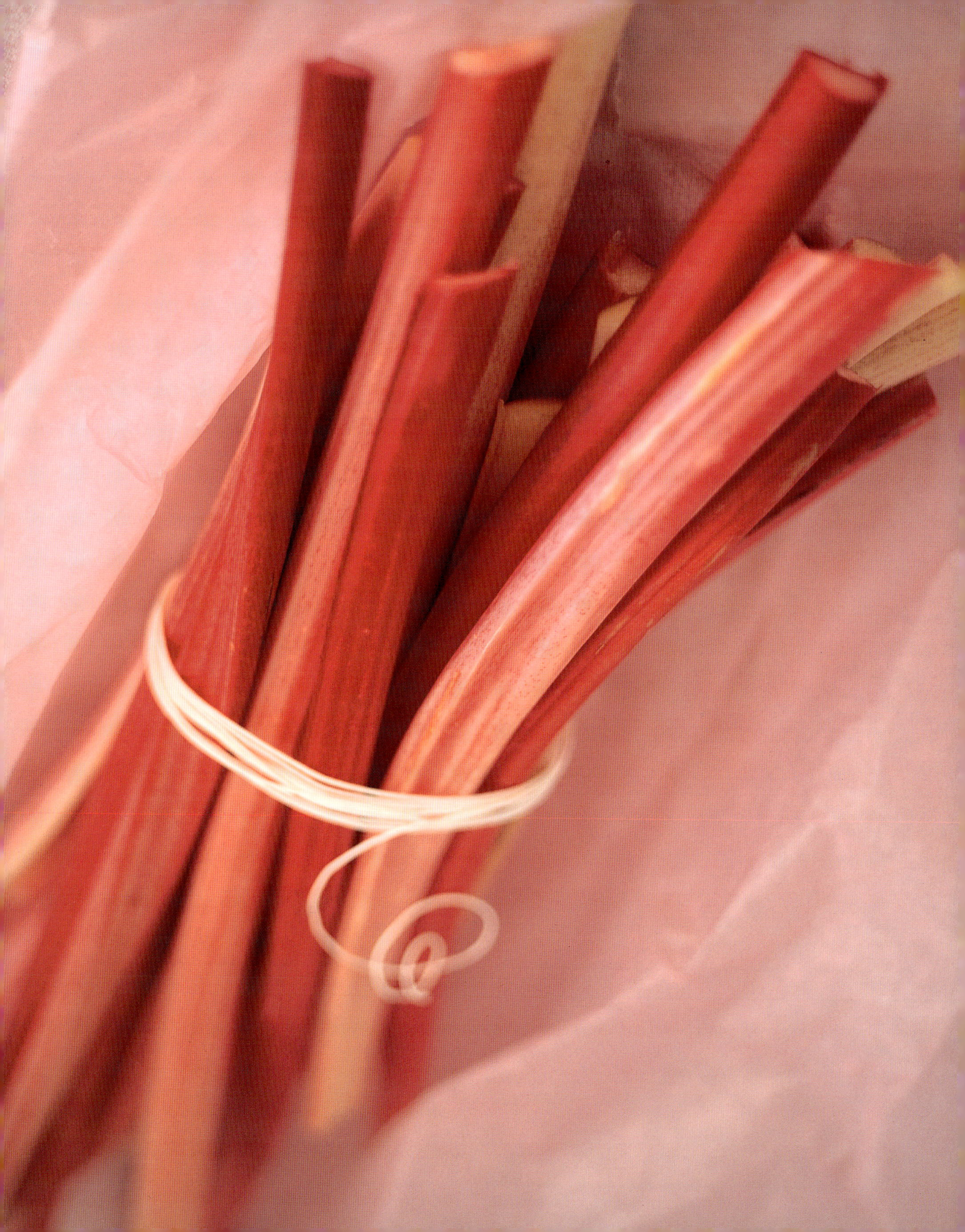

Neue Wege

Routine ist bequem. Routine bestimmt unseren Tag. Routine gibt uns Sicherheit. Und Routine kann stinklangweilig sein. Höchste Zeit zu entdecken, was uns das Leben außer Routine noch zu bieten hat.

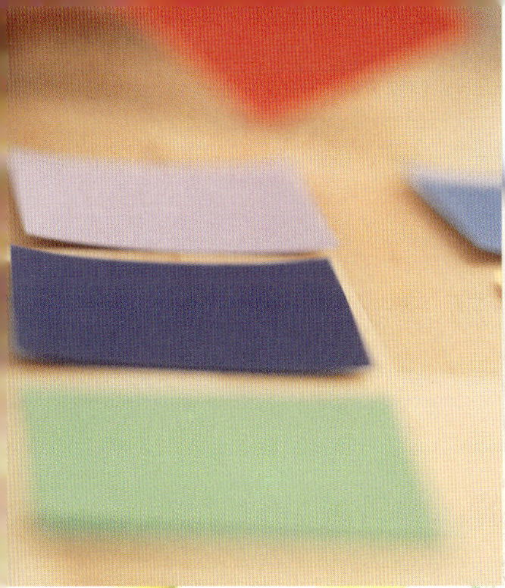
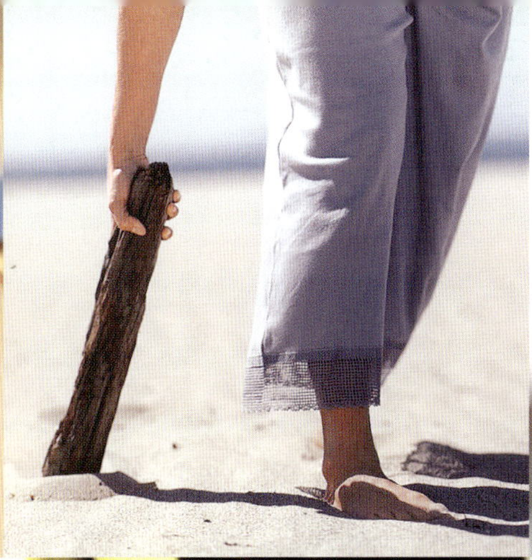
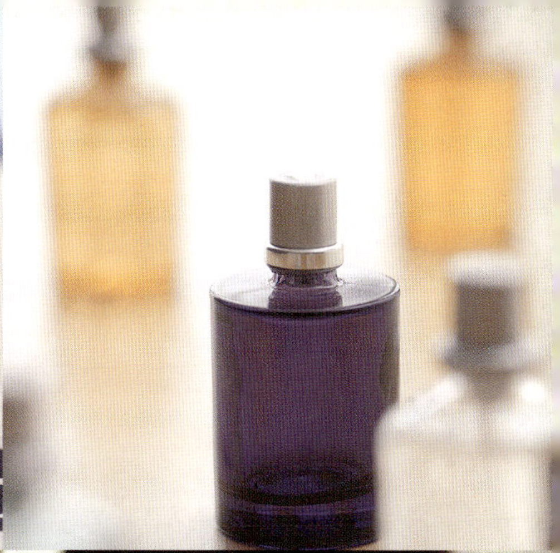
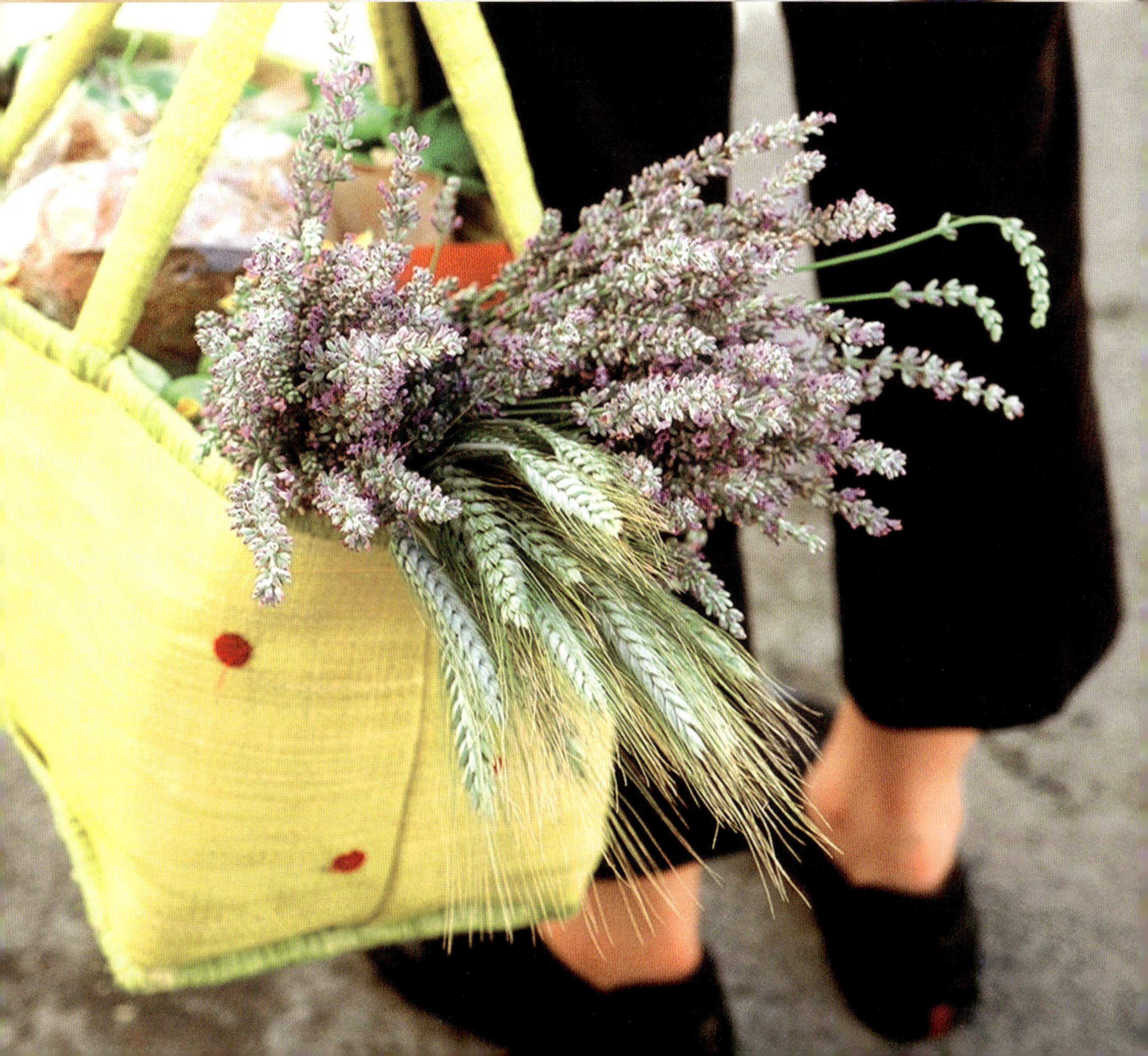

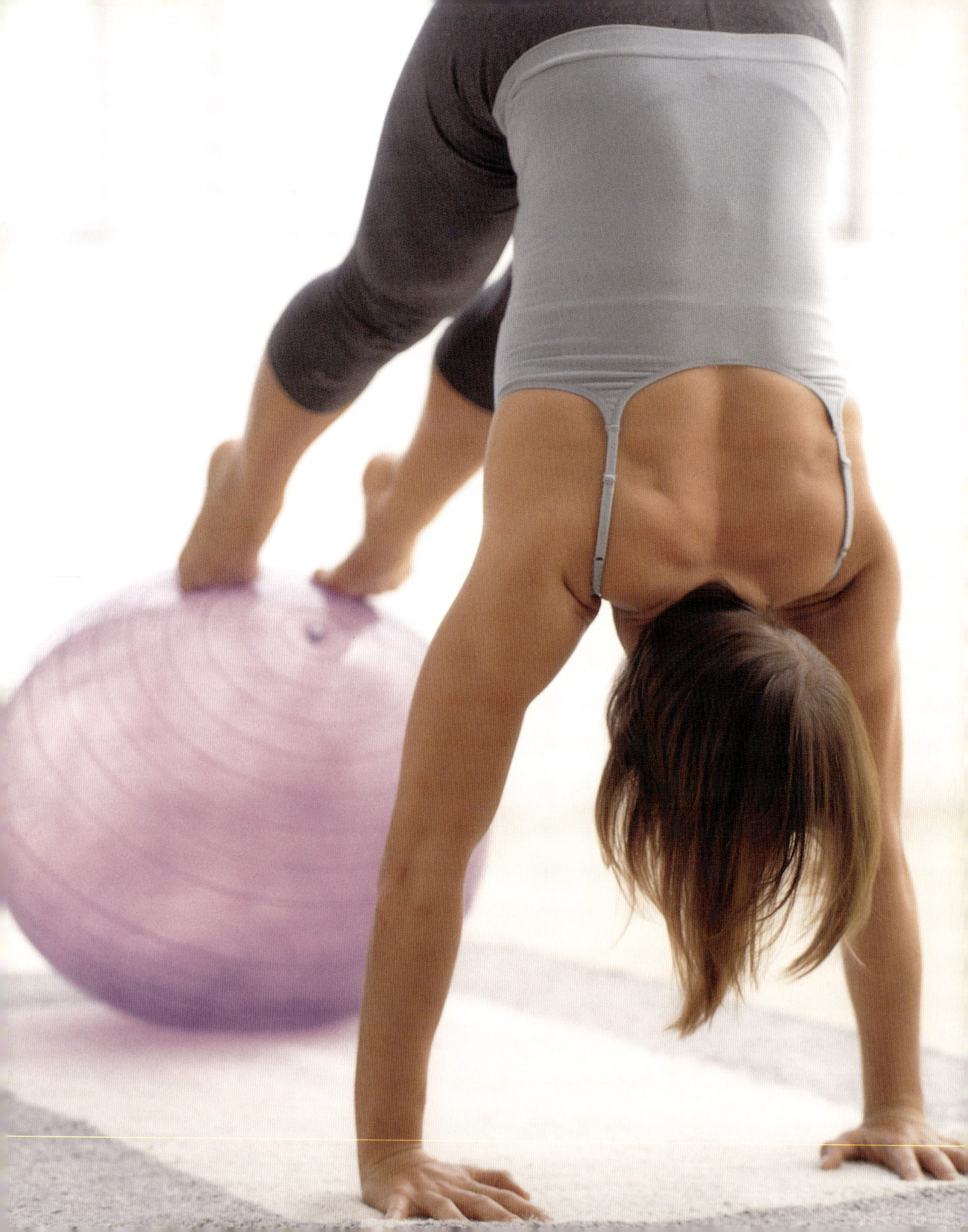

Neue Wege

Wir alle sind mehr oder weniger Gewohnheitsmenschen, was ja überhaupt nichts Schlechtes und in vielerlei Hinsicht sogar sehr nützlich ist. Immerhin ist Routine die Ernte unserer früheren Erfahrungen – und daraus ziehen wir reichlich Nutzen. Routine bringt Ordnung in Chaos, macht uns schlagkräftiger und gibt uns innere Sicherheit und Standfestigkeit in einer erschreckend unberechenbaren Welt. Doch bei all diesen Vorteilen muss man irgendwann einmal – oder am besten immer wieder – aus der Routine ausbrechen und das Pferd von einer anderen Seite aufzäumen.

Natürlich können wir unsere Lebensweise, unsere Umgebung nicht vollkommen auf den Kopf stellen, doch wir können Sie mit frischen Ideen anreichern. Schon kleine Veränderungen pusten uns reichlich belebende Luft unter die Flügel. Das fängt beim Kochen an, wo Sie sich vielleicht die Frage stellen können: »Warum muss ich immer in denselben Supermarkt rennen statt mich auf dem nächstgelegenen Bauernmarkt nach biologisch gezogenen Produkten umzuschauen?« Dieses winzige Beispiel zeigt, dass der kleinste Schritt Veränderungen bringen kann, die unseren Körper und unsere Seele aufbauen – und das Leben bunt und spannend halten.

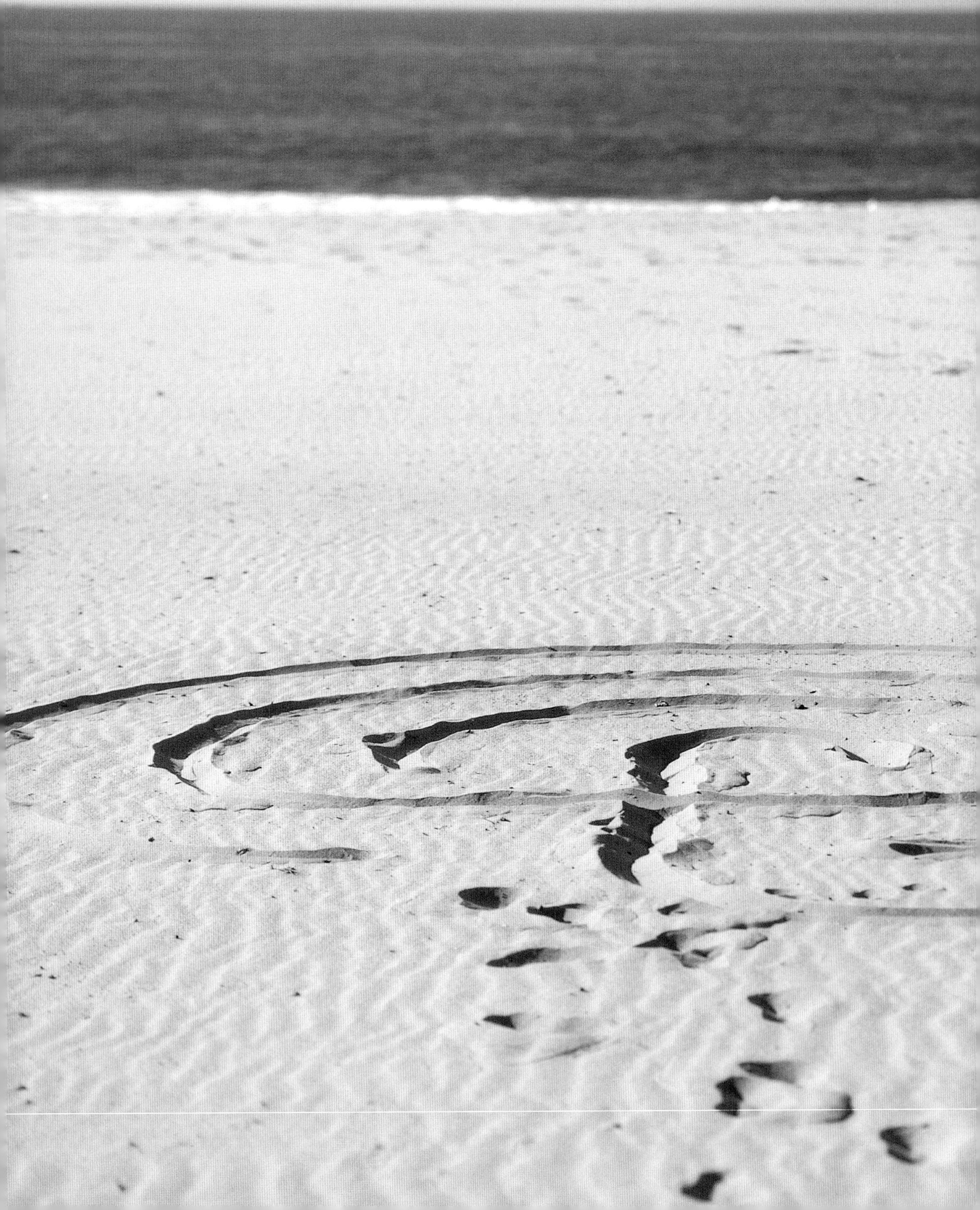

Ihr eigenes Labyrinth

Schaffen Sie sich ein eigenes Labyrinth, indem Sie klassische Labyrinthformen in den Sand zeichnen. Folgen Sie den Wegen in tiefer innerer Ruhe!

Seit Menschengedenken gibt es Labyrinthe, in denen die Wege häufig spiralförmig laufen und an ihrem Ausgangspunkt enden. Die alten Griechen, Indianer und Maya benutzten Labyrinthe für religiöse Zeremonien. Auch im mittelalterlichen Europa legte man in Kirchen bildhafte Labyrinthe an; eines der schönsten Beispiele aus dem 13. Jahrhundert findet man in der Kathedrale von Chartres. Aussehen und Materialien mögen sich geändert haben, aber bis heute sind Labyrinthe ein Symbol für Leben, Tod und Mysterien – sie führen uns auf eine Reise nach innen und entlassen uns wieder in die Welt.

Die modernen Labyrinthe in Parkanlagen oder Freizeitgeländen dienen eher dem Vergnügen. Juchzend laufen Kinder und Erwachsene durch die mit mannshohen Hecken gesäumten Wege. Dem einen oder anderen wird dabei sicherlich die Symbolik – für die Reise durchs Leben, stets nach Auswegen suchend – bewusst. Aus dieser Erkenntnis erwächst mitunter eine spirituelle Kraft, die uns Gelassenheit und innere Ruhe schenkt. Probieren Sie es doch einmal mit einem eigenen Labyrinth aus, das Sie mit einem Stock in den Sand zeichnen und dessen Linien Sie in meditativer Sammlung folgen.

NICHT NUR EIN IRRGARTEN

Labyrinth übersetzt man mit dem Begriff Irrgarten. Betrachtet man jedoch die genaue Übersetzung aus dem Griechischen: *labyrinthos*, »Gebäude mit vielen verschlungenen Gängen und Höfen«, wird die Symbolik viel klarer. In der Tat irren wir manchmal durch unser Leben, verzweifelt, ohne Hoffnung, einen Ausweg zu finden. Dabei ist ein Labyrinth eigentlich nur das, was uns unser Leben bei näherem Hinsehen bietet. Viele Varianten des Erlebens, die alle einen einzigen Eingang und Ausgang haben: wir selber mit all unserer inneren Kraft und – hoffentlich – auch unserer Lebensfreude.

Schritt-für-Schritt-Anleitung- ▶

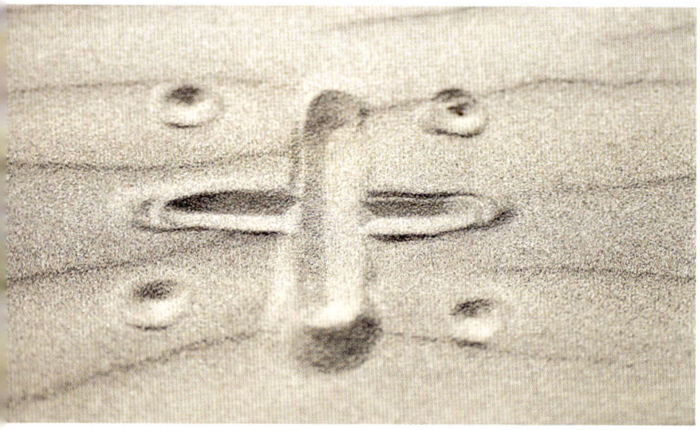

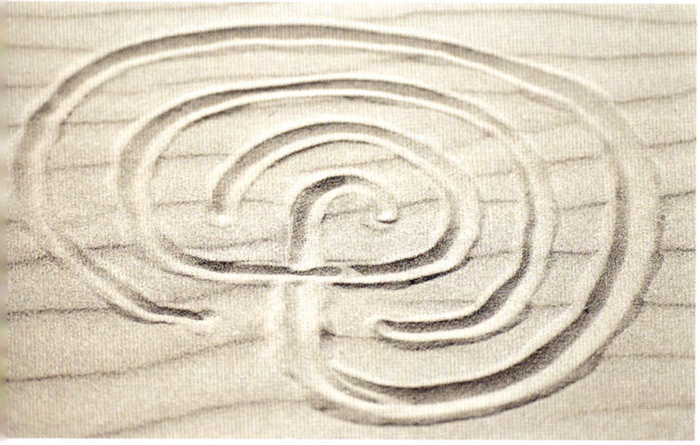

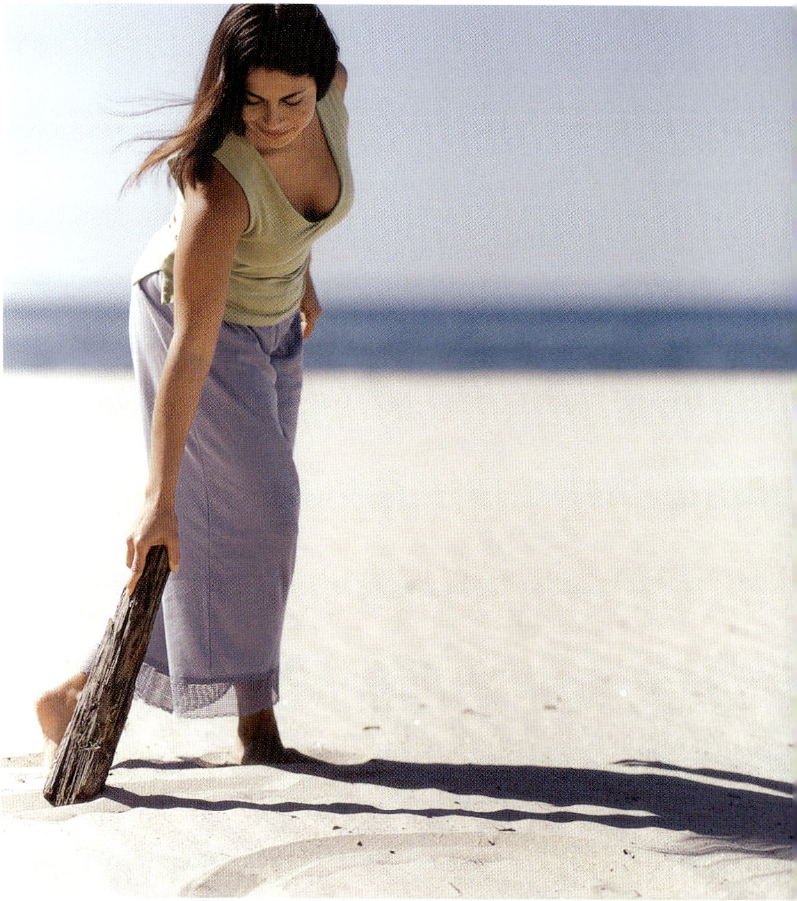

1 Um ein klassisches Labyrinth zu zeichnen, markieren Sie im Sand ein Quadrat mit einer Seitenlänge von 2 Metern. Malen Sie in dieses Quadrat ein Kreuz. Von diesem Kreuz ausgehend zeichnen Sie im Uhrzeigersinn einen offenen Kreis, der sich mit den Markierungen im Sand überschneidet. Nun zeichnen Sie den zweiten größeren Kreis gegen den Uhrzeigersinn, sodass die Form wie oben abgebildet erscheint.

2 Konzentrieren Sie sich voll und ganz auf das Zeichnen Ihres persönlichen Labyrinths, um zur inneren Ruhe und Besinnung zu kommen. Hören Sie auf das Geräusch, das ihr »Zeichenstab« verursacht. Fühlen Sie die Wärme der Sonnenstrahlen auf Ihrer Haut. Bewegen Sie sich langsam und atmen Sie bewusst tief ein und aus. Das Zeichnen des Labyrinths gleicht in gewisser Weise einer Meditation in Bewegung.

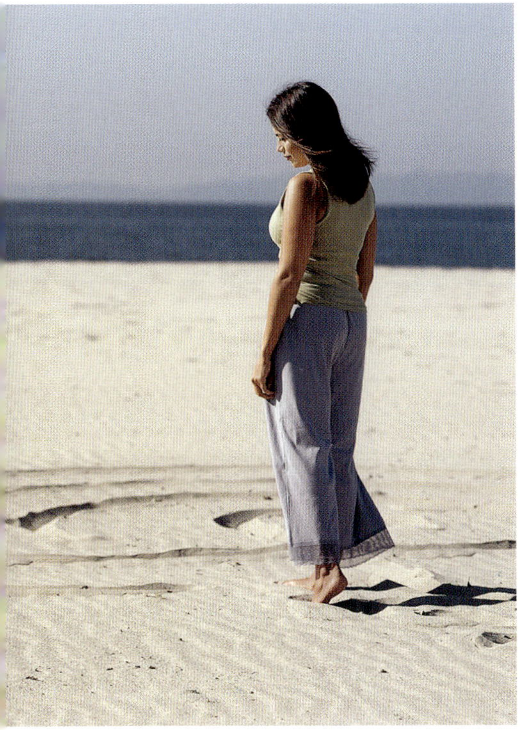

3 Stellen Sie sich nun an den Eingang Ihres Labyrinths und sammeln Sie sich. Im Bewusstsein eine Art Reise anzutreten sprechen Sie vielleicht ein kleines, inniges Gebet oder schließen einfach Ihre Augen für einen kurzen Moment. Geben Sie sich selbst eine Motivation für Ihren Weg, sei es eine spirituelle, reflektierende oder spielerische.

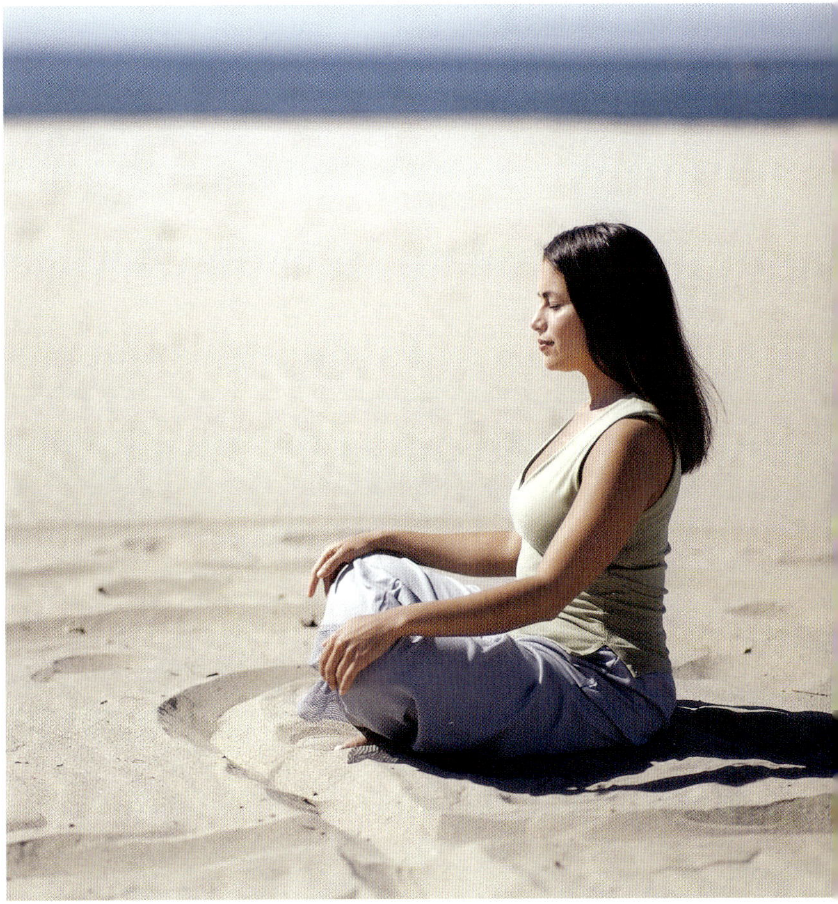

4 Folgen Sie langsam den Linien des Labyrinths, bis Sie in seinem Zentrum angelangt sind. Entspannen Sie sich, denken Sie nur an Schönes und vergessen Sie möglichst all Ihre Sorgen. Setzen Sie sich dann im Schneidersitz (oder – wenn Sie ihn beherrschen – im Lotussitz) in den warmen Sand. Richten Sie Ihre Gedanken nach innen oder lassen Sie einfach los und genießen die meditative Ruhe. Wenn Sie das Labyrinth verlassen möchten, gehen Sie wiederum entlang der gezeichneten Linie – dieses Mal ganz sicher voller positiver Kraft.

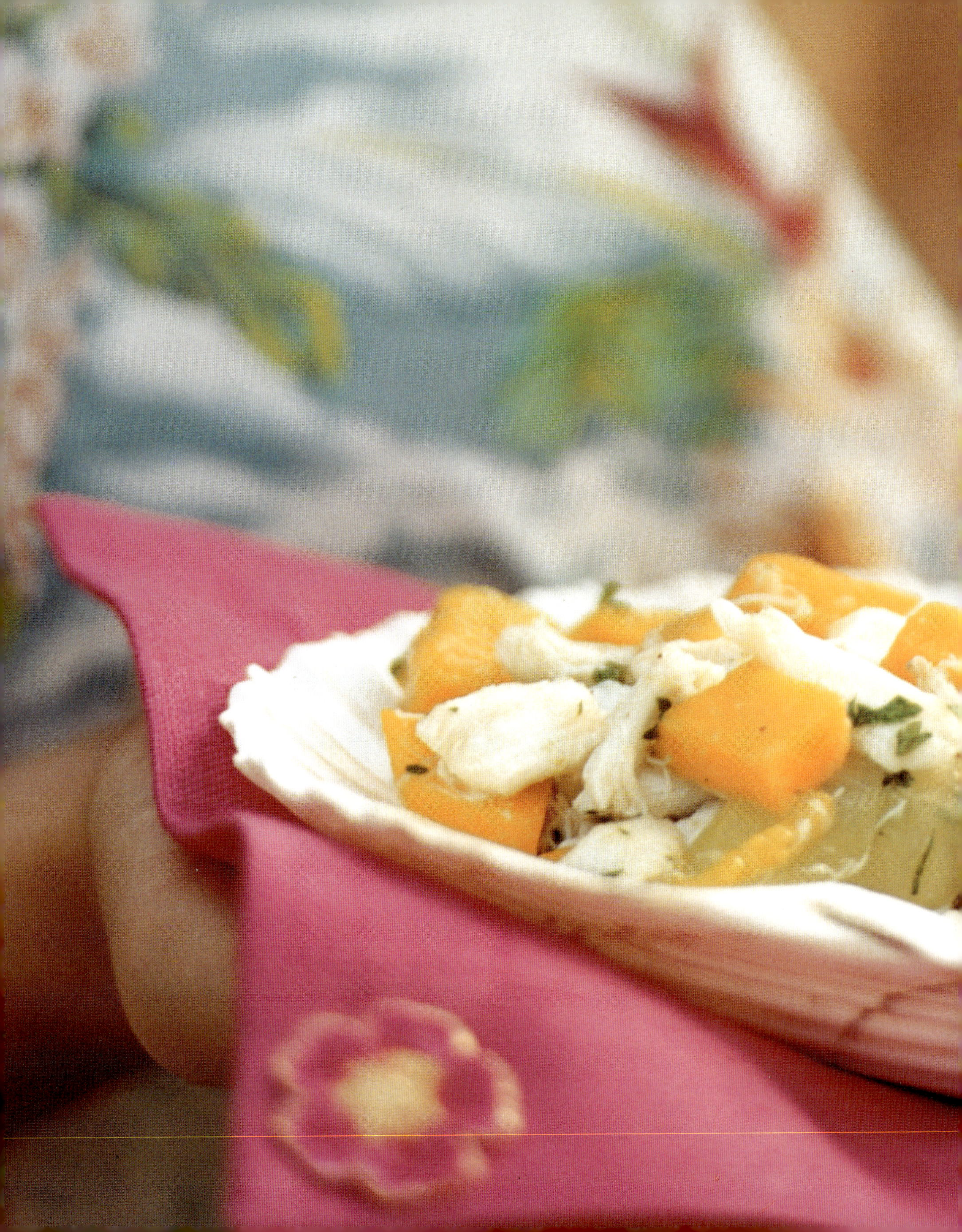

Eines der größten Vergnügen, um einen frischen kulinarischen Wind in Ihre Küche zu bringen, ist der Besuch von Bauernmärkten oder Läden mit Lebensmitteln anderer Länder. Sie werden eine Menge köstlicher Früchte und Gemüse entdecken, die für Sie vielleicht völlig neu sind. Mit Sicherheit erfahren Sie auch viel Neues über andere Sorten von Fleisch, Geflügel, Fisch, Käse und Backwaren. Vor allem die Läden, in denen sich die Zutaten anderer Länderküchen stapeln, lassen einen nicht mehr los, sobald man ihre wahren Schätze darin entdeckt hat. Noch spannender wird es sicher für Sie, wenn ein Verkäufer oder eine Verkäuferin zu einem informativen Schwätzchen bereit ist.

Kulinarisch Neues

Auch ein Kochkurs kann Sie auf eine Entdeckungsreise in die Küchen fremder Länder oder in eine andere Art zu kochen schicken. Volkshochschulen oder Kulturinstitute veranstalten oft die erstaunlichsten Kurse, die Sie mit hochinteressanten Menschen zusammenbringen. Oder wie wär's mit einem Kochkurs in der Toskana oder sonstwo? Verbunden mit einem Traumurlaub in zauberhaften Landschaften. Die Quellen für Informationen, die ein hinreißendes Spektrum kulinarischer Möglichkeiten vor Ihnen ausbreiten, sind zahllos: Kochbücher, Kochzeitschriften und auch das Internet verschaffen Ihnen in einer ansprechenden Form Zugang zu den kulinarischen Geheimnissen dieser Welt.

Farbtherapie

Nicht nur Farbtherapeuten wissen, dass Farben uns aus einer schlechten Stimmung herausführen können und mitunter sogar helfen, Heilungsprozesse zu unterstützen.

Die Kraft der Farbe Lila
Leonardo da Vinci gehörte zu den Menschen, denen die Kraft der Farbe Lila bewusst war. Er umgab sich mit lilafarbenen Glasfenstern, um seine kreative Kraft zu steigern. Versuchen Sie etwas Ähnliches, indem Sie die Farbe Lila in Ihrem Umfeld einsetzen, z. B. bei Ihrer Kleidung oder den Wänden Ihrer Wohnung.

Die Farbtherapie gehört zu den alternativen Behandlungsmethoden und soll seelischen und körperlichen Beschwerden vorbeugen oder sie sogar heilen. Anhänger dieser Therapie gehen davon aus, dass die elektromagnetischen Strahlen von Farben verschiedene Organe unseres Körpers positiv oder negativ beeinflussen können. Genauso verhält es sich im psychischen Bereich. In der Farbtherapie steht Grün für Geschwüre und Gelb für Depressionen.

Selbst Wissenschaftler müssen zugeben, dass Farben eine sehr starke Wirkung auf die menschliche Psyche haben und unmittelbare Reaktionen hervorrufen können. Dafür gibt es wohlbekannte Beispiele: Menschen in einem Raum, der in kühlen Farben gestrichen ist, wie z. B. in Graublau, drehen die Heizung höher als jene, die sich in einem warmfarbigen, z. B. gelben oder orangefarbenen, Raum aufhalten. Sogar die natürlichen Farben von Nahrungsmitteln haben Einfluss auf das Geschmacksempfinden. Zahlreiche Studien und wissenschaftliche Arbeiten beweisen, welch gravierenden Einfluss Farben auf die Stimmungen von Menschen haben. Manche Farben beruhigen, andere machen aggressiv oder wirken belebend.

LIEBLINGSFARBEN

Wenn wir gewisse Farben bevorzugen, sind Farbtherapeuten der Meinung, dass uns die Kraft dieser Farbe fehlt. Um zu sehen, wonach sich vielleicht Ihr Geist oder Körper sehnt, betrachten Sie die nebenstehenden Farbfelder. Nach einem kurzen Moment werden Sie einer dieser Farben den Vorzug geben.

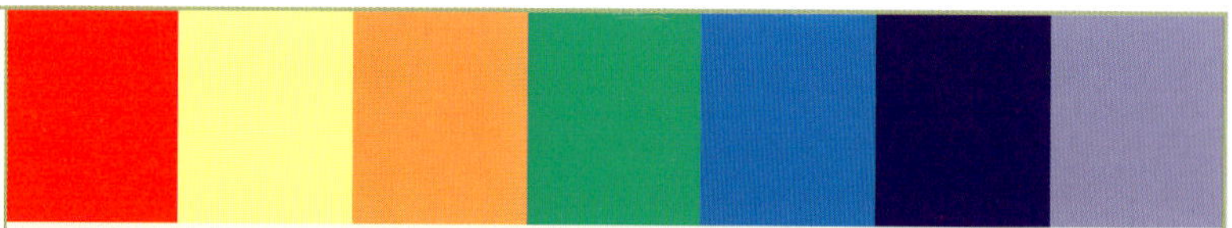

Wenn Sie Rot wählen, fehlt es Ihnen an Gelassenheit und innerer Ruhe. Gelb signalisiert eine niedergeschlagene Stimmung. Tendieren Sie zu Orange mangelt es Ihnen an geistiger Energie und Lebenslust. Grün weist auf Nervosität und emotionale Unsicherheit hin. Dank Blau fühlen Sie sich heiterer und gedankenvoller. Indigo regt Ihre Intuition an und vertreibt Frust und Ängste. Lila führt Sie in Spiritualität und Kreativität.

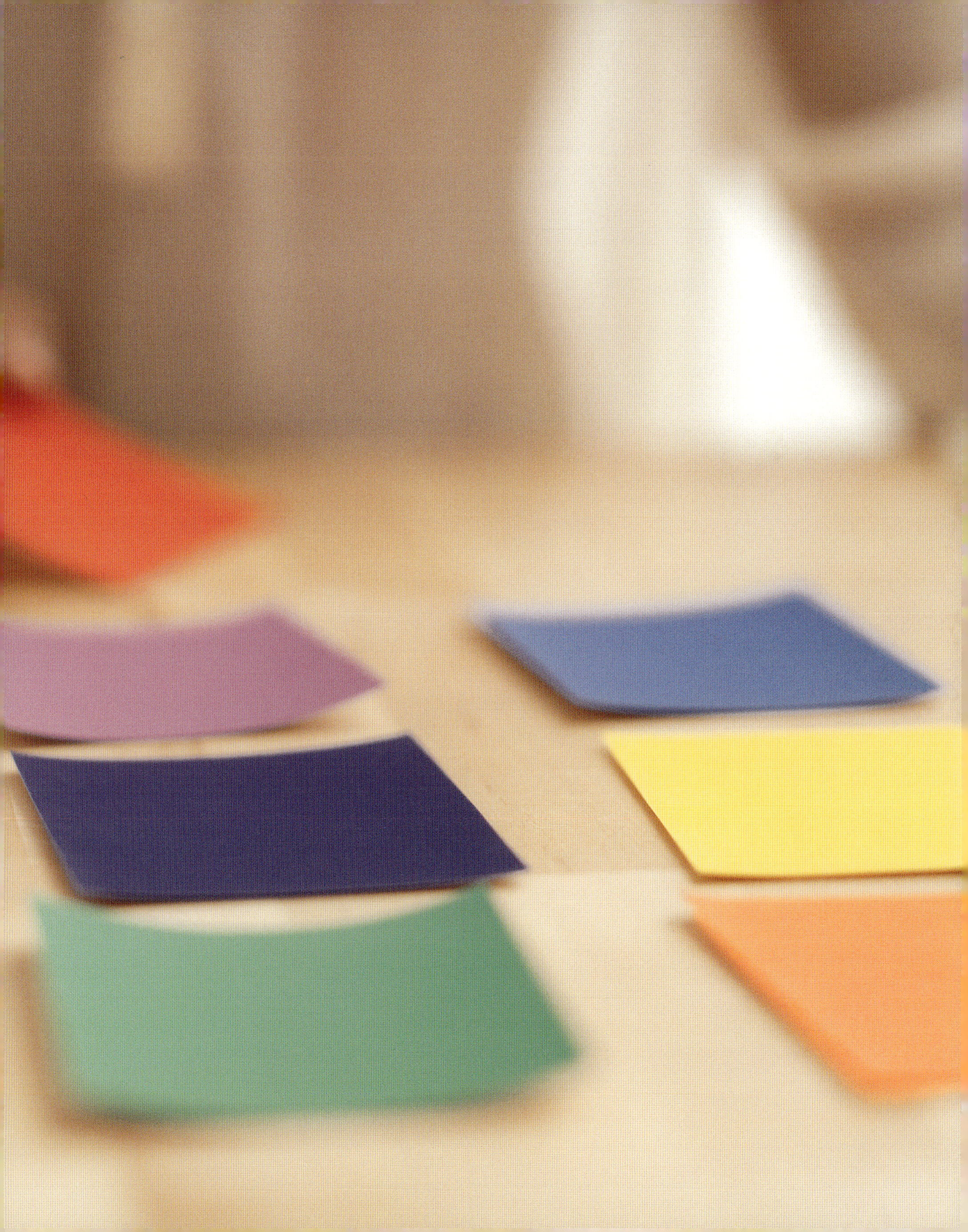

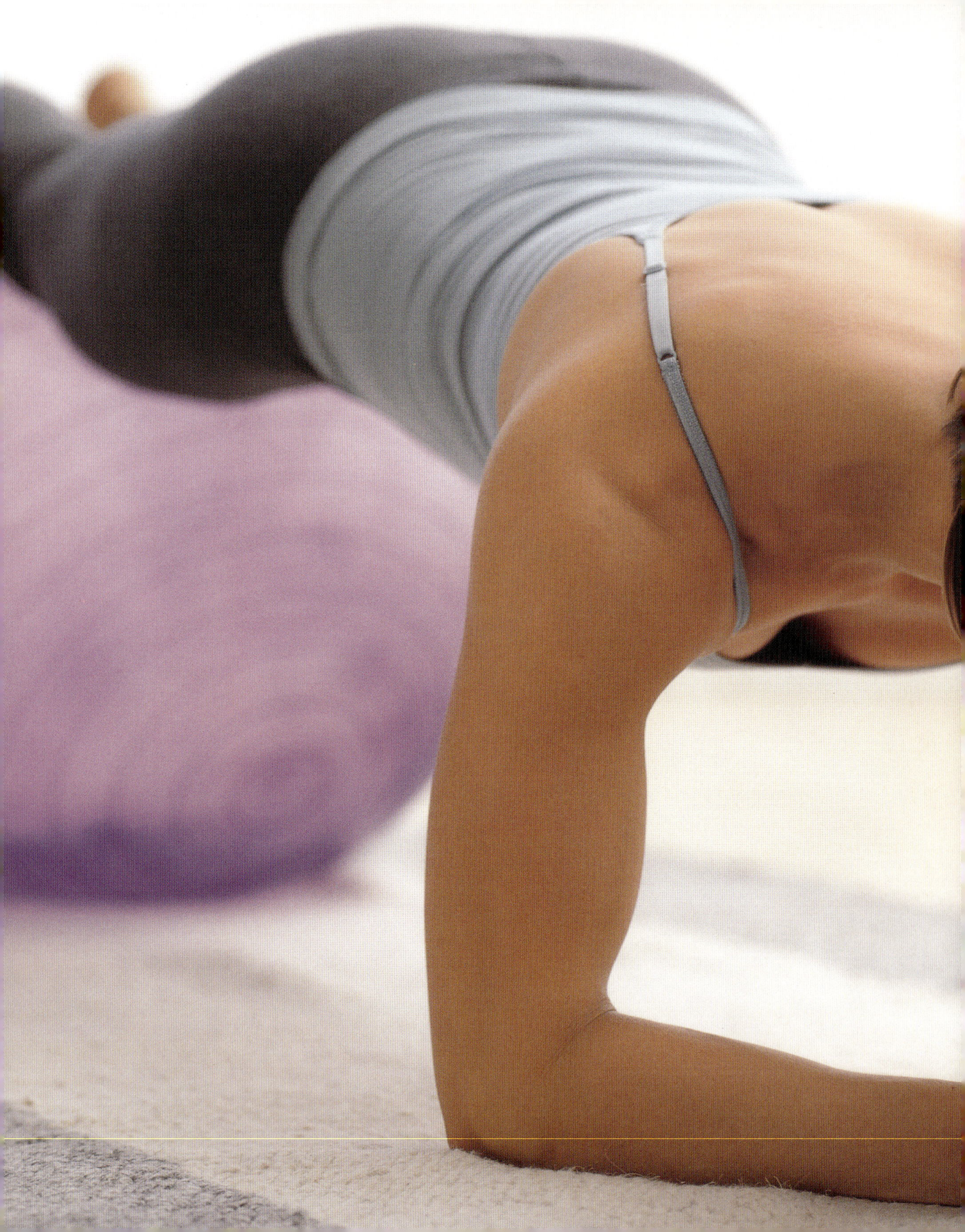

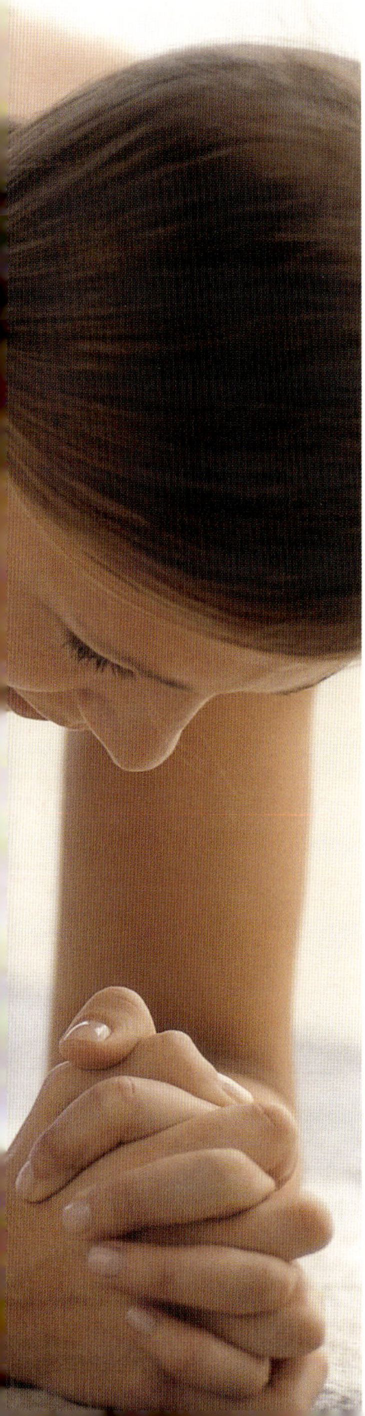

Gymnastikball

Zu den Pilatesübungen gehört eine Trainingsserie mit einem großen Ball. Damit werden Muskeln trainiert, die sonst nur über Hochleistungssport zu erreichen sind.

Auf einem Ball herumzurollen scheint ein Kinderspiel zu sein. Aber wenn man es richtig machen will, ist es gar nicht so einfach, dennoch lohnenswert, weil es hilft, die Kernmuskeln (s. S. 93) zu entwickeln. Außerdem erfordert es eine Balance wie kaum eine Bodenübung. Mit den von Pilates entwickelten Übungen erreichen Sie zusammen mit einem einfachen Ball mehr Kräftigung und Dehnung als mit den teuersten Geräten. Die Pilates-Übungen verhelfen Ihnen zu einer schöneren Körperhaltung und kraftvolleren elastischen Muskulatur.

Kaufen Sie einen dicken Gymnastikball (Fitnessball, Sitzball) – mit einem Durchmesser von 55 bis 65 Zentimeter. Wenn Sie kleiner als 1,70 Meter sind, kommen Sie mit dem kleineren Ball besser zurecht. Führen Sie die Ballübungen auf einem Teppich oder einer Gymnastikmatte aus, damit der Ball nicht zu leicht wegrutscht. Kaufen Sie keinen Kinderball, sondern unbedingt einen professionellen Gymnastikball, weil dieser den Druck und die Bewegungen besser abfedert. Außerdem ist bei einem normalen Ball, der schneller rutscht und sich verbiegt, die Verletzungsgefahr zu groß.

BALLÜBUNGEN

Forscher der University of Waterloo in Ontario, Kanada, haben die Muskelaktivität zwischen Curl-ups auf dem Fußboden, auf der Gymnastikwippe und auf dem Gymnastikball verglichen. Die Ergebnisse fielen eindeutig zugunsten des Gymnastikballs aus: Dieser Ball trainiert die oberen Bauchmuskeln 25 Prozent, die unteren Bauchmuskeln 34 Prozent intensiver. Bei denen übrigen beanspruchten Muskeln lag die Aktivitätsrate um 16 Prozent höher. Darüber muss man sich nicht wundern, denn durch das Balancieren auf dem wackligen Ball werden die Muskeln weitaus stärker beansprucht als auf dem flachen Boden.

Schritt-für-Schritt-Übung ►

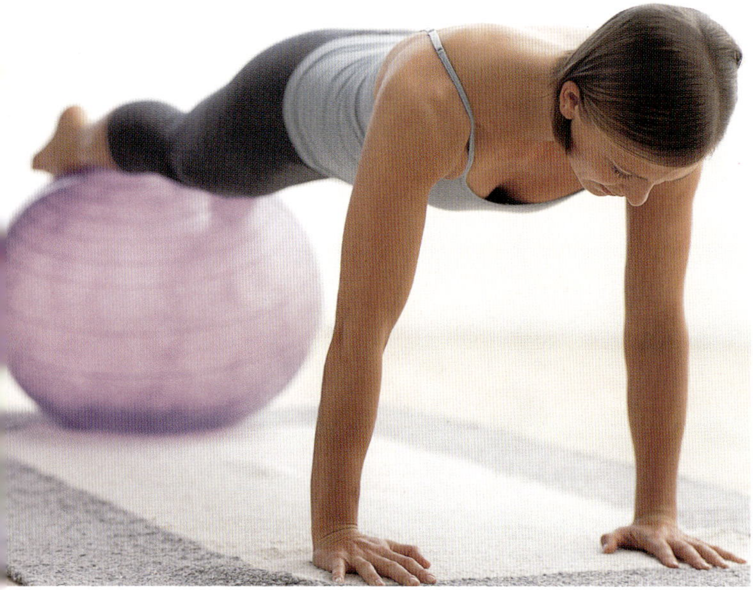

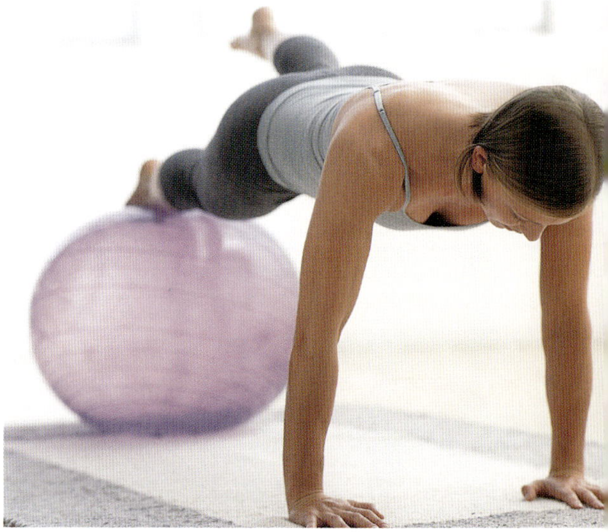

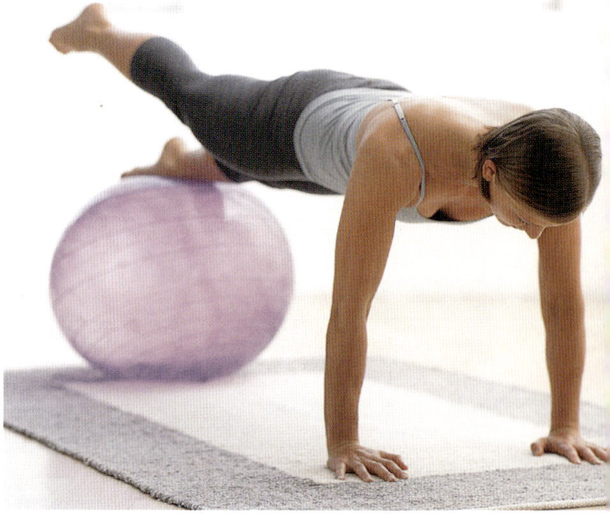

1 Beginnen Sie auf allen vieren mit aufgestützten Armen und legen Sie Ihre Beine auf den Ball, während Sie Ihre Arme durchstrecken. Ziehen Sie die Schulterblätter nach unten. Spannen Sie Ihre Bauch- und Gesäßmuskulatur an, wobei Sie den Nabel Richtung Wirbelsäule ziehen. Achten Sie darauf, dass Sie weder ins Hohlkreuz gehen noch einen Buckel machen. Halten Sie den Körper so gerade wie ein Brett. Der Hals muss lang sein (in einer Linie mit der Wirbelsäule). Ihre Augen sind auf den Fußboden gerichtet.

2 Heben Sie ein Bein von dem Ball ab, wobei Sie die Zehen lang ausstrecken. Achten Sie auf die in Schritt 1 beschriebene Haltung. Ihre Hüfte muss parallel zum Boden bleiben.

3 Führen Sie die Aufwärtsbewegung nun mit dem anderen Bein durch. Nach Möglichkeit sollten Sie jedes Bein mindestens 5-mal anheben. Steigen Sie vorsichtig mit gebeugten Knien vom Ball herab.

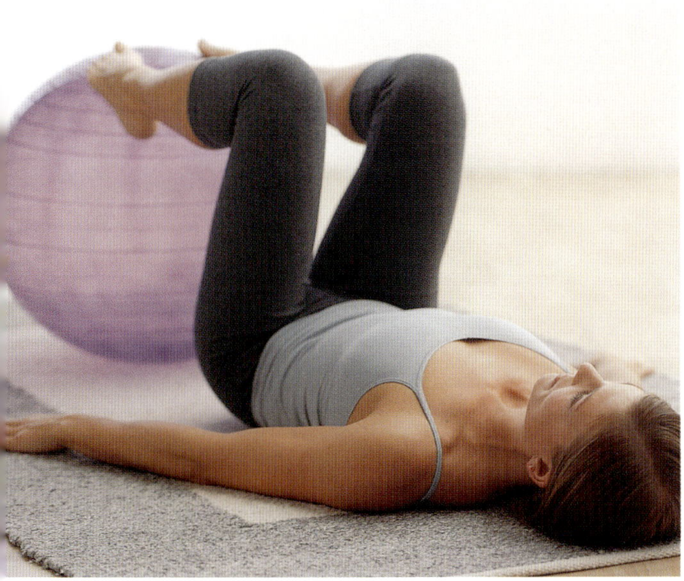

4 Für die nächste Übung legen Sie sich flach auf den Rücken und setzen Ihre Füße so auf den Ball, dass Ihre Beine einen 90-Grad-Winkel bilden. Ihre Arme liegen ausgebreitet mit den Handflächen nach unten auf dem Boden. Spannen Sie Ihre Bauchmuskulatur an, sodass Sie das Gefühl haben, als ob sich Ihr Rücken in den Boden presst.

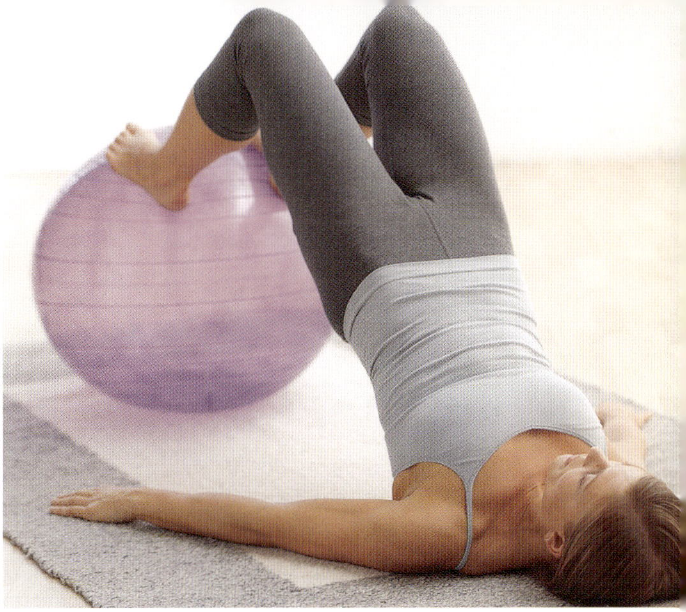

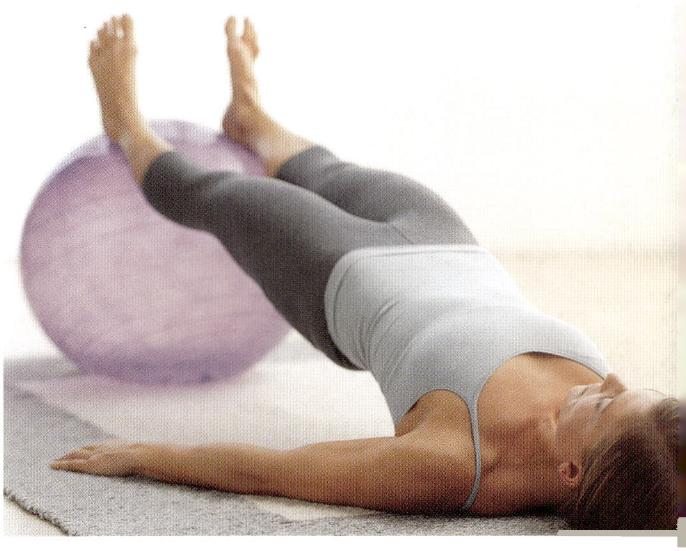

5 Setzen Sie nun die Füße etwas höher auf den Ball und heben Sie Ihre Hüften so hoch, dass Sie auf Ihren Schulterblättern ruhen. Achten Sie dabei darauf, dass Ihr Nacken nicht belastet wird.

6 Schieben Sie den Ball nach vorn, bis Ihr Körper eine gerade Linie bildet. Pressen Sie die Fersen fest auf den Ball und versuchen Sie dabei, Ihre Hüfte hochzuhalten. Senken Sie Ihr Becken langsam zum Boden ab. Entspannen Sie sich einen Moment. Wiederholen Sie insgesamt 8-mal die Schritte 4 bis 6.

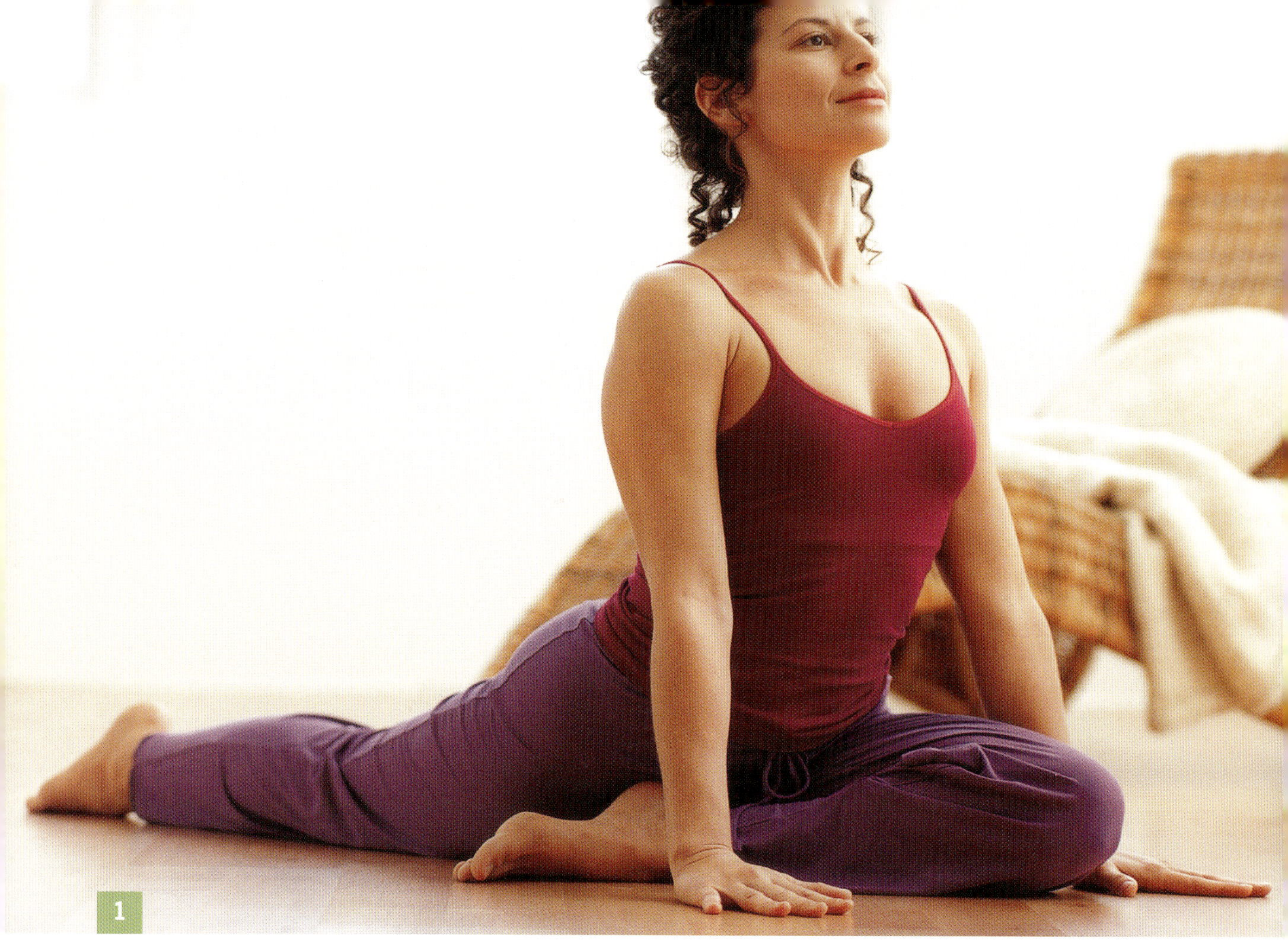
1

2
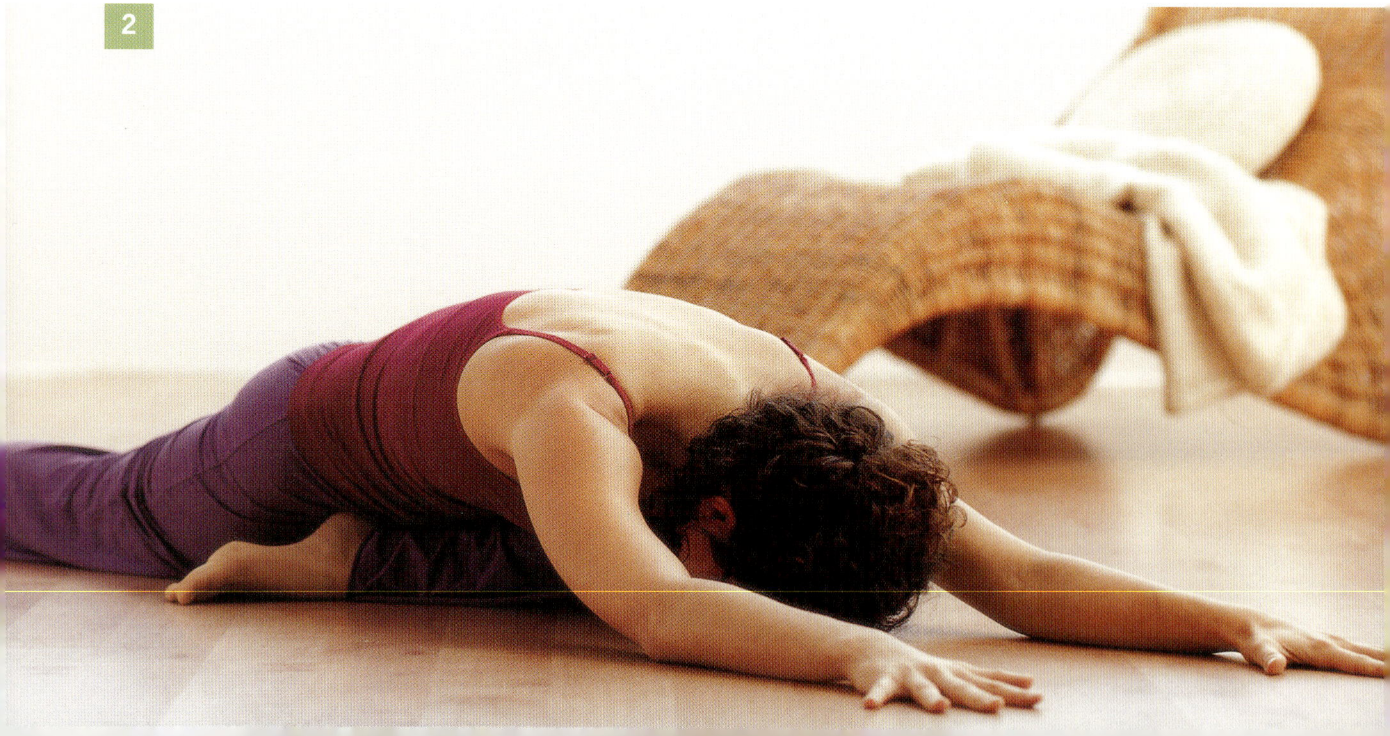

Die Taube

Erweitern Sie Ihr Yoga-Programm mit der Taubenstellung, die zwar anstrengend ist, Ihnen aber eine deutlich größere Beweglichkeit der Hüften bringt.

1 Beginnen Sie im Vierfüßerstand (auf allen vieren). Ziehen Sie Ihr linkes Knie zwischen Ihre Hände. Der Fuß weist nach rechts und liegt am Oberschenkel des rechten Beins an. Strecken Sie Ihr rechtes Bein gerade nach hinten, wobei sich Ihre Hüften senken. Belasten Sie weder Oberschenkel noch Knie des angewinkelten Beins. Heben Sie Ihre Wirbelsäule aus dem Becken, strecken Sie Ihren Hals und halten Sie Ihre Handflächen flach auf dem Boden, während Ihre Schultern entspannt parallel stehen. Behalten Sie diese Position für fünf oder sechs Atemzüge bei, aber hören Sie beim geringsten Anzeichen eines Schmerzes sofort auf. Für den Seitenwechsel heben Sie die Hüfte und lassen Sie Ihr linkes Bein nach hinten gleiten. Die Übung auf der anderen Seite ausführen.

2 Bei der leichteren Form dieser Übung (der kleinen Taube) liegt das Gewicht mehr auf Ihren Armen und weniger auf Ihren Hüften. Neigen Sie sich aus der Taubenstellung heraus nach vorne, über das angezogene Bein hinweg und verlagern Sie das Gewicht auf Ihre Unterarme, indem Sie diese schulterbreit auf den Boden legen. Nach Möglichkeit legen Sie Ihre Arme der ganzen Länge nach auf den Boden. Halten Sie diese Position vier bis sechs Atemzüge lang.

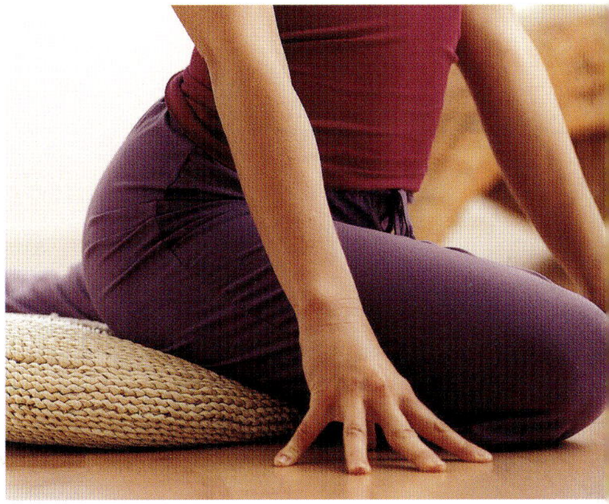

Hilfestellung
Die Taubenstellung ist sehr schwierig und für Ungeübte mit Verletzungsgefahr verbunden. Einfacher wird es, wenn Sie ein festes Kissen oder eine gefaltete Decke unter das angewinkelte Bein legen. Je weiter Ihre Hüfte vom Boden weg ist, desto leichter wird Ihnen die Übung fallen. Selbstverständlich muss dann die Unterlage entsprechend dick sein.

VARIANTEN DES HATHA-YOGA

Die Körper- und Atemübungen in diesem Buch stammen aus der Tradition des Hatha-Yoga, der im Westen am häufigsten praktizierten Form. Aber es gibt noch Varianten mit unterschiedlichen Schwierigkeitsgraden.

VARIANTE	HAUPTMERKMALE
Ashtanga	Schnelle Sequenzen, die strikte Atemkontrolle erfordern.
Bikram	Eine Übungsfolge, die bei 40 Grad Celsius und bei einer Luftfeuchtigkeit von 60 Prozent ausgeführt wird.
Jivamukti	Körperlich anstrengende Yoga-Stellungen, die mit festgelegten spirituellen Komponenten verbunden sind.
Sivananda	Körper- und Atemübungen, verbunden mit vegetarischer Ernährung, Meditation, positivem Denken und Entspannung.

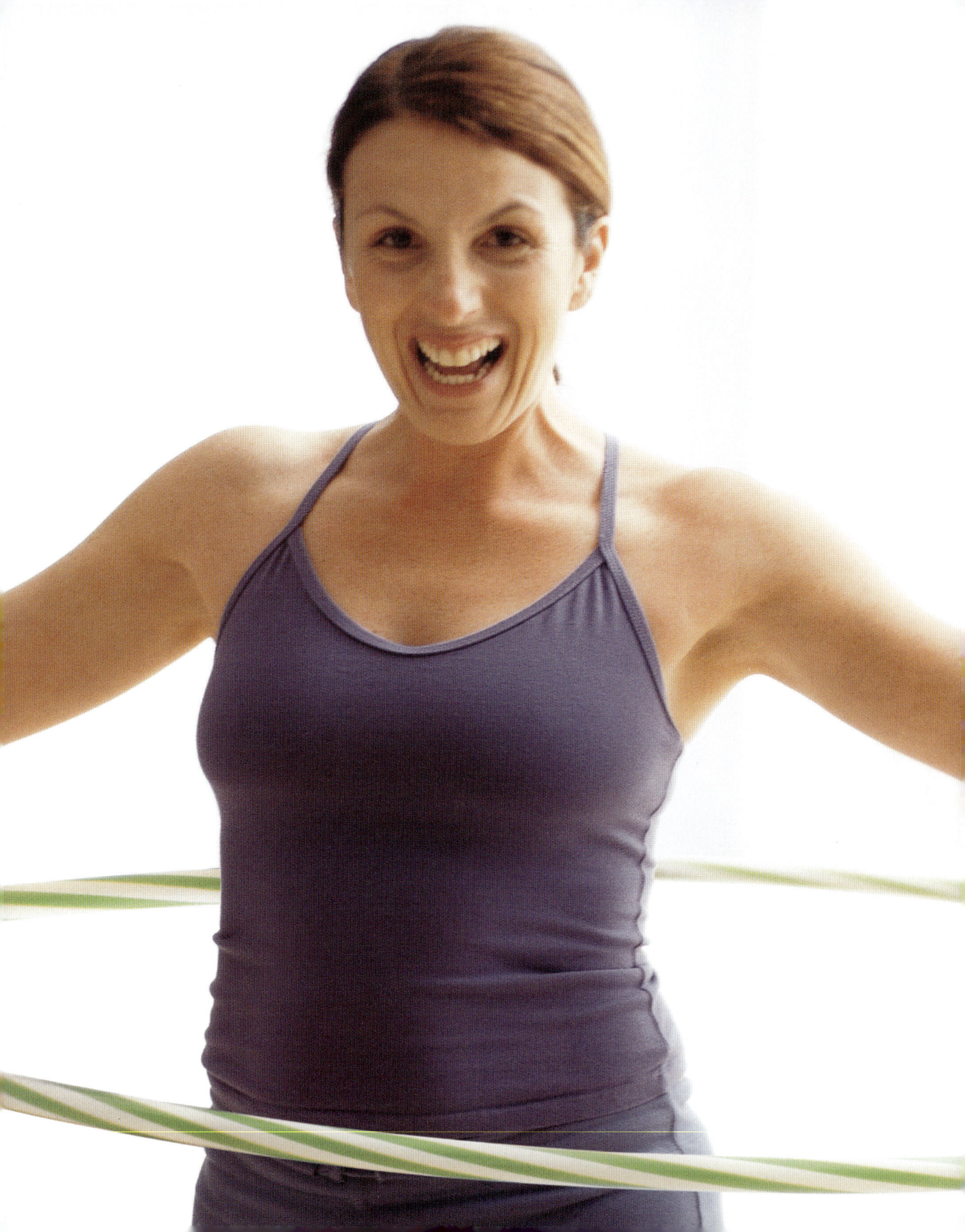

Wir joggen, walken, biken – wir tun alles, weil wir glauben, unsere tägliche Trainingsroutine sei ausgezeichnet für unseren Körper. Leider verkommen bei vielen Menschen die sportlichen Aktivitäten zu einer stumpfen Routine, obwohl unser Körper und Geist nach Neuem schreit.

Raus aus der Routine

Andere Formen des Körpertrainings vertreiben die Langeweile, die selbst einen leidenschaftlichen Sportler befallen kann. Außerdem helfen Sie andere Muskelpartien zu kräftigen, das Koordinationsvermögen zu verbessern und die Beweglichkeit zu erhöhen. Häufig kommen die ersten Anstöße durch Bücher oder Videos, aber Kurse ersetzen sie nicht, vor allem nicht einen guten Kursleiter, der Sie persönlich betreut, Ihre kritischen Punkte berücksichtigt, Ihre Stärken fördert und mögliche Verletzungen verhindert. Suchen Sie sich ein Fitness-Center, in dem diese Form der Betreuung gewährleistet ist, das modern ausgestattet ist, nicht nur die Trainingsbedingungen komfortabel macht, sondern Ihnen rundum gefällt.

Gehen Sie dabei einmal unkonventionelle Wege, weg vom traditionellen Trainingsprogramm, hin zu »Exotischerem«, z. B. einem Salsakurs, in dem der Rhythmus Ihr Blut in Wallung versetzt. Ein Steppkurs kann Ihr Herz-Kreislauf-System fördern. Ein Yogakurs verhilft Ihnen zu mehr Gleichgewichtsvermögen, einer schöneren Körperhaltung und mehr Konzentrationsfähigkeit. Denken Sie auch mal an so einfache Dinge wie das Trainieren mit einem Hula-Hoop-Reifen oder Seilspringen. Spaß macht auch Bauchtanz oder ein kontemplativer Tai-Chi-Kurs. Wenn Sie sich nicht alleine auf den Weg machen möchten zu neuen sportlichen Ufern, nehmen Sie Ihre Freundin mit, der wird es auch gut tun.

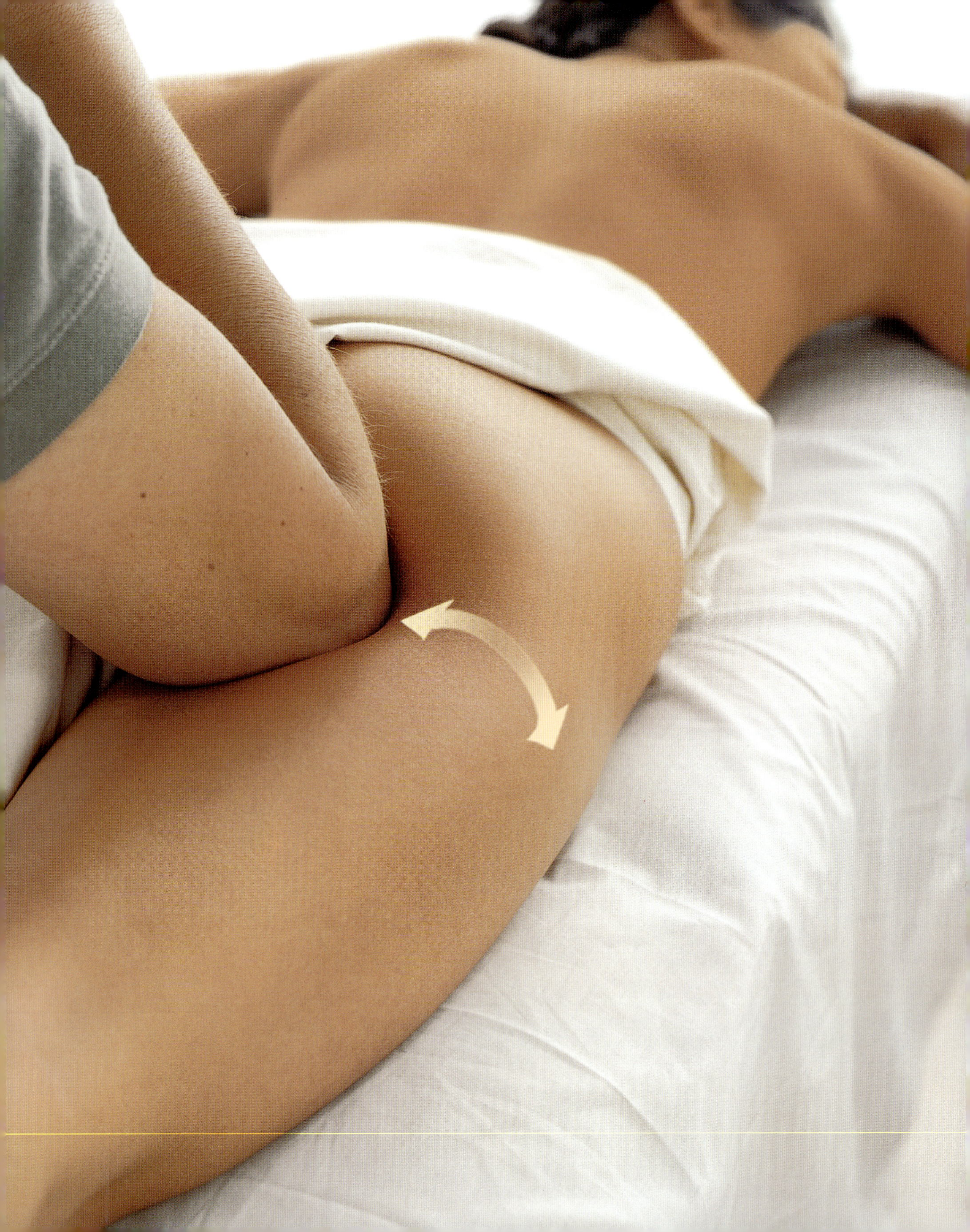

Gut für den Po

Selbst Frauen, die sich regelmäßig massieren lassen, halten ihren Po im wahrsten Sinn des Wortes bedeckt. Lassen Sie ihn nicht länger das Stiefkind sein.

Selbst bei einer Ganzkörpermassage wird der Po keines Massagegriffes gewürdigt. Das ist schade, denn genau dort sitzen die dicksten Muskeln unseres Körpers. Da Sie wahrscheinlich auf einen schönen Po genauso viel Wert legen, wie es die meisten Frauen tun, sollten Sie Ihren Partner oder eine gute Freundin schleunigst um eine Po-Massage bitten. Sie hilft, die Muskulatur zu kräftigen, was eine schönere Form ergibt, und kann sogar die leidige Cellulitis in Schach halten. Die folgende Anleitung richtet sich an den Massierenden:

Setzen Sie Ihren Ellbogen mit angewinkeltem Arm auf die Muskeln des Po-Ansatzes. Führen Sie den Ellbogen mit festem Druck am Steißbein entlang nach oben. Dann gehen Sie im Zickzack langsam hin und zurück, also vom Steißbein nach außen zur Schenkelaußenseite und wieder zurück. Sie führen die Massage richtig aus, wenn Sie die Muskelfasern spüren.

Diese Form der Massage, bei der man die Massagegriffe quer zu den Muskeln ausführt, hilft steife Muskelpartien zu lockern und zu entspannen. Man muss nur vorsichtig damit umgehen, da zu starker Druck das Bindegewebe beschädigen kann. Die Faustregel lautet: Je tiefer Sie in die Muskulatur gehen (hineindrücken), desto langsamer müssen Sie die Bewegungen ausführen. Die Massage sollte nicht länger als zwei bis drei Minuten dauern.

Zum Abschluss setzen Sie sich neben die massierte Person und greifen mit Ihren Fingerspitzen die Außenseite der gegenüberliegenden Pobacke. Ziehen Sie mit wechselnden Händen die Muskulatur zu sich heran. Wiederholen Sie diese Bewegung 10-mal. Verfahren Sie mit der anderen Poseite genauso. Lassen Sie diese Massage nur ausführen, wenn Sie sich absolut wohl dabei fühlen – gehen Sie im Zweifelsfall zu einem gut ausgebildeten Masseur!

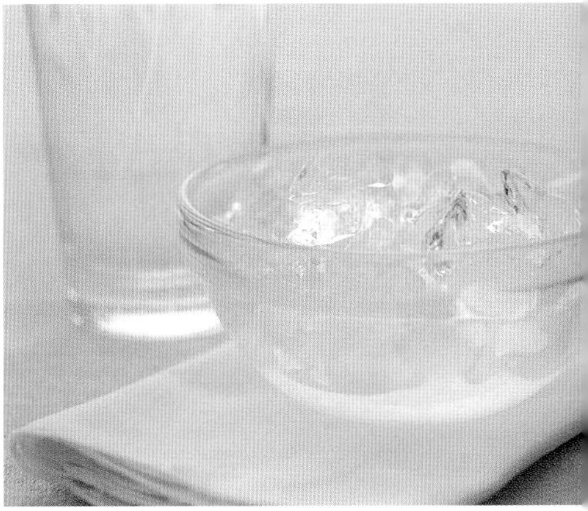

Wasser trinken!
Die hier vorgestellte Form der Massage kann in der Muskulatur gelagerte Giftstoffe in Bewegung bringen. Damit diese keinen Schaden anrichten, sollten Sie nach einer derartigen Massage sehr viel Wasser trinken. Und falls der massierte Bereich Ihres Körpers sich wie wund anfühlt, streichen Sie mit Eis sieben bis zehn Minuten lang nach der Massage darüber. Bei der nächsten Massage führen Sie diese Eisbehandlung am besten auch vor der Massage aus.

Lachtherapie

Lachen stärkt Ihr Immunsystem und macht Ihr Herz stark. Ganz gleich ob Sie kichern oder einen prustenden Lachanfall haben: Lachen ist immer gesund.

Sich selbst kitzeln? Unmöglich? Richtig. Selbst, wenn Sie sich an genau den gleichen Stellen und auf genau die gleiche Art kitzeln, die Sie, wenn es jemand anders tut, zu einem hysterischen Lachen reizt, kann es Ihnen nicht einmal das leiseste Kichern entlocken. Forscher meinen, dies läge daran, dass den zum zentralen Nervensystem gesendeten Informationen der »Kick«, der Überraschungseffekt fehle .

Lachen, und sei es auch nur ein Lächeln, lässt Ihre Augen wundervoll glänzen und Ihre Wangen erröten. Meist steckt es auch noch die Leute in Ihrer Umgebung an. Unabhängig von diesem schönen Effekt, ist Lachen tatsächlich gut für Ihre Gesundheit: Wenn Sie lachen, sinkt der Pegel der Stresshormone und Ihr Körper produziert mehr von jenen Substanzen, die Viren, Bakterien und andere Krankheitserreger bekämpfen. Lachen fördert auch den Blutfluss und reichert das Blut verstärkt mit Sauerstoff an, was wiederum belebt und Heilungsprozesse beschleunigt. Es kann sogar – als Übung ausgeführt – die Muskeln von Gesicht, Brust, Bauch und Rücken trainieren.

Wenn Sie das Leben immer nur rabenschwarz sehen, sollten Sie einen Lachkurs belegen. Den gibt es tatsächlich – vielleicht auch an Ihrem Wohnort. Erkundigen Sie sich an der örtlichen Volkshochschule oder in großen Klinik-Centern nach seriösen Lachtherapeuten. Fündig werden Sie mit Sicherheit auch im Internet. Um den wundervollen Effekt der Entspannung, der innerlichen Lockerheit und der gesundheitlichen Vorteile zu erzielen, sollten Sie sich immer nur in Hände von gut ausgebildeten Therapeuten begeben.

DIE ANATOMIE DES LACHENS

Neurobiologen haben herausgefunden, dass jedes Lachen aus abgehackten, vokalähnlichen Lauten (ha-ha) besteht, die man alle 210 Millisekunden wiederholt. Das Lachen nimmt mehr als ein Dutzend Gesichtsmuskeln in Anspruch, darunter auch jene, die das Hochziehen der Oberlippe bewirken. Der Kehldeckel (ein dünner Knorpel zwischen den Stimmbändern) verschließt beim Lachen die Luftröhre, sodass man nach Atem ringt. Auch die Tränendrüsen reagieren bei manchen Menschen mit einem Strom an »Lachtränen«.

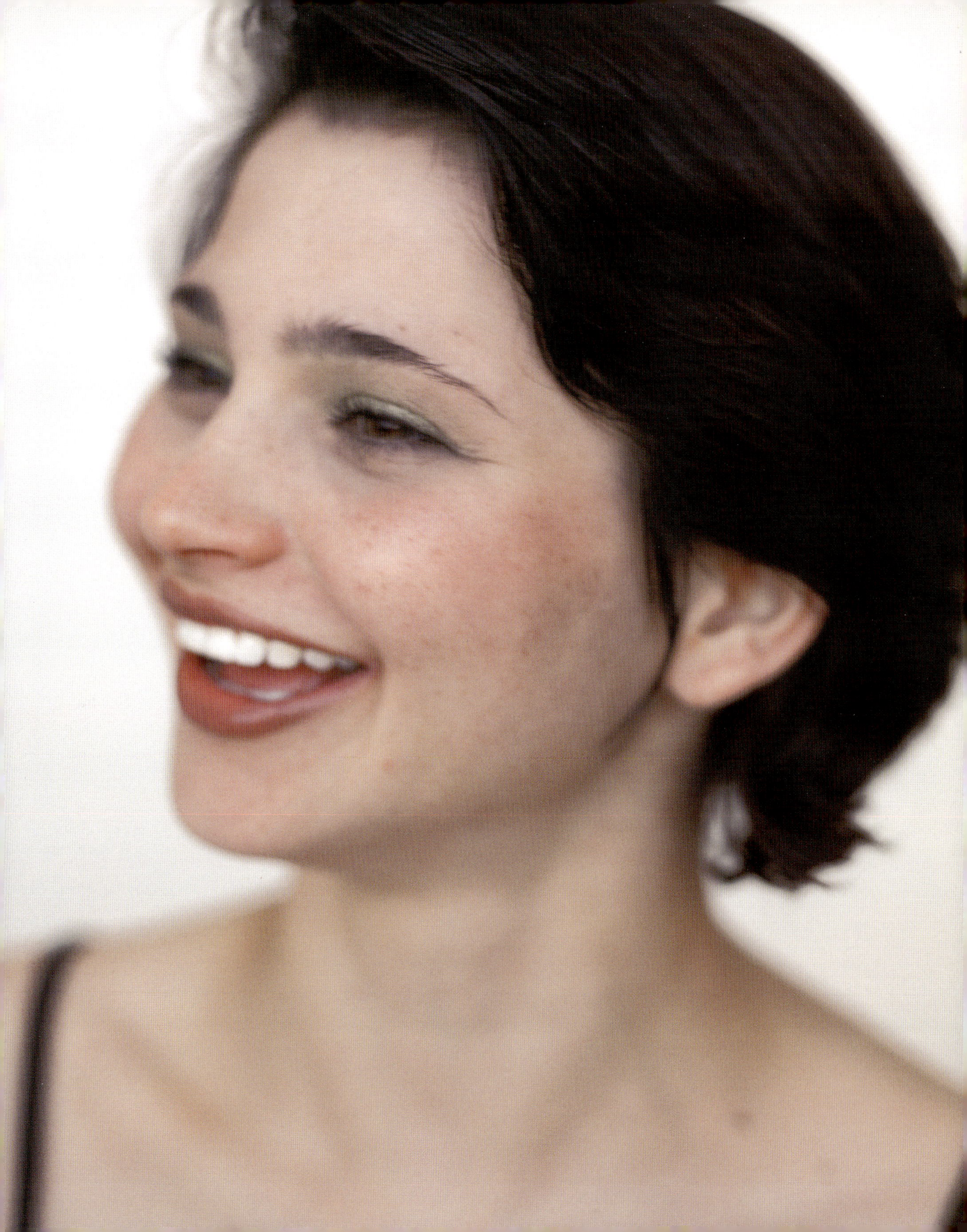

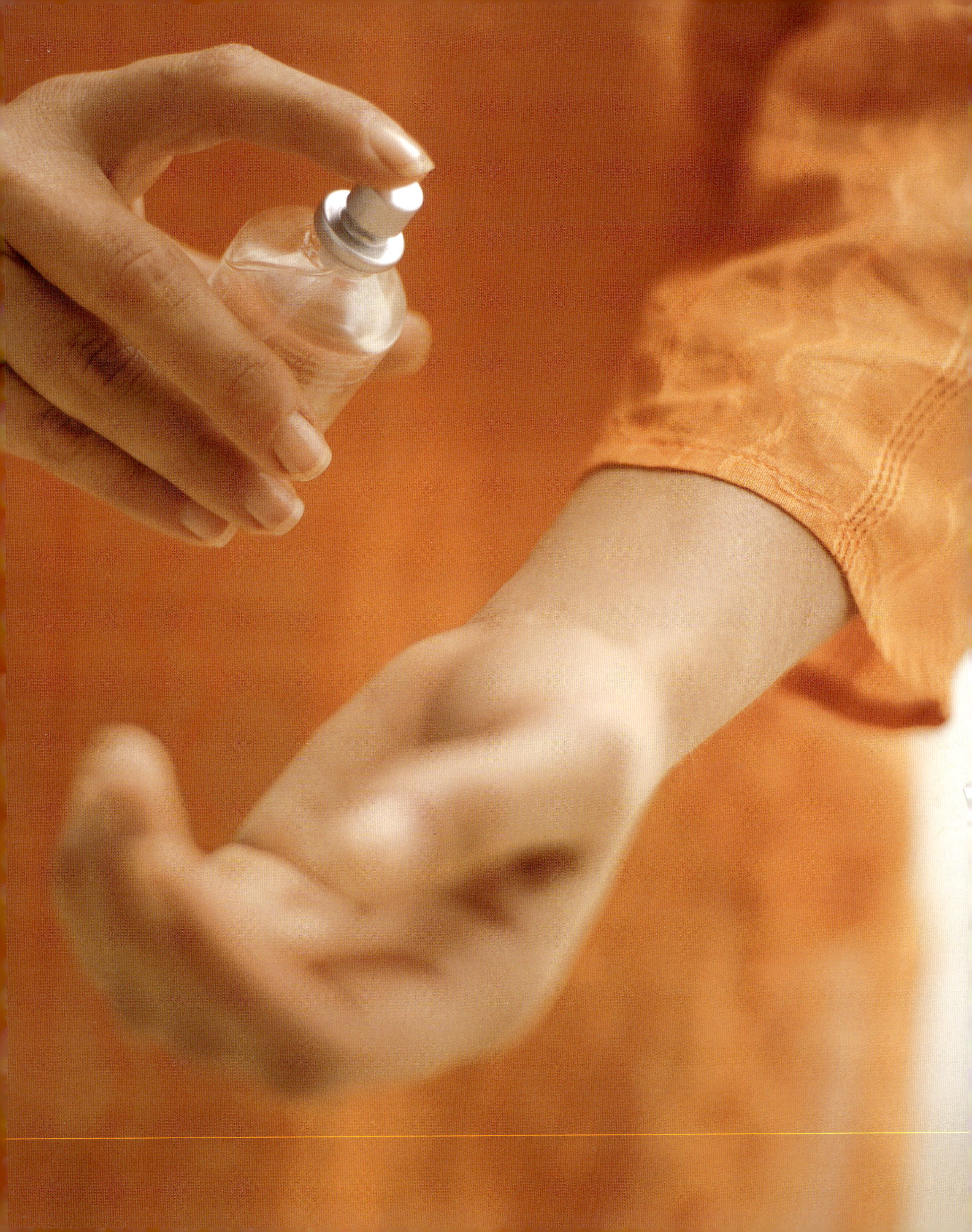

Persönliche Duftnoten

Sie brauchen nicht reihenweise Parfums zu testen, um Ihren persönlichen Duft zu finden. Sie können sich selbst ein Parfum aus einigen ätherischen Ölen mischen.

Auf der Suche nach dem perfekten neuen Parfum besprühen Sie sich aus Dutzenden von Testern und erleiden irgendwann einen Geruchskollaps. Sie können sich nicht entscheiden, denn der Duft ist zu süß, zu blumig, zu würzig, zu herb oder einfach nichtssagend. Die Hersteller dieser wundervollen Düfte, die unsere Stimmung heben, haben sich für solche Individualisten wie Sie und mich einiges einfallen lassen. Beispielsweise in Body Shops – oder in der französischen Parfumstadt Grasse – haben Sie die Möglichkeit sich in aller Ruhe Ihren eigenen Duft zusammenzustellen – oder gleich mehrere Düfte, die Ihrer Stimmung, der Tageszeit oder dem Anlass Rechnung tragen.

Einige dieser Düfte sind sehr schlicht, während andere höchst komplex daherkommen: mit Kopf-, Herz- und Basisnote. In der Sprache der Parfumeure ist die Kopfnote der erste Eindruck, die Herznote erscheint, nachdem das Parfum auf Ihrer Haut getrocknet ist und die einzelnen Essenzen sich entfaltet haben. Die Basisnote ist jener Duft, der am längsten vorhält.

Um die persönliche Duftnote zu finden, mischen Sie mehrere Düfte auf einem saugfähigen Papier, aber nicht wie vielfach praktiziert auf dem Handgelenk. Das Papier können Sie wegwerfen, während selbst wiederholtes Waschen den Duft nicht sofort von Ihrem Arm vertreibt. Erst wenn Sie einigermaßen sicher sind, welche Duftnote zu Ihnen persönlich passt, probieren Sie Ihre Mischung auf Ihrer Haut aus. Das ist der entscheidende Schritt: Wie der Duft sich entfaltet, hängt von dem Säuregrad und dem Fettgehalt Ihrer Haut ab. Deshalb kann ein und dasselbe Parfum bei verschiedenen Personen geradezu entgegengesetzt riechen. Lassen Sie den ausgewählten Duft eine Weile auf Ihrer Haut wirken, um ganz sicher zu sein, dass es tatsächlich der richtige ist. Den nächsten Duft sollten Sie auf jeden Fall erst zwei oder drei Tage später ausprobieren.

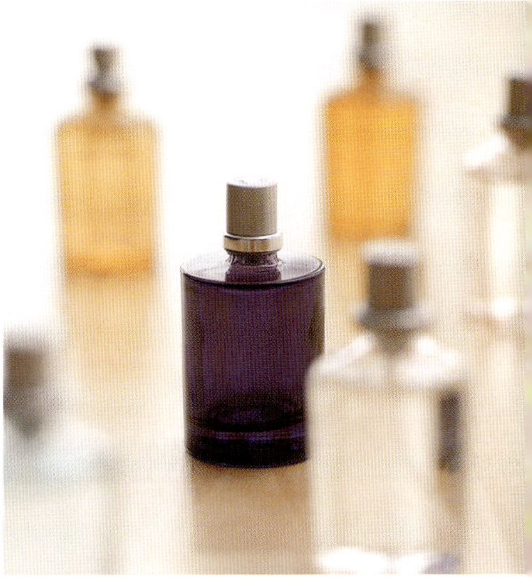

Der Mythos vom Pulspunkt

Entgegen der landläufigen Meinung ist der Puls am Handgelenk nicht der optimale Punkt, um ein Parfum auszuprobieren. An anderen Stellen, wie an der pulsierenden Halsschlagader oder in der Kniekehle, entwickelt der Duft sich wesentlich prägnanter und kann so auch besser beurteilt werden. Den charmanten Rat der Grande Dame der Mode, Coco Chanel, das Parfum dorthin zu sprühen, wo man am liebsten geküsst wird, muss man Ihrer Fantasie überlassen ...

Glossar

Akupressur Eine Heilmethode, bei der mit Daumen oder Fingerspitzen auf die Akupunkturpunkte gedrückt wird, um sie zu stimulieren.

Akupunktur Eine tausende Jahre alte Heilmethode der Traditionellen Chinesischen Medizin (TCM), bei der Nadeln an spezifischen Punkten des Körpers gesetzt werden, um Krankheiten zu behandeln und das Chi (den Lebensstrom) zu aktivieren oder im Gleichgewicht zu halten.

Antioxidantien An den Oxidationsprozessen im Körper beteiligte Moleküle, die freie Radikale vernichten können.

Aromatherapie Die gezielte Verwendung von ätherischen Ölen, um Körper, Geist und Seele in Einklang zu bringen und das allgemeine Wohlbefinden zu fördern. Man verwendet die Öle in Duftlampen, als Bade- oder Pflegemittelzusatz oder trägt sie verdünnt auf die Haut auf.

Asana Das Sanskritwort für die Yogastellungen oder Yogapositionen, die alle dazu dienen, das körperliche, geistige und spirituelle Wohlbefinden zu steigern.

Ätherisches Öl Ölhaltige Substanzen von Pflanzen, die z. B. Blumen ihren Duft verleihen. Die Öle werden in der Aromatherapie und der Parfumherstellung eingesetzt.

Ayurveda Die traditionelle indische Medizin, die eine ganzheitliche Behandlung praktiziert. Ihre Philosophie besagt, dass jeder Mensch von Natur aus Glück und Wohlbefinden in sich trägt, diese jedoch durch äußere Einflüsse verlieren kann. Ayurveda hilft dem Menschen, den Urzustand wiederherzustellen, indem seine Lebensenergie ins Gleichgewicht gebracht wird, sodass er mit seiner Umgebung in Harmonie leben kann.

Ballaststoffe Unverdauliche Bestandteile von Nahrungsmitteln, die dennoch in ausreichender Menge aufgenommen werden müssen, da sie für die Verdauung und insbesondere die Darmtätigkeit eine große Rolle spielen.

Bimsstein Ein sehr leichter, poröser vulkanischer Stein, mit dem man die Hornhaut an den Füßen auf schonende Weise entfernen kann.

Bromelain Ein Enzym, das die Verdauung unterstützt; in Ananas ist es in reichlicher Menge vorhanden.

Bronze Mist Selbstbräuner, der aufgesprüht wird und sich so leicht auf der Körperhaut verteilen lässt.

Camouflage Spezielles Make-up, mit dem man rote Äderchen oder Pigmentflecken abdecken kann.

Cellulitis Auch Cellulite genannt. Durch schwache Bindegewebe veränderte Haut, die wie eine Orangenschale aussieht. Tritt vor allem bei Frauen an Oberschenkel und Gesäß auf.

Chakra Sanskritwort für »Rad«. Chakren sind Punkte, an denen die Energie in den Körper eintritt und ihn wieder verlässt. Jedes der sieben Chakren hat einen speziellen Sitz und beeinflusst bestimmte mentale und seelische Zustände.

Chi Ist der Lebensstrom (oder Lebensenergie), der den Körper und das Universum durchfließt. In der Traditionellen Chinesischen Medizin glaubt man, dass Blockaden des Chi die Hauptursache für Krankheiten sind.

Cholesterin Fettstoffe, die in der Leber produziert werden und über die Nahrung in den Körper gelangen. Man unterscheidet HDL-Cholesterin (*high density cholesterol*) – das (für den Körper) »gute« Cholesterin – und LDL (*low density cholesterol*) – das »schlechte« oder für die Körperfunktionen (darunter für die Herztätigkeit) »ungesunde« Cholesterin.

Diffuser Englische Bezeichnung für Duftlampen wie sie in der Aromatherapie verwendet werden.

Eau de Toilette Duftwasser, bei dem der Duftstoffanteil bei 5 bis 8 Prozent liegt, daher ist es deutlich leichter als ein Parfum, bei dem der Anteil im Durchschnitt 20 bis 30 Prozent beträgt.

Elastin Ein Protein, das die Haut elastisch macht.

Ellagsäure Ein sekundärer Pflanzenstoff mit hoher antioxidanter und antibakterieller Wirkung; ist z. B. reichlich in Erdbeeren enthalten.

Endokrines System Drüsensystem des Körpers, das unterschiedliche Hormone produziert.

Fettsäuren Organische Bestandteile der Nahrung, die Energie liefern. Man unterscheidet z. B. gesättigte, ungesättigte und mehrfach ungesättigte Fettsäuren.

Freie Radikale Sauerstoffatome, die an andere Moleküle andocken und dadurch eine Kettenreaktion auslösen, wodurch schwere gesundheitliche Schäden hervorgerufen werden können, insbesondere Herzkrankheiten oder Krebs.

Gentle Begriff der häufig auf Produkten, die für empfindliche Haut geeignet sind, zu finden ist.

Hatha-Yoga Die im Westen populärste Form von Yoga, die Stellungen und Atemübungen kombiniert, um die Körperenergien ins Gleichgewicht zu bringen.

Herzchakra Das Energiezentrum des Herzens; es beeinflusst die Gefühle der Liebe und die Großzügigkeit oder Freigiebigkeit.

Hypoallergen Kennzeichnung von Produkten, die in der Regel für empfindliche und zu Allergien neigende Haut geeignet sind. Absolut verlassen kann man sich jedoch darauf nicht.

Irisöl Extrakt aus den Rhizomen der Iris, der häufig für die Parfumherstellung verwendet wird. Gilt in der Aromatherapie als besonders wirkungsvolles ätherisches Öl, das stimmungshebend und seelisch ausgleichend wirkt.

Kalorie Maßeinheit für die vom Körper verbrannte Energie. Anzahl der Kalorien multipliziert mit 4,186 ergibt Anzahl der Kilojoules.

Kilojoule Maßeinheit für die vom Körper verbrannte Energie. Anzahl der Kilojoules dividiert durch 4,186 ergibt Anzahl der Kalorien.

Kohlenhydrate Nährstoff und Hauptbestandteil von Zucker und Stärke, in hohem Maß in Brot, Getreide, Kartoffeln und manchen Obstsorten. Sie sind ein sehr wichtiger Energielieferant für alle Körperfunktionen.

Kollagen Das Hauptprotein des menschlichen Bindegewebes; es ist verantwortlich für die Straffheit und Elastizität der Haut. Der altersbedingte oder durch schädigende Einflüsse (Sonne!) hervorgerufene Abbau von Kollagen führt zu Falten.

Konditioner Auch Conditioner oder Haarbalsam genannt; Pflegesubstanz, die geschädigtem Haar ein gesünderes Aussehen verleiht und das Haar leichter kämmbar und geschmeidiger macht.

Luffaschwamm Auch Loofah-Schwamm genannt. Die getrocknete, schwammartige Frucht der Luffa, einer kürbisartigen Pflanze. Der hautschonende »Schwamm« wird für Massagen und Körperpeelings verwendet.

Lymphatisches System Ein Netzwerk, durch das die Lymphe, eine weißliche flüssige Körpersubstanz, die weiße Blutkörperchen enthält, durch den Körper transportiert wird.

Meersalz Ein raffiniertes, grobkörniges Salz ohne Zusätze, das durch Verdampfung aus Meerwasser oder dem Wasser salzhaltiger Binnenseen gewonnen wird.

Melanin Farbstoff der Haut und der Haare, der unter Sonneneinwirkung die Haut dunkler tönt.

Meridian Der Kanal, durch den das Chi, der Lebensstrom bzw. die Lebensenergie fließt; entlang der Meridianen liegen die Akupunkturpunkte, deren Stimulierung hilft, das Chi ungehindert strömen zu lassen.

Milchsäure Ein Nebenprodukt, das beim Krafttraining in den Muskeln gebildet wird, wenn das Blut ihnen nicht ausreichend Sauerstoff liefern kann. Bei sehr intensivem Training führt es durch Übersäuerung zu einem unangenehm brennenden Gefühl in den Muskeln.

Nadis Ist die ayurvedische Entsprechung zu den Meridianen.

Neroliöl Extrakt der Blüten der Bitterorange (Pomeranze), es wirkt beruhigend und schlaffördernd. Aus den Fruchtschalen wird das Bitterorangenöl hergestellt, das eine ähnliche Wirkung hat.

Neurotransmitter Botenstoffe, die an den Nervenenden freigesetzt werden und Impulse zwischen Nerven- oder Muskelzellen übertragen.

Osteoporose Altersbedingter Schwund des festen Knochengewebes, bei dem die Knochen brüchiger und poröser werden. Tritt hauptsächlich in Verbindung mit den Wechseljahren auf (bedingt durch den wachsenden Östrogenmangel).

Peeling Eine körnige Substanz, die hilft, die Haut von abgestorbenen Zellen zu befreien; auch der Vorgang wird Peeling (oder Peelen) genannt, wobei nicht nur Peelingprodukte, sondern auch z. B. der Luffaschwamm eingesetzt werden.

Phenole Pflanzenstoffe mit hoher antioxidanter und entzündungshemmender Wirkung, außerdem verbessern sie die Fließeigenschaften des Blutes und können die Bildung von gefährlichen Blutgerinnseln verhindern.

Phytostoffe Darunter versteht man in der Regel die so genannten sekundären Pflanzenstoffe, die helfen, Krankheiten vorzubeugen, das Immunsystem stärken und die Entgiftungsprozesse des Körpers unterstützen.

Pilates Körpertrainingssystem, das der deutsche Tänzer und Boxer Joseph Pilates in den 1920er Jahren entwickelte. Pilates-Übungen kräftigen und verlängern die Muskeln – das führt zu einer Verbesserung der Körperhaltung und insgesamt der Beweglichkeit.

Polyphenole Phenole, die in Wein, Kaffee und Tee vorkommen; sie besitzen eine hohe antioxidative Wirkung.

Prana Sanskritwort für Lebenskraft oder Lebensenergie.

Proteine Eiweiße; sie bauen sich aus verschiedenen Aminosäuren auf, die den Körper mit Energie versorgen und dem Zellaufbau bzw. der Zellerneuerung dienen.

Punkt 16 Ein wichtiger Akupressurpunkt am untersten Rippenbogen (in einer Linie mit den Brustwarzen), dessen Stimulierung besonders hilfreich ist bei Verdauungsstörungen, Übelkeit und Unterleibskrämpfen, außerdem ist er wichtig für die Harmonisierung des gesamten Magen-Darm-Systems.

Reflex Die unwillkürliche Reaktion eines Muskels oder eines Organs auf einen äußeren Reiz.

Reflexzonenmassage Eine Form der alternativen Heilbehandlung, die durch Druck auf bestimmte Stellen an Händen und Füßen ausgeführt wird, wobei diese Bereiche mit bestimmten Körperbereichen verbunden sind.

Sanskrit Eine alte indische Sprache, die heute noch im religiösen und akademischen Bereich verwendet wird, ähnlich wie Latein im Westen.

Selbstbräuner Auch Self Tan genannt. Eine Lotion, die ohne Sonneneinwirkung die Haut bräunt.

Tai Chi Eine traditionelle chinesische Form von Übungen, die aus langsam ausgeführten Bewegungsabläufen bestehen, um das Chi im Gleichgewicht zu halten und die inneren Kräfte zu stärken.

Terpen Eine Gruppe von Pflanzenstoffen, die z. B. in Spinat oder Sojabohnen enthalten sind, und eine hohe antioxidative Wirkung besitzen.

Thymusdrüse Eine innersekretorische Drüse im Kehlbereich, die das Immunsystem unterstützt.

Trägeröl Meist pflanzliche Öle, mit denen ätherische Öle gemischt werden, um sie zu verdünnen oder ergiebiger zu machen.

T-Zone Die Bereiche Stirn, Nase und Kinn, deren Haut häufig fettiger ist als die anderen Gesichtsbereiche.

Yoga Alte indische Lehre, die in Form von Asanas (Stellungen), Atemübungen und Meditation ausgeübt wird. Zielsetzung ist die Verbesserung der physischen, psychischen und spirituellen Gesundheit.

Yogi Ein Anhänger der Yoga-Lehre, der darin schon eine gewisse Meisterschaft erreicht hat.

Zitronenöl Ein ätherisches Öl, das aktivierend wirkt, die Konzentration fördert und Insekten abschreckt.

Register

Dank

Autoren und Verlag danken: Den Fotografen, die zusätzliche Bilder beigesteuert haben: Sheri Giblin S. 41, 45, 63, 109, 126, 128, 141, 175, 187, 234–35, 250, 261, 310; Quentin Bacon S. 171, 216; Maren Caruso S. 265, 291; Beatrice da Costa S. 49; Rhonda J. Kist S. 12; David Loftus S. 170, 267, 289; Valerie Martin S. 148; William Meppem S. 74, 99, 214, 247, 298; Minh & Wass S. 23 (oben rechts), 70; Amy Neunsinger S. 238; Caroline Schiff S. 313.

Besonderer Dank für ihre engagierte Unterstützung gebührt: Joanna Brown, Produktmanagerin für Accessoires bei The Body Shop; Jennie Laar, Produktmanagerin für Geschenke bei The Body Shop; Claudia Hackett von The Body Shop für die Durchsicht dieses Buches; Susie Flook von The Body Shop für ihre kompetente Beratung; den Assistenten des Fotografen Keith Hutter und Brandon McGanty; Blue Sky Rental Studios; der Stiylistin Karen Young; Robin Terra, Terra Studios, für die Hilfe beim Designkoncept; Jackie Mancuso und Efrat Rafaeli für die Designassistenz; Marc Ericksen für die Illustrationen; Kathy Schermerhorn für die Farbberatung; Laura Schlieske für die Tai-Chi-Beratung; Kristine Ravn für die Unterstützung bei den internationalen Kontakten; Emily Jahn für ihre engagierte Hilfe; Maria Behan für ihre kreativen Texte; Julianne Balmain für ihre Marketingunterstützung; Sunah Cherwin und Gail Nelson-Bonebrake fürs Korrrekturlesen; den Models Aubri Balk, Scott Blossom, Bree Blumstein, Rebecca Chang, Sarah Coleman, Helen Demuth, Jennifer »Lexi« Durst, Chandra Easton, Timothy Floreen, Michelle Gagnon, Nicole Ganas, Neha Gheewala, Elena Grassel, Rebecca Handler, Kristie Dahlia Home, Brandon McGanty, Alisha Meek, Lulu Monti, Ryan Mortensen, Athena Pappas, Mia Parler, Carmen Peirano, Justine Roddick, Maiya Roddick-Fuller, Monica Roseberry, Kristin Rostek, Rachel Ruperto, Laura Schlieske, Ramona Schwarz, Angella Sprauve, Randy Stanley, Heather Tomilin, Lea Watkins, Cynthia R. Wren, Crystal Wright, Liz Yee, Alicia Dunams Youngson und Lake Ziwa-Rodriguez.